"十二五"江苏省高等学校重点教材（编号：2014-1-110）

获中国石油和化学工业优秀教材奖

药物化学

第二版

杨友田　於学良　主　编
　　　　　邰顺章　副主编

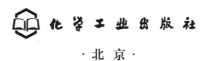

·北京·

本书分理论和实训两部分。理论部分为绪论和各论共十章,重点以药物的化学结构为主线,介绍典型药物制备方法、理化性质、鉴别原理、化学稳定性、构效关系、体内代谢及临床应用等;实训部分有药物化学实训基本知识、药物制备及鉴别、药物变质反应实训等。

本书及时增补2015年版《中国药典》收载品种及国内外近年上市的新药,章末附有模拟范题;本书可供高职高专药学类各专业使用,可作为药学类毕业生应聘考试、职称考试及执业药师资格考试等参考用书,也可作为医药从业人员培训和自学用书。

图书在版编目(CIP)数据

药物化学/杨友田,於学良主编. —2版. —北京:化学工业出版社,2016.5(2024.2重印)
"十二五"江苏省高等学校重点教材
ISBN 978-7-122-26580-7

Ⅰ.①药… Ⅱ.①杨… ②於… Ⅲ.①药物化学-高等职业教育-教材 Ⅳ.①R914

中国版本图书馆CIP数据核字(2016)第057406号

责任编辑:旷英姿　　　　　　　　　　文字编辑:李　瑾
责任校对:宋　玮　　　　　　　　　　装帧设计:史利平

出版发行:化学工业出版社(北京市东城区青年湖南街13号　邮政编码100011)
印　　装:大厂聚鑫印刷有限责任公司
787mm×1092mm　1/16　印张17½　字数416千字　2024年2月北京第2版第9次印刷

购书咨询:010-64518888　　　　　　　售后服务:010-64518899
网　　址:http://www.cip.com.cn
凡购买本书,如有缺损质量问题,本社销售中心负责调换。

定　价:36.00元　　　　　　　　　　　　　　　　　　　　　版权所有　违者必究

编写人员

主　编　杨友田　於学良
副主编　郐顺章
编　者　(以姓名笔画为序)
　　　　杨友田（盐城卫生职业技术学院）
　　　　郐顺章（盐城市药品检验所）
　　　　周振华（永州职业技术学院）
　　　　於学良（苏州卫生职业技术学院）
　　　　单静静（江苏联合职业技术学院南通卫生分院）
　　　　孟　姝（盐城卫生职业技术学院）
　　　　钟　嫄（江苏建康职业学院）
　　　　曹立群（常德职业技术学院）
　　　　薛　璟（苏州卫生职业技术学院）

前言

Preface

《药物化学》第一版，被列为2014年江苏省高等学校重点教材建设项目［修订教材；苏教高（2014）11号］。

《药物化学》第二版是在总结第一版的经验、汲取近期出版的多种药物化学教科书优点及紧扣《中华人民共和国药典》（2015年版）等基础上编写完成的新版本。

《药物化学》第二版编写过程中，对照教育部普通高等学校高等职业教育（专科）专业目录（2015年）中医药卫生大类、药品制造类及食品药品管理类等专业设置，对应职业类别及相应接续本科专业，把握技术技能型人才培养目标，兼顾续接本科需求，力图体现教材科学性、合理性、实用性和前瞻性。

《药物化学》第二版编写期间，适逢《中华人民共和国药典》（2015年版）出版发行和正式实施，编写时做到教材与药典内容同步，将现行版药典中左奥硝唑、多潘立酮等大量新增品种及时纳入教材，将2010年版药典收载而2015年版药典未收载品种，如安乃近原料及片剂、酮康唑片剂和胶囊剂等一律予以删除并作更新说明。

《药物化学》第二版继续保持第一版教材紧跟市场脉搏、彰显时代气息的特色，增加了十八元环大环内酯类抗生素、噁唑烷酮类抗生素、二肽基肽酶-4抑制剂和钠-葡萄糖协同运转蛋白2抑制剂口服降血糖药等新颖内容，编录了喹诺酮类药物非那沙星、合成抗结核药迪拉马尼及抗真菌药艾沙康唑等2014年和2015年间国外上市的新药。为方便教学，本书配有电子课件。

《药物化学》第二版秉承兼顾学生目标自测和与执业药师资格考试接轨的风格，配有众多模拟习题，并对第一版部分题目进行了增减和优化。

《药物化学》第二版仍由原先国内6所医药卫生类高职高专兄弟院校老师参加编写，邀请盐城市药品检验所邰顺章同志担任副主编，中国药科大学尤启冬教授担纲主审，盐城市第一人民医院王庆光主任药师对教材中临床常用药物的选取及典型药物的筛选提出了诸多宝贵意见，在此对他们的大力支持致以由衷感谢！

《药物化学》第二版在编写过程中虽然各位编者勤奋努力、精耕细作，但限于业务水平和教学经验，书中疏漏之处在所难免，主编热忱欢迎广大读者赐教指正。

杨友田　於学良

2016年3月

第一版前言

Preface

为进一步落实《教育部关于全面提高高等职业教育教学质量的若干意见》文件精神，细化《高等职业学校专业教学标准》，更新课程内容，提高人才培养的针对性和适用性，加之《中华人民共和国药典》（2010年版）实施启用和药物更新较快等特点，本书的编写工作由此应运而生。

本教材编写紧扣药物化学结构这一主线，继而剖析药物结构与化学药物性质、药物发生变质反应、药典中的化学鉴别方法、药品贮存与养护、药品剂型选择、药物代谢反应及通过结构修饰寻找新药等之间的内在关系。在编写过程中，着力以培养职业能力为主线构建教材体系，遵循人才成长规律，针对药学行业自身特点，对接职业资格标准和"双证书"推进要求，结合生产过程，设计工作任务；注重以未来工作岗位实际为导向构建教材内容，理论部分模拟药品流通领域和使用单位按照人体解剖系统或药品临床用途进行分类方法组建教材章节，实训部分模拟制药企业药物合成的工作任务或流通及使用单位药品贮存养护的工作场景设计教学内容，剔除验证性实验。此外，及时收录2010年版药典增补品种和国内外近年上市新药，彰显时代气息，章末配有较大题量的模拟范题和参考答案，便于学生学习目标自测及毕业生职称考试和执业药师资格考试等参考借鉴。

本教材分为理论和实训两部分。理论部分包括绪论和各论10章；实训部分主要有药物化学实训基本知识、药物制备及鉴别、药物变质反应实训及常用药物化学鉴别实训等。本教材适用于高职高专职业院校药学、药物制剂技术、药物分析技术、生物制药技术、药品经营与管理等专业，亦可作为各级各类用人单位招聘考试、药品类专业技术职称考试及全国执业药师资格考试等应试复习的参考用书。为方便教学，本书还配有电子教案。

本教材由国内6所医药卫生类高职高专兄弟院校老师参加编写，邀请行业一线老师邰顺章同志担任副主编，中国药科大学尤启冬教授欣然担纲主审，并对教材体系和全书审校工作提出了诸多宝贵意见，在此由衷深致谢意！本教材在全体编审人员共同努力下，虽然几经修稿，但仍存有不足或疏漏，恳请各位同仁和广大读者予以指正和赐教，以便进一步修订。

杨友田　於学良

2013年5月

目录

Contents

◎ **绪论** 1
    一、药物化学课程定位及任务 1
    二、药物质量 2
    三、药物名称 3

◎ **第一章　中枢神经系统药物** 4
  第一节　镇静催眠药 4
    一、苯二氮䓬类 4
    二、巴比妥类 6
    三、其他类 7
  第二节　抗癫痫药 8
    一、乙内酰脲类 8
    二、二苯并氮䓬类 9
    三、其他类 9
  第三节　抗精神失常药 10
    一、抗精神病药 10
    二、抗抑郁药 12
  第四节　镇痛药 14
    一、吗啡及其半合成衍生物 14
    二、合成镇痛药 16
    三、构效关系 20
  第五节　全身麻醉药 20
    一、吸入性麻醉药 20
    二、静脉麻醉药 21
  第六节　中枢兴奋药 22
    一、黄嘌呤类 22
    二、酰胺类 24
  第七节　解热镇痛药 25
    一、水杨酸类 25
    二、苯胺类 27
    三、吡唑酮类 28

第八节　非甾体抗炎药 ·· 29
　　　　一、3,5-吡唑烷二酮类 ··· 29
　　　　二、邻氨基苯甲酸类 ·· 29
　　　　三、1,2-苯并噻嗪类 ·· 30
　　　　四、芳基烷酸类 ·· 31
　　本章模拟范题 ·· 34
　　参考答案 ··· 37

第二章　外周神经系统药物　38

　　第一节　拟胆碱药 ·· 38
　　　　一、胆碱受体激动剂 ·· 39
　　　　二、抗胆碱酯酶药 ··· 40
　　第二节　抗胆碱药 ·· 42
　　　　一、M胆碱受体拮抗剂 ··· 42
　　　　二、N胆碱受体拮抗剂 ··· 44
　　第三节　拟肾上腺素药 ·· 47
　　　　一、儿茶酚胺类 ·· 47
　　　　二、非儿茶酚胺类 ··· 50
　　　　三、拟肾上腺素药构效关系 ······································ 54
　　第四节　局部麻醉药 ··· 55
　　　　一、对氨基苯甲酸酯类 ·· 55
　　　　二、酰胺类 ··· 57
　　　　三、氨基酮类 ·· 58
　　第五节　组胺H_1受体拮抗剂 ······································ 58
　　　　一、氨基醚类 ·· 59
　　　　二、乙二胺类 ·· 60
　　　　三、丙胺类 ··· 60
　　　　四、三环类 ··· 61
　　　　五、哌嗪类 ··· 63
　　　　六、哌啶类 ··· 63
　　本章模拟范题 ·· 64
　　参考答案 ··· 67

第三章　循环系统药物　68

　　第一节　血脂调节药 ··· 68
　　　　一、苯氧乙酸类 ·· 68
　　　　二、烟酸类 ··· 69
　　　　三、羟甲戊二酰辅酶A还原酶抑制剂 ························· 69

第二节　抗心绞痛药 ……………………………………………………………… 71
　　　一、亚硝酸酯及硝酸酯类 ……………………………………………………… 71
　　　二、钙通道阻滞剂 ……………………………………………………………… 73
　　　三、β受体阻滞剂 ……………………………………………………………… 76
　　第三节　抗心律失常药 …………………………………………………………… 77
　　　一、钠通道阻滞剂 ……………………………………………………………… 77
　　　二、延长动作电位时程药物 …………………………………………………… 78
　　第四节　抗高血压药 ……………………………………………………………… 80
　　　一、作用于自主神经系统的药物 ……………………………………………… 80
　　　二、血管紧张素转化酶抑制剂 ………………………………………………… 82
　　　三、血管紧张素Ⅱ受体拮抗剂 ………………………………………………… 84
　　　四、血管平滑肌扩张药 ………………………………………………………… 85
　　第五节　利尿药 …………………………………………………………………… 85
　　　一、多羟基化合物 ……………………………………………………………… 86
　　　二、含氮杂环类 ………………………………………………………………… 86
　　　三、α,β-不饱和酮类 …………………………………………………………… 86
　　　四、苯并噻嗪类及磺酰胺类 …………………………………………………… 87
　　　五、醛甾酮拮抗剂类 …………………………………………………………… 89
　本章模拟范题 ……………………………………………………………………… 90
　参考答案 …………………………………………………………………………… 93

第四章　消化系统药物

　第一节　抗溃疡药 ………………………………………………………………… 94
　　　一、H_2受体拮抗剂 …………………………………………………………… 95
　　　二、质子泵抑制剂 ……………………………………………………………… 96
　第二节　促动力药和止吐药 ……………………………………………………… 98
　　　一、促动力药 …………………………………………………………………… 98
　　　二、止吐药 ……………………………………………………………………… 99
　第三节　合成解痉药 ……………………………………………………………… 101
　　　一、叔胺类合成解痉药 ………………………………………………………… 101
　　　二、季铵类合成解痉药 ………………………………………………………… 102
　本章模拟范题 ……………………………………………………………………… 103
　参考答案 …………………………………………………………………………… 106

第五章　内分泌系统药物

　第一节　甾体激素类药物概述 …………………………………………………… 107
　第二节　雌激素及合成代用品 …………………………………………………… 108
　　　一、雌激素 ……………………………………………………………………… 108

二、合成代用品 ·· 109
　　三、构效关系 ·· 110
　第三节　雄激素及蛋白同化激素 ·· 111
　　一、雄激素 ··· 111
　　二、构效关系 ·· 112
　　三、蛋白同化激素 ·· 112
　第四节　孕激素类药物 ·· 114
　　一、孕酮类孕激素 ·· 114
　　二、睾酮类孕激素 ·· 116
　　三、甾体避孕药 ··· 116
　第五节　肾上腺皮质激素 ··· 118
　　一、糖皮质激素 ··· 118
　　二、盐皮质激素 ··· 121
　第六节　含氮激素类药物简介 ··· 121
　第七节　胰岛素及口服降血糖药 ·· 123
　　一、胰岛素 ··· 123
　　二、口服降血糖药 ·· 124
　本章模拟试题 ·· 129
　参考答案 ·· 132

第六章　化学治疗药　133

　第一节　喹诺酮类药物 ·· 133
　　一、喹诺酮类药物的发展 ··· 133
　　二、喹诺酮类药物的作用机制及构效关系 ····································· 136
　第二节　磺胺类药物及抗菌增效剂 ··· 137
　　一、磺胺类药物 ··· 137
　　二、抗菌增效剂 ··· 139
　第三节　抗结核药 ··· 140
　　一、抗结核抗生素 ·· 140
　　二、合成抗结核药 ·· 142
　第四节　抗真菌药 ··· 144
　　一、抗真菌抗生素 ·· 144
　　二、唑类合成抗真菌药 ·· 145
　　三、烯丙胺类抗真菌药 ·· 146
　第五节　抗病毒药 ··· 146
　　一、核苷类抗病毒药 ··· 147
　　二、非核苷类抗病毒药 ·· 151
　第六节　抗寄生虫病药 ·· 152
　　一、抗疟药 ··· 152

二、驱肠虫药 ··· 154
三、抗血吸虫病药 ·· 155
四、抗滴虫病药 ··· 156
第七节　抗肿瘤药 ··· 157
一、生物烷化剂 ··· 157
二、抗代谢抗肿瘤药 ·· 160
三、抗肿瘤植物药及抗肿瘤抗生素 ································· 163
四、金属铂配合物抗肿瘤药 ·· 166
本章模拟范题 ··· 167
参考答案 ··· 169

◎ 第七章　抗生素　　170

第一节　β-内酰胺类抗生素 ·· 170
一、青霉素及半合成青霉素类 ··· 171
二、单环β-内酰胺类 ··· 175
三、碳青霉烯类 ··· 175
四、β-内酰胺酶抑制剂 ·· 177
五、头孢菌素类 ··· 177
第二节　氨基糖苷类抗生素 ·· 181
第三节　大环内酯类抗生素 ·· 184
一、十四元环大环内酯类抗生素 ····································· 185
二、十五元环大环内酯类抗生素 ····································· 187
三、十六元环大环内酯类抗生素 ····································· 187
四、十八元环大环内酯类抗生素 ····································· 188
第四节　四环素类抗生素 ·· 188
第五节　氯霉素及其衍生物 ·· 190
第六节　其他类抗生素 ··· 192
一、磷霉素 ··· 192
二、林可霉素及其衍生物 ··· 193
三、噁唑烷酮类抗生素 ·· 193
本章模拟范题 ··· 194
参考答案 ··· 196

◎ 第八章　维生素　　197

第一节　脂溶性维生素 ··· 197
一、维生素 A ··· 197
二、维生素 D ··· 199
三、维生素 E ··· 202

四、维生素 K ······ 204
　第二节　水溶性维生素 ······ 205
　　一、B 族维生素 ······ 205
　　二、维生素 C ······ 209
　本章模拟范题 ······ 211
　参考答案 ······ 213

第九章　药物变质反应与药物代谢反应　214

　第一节　药物变质反应 ······ 214
　　一、药物水解变质反应 ······ 214
　　二、药物自动氧化变质反应 ······ 218
　　三、药物其他变质反应 ······ 219
　第二节　药物代谢反应 ······ 221
　　一、Ⅰ相代谢反应 ······ 221
　　二、Ⅱ相代谢反应 ······ 225
　　三、药物代谢与药物活性 ······ 229
　本章模拟范题 ······ 230
　参考答案 ······ 232

第十章　药物构效关系及新药研发简介　233

　第一节　药物的构效关系 ······ 233
　　一、药物基本结构与药效关系 ······ 233
　　二、药物立体结构与药效关系 ······ 234
　　三、药物理化性质与药效关系 ······ 237
　第二节　新药研发简介 ······ 238
　　一、新药研发的特点 ······ 238
　　二、先导化合物的发现 ······ 239
　　三、先导化合物优化的一般方法 ······ 240
　本章模拟范题 ······ 243
　参考答案 ······ 246

药物化学实训　247

　第一部分　药物化学实训基本知识 ······ 247
　第二部分　药物化学实训内容 ······ 252
　实训一　阿司匹林制备及鉴别 ······ 252
　实训二　对乙酰氨基酚制备及鉴别 ······ 253
　实训三　贝诺酯制备及鉴别 ······ 254
　实训四　维生素 K_3 制备 ······ 256

实训五　几种常用药物的化学鉴别实训（一） ……………………………………… 258
实训六　几种常用药物的化学鉴别实训（二） ……………………………………… 260
实训七　药物水解变质反应实训 …………………………………………………… 262
实训八　药物氧化变质反应实训 …………………………………………………… 264

○ **参考文献**　267

绪论

药物（drug）通常系指能影响机体生理、生化和病理过程，用于预防、诊断、治疗疾病及有目的地调节机体生理机能的一类物质。根据药物的来源和性质不同，可将药物分为天然药物、化学药物和生物药物，其中，化学药物在临床应用中最为广泛，也是药物化学研究的对象。所谓化学药物一般系指具有药物的功效且化学结构已经明确的单一物质，包括无机药物、化学合成或生物合成得到的有机药物、从天然药物中提取的有效成分、通过发酵方法得到的抗生素或半合成抗生素等。

一、药物化学课程定位及任务

药物化学是研究化学药物的结构组成、制备方法、理化性质、构效关系、生物效应、体内代谢以及寻找新药等一门综合性课程。药物化学是建立在有机化学和分析化学等药用化学前修课程基础上，并为药理学、药物制剂技术及药物分析技术等后续课程服务，因此，药物化学是在药学领域中起到承上启下作用的一门重要的专业基础课程。

药物化学的主要任务为：一是为有效、合理应用临床现有化学药物提供理论基础，即通过化学药物的结构、理化性质、化学稳定性、体内代谢及构效关系等知识的学习，为药物的贮存养护、药物分析检验方法的确立、药物剂型的选择、不同药物之间配伍禁忌及合理用药、化学药物的结构修饰等提供必要的基本理论，根据这一任务范畴形成的药物化学常称之为 Medicinal Chemistry；二是为生产化学药物提供科学合理、技术先进、经济实用的方法和工艺，即通过研究、设计和改进化学药物现有合成路线或工艺条件，寻找和优化新原料、新试剂、新技术、新工艺及新方法，提高药物产量和质量，降低药物生产成本，满足广大平民百姓用放心药、用得起药的医疗保健需求，根据这一任务范畴形成的药物化学常称之为 Pharmaceutical Chemistry；三是为创制和研发新药提供便捷的途径和新颖的方法，即通过数学、化学、生物医学及计算机辅助设计（computer aided design）等学科理论知识的综合运用，探究化学药物的结构和生物活性之间的关系，寻找新药设计的途径和方法，创制疗效好、毒副作用小的新药，根据这一任务范畴形成的药物化学常称之为 Drug Discovery and Design。

根据技术技能型人才培养目标和未来职业岗位（群）需求，高职高专药品类专业学生学习药物化学课程主要侧重于上述三大任务中的第一个任务，即为有效、合理应用临床现有化学药物提供理论基础，并夯实必要的实践操作技能。因此，在学习药物化学整个过程中，要始终把握药物的化学结构，要以结构为中心，以官能团为抓手，由官能团剖析化学药物的制备方法、理化性质、化学稳定性、构效关系、体内代谢及结构修饰等。通过学习，要求掌握药物的化学结构或结构特点、理化性质及化学稳定性、制备及贮存过程中可能发生的变质反应及预防措施等基础理论知识和操作技能；熟悉药物的制备方法、构效关系、药物的生物活性及体内代谢过程；了解先导化合物的发现及对其进行优化改造从而开发新药的基础知识。

二、药物质量

药物质量直接影响患者身体健康和生命安全。为了保证药物安全、有效，必须建立统一的药品标准。《中华人民共和国药典》（简称《中国药典》）为法定的国家药品标准，由国家食品药品监督管理部门批准颁布实施，是药品在生产、检验、使用及贮存养护等方面必须共同遵循的法定依据，不符合药品质量标准规定的药物不得供应和使用，否则即为违法行为。

我国于1953年首次颁布《中国药典》第一版，1963年和1977年分别修订颁布第二版和第三版，从1985年起开始每隔5年重新修订并颁布1次，分别为1985年版（第四版）、1990年版（第五版）、1995年版（第六版）、2000年版（第七版）、2005年版（第八版）、2010年版（第九版）及2015年版（第十版）。本教材所指的药典除另有说明外，均指《中国药典》2015年版。

《中国药典》2015年版由一部、二部、三部及四部构成，2015年6月5日经国家食品药品监督管理总局（China Food and Drug Administration）批准颁布，于2015年12月1日正式实施。其中，一部收载药材和饮片、植物油脂和提取物、成方制剂和单味制剂等；二部收载化学药品、抗生素、生化药品以及放射性药品等；三部收载生物制品；首次将2010年版药典附录整合为通则，并与药用辅料单独成卷作为《中国药典》四部。

药物化学研究的药物几乎均为化学药物，因此，在实际工作中主要参照《中国药典》二部。药典对药物的质量作了具体的规定，主要有化学结构式、化学名、含量标准、性状、鉴别、检查、含量测定、类别、贮藏及制剂等。

药物质量评定主要基于两个方面：一是药物的疗效和毒副作用，如果一个药物的疗效不佳，达不到应有的治疗目的，即便其毒副作用再小仍旧失去临床价值；如果一个药物的疗效很好，但其不良反应（尤其是对肝脏、肾脏、心脏及血液等毒性）很大，也非理想的好药，亦难以被批准上市或上市后易被撤出市场。因此，质量好的药物应该是在治疗剂量内疗效显著，不良反应较小。二是药物的纯度，药典中体现药物纯度的指标主要有有效成分的含量（原料药含量一般不得少于98.5%、制剂含量一般应为标示量的90.0%~110.0%）、物理常数（熔点和比旋度等）及杂质限量等。

任何影响药品纯度的物质均称为杂质。对原料药而言，杂质是指除原料药中该药物化学实体之外的其他任何成分；对药物制剂而言，杂质视为药物制剂中原料药及辅料化学实体之外的其他任何成分。药物的杂质主要来自于两个方面：一是制备时引入，所用原料不纯、反应不完全残留的原料及试剂、反应过程产生的中间体和副反应产物以及反应所用容器等均可能在产品中夹带杂质；二是贮存时产生，药物贮存时由于受到外界条件（空气、日光、温度、湿度、微生物、金属离子等）的影响而发生的水解、分解、氧化、聚合等化学反应及发生霉变等亦均可能产生杂质。显然，质量好的药物应该是达到一定纯度且其中所含杂质越少越好，但考虑到除去杂质势必增加生产成本和降低产量、且完全除去杂质既不可能也无必要等综合因素，因此，在不影响药物疗效和人体健康的前提下，药物中允许杂质存在一定的限量。药典上对杂质限量规定一般以百分之多少（%）至百万分之多少（parts per million, ppm）表示。

药品是特殊的商品，作为一名药学从业人员，要从业先敬业，注重"把质量关、用放心药"的职业道德意识，树立"人的生命高于一切、药品质量重于一切"的责任感意识，在药物生产、流通、贮藏及应用等各个环节自始至终严格按照药典质量标准要求控制药物的质量，确保药品安全、有效。

三、药物名称

药物名称包括通用名、化学名及商品名三种。

药物通用名（generic name），也称为国际非专利药品名称（international nonproprietary name，INN），是世界卫生组织（world health organization，WHO）推荐使用的名称。《中国药品通用名称》（Chinese approved drug names，CADN）即以WHO推荐的INN为依据，由国家药典委员会负责组织制定并报国家食品药品监督管理总局备案。药典中使用的名称即为通用名。

药物通用名具有强制性和约束性。同一种化学成分或相同配方组成的药品在我国境内的通用名是唯一的，凡上市流通的药品标签、说明书或包装上必须要用通用名。

药物通用名可由音译、意译或音意兼译得名，且以2~5字居多。音译得名的药物如阿司匹林（Aspirin）、吗啡（Morphine）；意译得名的药物如环磷酰胺（Cyclophosphamide）、氢氯噻嗪（Hydrochlorothiazide）；音意兼译得名的药物如环丙沙星（Ciprofloxacin）、双氯芬酸（Diclofenac）。

药物化学名可参考国际纯粹与应用化学会（international union pure and applied chemistry，IUPAC）公布的有机化合物命名原则及中国化学会公布的"有机化学物质系统命名原则"进行命名。由于美国化学文摘（chemical abstracts，CA）应用范围日益扩大且被广泛接受，故CA也成为药物化学名命名的基本依据之一。

药物的化学名即依据该药物的化学结构式进行命名，命名时通常是先选取一个母体基本结构，然后将其他取代的位置和名称标出。例如：

盐酸氯胺酮（Ketamine Hydrochloride），以环己酮为母体，2位有2-(2-氯苯基)和2-(甲氨基)两个取代基，故其化学名为：2-(2-氯苯基)-2-(甲氨基)环己酮盐酸盐。

药物商品名是制药企业为开发产品和占领市场而使用的药品名称。药物的商品名可以注册得到保护，含同样活性成分的同一药品，不同企业可注册不同商品名，代表企业的形象和产品的声誉，因此，与药物通用名和化学名仅有一个名称不同，同一药物的商品名可出现少则几个、多则数十个。

现以一个化学药物的结构为例，说明药物通用名、化学名及商品名三者关系：

通用名：对乙酰氨基酚；化学名：4′-羟基乙酰苯胺；商品名：扑热息痛、必理通及泰诺林等。

（杨友田）

第一章

中枢神经系统药物

中枢神经系统药物（central nervous system drugs）是指对中枢神经活动起到抑制或兴奋作用，用于治疗中枢神经系统疾病的一类药物。根据疾病种类或药物作用的不同，中枢神经系统药物主要有镇静催眠药、抗癫痫药、抗精神失常药、镇痛药、全身麻醉药、中枢兴奋药；鉴于解热镇痛药和非甾体抗炎药都是通过抑制下丘脑体温调节中枢前列腺素合成酶发挥其解热镇痛和消炎作用，故将两者一并列入本章。

第一节 镇静催眠药

镇静催眠药（sedative hypnotic）属于抑制中枢神经系统的一类药物。该类药物通常在小剂量使用时表现镇静效果，使患者处于安静状态，随着剂量增加，能使患者产生类似正常生理睡眠的状态，有助于避免失眠损害人体健康和影响正常工作生活。此外，该类药物大多兼有良好的抗焦虑或抗癫痫作用。

镇静催眠药按化学结构不同可分为苯二氮䓬类、巴比妥类及其他类。

一、苯二氮䓬类

苯二氮䓬类（benzodiazepines）镇静催眠药具有作用优良和毒副作用小的特点，目前几乎取代了传统的巴比妥类镇静催眠药，成为镇静催眠及抗焦虑的首选药物。

氯氮䓬（Chlordiazepoxide）于1960年最先用于临床，治疗精神抑郁性焦虑和失眠，但该药久用骤停可致癫痫样发作及偶见粒细胞减少、阳痿及月经异常等不良反应。通过结构改造得到了副作用更小、在体内更稳定的同型物地西泮（Diazepam），于1965年用于临床。

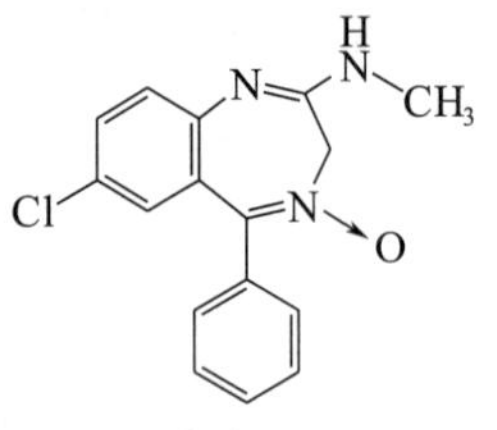

氯氮䓬 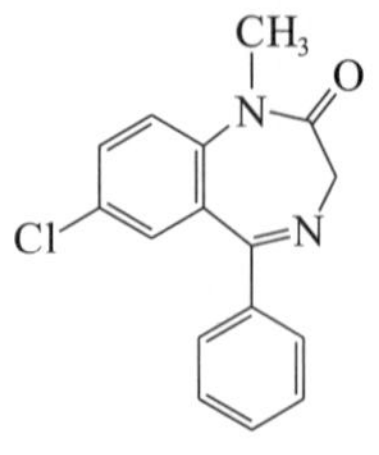　　　　　　　　地西泮

其后，人们通过对地西泮结构修饰及体内代谢物的研究，合成了一系列苯二氮䓬类药

物，如硝西泮（Nitrazepam）、氟西泮（Flurazepam）、替马西泮（Temazepam）及劳拉西泮（Lorazepam）等。奥沙西泮为地西泮在体内经脱甲基和羟基化后的代谢产物，比地西泮作用强，毒副作用小，成为临床上最为常用的镇静催眠药物之一。

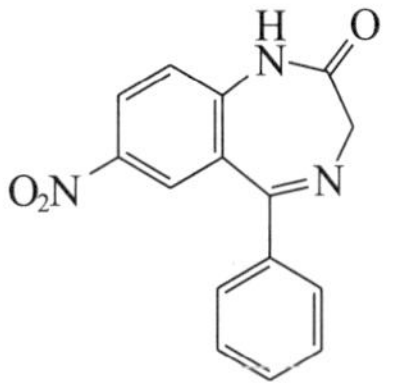

硝西泮 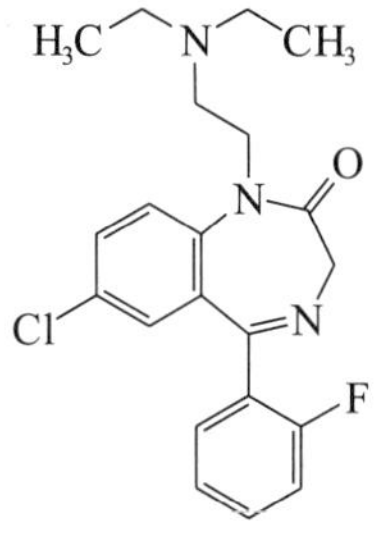　　　　　氟西泮 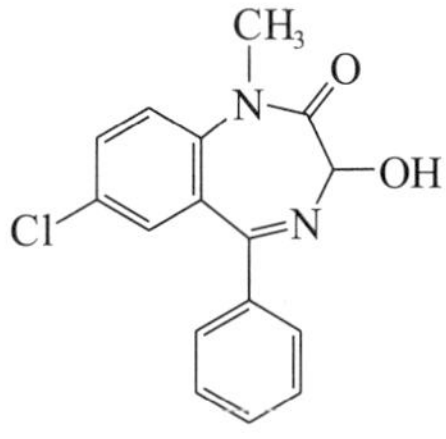　　　　　替马西泮 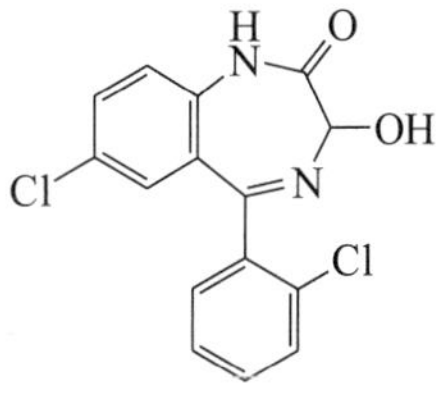　　　　　劳拉西泮

将苯二氮䓬环的 1,2 位并合三氮唑杂环后，稳定性和生物活性明显提高，如艾司唑仑（Estazolam）、三唑仑（Triazolam）及阿普唑仑（Alprazolam）等。该类药物大多药效强、起效快，如三唑仑比地西泮催眠作用强 45 倍，给药 15~30min 就能使人快速入眠，且能引起暂时性记忆缺失，服用者醒来之后会忘记药效期间发生的事情，因此，该药应按照 2013 年 11 月国家食品药品监督管理总局、公安部、国家卫生计生委《关于公布麻醉药品和精神药品品种目录的通知》中一类精神药品严格管理，以防被不法分子利用实施违法犯罪活动。

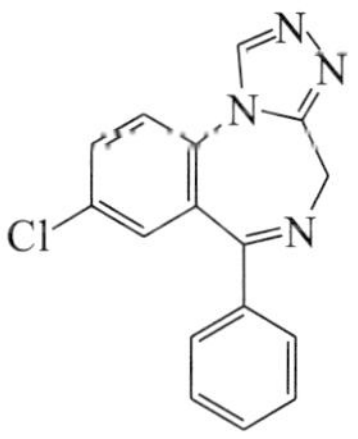

艾司唑仑 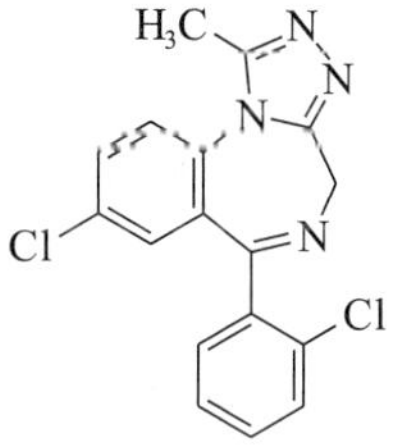　　　　　三唑仑 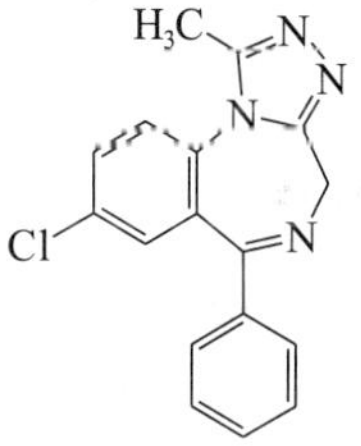　　　　　阿普唑仑

此外，将苯二氮䓬环中的苯环置换为噻吩环、在 1,2 位并合咪唑环或 4,5 位并合四氢噁唑环得到的类似物，亦均具有镇静催眠作用，如溴替唑仑（Brotizolam）、咪达唑仑（Midazolam）及美沙唑仑（Mexazolam）等。

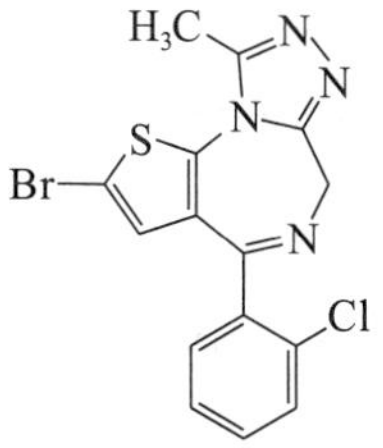

溴替唑仑 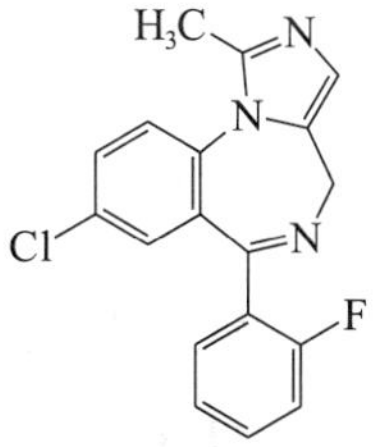　　　　　咪达唑仑 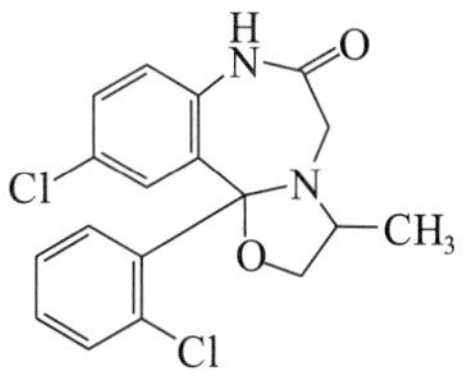　　　　　美沙唑仑

奥沙西泮　Oxazepam

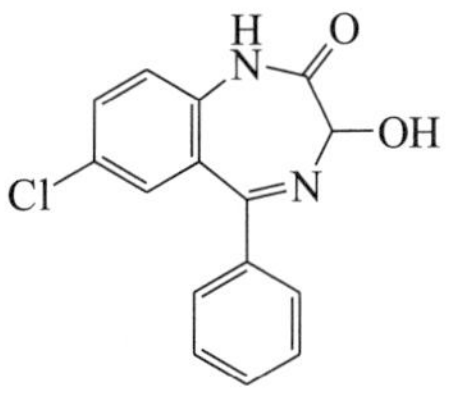

化学名为 5-苯基-3-羟基-7-氯-1,3-二氢-2H-1,4-苯并二氮杂䓬-2-酮。

本品为白色或类白色结晶性粉末，几乎无臭；微溶于乙醇、三氯甲烷或丙酮，极微溶于乙醚，几乎不溶于水；熔点为198～202℃（熔融时同时分解）。

本品分子中含有内酰胺亚胺结构，在酸性或碱性溶液中加热水解，生成2-氨基-5-氯-二苯甲酮、乙醛酸和氨，前者具有芳香第一胺结构，可发生重氮化偶合反应，生成橙红色的偶氮化合物沉淀，放置后色渐变暗，用于药典鉴别。

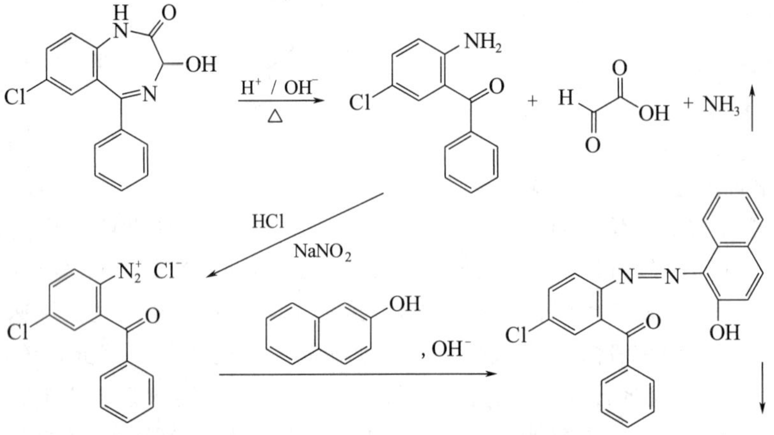

本品主要用于镇静催眠，亦可用于抗焦虑、抗癫痫及抗惊厥；静脉注射本品为治疗癫痫持续状态的首选药。

二、巴比妥类

巴比妥类药物（barbiturates）是应用较早的第一代镇静催眠药，但该类药物停用后患者可能出现噩梦连连，且易形成依赖性，与酒精有交叉耐药性，临床上已渐被其他类型药物所取代。该类药物属于国家特殊管理的二类精神药品，应严格加强管理。

（一）巴比妥类药物的基本结构

巴比妥类药物基本结构为5,5二取代丙二酰脲的衍生物，其中，5位上取代基可以是苯环、脂肪族饱和烃基或不饱和烃基，如苯巴比妥（Phenobarbital）、异戊巴比妥（Amobarbital）、司可巴比妥（Secobarbital）等，用于催眠、镇静、抗惊厥；若将2位羰基上氧原子置换为硫原子，则得到含硫巴比妥类，如硫喷妥钠（Thiopental Sodium），用于静脉麻醉药。

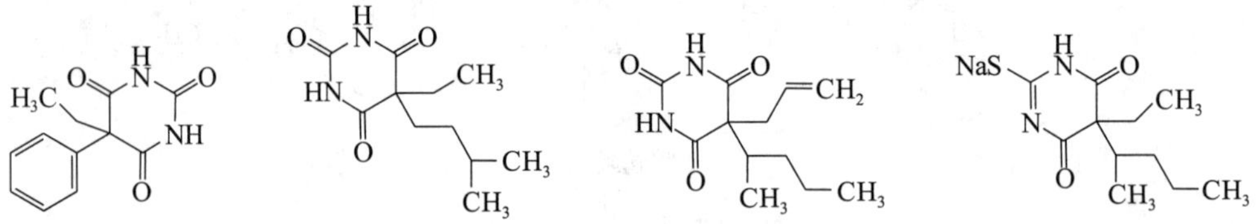

苯巴比妥　　异戊巴比妥　　司可巴比妥　　硫喷妥钠

（二）巴比妥类药物的通性

巴比妥类药物一般为白色结晶或结晶性粉末，加热后大多能升华，不溶于水，易溶于乙醇及有机溶剂，含硫巴比妥类药物伴有不适之臭。

1. 弱酸性

巴比妥类药物分子中的丙二酰脲结构可互变异构形成烯醇式结构，显弱酸性，可与碱金属形成可溶性的盐，如成钠盐可供配制注射液使用。但巴比妥类药物钠盐水溶液不稳定，易吸收空气中二氧化碳而析出游离巴比妥类药物，致使溶液呈现混浊，因此，该类药物钠盐注射液不宜与酸性药物配伍使用。

2. 水解性

该类药物具有内酰脲结构，易发生水解反应而开环，水解程度及产物与反应条件有关，温度和pH值升高，水解速率加快。若在碱性条件下加热，则可进一步水解、脱羧、放出氨气，使湿润红色石蕊试纸变蓝。其钠盐水溶液室温放置即可水解，因此，巴比妥类药物钠盐注射液须制成粉针剂，临用前配制。

3. 与重金属离子反应

该类药物呈现丙二酰脲类的鉴别反应：①本类药物加碳酸钠试液成钠盐后，再加入硝酸银试液，即生成巴比妥类药物一银盐白色沉淀，振摇，沉淀即溶解，继续滴加过量的硝酸银试液，则生成巴比妥类药物二银盐沉淀，振摇，沉淀不再溶解；②本类药物加吡啶溶液溶解后，再加铜吡啶试液，即显紫色或生成紫色配合物的沉淀。

三、其他类

唑吡坦（Zolpidem）是具有咪唑并吡啶结构的非苯二氮䓬类催眠药，该药有较强的镇静催眠作用，少见药物耐受性和生理依赖性，在欧洲已被广泛使用，美国从20世纪90年代起将该药列为主要的镇静催眠药，且有逐步取代苯二氮䓬类药物的趋势，《中国药典》收载的是酒石酸唑吡坦，临床应用有酒石酸唑吡坦片、胶囊、分散片及口崩片等剂型。佐匹克隆（Zopiclone）为2015年版药典新增品种，属于吡咯酮并吡嗪类衍生物，该药1987年上市，作用迅速，并可提高睡眠质量，但长期用药后突然停药会产生戒断症状，其右旋异构体右佐匹克隆（Dexzopiclone）于2005年获美国食品药品管理局（FDA）批准上市，我国制药企业于2007年获准生产，该药具有药效强、副作用小、毒性低等特点，为第一个获准长期使用治疗失眠症的药物。扎来普隆（Zaleplon）为吡唑并嘧啶类药物，1999年上市，是一种短效催眠药，能提高睡眠时间和睡眠质量，尤其对入睡困难者效果尤佳，几乎没有耐药性和依赖性，兼有肌肉和骨骼肌松弛作用，2015年版药典新增收载扎来普隆片剂和胶囊剂。美乐托宁（Melatonin）为大脑中松果体分泌的一种物质，对机体许多系统有广泛的调节作用，其中对睡眠的调节尤为突出，临床上应用的美乐托宁缓释片由以色列研制，于2008年在保加利亚、捷克及英国等国家获准上市。

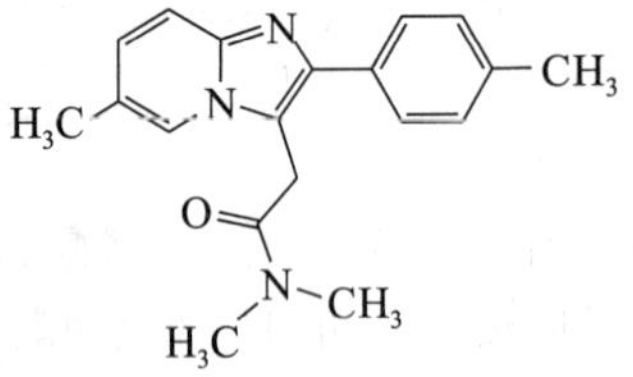

唑吡坦 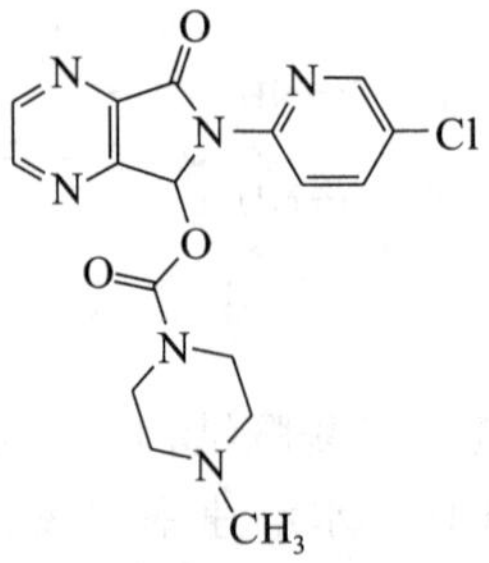　　　　　　佐匹克隆

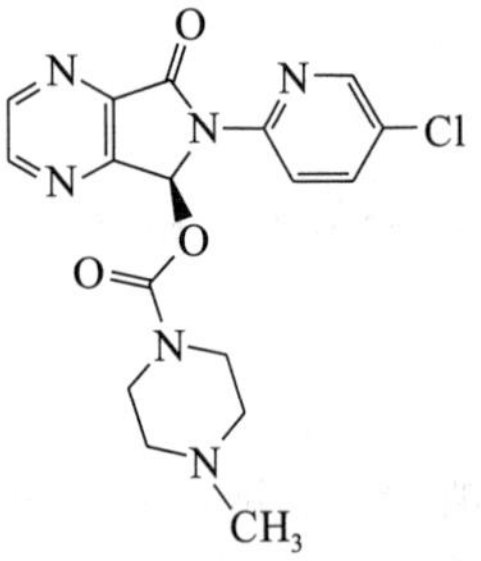

右佐匹克隆 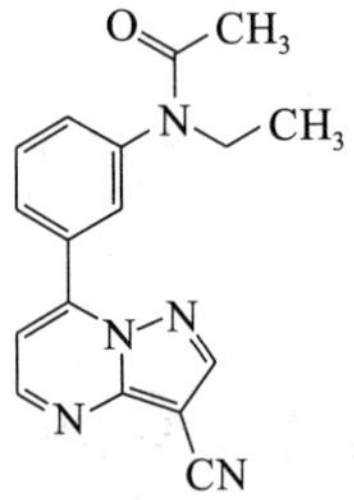　　扎来普隆 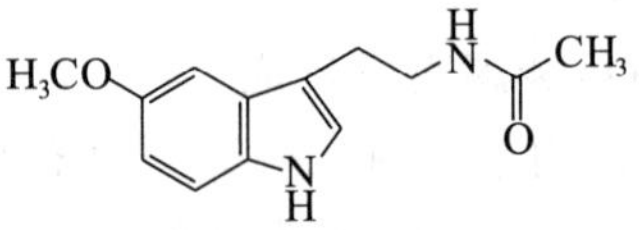　　美乐托宁

第二节　抗癫痫药

癫痫是大脑局部病灶神经元兴奋过高，反复发生阵发性放电，并向周围扩散而出现的大脑功能失调综合征，具有突发性、暂时性和反复性的特点。按其发作时的表现可分为癫痫大发作、小发作、神经运动性发作、局限性发作和癫痫持续状态等。

抗癫痫药（antiepileptics）主要通过减轻中枢病灶神经元的过度放电或提高正常脑组织的兴奋阈从而减弱来自病灶的兴奋扩散，防止癫痫发作。抗癫痫药按化学结构不同可分为乙内酰脲类、二苯并氮䓬类及其他类。

一、乙内酰脲类

丙二酰脲类的苯巴比妥不仅具有镇静催眠作用，而且具有抗惊厥及抗癫痫的作用，尤其是对癫痫局限性发作和大发作有效。通过对苯巴比妥相关化合物的研究，发现其乙内酰脲类似物苯妥英具有很好的抗癫痫作用，且以钠盐供药用。

苯妥英钠　Phenytoin Sodium

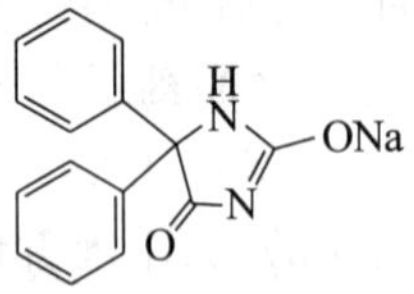

化学名为5,5-二苯基-乙内酰脲钠盐。

本品为白色粉末，无臭，微有引湿性；易溶于水，溶于乙醇，几乎不溶于三氯甲烷或

乙醚。

本品为有机弱酸强碱盐，水溶液呈碱性反应，置于空气中能吸收二氧化碳而析出游离的苯妥英，致使溶液变混浊，故应密封（供口服用）或严封（供注射用）贮藏。

本品具有乙内酰脲结构，水溶液久置可缓缓水解而发生混浊；在碱性溶液中受热则易水解开环，最终生成 α-氨基二苯乙酸和氨，故本品注射剂应制成粉针剂，临用前配制。

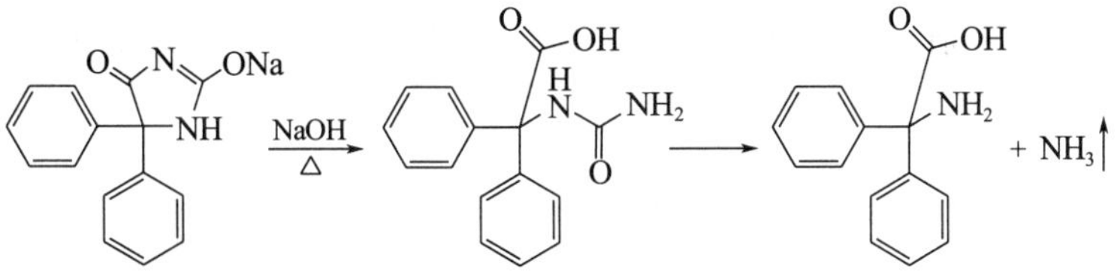

本品与铜吡啶试液反应显蓝色。

本品水溶液加二氯化汞试液，即生成白色沉淀；在氨试液中不溶，用于药典鉴别。

本品水溶液显钠盐的鉴别反应。

本品用于治疗癫痫大发作、神经运动性发作及局限性发作，也可用于三叉神经痛和心律失常。本品尽管毒性较大、安全范围窄、个体差异大，但仍是控制癫痫大发作的首选药。

二、二苯并氮䓬类

早期用于治疗三叉神经痛的二苯并氮䓬类药物卡马西平（Carbamazepine），后来发现具有较强的抗癫痫作用。2015 年版药典新增品种奥卡西平（Oxcarbazepine）的作用同于卡马西平，用于治疗成人或 5 岁及以上儿童患者原发性全面性强直阵挛发作和部分性发作，伴有或不伴有继发性全面发作。

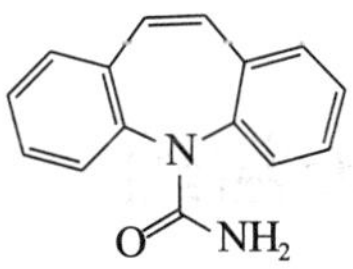

卡马西平 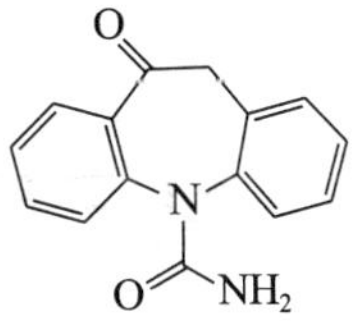　　奥卡西平

三、其他类

苯二氮䓬类药物不仅具有镇静催眠和抗焦虑作用，而且具有抗惊厥作用，如地西泮、硝西泮和氯硝西泮（Clonazepam）等，临床上广泛用于控制各型癫痫。

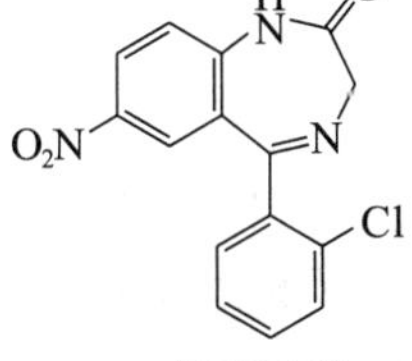

氯硝西泮

丁二酰亚胺类药物如乙琥胺（Ethosuximide），是治疗癫痫小发作的首选药，疗效好，不良反应小。

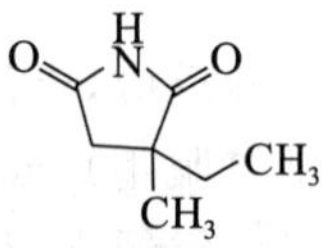

乙琥胺

脂肪酸类药物如丙戊酸钠（Sodium Valproate）为广谱抗癫痫药，主要用于大发作、肌阵挛性癫痫、单纯或复杂失神发作；其酰胺衍生物丙戊酰胺（Valpromide）同为广谱抗癫痫药，见效快，毒性小。

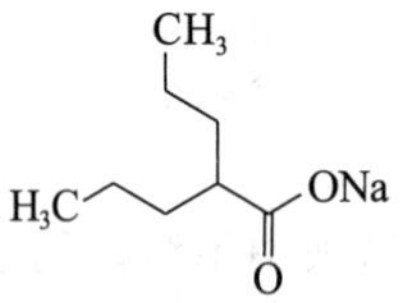

丙戊酸钠 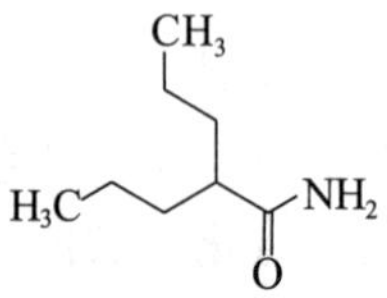　　　　　　　　　丙戊酰胺

此外，1991年在爱尔兰上市的苯基三嗪类抗癫痫药拉莫三嗪（Lamotriain），适用于12岁以上癫痫患者的单药治疗和顽固性癫痫；2008年在欧盟和美国上市的双酰胺结构的拉科酰胺（Lacosamide），与其他药物合用治疗癫痫部分性发作；在研究吡乙酰胺类促智药（见本章第六节）时发现左乙拉西坦（Levetiracetam），可用于成人及4岁以上儿童癫痫患者的治疗。

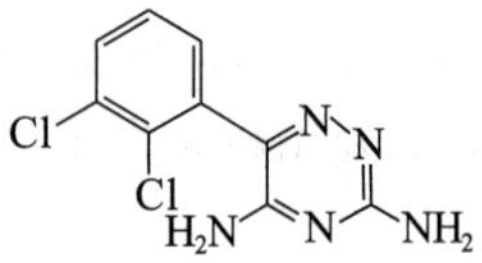

拉莫三嗪 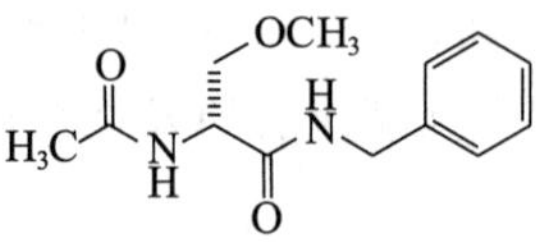　　　　　　拉科酰胺 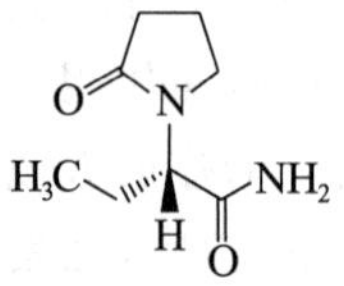　　　　　　左乙拉西坦

第三节　抗精神失常药

精神失常包括精神分裂症、躁狂症、抑郁症及焦虑症等诸种疾病。抗精神失常药（drugs for psychiatric disorders）根据临床用途可分为抗精神病药、抗抑郁药及抗焦虑药等，本节介绍抗精神病药和抗抑郁药。

一、抗精神病药

抗精神病药（antipsychotic drugs）根据化学结构不同，可分为吩噻嗪类、噻吨类、丁酰苯类及二苯并氮䓬类。

1. 吩噻嗪类

20世纪40年代在研究三环类抗过敏药异丙嗪（Promethazine）时发现其有一定镇静作用，后对异丙嗪进行结构改造发现的氯丙嗪具有很强的抗精神病作用，从而开辟了吩噻嗪类药物治疗精神病的新领域。对氯丙嗪进行结构修饰，将苯环上氯原子用三氟甲基取代得到三氟丙嗪（Triflupromazine），活性增强；将侧链二甲氨基置换为甲基哌嗪或羟乙基哌嗪则相继得到三氟拉嗪（Trifluoperazine）、奋乃静（Perphenazine）等；将羟乙基哌嗪中的羟基与长链脂肪酸制成酯类前药，在体内缓慢放出原药，可使药效维持时间大大延长，如癸氟奋乃静（Fluphenazine Decanoate），每 2~4 周注射一次，适用于拒绝服药的精神病患者及需长期用药维持治疗的患者。

异丙嗪　　　　　三氟丙嗪　　　　　三氟拉嗪

奋乃静　　　　　　　　癸氟奋乃静

盐酸氯丙嗪　Chlorpromazine Hydrochloride

化学名为 N,N-二甲基-2-氯-10H-吩噻嗪-10-丙胺盐酸盐。

本品为白色或乳白色结晶性粉末，微臭，有吸湿性；易溶于水、乙醇或三氯甲烷，不溶于乙醚或苯；熔点为 194~198℃。

本品为强酸弱碱盐，水溶液呈酸性反应，遇碱可析出游离氯丙嗪沉淀，故本品注射液不宜与碱性药物配伍使用。

本品结构中含有吩噻嗪环，易发生自动氧化，遇光渐变色，因此，本品注射液应加入对氢醌、连二亚硫酸钠、维生素 C 或亚硫酸氢钠等抗氧剂，以延缓本品发生自动氧化反应后变色变质。

本品结构中吩噻嗪环具有较强的还原性，可发生化学氧化，如与硝酸反应即显红色，渐变为淡黄色，用于药典鉴别。

本品用于治疗兴奋躁动、幻觉妄想、思维障碍及行为紊乱等精神疾病，也用于精神分裂症、躁狂症或其他精神病性障碍，并对各种原因所致的呕吐或顽固性呃逆有效。

本品具有体温调节作用，与异丙嗪、哌替啶组成人工冬眠合剂，配合物理降温，可使患者深睡，使其体温降低至 28~32℃，组织（尤其是脑组织）代谢降低，对缺氧耐受性提高，对伤害性刺激反应降低，即所谓"人工冬眠疗法"，用于严重创伤、感染中毒性高热、持续惊厥、甲状腺危象等，有利于患者度过危险期。

2. 噻吨类

又称硫杂蒽类，系利用生物电子等排原理，将吩噻嗪环上的氮原子置换为碳原子，并通过双键与侧链相连得到的一类抗精神病药。如由氯丙嗪结构改造得到的氯普噻吨（Chlorprothixene），对精神分裂症和神经官能症疗效较好，毒性较氯丙嗪小，广泛用于临床。由奋乃静经结构改造得到氯哌噻吨（Clopenthixol），活性比氯丙嗪强 10 倍；以三氟甲基取代氯哌噻吨结构中的氯原子得到的氟哌噻吨（Flupentixol），抗精神病作用为氯哌噻吨的4～8倍。

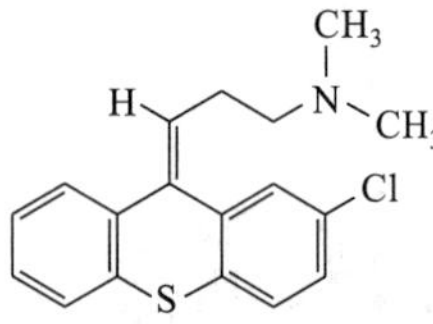

氯普噻吨 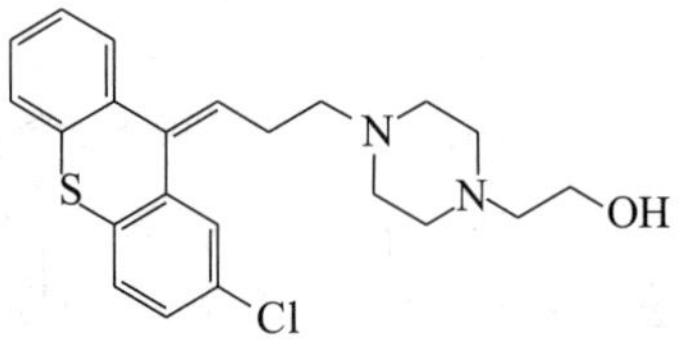　　　氯哌噻吨 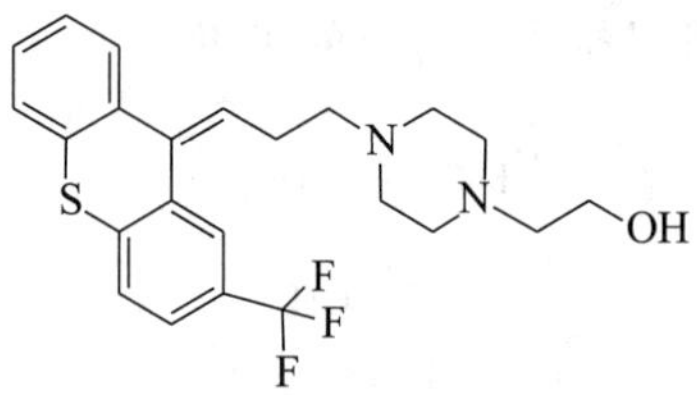　　　氟哌噻吨

3. 丁酰苯类

在研究吗啡全合成代用品苯基哌啶类镇痛药过程中，发现氮原子上连有丁酰苯结构时具有很强的抗精神失常作用，较早应用于临床的有氟哌啶醇（Haloperidol），其后又得到药效更强的三氟哌多（Trifluperidol），用于急、慢性精神分裂症。

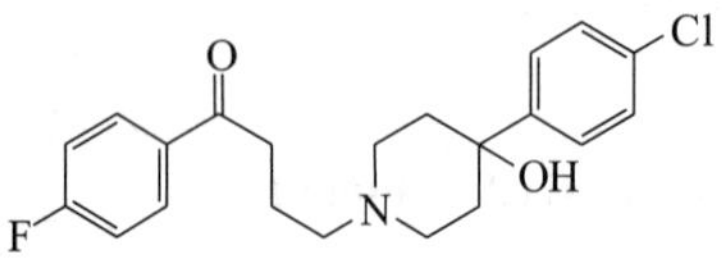

氟哌啶醇 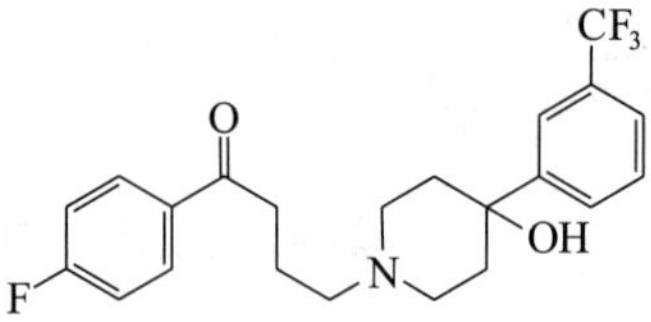　　　三氟哌多

4. 二苯并氮䓬类

把吩噻嗪类药物中间的杂环扩展为七元环，即得到二苯并氮䓬类抗精神病药，代表药物有氯氮平（Clozapine），与经典的抗精神病药物相比，该药锥体外系反应及迟发性运动障碍等毒副作用较轻，可用于治疗多种类型的精神分裂症；将氯氮平七元环中的—NH—用—S—或—O—取代分别得到了氯噻平（Clothiapine）和洛沙平（Loxapine），用于治疗精神分裂症；以甲基噻吩环取代氯噻平结构中的氯代苯环则得到奥氮平（Olanzapine），该药为2015年版药典新增品种。

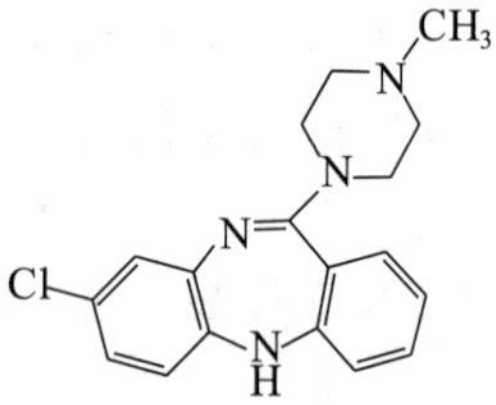

氯氮平 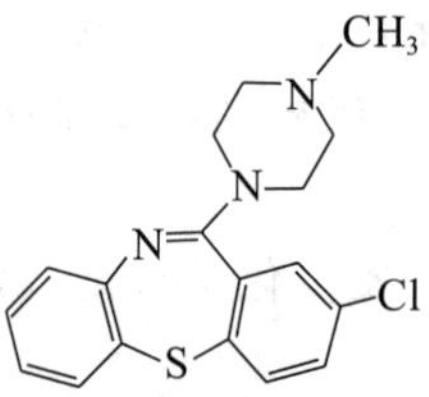　　　氯噻平 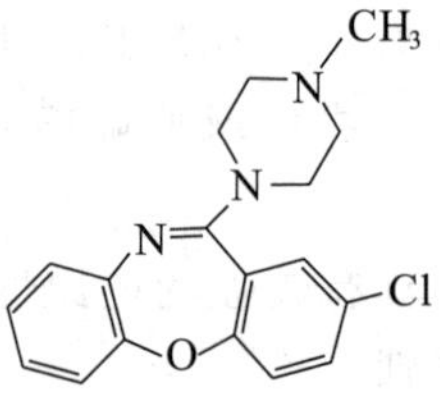　　　洛沙平 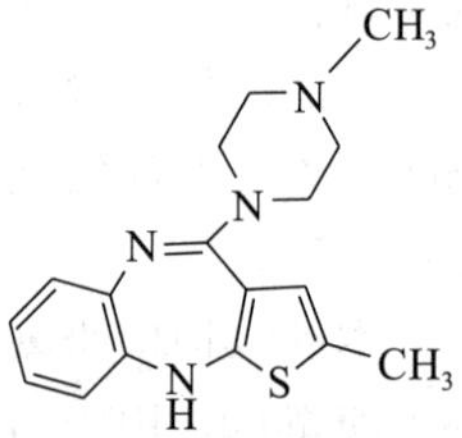　　　奥氮平

二、抗抑郁药

抑郁症是一种常见的心境障碍，可由各种原因引起，以显著而持久的心境低落为主要临床特征，严重者可出现自杀念头和行为，多数病例有反复发作的倾向，每次发作大多数可以缓解，部分可有残留症状或转为慢性。抑郁症病因尚未完全阐明，除与遗传因素、心理因素和社会因素有关外，目前认为可能与脑内去甲肾上腺素（NE）减少和5-羟色胺（5-HT）相对缺乏相关。

抗抑郁药（antidepressants）根据作用机制可分为去甲肾上腺素重摄取抑制剂、单胺氧化酶抑制剂及选择性5-羟色胺再摄取抑制剂。

去甲肾上腺素重摄取抑制剂即临床常用的三环类抗抑郁药（tricyclic antidepressant,

TCA），其作用机制是通过选择性抑制中枢神经突触前膜对 NE 和 5-HT 的重摄取，提高大脑中 NE 和 5-HT 的浓度，保持这两种物质在体内的相对浓度来发挥治疗作用，主要药物有阿米替林（Amitriptyline）、马普替林（Maprotiline）及丙咪嗪（Imipramine）等，但起效缓慢，且大多伴有心脏毒性。临床上应用较广的是美利曲辛（Melitracen），该药与抗精神病药氟哌噻吨组成的复方制剂——氟哌噻吨美利曲辛片（黛力新），广泛用于治疗轻、中度焦虑和抑郁。

阿米替林　　　　　　　　　　马普替林

丙咪嗪　　　　　　　　　　美利曲辛

单胺氧化酶抑制剂（monoamine oxidase inhibitors，MAOI）为应用最早的抗抑郁药，人体内肾上腺素、NE、5-HT 及多巴胺等单胺类递质失活是由单胺氧化酶来完成的，该类药物通过抑制单胺氧化酶活性来保持单胺递质在体内的浓度，从而达到抗抑郁症的目的，现用于临床的主要药物有吗氯贝胺（Moclobemide）。

吗氯贝胺

选择性 5-羟色胺再摄取抑制剂（selective serotonin reuptake inhibitors，SSRI）的作用机制是选择性抑制中枢神经突触前膜对 5-HT 的再摄取，增加突触间隙处 5-HT 浓度，达到抗抑郁目的。1988 年第一个 SSRI 氟西汀（Fluoxetine）上市，标志着抗抑郁药进入了一个全新的时代。临床上现广为应用的 SSRI 类有帕罗西汀（Paroxetine）、舍曲林（Sertraline）、氟伏沙明（Fluvoxamine）及西酞普兰（Citalopram）等。其中，盐酸氟西汀、盐酸舍曲林和氢溴酸西酞普兰均为 2015 年版药典新增品种；西酞普兰的左旋异构体——艾司西酞普兰（Escitalopram）于 2002 年在美国上市，其作用约为西酞普兰的 100 倍，国产草酸艾司西酞普兰片亦已用于临床。SSRI 正逐步扩展抗抑郁用药市场份额，是目前抗抑郁新药中开发应用最多的一类药物。

氟西汀　　　　　　　帕罗西汀　　　　　　　舍曲林

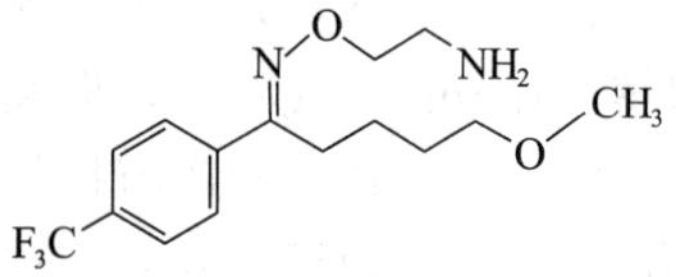

氟伏沙明 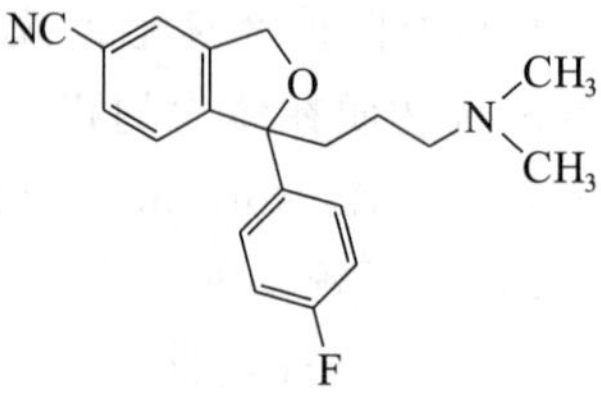　　　　　　　　西酞普兰 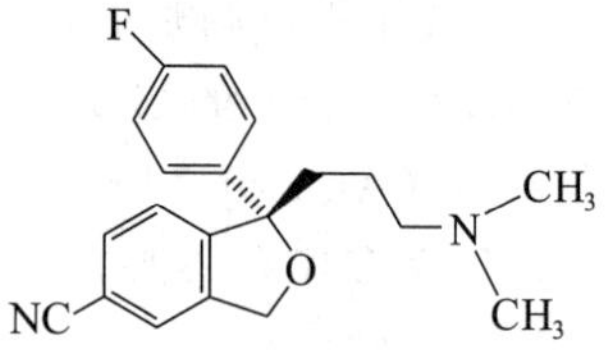　　　　　　　艾司西酞普兰

第四节　镇痛药

镇痛药（analgesics）是一类作用于中枢神经系统，选择性消除或缓解痛觉的药物。镇痛药的作用机制为直接作用于阿片受体，通过激活脑内镇痛系统，阻断痛觉传导，产生中枢性镇痛作用，临床用于因严重创伤、烧伤、外科手术及恶性肿瘤等引起的各种急性锐痛。由于该类药物长期使用易产生耐药性及成瘾性，故该类药物大都列入国家麻醉药品品种目录（2013年版），应严格按照麻醉药品管理条例进行管制。

镇痛药按照药物的来源及化学结构可分为吗啡及其半合成衍生物和合成镇痛药两大类。

一、吗啡及其半合成衍生物

（一）吗啡

吗啡是阿片中的一种生物碱。阿片是罂粟未成熟带籽果实浆汁的干燥物，我国历史上称其为鸦片。阿片中主要含吗啡、可待因及罂粟碱等20多种生物碱，其中吗啡含量最高，约占9%～17%。

1805年从阿片中分离出吗啡纯品，1847年确定其分子式为$C_{17}H_{19}NO_3$，1923年确定其化学结构，1952年人工全合成成功，1968年确定其绝对构型。

吗啡结构是由五个环稠合而成的刚性分子。其中，A、B和C环组成部分氢化的菲环，D环为哌啶环，E环为一含有氧桥结构的五元环；A、B、E环近似一平面，C环处于该平面的后方，而D环位于环平面的前方，吗啡的镇痛活性与分子的构型密切相关。

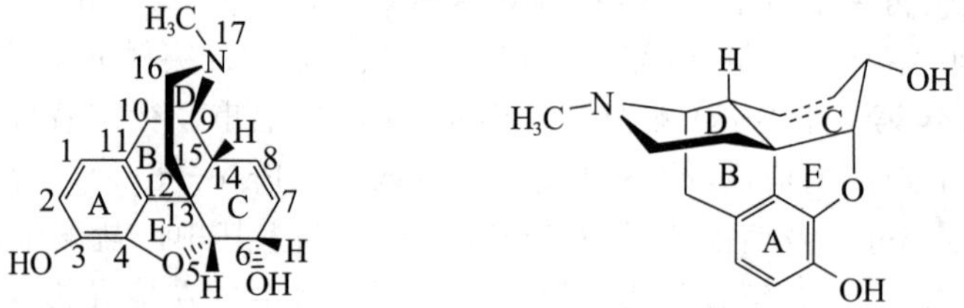

盐酸吗啡　Morphine Hydrochloride

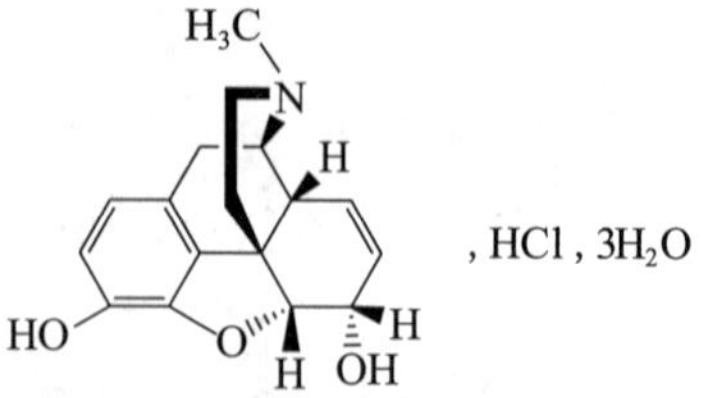

化学名为17-甲基-3-羟基-4,5α-环氧-7,8-二脱氢吗啡喃-3,6α-二醇盐酸盐三水合物。

本品为白色、有丝光的针状结晶或结晶性粉末，无臭，遇光易变质；溶于水，略溶于乙醇，几乎不溶于三氯甲烷或乙醚。

吗啡分子中含有 5 个手性碳原子，故具有光学异构，药用品为天然提取物，呈左旋性，比旋度为 −110.0°～−115.0°（2% 水溶液）。

吗啡结构中含有酚羟基和脂肪叔胺结构，具有酸碱两性，临床上用其盐酸盐配制注射液。

本品分子中含有酚羟基，在光照条件下能发生自动氧化，生成毒性较大的伪吗啡（双吗啡）和 N-氧化吗啡。中性或碱性条件下及重金属离子的存在都可加速自动氧化反应的发生。因此，在配制本品注射剂时，应调 pH 值为 3.0～5.0，充氮气，加金属离子配合剂乙二胺四乙酸二钠（EDTA-2Na），加焦亚硫酸钠、亚硫酸氢钠等抗氧剂，且遮光，密封保存。

伪吗啡　　　　　　　　　　N-氧化吗啡

本品分子中的酚羟基也可被化学氧化剂氧化，本品水溶液加稀铁氰化钾试液，溶液即显蓝绿色，用于药典鉴别（与可待因的区别）。

本品具有一些显色反应用于药典鉴别。如遇甲醛硫酸试液，即显紫堇色；遇钼硫酸试液，即显紫色，继变为蓝色，最后变为棕绿色。

本品在酸性溶液中加热，经脱水和分子重排生成催吐药阿扑吗啡（Apomorphine）。阿扑吗啡具有邻苯二酚结构，比吗啡更容易被氧化，如可被碘溶液氧化而呈色（水层为绿色、乙醚层为红色）。药典借此反应，用于本品中阿扑吗啡的限量检查和阿扑吗啡的鉴别。

阿扑吗啡

本品为阿片 μ 受体激动剂，具有镇痛、镇咳及镇静等作用。临床主要用于其他镇痛药无效的急性剧痛，如严重创伤、战伤、烧伤、晚期癌症等疼痛，但有成瘾性和呼吸抑制等副作用。

（二）吗啡半合成衍生物

为了增强吗啡的镇痛作用，减轻抑制呼吸、易产生耐药性和成瘾性等缺陷，为此，人们对吗啡进行了结构改造，得到了一系列吗啡半合成衍生物。

(1) 将 3 位酚羟基制成醚　如将吗啡 3 位酚羟基进行甲基化得到可待因（Codeine），其镇痛活性降低，约为吗啡的 1/12～1/7，但具有很强的中枢镇咳作用，临床上常用其磷酸盐或制成复方制剂，用于各种原因引起的剧烈干咳或刺激性咳嗽；因该药久用仍具有一定的成瘾性，因此，2015 年 4 月 3 日国家食品药品监督管理总局、公安部和国家卫生计生委联合发布《关于将含可待因复方口服液体制剂列入第二类精神药品管理的公告》，自 2015 年 5 月 1 日起开始实行。

可待因

（2）将 3 位和 6 位羟基酰化制成酯　如将吗啡 3 位酚羟基和 6 位仲醇基同时乙酰基化得到海洛因（Heroin），虽然镇痛活性较吗啡增加 5～10 倍，但极易成瘾，被全球列为禁用的毒品。

海洛因

（3）将 7、8 位双键氢化还原　将吗啡 7、8 位双键氢化还原，同时将 6 位羟基氧化成酮，得到二氢吗啡酮（Hydromorphone），起效快、作用强，但成瘾性亦增加，临床用其盐酸盐注射液，用于其他镇痛药无效的急性锐痛；若将可待因 7、8 位双键氢化得到双氢可待因（Dihydrocodeine），其镇痛作用虽不及吗啡，但约为可待因的 2 倍，临床上用于创伤性疼痛、外科手术后疼痛、计划生育手术疼痛、中度癌痛及肌肉疼痛等，酒石酸双氢可待因及其片剂为 2015 年版药典新增收载品种。

二氢吗啡酮　　　　双氢可待因

（4）17 位氮甲基的结构修饰　将二氢吗啡酮 17 位氮原子上甲基以烯丙基取代，同时在 14 位引入羟基得到纳洛酮（Naloxone），以环丙基甲基取代纳洛酮的烯丙基则得到纳曲酮（Naltrexone），两药镇痛作用很弱，但为阿片受体完全拮抗剂，临床上用于吗啡类药物中毒的解救及戒毒治疗。

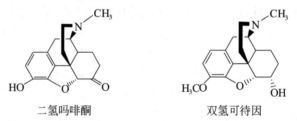

纳洛酮　　　　纳曲酮

二、合成镇痛药

由于天然提取吗啡的来源有限，人工合成难度较大，因此，在吗啡半合成衍生物研究的基础上，人们试图对吗啡结构进行改造，得到了许多合成镇痛药。按化学结构不同，合成镇痛药可分为吗啡烃类、苯吗喃类、苯基哌啶类、氨基酮类及其他类。

（一）吗啡烃类

将吗啡结构中 4、5 位氧桥（即 E 环）除去得到的母核称为吗啡烃类。该类药物代表有左啡诺（Levorphanol），镇痛作用约为吗啡的 4 倍，药效维持时间可达 8h；布托啡诺（Butorphanol），镇痛作用为吗啡的 5 倍，成瘾性小，对中度或重度疼痛的治疗安全有效，2015 年版药典新增收载布托啡诺酒石酸盐。

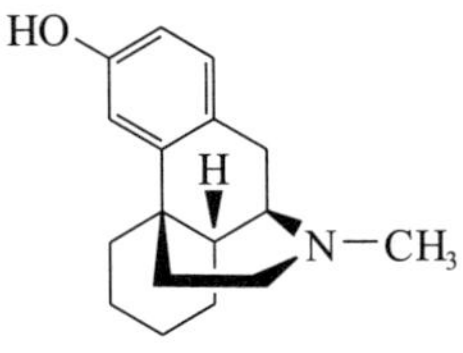

左啡诺 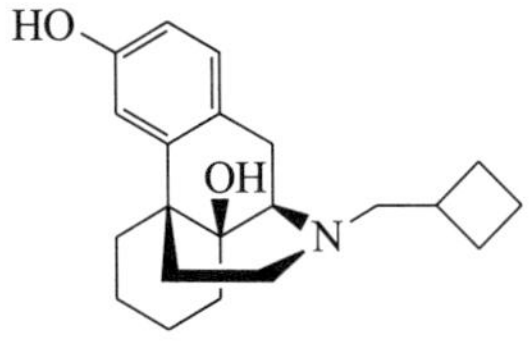　　　　　布托啡诺

（二）苯吗喃类

在吗啡烃类结构基础上再打开 C 环，仅保留 A、B、D 三个环得到的母核称为苯吗喃类。喷他佐辛（Pentazocine）是第一个用于临床的非麻醉性苯吗喃类镇痛药，几无成瘾性。

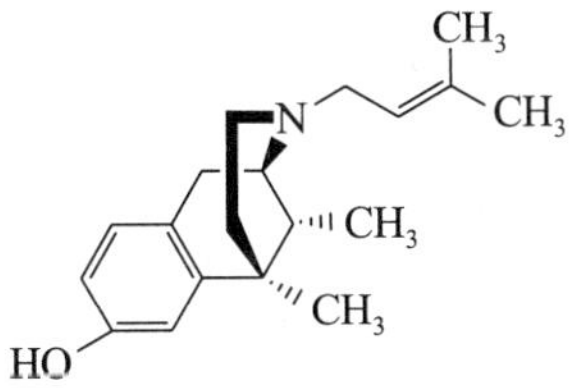

喷他佐辛

（三）苯基哌啶类

只保留吗啡结构的 A、D 两环即得到苯基哌啶类合成镇痛药。其中，A 环与 D 环直接相连得到的哌替啶为该类药物中的第一个合成的镇痛药，成瘾性比吗啡明显下降；A 环与 D 环通过插入 N 原子连接，插入的氮原子为酰胺结构形式，如芬太尼（Fentanyl）镇痛活性为哌替啶的 550 倍。其后得到芬太尼的类似物舒芬太尼（Sufentanil），较芬太尼镇痛作用强、持续时间久；阿芬太尼（Alfenta）起效快，适用于短时手术的麻醉、全身麻醉的诱导和维持；1998 年上市的酯类结构的瑞芬太尼（Remifentanil），具有高效和速效特点，用于全麻诱导和全麻中维持镇痛，与静脉麻醉药联合使用可用于无痛人流。其中，枸橼酸舒芬太尼和盐酸瑞芬太尼为 2015 年版药典新增品种。

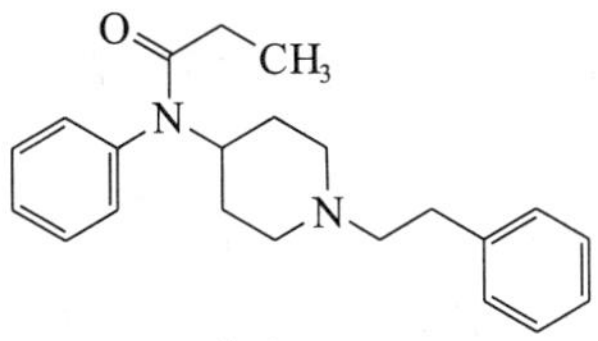

芬太尼 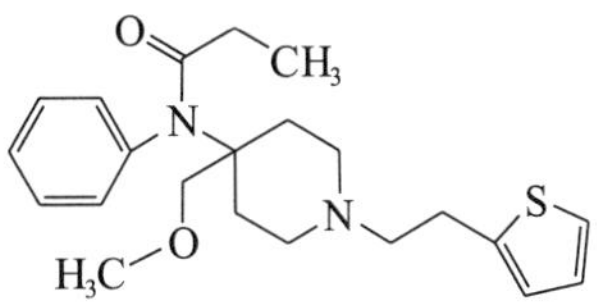　　　　　舒芬太尼

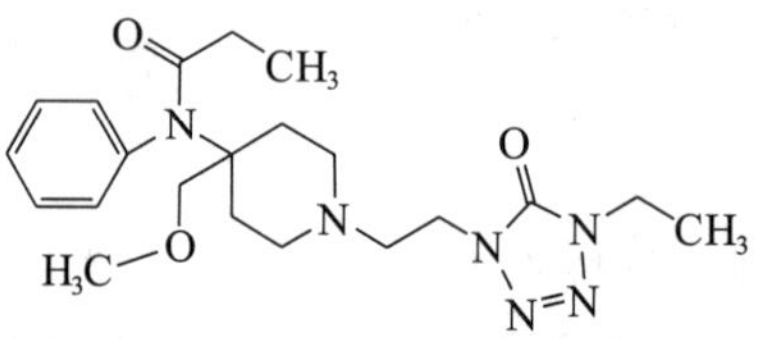

阿芬太尼 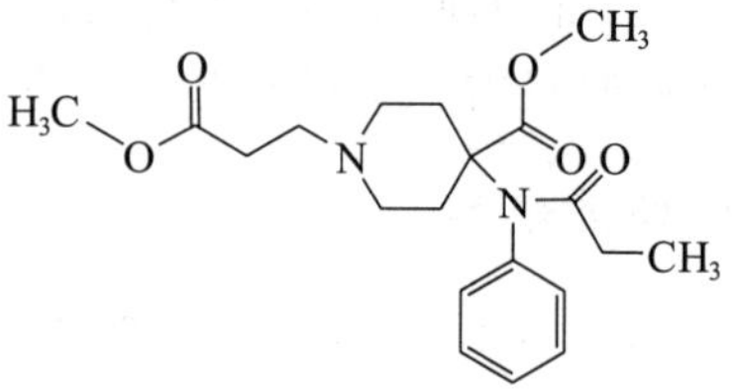　　　　　　　　　　　　　瑞芬太尼

盐酸哌替啶　Pethidine Hydrochloride

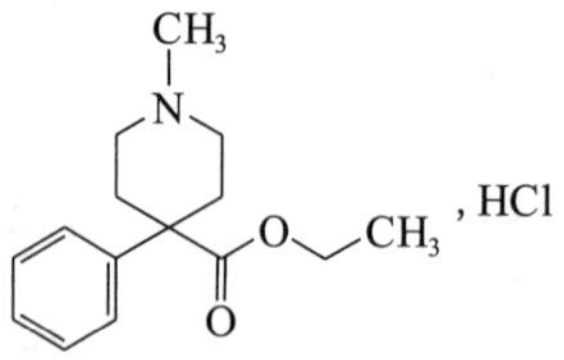

化学名为1-甲基-4-苯基-4-哌啶甲酸乙酯盐酸盐。

本品为白色结晶性粉末，无臭或几乎无臭；易溶于水或乙醇，溶于三氯甲烷，几乎不溶于乙醚；熔点为186～189℃。

本品的合成以氯乙醇为原料，在碱性条件下发生消除反应，生成的环氧乙烷与甲氨进行氮烃化反应，得到双-(β-羟乙基)甲氨，再与氯化亚砜发生卤代反应，得到双-(β-氯乙基)甲氨（氮芥），以苯为溶剂、氨基钠为催化剂，生成物与苯乙腈环合生成1-甲基-4-苯基-4-氰基哌啶，经硫酸加热水解得到1-甲基-4-苯基-4-羧基-哌啶，与乙醇进行酯化反应得到游离哌替啶，最后在乙醇中与盐酸成盐即得。

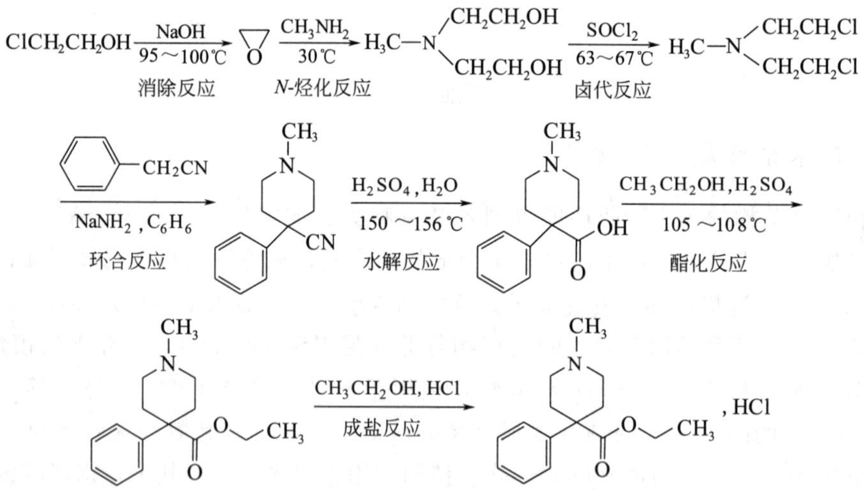

本品分子中虽含有酯键，但由于苯环和哌啶环空间位阻效应的影响，使得本品不易水解。

本品为强酸弱碱盐，水溶液呈弱酸性，加碳酸钠试液，振摇，即生成游离的哌替啶油滴状物，用于药典鉴别。

本品乙醇溶液加三硝基苯酚乙醇溶液，振摇，即析出黄色的哌替啶三硝基苯酚复盐沉淀，放置，滤过，沉淀用水洗净后，在105℃干燥2h，依法测定，熔点为188～191℃，用于药典鉴别。

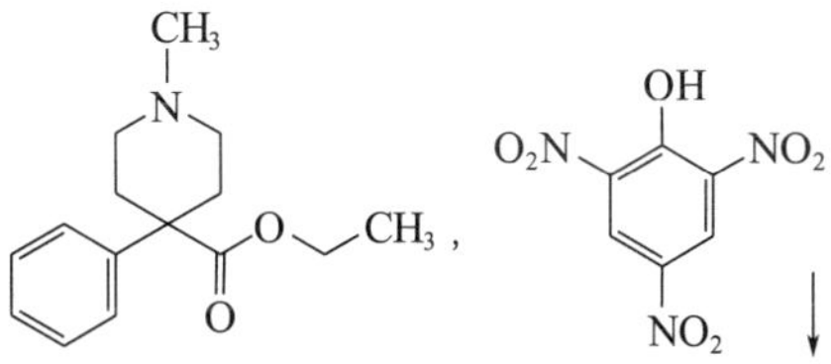

本品通常注射给药，在体内代谢迅速，在肝脏中经酯酶水解生成无活性的哌替啶酸或氧化脱甲基生成去甲哌替啶，再经酯酶水解为去甲哌替啶酸，羧酸代谢物最后均与葡萄糖醛酸结合成水溶性代谢物，经肾脏排出体外。

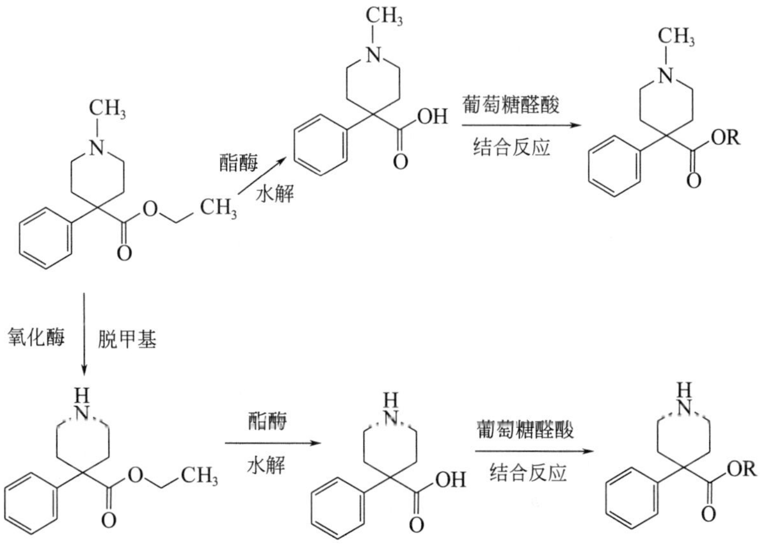

本品为强效镇痛药，适用于各种剧痛，如创伤性疼痛、手术后疼痛、麻醉前用药等；连续应用1~2周便可产生药物依赖性，被列为严格管制的麻醉药品。

（四）氨基酮类

仅仅保留吗啡结构中A环苯环和叔胺结构即得到开环结构的氨基酮类镇痛药。其代表药物为美沙酮（Methadone），药效比吗啡略强，不易产生耐受性，药物依赖性低，戒断症状轻，故临床采用替代递减法，用于吗啡和海洛因等阿片类毒品依赖的脱毒治疗。

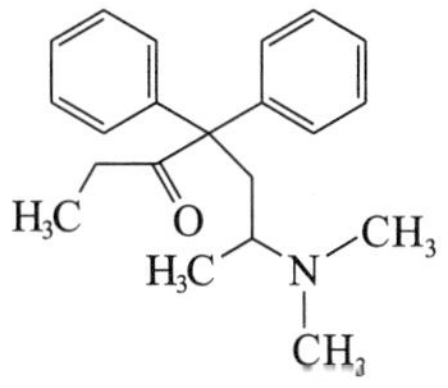

（五）其他类

随着研究不断深入，人们又得到了一些合成镇痛药。布桂嗪（Bucinperazine）为一速效镇痛药，注射后10min显效，镇痛活性为吗啡的1/3，临床用于偏头痛、三叉神经痛及癌症引起的疼痛等。曲马多（Tramadol）的镇痛作用与哌替啶相当，但呼吸抑制副作用和短时应用成瘾性轻于吗啡及哌替啶，可替代吗啡和哌替啶用于中度或重度疼痛的止痛；此外，该药对阿片类毒品戒断症状控制较完全，无明显依赖性，耐药性小，副作用轻微，可替代美沙酮进行脱瘾治疗。

布桂嗪　　　　　　曲马多

三、构效关系

通过对吗啡及其半合成衍生物和合成镇痛药的结构分析，人们认识到它们均属于结构特异性药物。这些药物进入体内中枢神经系统与具有三维立体结构的阿片受体结合显现镇痛活性。

通过对镇痛药构效关系研究，认为镇痛药分子必须涵盖三个结构部分：①分子中具有一个平坦的芳环结构（如吗啡结构的 A 环苯环），便于与受体部分的平坦区通过范德华引力结合；②分子中具有一个碱性中心（如吗啡结构的 17 位叔胺结构），在体内生理 pH 条件下电离为阳离子，与受体表面的阴离子部位结合；③分子中具有一个凸出于芳环平面前方、呈椅式构象的哌啶环的亚乙基部分（如吗啡结构的 C_{15}/C_{16}），以便嵌入受体的凹槽空穴部位产生药物-受体结合。

第五节　全身麻醉药

麻醉药是指能使整个机体或机体局部暂时、可逆性失去知觉及痛觉的药物。根据药物作用范围不同将麻醉药分为全身麻醉药（general anesthetics）和局部麻醉药（local anesthetics）。本节介绍全身麻醉药，局部麻醉药将在第二章中讨论。

全身麻醉药是一类作用于中枢神经系统，使机体功能受到广泛抑制，引起意识、感觉和反射暂时消失及骨骼肌松弛，用于大型手术或不能用局部麻醉药的患者。根据给药途径的不同可将全身麻醉药分为吸入性麻醉药和静脉麻醉药。

一、吸入性麻醉药

吸入性麻醉药（inhalation anaesthetics）是经肺泡动脉入血，进而到达脑组织，阻断其突触传递功能，引起全身麻醉的一类药物。该类药物通常为一些化学性质不活泼的气体或易挥发的液体。

吸入性麻醉药的化学结构迥异，但都有合适的脂水分配系数，麻醉作用主要取决于药物的物理性质，因此，该类药物均为结构非特异性药物。

早期应用的吸入性麻醉药为 1842 年发现的麻醉乙醚（anesthetic ether），该药一直用于临床，至今仍被药典收载，其特点为麻醉作用优良，伴有良好的镇痛及肌肉松弛作用，但具有易燃易爆、对呼吸道黏膜刺激性较大、诱导和苏醒缓慢等缺点。

氟代烃或氟代醚类吸入性麻醉药麻醉作用强，不易燃烧，可缩短诱导期和苏醒时间。氟代烃类吸入性麻醉药如氟烷，氟代醚类药物如甲氧氟烷（Methoxyflurane），麻醉作用强，镇痛效果好，可在静脉麻醉或基础麻醉后，作全身麻醉的维持；恩氟烷（Enflurane）作用强，起效快，剂量小；异氟烷（Isoflurane）是恩氟烷的同分异构体，作用与恩氟烷相似，诱导麻醉及苏醒较快；七氟烷（Sevoflurane）诱导期短，苏醒快，毒性小。

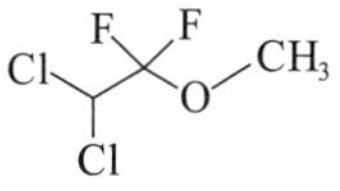

甲氧氟烷 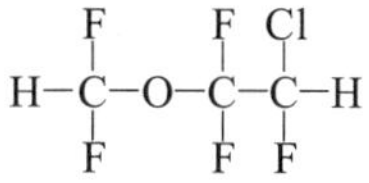　　恩氟烷 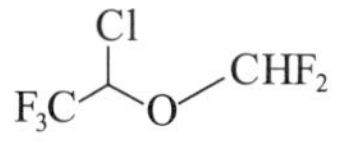　　异氟烷 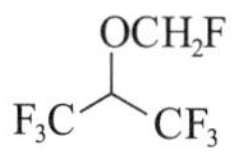　　七氟烷

氟烷　Halothane

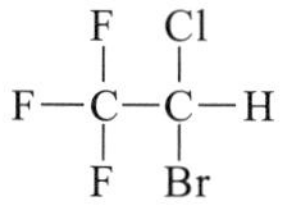

化学名为1,1,1-三氟-2-氯-2-溴乙烷。

本品有类似三氯甲烷的香气；与乙醇、三氯甲烷、乙醚或非挥发性油类任意混合，微溶于水。

本品为无色、易流动的重质液体，相对密度为1.871～1.875，因此，在装有本品的试管中加入适量硫酸后，本品应在酸层下面（与甲氧氟烷的区别），用于药典鉴别。

本品遇光、热和潮湿空气能缓缓分解，故药典规定加入麝香草酚为稳定剂。

本品显有机氟化物的鉴别反应。即本品经氧瓶燃烧法进行有机破坏后，生成的无机氟离子吸收于稀氢氧化钠溶液中，加茜素氟蓝试液和pH 4.3的醋酸钠的稀醋酸溶液，再加硝酸亚铈试液，即形成蓝紫色的配合物。

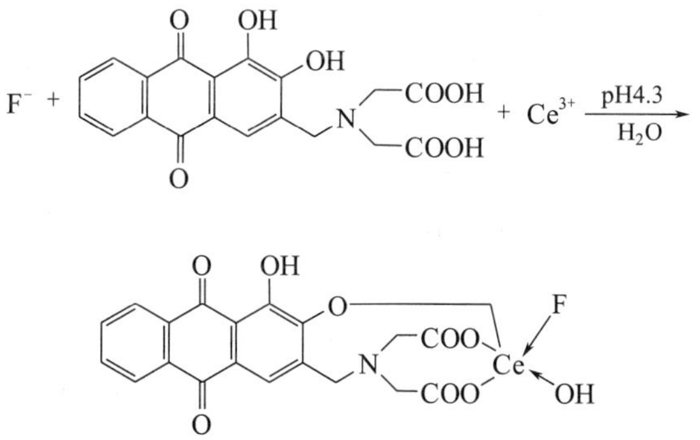

本品麻醉作用强且迅速，为麻醉乙醚的2～4倍，诱导期短，恢复快，对呼吸道黏膜刺激性小，但对心、肝、肾等重要器官有一定的毒性。

二、静脉麻醉药

静脉麻醉药（intravenous anesthetics）是指经静脉注射进入体内，通过血液循环作用于中枢神经系统而产生全身麻醉作用的一类药物。其主要优点为对呼吸道无刺激，诱导快，无环境污染；缺点为麻醉深度不易掌握，排出较慢，一般用于吸入麻醉的诱导及复合麻醉。

最早应用的静脉麻醉药为超短时作用的巴比妥类药物如硫喷妥钠，该药脂溶性强，极易通过血脑屏障到达脑组织，故起效快，吸收分布迅速，麻醉作用时间短，临床上主要用于诱导麻醉、基础麻醉及复合麻醉。

非巴比妥类静脉麻醉药主要有羟丁酸钠（Sodium Hydroxybutyrate），该药作用弱，起效慢，毒性小，用于诱导麻醉和维持麻醉；依托咪酯（Etomidate）含有手性碳原子，药用品为右旋体，起效快，恢复快，临床用于诱导麻醉；1996年我国上市的丙泊酚（Propofol），为一速效、短效静脉全身麻醉药，用于麻醉诱导和静脉全身麻醉的维持，与合成镇痛药瑞芬太尼配合使用，用于无痛人工流产手术；氯胺酮为一具有镇痛作用的全身麻醉药，应用范围广，兼有支气管扩张作用，故能适用于哮喘病人的手术麻醉。

羟丁酸钠　　依托咪酯　　丙泊酚

盐酸氯胺酮　Ketamine Hydrochloride

化学名为 2-(2-氯苯基)-2-(甲氨基) 环己酮盐酸盐。

本品为白色结晶性粉末，无臭；易溶于水，溶于热乙醇，不溶于乙醚。

本品含有手性碳原子，具有光学异构体，右旋体作用强于左旋体，药用品为消旋体。

本品为强酸弱碱盐，10%水溶液 pH 为 4.0～5.5，故不宜与碱性药物配伍使用。

本品水溶液显氯化物的鉴别反应。

本品用于各种表浅麻醉、短小手术的麻醉、不合作小儿的诊断性检查麻醉及全身复合麻醉等。

本品副作用包括血压升高，心率加快，麻醉恢复期可出现幻觉、躁动不安、噩梦及谵语等，且以青壮年多见。由于使用后可能出现自己被施以魔法、身体被溶化等愉悦性和神秘性的幻觉和梦境，因此，本品被联合国禁毒署列为管制的麻醉药品（氯胺酮英文首字母为K，故称之为K粉）。在2013年11月国家食品药品监督管理总局、公安部、国家卫生计生委关于公布麻醉药品和精神药品品种目录中，本品被列入一类精神药品。

第六节　中枢兴奋药

中枢兴奋药（central stimulants）系指能提高中枢神经系统机能活动的药物。按作用部位不同，中枢兴奋药可分为大脑皮层兴奋药、延髓兴奋药及促进大脑功能恢复药；按化学结构不同可分为黄嘌呤类和酰胺类。

一、黄嘌呤类

黄嘌呤类中枢兴奋药主要是指从天然植物中提取得到的一类生物碱。如从咖啡豆中得到的咖啡因，从茶叶中得到的咖啡因、茶碱（Theophylline）及可可碱（Theobromine），从可可豆中得到的可可碱及茶碱；在化学结构上，三者均为黄嘌呤 N-甲基衍生物。

茶碱　　　　　　　可可碱

咖啡因、茶碱和可可碱具有相似的化学结构，其差异在于黄嘌呤环上甲基的数目和位次的不同，三者具有兴奋中枢神经系统、松弛平滑肌及扩张血管等作用。临床上咖啡因用作中枢兴奋药；茶碱主要用作平滑肌松弛药，可与乙二胺组成复方制剂氨茶碱（Aminophylline），以片剂、缓释片或注射剂供药用，或通过 7 位结构修饰分别得到多索茶碱（Doxofylline）和二羟丙茶碱（Diprophylline），临床广泛用于支气管哮喘、喘息性慢性支气管炎及其他支气管痉挛引起的呼吸困难等，其中，多索茶碱为 2015 年版药典新增品种；可可碱现已少用，临床上用其衍生物己酮可可碱（Pentoxifylline）作为血管扩张药，用于脑部血循环障碍和外周血循环障碍性疾病。

氨茶碱　　　　　　　多索茶碱

二羟丙茶碱　　　　　　　己酮可可碱

咖啡因　Caffeine

化学名为 1,3,7-三甲基-3,7-二氢-1H-嘌呤-2,6-二酮一水合物或其无水物。

本品为白色或带极微黄绿色、有丝光的针状结晶或结晶性粉末，无臭；有风化性；易溶于热水或三氯甲烷，略溶于水、乙醇或丙酮，极微溶于乙醚；熔点为 235～238℃。

本品虽为生物碱，但碱性极弱，不能与酸形成稳定的盐而溶于水。为了增加本品在水中的溶解度，可加入苯甲酸、苯甲酸钠、水杨酸钠或枸橼酸钠等有机酸或其碱金属盐与其形成水溶性的复盐，以便制成注射剂使用，如药典上收载的安钠咖注射液即为无水咖啡因与苯甲酸钠组成的灭菌水溶液。

本品具有酰脲结构，在碱性条件下加热能水解开环，继而脱羧生成咖啡啶。

咖啡啶

本品加盐酸及氯酸钾，置水浴上蒸干，所得残渣遇氨气即生成紫色的四甲基紫脲酸铵；再加氢氧化钠试液，紫色即消失，此反应称为紫脲酸铵反应，是具有黄嘌呤结构生物碱（如茶碱、多索茶碱、二羟丙茶碱及己酮可可碱）的共同反应，用于药典鉴别。

四甲基紫脲酸铵

本品可与一些生物碱沉淀剂反应生成沉淀。本品的饱和水溶液加碘试液，不产生沉淀；再加稀盐酸，则生成红棕色的沉淀，并能在稍加过量的氢氧化钠试液中溶解，用于药典鉴别。

本品常以安钠咖注射液供临床使用，用于严重传染病和中枢抑制药过量所导致的呼吸抑制或循环衰竭等。亦可与其他药物组成复方制剂用于临床，如复方普萘洛尔咖啡因片或麦角胺咖啡因片，用于偏头痛；氨基比林咖啡因片，用于缓解感冒、上呼吸道感染引起的发热或头痛等症状，两药联用具有协同解热镇痛作用。

二、酰胺类

酰胺类中枢兴奋药应用较早的有芳酰胺类的尼克刹米（Nikethamide），该药选择性地兴奋延髓呼吸中枢，用于中枢性呼吸及循环衰竭、麻醉药及其他中枢抑制药中毒的急救；具有内酰胺结构的有多沙普仑（Doxapram），用于全身麻醉药引起的呼吸抑制或呼吸暂停及用于药物过量时引起的轻、中度中枢神经抑制。

尼克刹米   多沙普仑

吡乙酰胺类是另一类发展较快的促智药，直接作用于大脑皮质，具有激活、保护和修复神经细胞的作用，改善大脑功能，促进大脑对磷脂和氨基酸的利用及蛋白质的合成，提高学习和记忆能力，可改善各种类型的脑缺氧以及物理、化学因素所造成的脑损伤，临床用于脑外伤、一氧化碳及中枢抑制药中毒、阿尔茨海默病（Alzheimer's disease）及儿童智力低下等症。该类促智药都具有 γ-内酰胺结构或视为吡咯烷酮衍生物，目前国内外相继上市或正在临床研究的有 10 余种，如吡拉西坦（Piracetam）、奥拉西坦（Oxiracetam）、茴拉西坦（Aniracetam）、普拉西坦（Pramiracetam）、奈拉西坦（Nebracetam）及法索西坦（Fasoracetam）等。其中，茴拉西坦为 2015 年版药典新增品种，用于中、老年记忆减退和脑血管病后的记忆减退等。

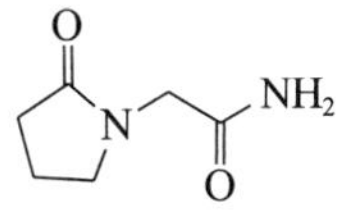

吡拉西坦 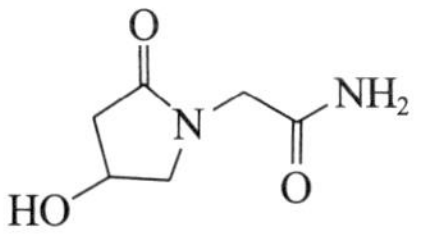　　　奥拉西坦 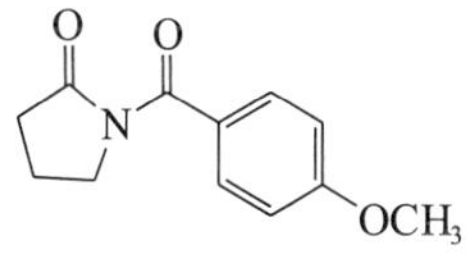　　　茴拉西坦

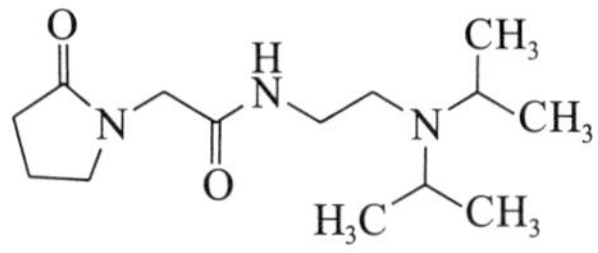

普拉西坦 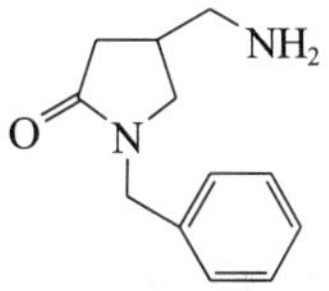　　　奈拉西坦 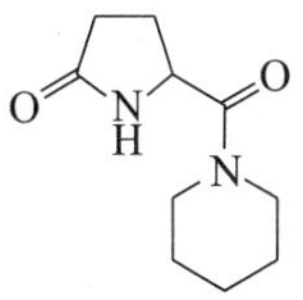　　　法索西坦

第七节　解热镇痛药

发热是机体一种本能防御反应，也是多种疾患发病前的征兆之一。研究表明前列腺素（PG）是一种内源性致热原，当机体受到刺激损伤时，致热原被释放出来，作用于下丘脑的环氧化酶（COX），促进机体合成与释放 PG，使机体体温升高。

解热镇痛药（antipyretic analgesics）系指既可使发热病人的体温降至正常，又能缓解中等程度疼痛的一类药物，其中多数药物还兼有抗炎和抗风湿作用。其作用机制是选择性抑制 COX 活性，减少抑制受损或发炎组织细胞内 PG 的合成，从而起到解热镇痛的作用。

按照化学结构不同，解热镇痛药可分为水杨酸类、苯胺类及吡唑酮类。

一、水杨酸类

水杨酸及其盐类具有解热镇痛和抗炎抗风湿作用的历史可追溯到 19 世纪。1830 年人们首先从柳树树皮中提取得到水杨苷，经水解和氧化得到水杨酸（Salicylic Acid），1860 年化学合成成功；1875 年发现水杨酸钠（Sodium Salicylate）具有解热镇痛和抗风湿作用而应用于临床；1886 年水杨酸苯酯（Phenyl Salicylate）曾用于临床；1898 年德国化学家霍夫曼（Hoffmann）成功合成阿司匹林，该药从应用于临床至今已逾百年之久。

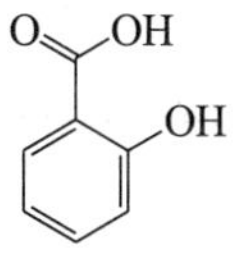

水杨酸 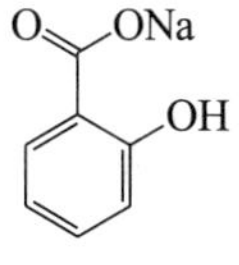　　　水杨酸钠 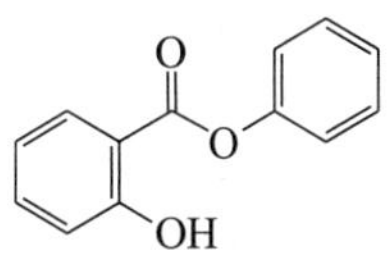　　　水杨酸苯酯

由于水杨酸和阿司匹林结构中含有游离的羧基，呈现较强的酸性，长期或大剂量内服后可诱发或加重消化道溃疡，为此，将其与金属成盐，如水杨酸镁（Magnesium Salicylate），用于治疗各种关节炎，因不含钠离子，尤其适用于伴有高血压或心力衰竭的患者；或与碱性氨基酸形成复盐，如 2015 年版药典新增品种赖氨匹林（Lysine Acetylsalicylate），可供注射使用，用于发热及轻、中度的疼痛。

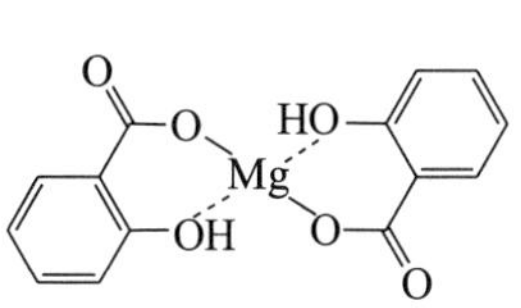

水杨酸镁 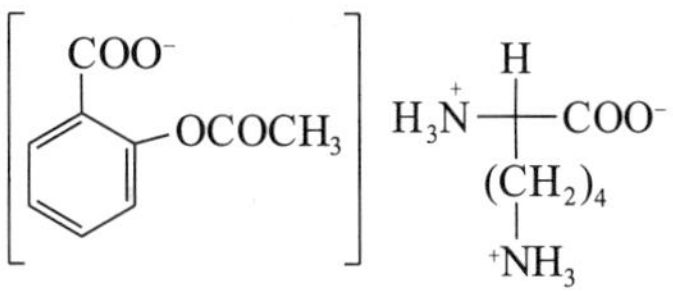　　　赖氨匹林

阿司匹林　Aspirin

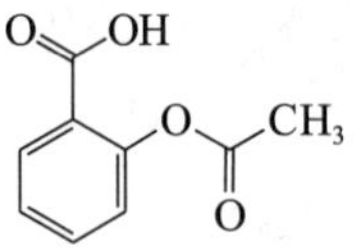

化学名为 2-(乙酰氧基) 苯甲酸。

本品为白色结晶或结晶性粉末；无臭或微带醋酸臭；易溶于乙醇，溶于三氯甲烷或乙醚，微溶于水或无水乙醚。

本品以水杨酸为原料，醋酐为酰化剂，在浓硫酸的催化下，经乙酰化反应制得。

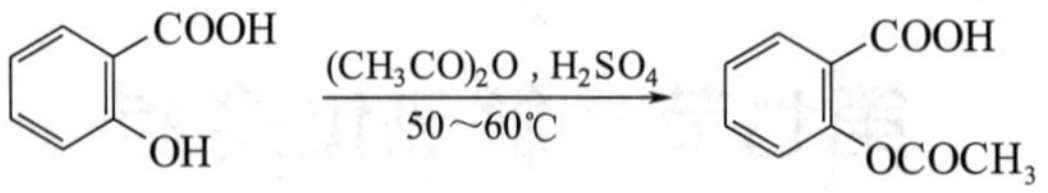

本品在制备过程中如乙酰化不完全，或贮存保管不当导致本品水解，均可产生水杨酸，故药典规定检查"游离水杨酸"，采用高效液相色谱法（HPLC）控制其限量；如原料水杨酸不纯夹带苯酚，则可通过副反应生成醋酸苯酯、水杨酸苯酯或乙酰水杨酸苯酯等酯类杂质，这些杂质均不溶于碳酸钠试液，药典借助加温热至约 45℃ 的碳酸钠试液，检查"溶液的澄清度"，以达到控制这些酯类杂质的目的。

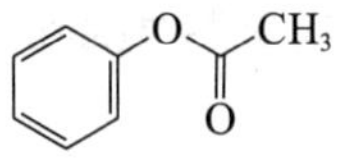

醋酸苯酯 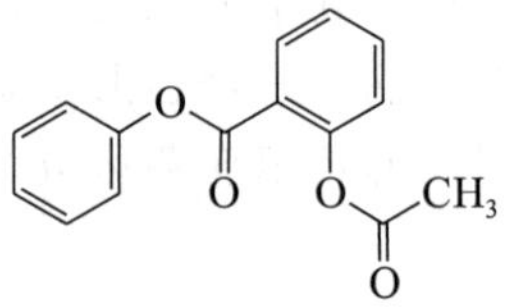　　　　　乙酰水杨酸苯酯

本品结构中含有羧基，具有较强的酸性，在氢氧化钠溶液或碳酸钠溶液中均能溶解，药典借此性质采用直接碱量法进行含量测定。

本品结构中含有酯键，在酸性条件下相对稳定，但其水溶液在中性或碱性条件下可迅速水解。本品加碳酸钠试液，煮沸，放冷，加过量稀硫酸，即析出白色沉淀，并发生醋酸的臭气，用于药典鉴别。

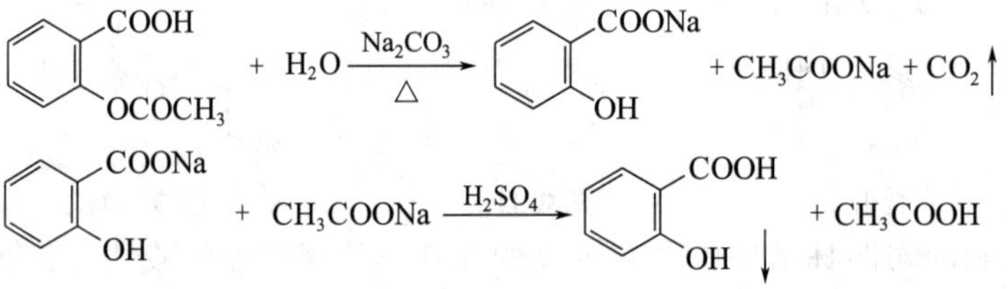

本品结构中无游离酚羟基，故遇三氯化铁试液不能立即发生显色反应；但其水溶液煮沸放冷后，水解生成的水杨酸可与三氯化铁试液反应形成紫堇色配合物，用于药典鉴别。

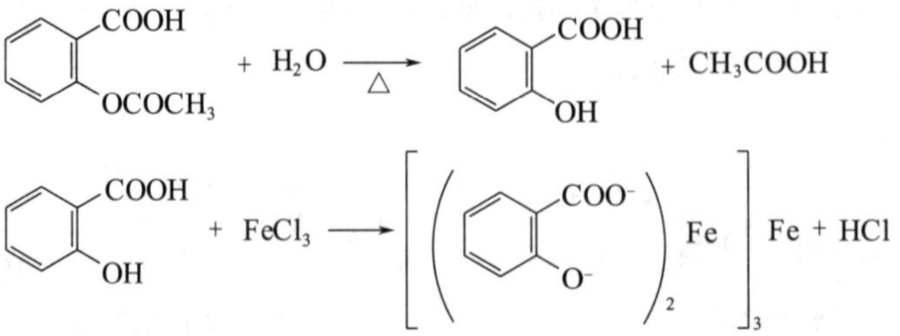

本品具有较强的解热镇痛作用和消炎抗风湿作用，广泛用于治疗感冒发烧、头痛、牙痛、关节痛、痛经及风湿痛等。本品对血小板凝聚有抑制作用，可防止血栓的形成，常以肠溶片用于血栓的预防；因本品酸性较强，故溃疡活动期患者禁用。

二、苯胺类

最早应用于临床的苯胺类药物是乙酰苯胺（Acetanilide），因毒性大早已淘汰。将乙酰苯胺结构修饰得到非那西丁（Phenacetin），作用增强，毒性减小，曾广泛用于临床，20世纪70年代发现其代谢物对肾脏、膀胱有持续毒性，对血红蛋白和视网膜也有毒性，世界各国也先后淘汰该药。非那西丁去乙基代谢物对乙酰氨基酚，为一个优良的解热镇痛药，毒副作用小，一直沿用至今。

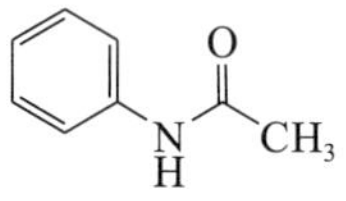

乙酰苯胺 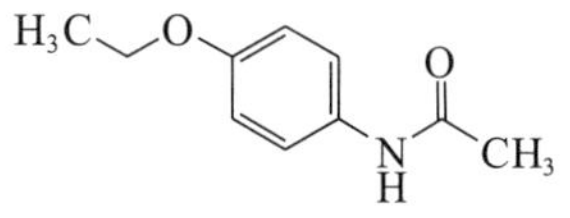　　　　　　　　　非那西丁

对乙酰氨基酚　Paracetamol

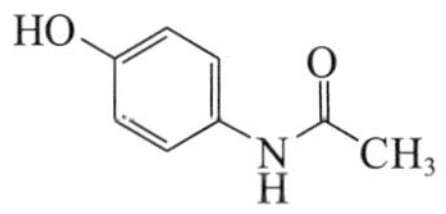

化学名为4′-羟基乙酰苯胺。

本品为白色结晶或结晶性粉末，无臭；易溶于热水或乙醇，溶于丙酮，略溶于水；熔点为168～172℃。

本品在空气中稳定，水溶液的稳定性与溶液的pH值相关，在pH6时最为稳定。在酸性及碱性条件下，较易发生水解反应生成毒性较大的对氨基酚，且可进一步自动氧化生成具有毒性的亚胺醌类化合物，颜色逐渐变成粉红色至棕色，最后变为黑色，故药典规定检查"对氨基酚及有关物质"（HPLC法）。

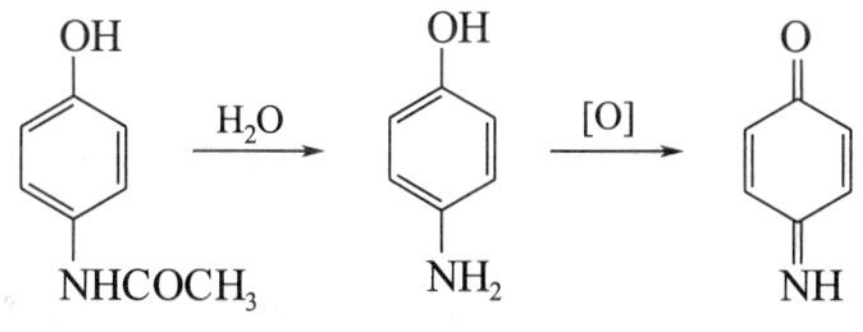

本品具有酰胺结构，水解后生成游离的芳香第一胺，可发生重氮化偶合反应。本品加稀盐酸，水浴加热，放冷，加亚硝酸钠试液，生成重氮盐，再加碱性β-萘酚试液，即生成红色的偶氮化合物，用于药典鉴别。

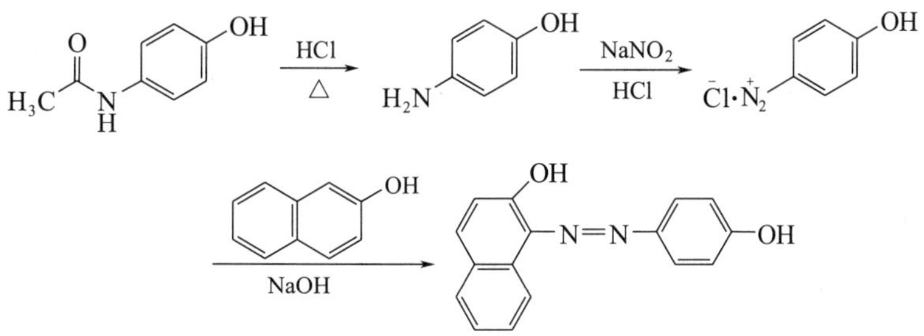

本品分子中含有酚羟基，其水溶液加三氯化铁试液，即显蓝紫色，用于药典鉴别。

本品具有良好的解热镇痛作用，但对外周 COX 的抑制作用很弱，故几乎无抗炎抗风湿作用。本品是 WHO 推荐的退热药之一，但本品有肝肾毒性，建议 3 岁以下的儿童因其肝、肾功能发育不全，最好避免使用本品。本品以多种剂型单独使用，药典收载了本品片剂、栓剂及泡腾片等 9 种剂型；本品亦是维 C 银翘片、复方氨酚烷胺胶囊及氨麻美敏片（Ⅱ）等多种复方感冒药中的组分之一，用于缓解普通感冒及流行性感冒引起的发热、头痛及鼻塞等症状。

贝诺酯　Benorilate

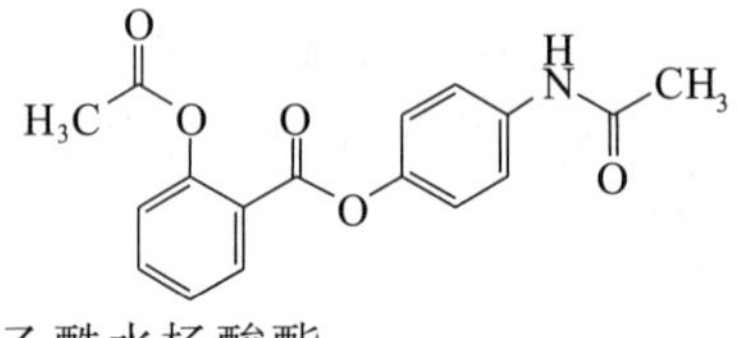

化学名为 4-乙酰氨基苯基乙酰水杨酸酯。

本品为白色结晶或结晶性粉末，无臭；易溶于沸乙醇，溶于沸甲醇，微溶于甲醇或乙醇，不溶于水；熔点为 177～181℃。

本品的合成是以阿司匹林和对乙酰氨基酚为原料，运用拼合原理制备而得。首先在无水条件下以吡啶催化阿司匹林与氯化亚砜反应，生成乙酰水杨酰氯，再在碱性溶液中生成物与对乙酰氨基酚缩合成酯即得。

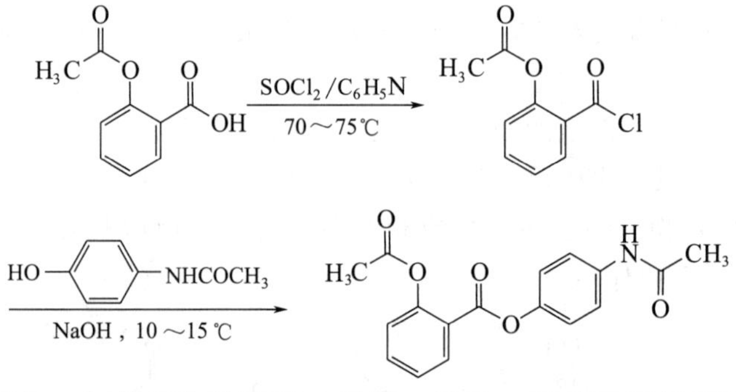

本品具有酚酯结构，加氢氧化钠试液，煮沸，放冷，用盐酸适量调至微酸性，加三氯化铁试液，即显紫堇色，用于药典鉴别。

本品含有酰胺结构，加稀盐酸煮沸水解生成对氨基酚，显芳香第一胺类的鉴别反应，用于药典鉴别。

本品为一前药，口服后在体内水解为阿司匹林和对乙酰氨基酚而显效；本品结构中无游离羧基，故对胃几乎无刺激性。

本品用于普通感冒或流行性感冒引起的发热，也用于缓解轻至中度疼痛如头痛、关节痛、牙痛、肌肉痛、神经痛及痛经等。与维生素 B_1 制成复方颗粒剂，如小儿贝诺酯 B_1 颗粒剂，用于儿童普通感冒或流行性感冒引起的发热。

三、吡唑酮类

吡唑酮类解热镇痛药作用迅速且强大，但该类药物可引起粒细胞缺乏症，严重时可导致再生障碍性贫血，如早期用于临床的安替比林（Phenazone）和氨基比林（Pyramidon）。安乃近（Metamizole Sodium）对顽固性高热有效，但同样可发生引起粒细胞缺乏症的不良反应，因此，2010年版药典不再收载安乃近注射液、滴剂及其滴鼻剂等多种剂型，2015年版药典不再收载安乃近原料及其片剂。

安替比林　　　　　氨基比林　　　　　安乃近

第八节　非甾体抗炎药

炎症的产生是一个复杂的过程，是机体最常见的一种病理症状，主要表现为红、肿、热、痛等，PG被公认是产生炎症的介质，当细胞膜受到损伤时，可释放PG。非甾体抗炎药（nonsteroidal antiinflammatory drugs，NSAIDs）与解热镇痛药一样能够抑制COX，减少PG的合成，且能消除PG对炎症物质的增敏作用，因而具有抗炎、解热及镇痛作用。

按照化学结构不同，非甾体抗炎药可分为3,5-吡唑烷二酮类、邻氨基苯甲酸类、1,2-苯并噻嗪类及芳基烷酸类。

一、3,5-吡唑烷二酮类

1949年发现含有3,5-吡唑烷二酮结构的保泰松（Phenylbutazone）具有良好的消炎镇痛作用，用于治疗类风湿关节炎和痛风，但临床使用中发现它对胃肠道的毒性大，长期服用可损伤肾功能，且可引起粒细胞缺乏症或再生障碍性贫血，故渐少用。1961年发现保泰松在体内的活性代谢物羟布宗（Oxyphenbutazone），作用与保泰松相同，但毒副作用减小，临床用于风湿性关节炎、类风湿关节炎及痛风等。

保泰松　　　　　羟布宗

二、邻氨基苯甲酸类

邻氨基苯甲酸类又称分那酸类（tenamic acid），其主要药物有甲芬那酸（Mefenamic Acid）、氯芬那酸（Clorofenamic Acie）、甲氯芬那酸（Meclofenamic Acid）及氟芬那酸（Flufenamic Acid）等，主要用于急、慢性类风湿关节炎，风湿性关节炎及增生性骨关节病等。

甲芬那酸　　　　　氯芬那酸

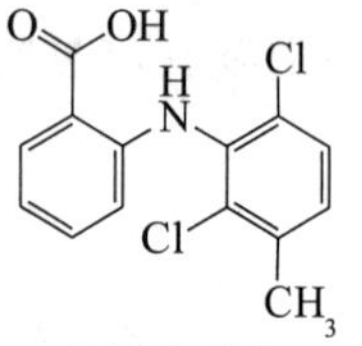

甲氯芬那酸 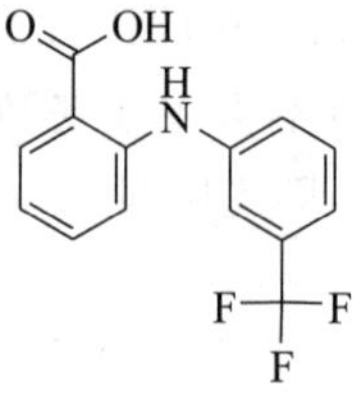　　　　　氟芬那酸

三、1,2-苯并噻嗪类

1,2-苯并噻嗪类又称昔康类（oxicams），该类药物的特点是半衰期长，作用持久，副作用小。最早应用于临床的是吡罗昔康（Piroxicam），用于缓解各种关节炎及软组织病变的疼痛和肿胀的对症治疗。安吡昔康（Ampiroxicam）为吡罗昔康的酯类前药，口服后在体内水解代谢为吡罗昔康而显效，作用强度与吡罗昔康相当，但对胃黏膜刺激小。对吡罗昔康进行结构修饰，以噻吩环或氯代噻吩环置换吡罗昔康中苯并噻嗪中的苯环，分别得到了替诺昔康（Tenoxicam）和2015年版药典新增品种氯诺昔康（Lornoxicam），临床用于急性腰和坐骨神经相关的轻度至中度疼痛、风湿性疾病引起的关节疼痛及炎症等；以噻唑环置换吡罗昔康结构中的吡啶环得到了美洛昔康。

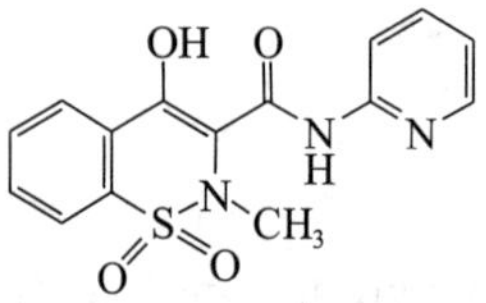

吡罗昔康 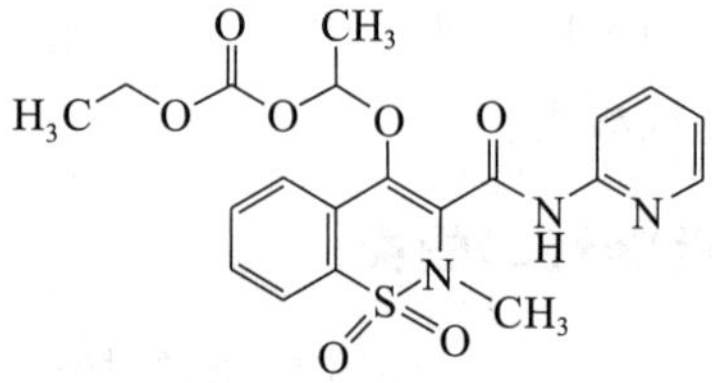　　　　　安吡昔康

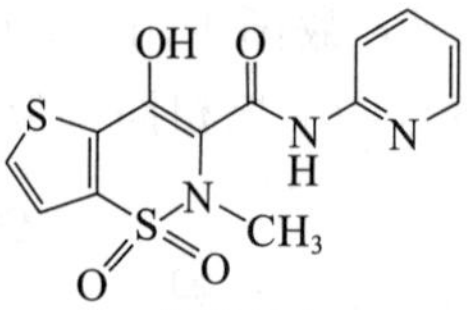

替诺昔康 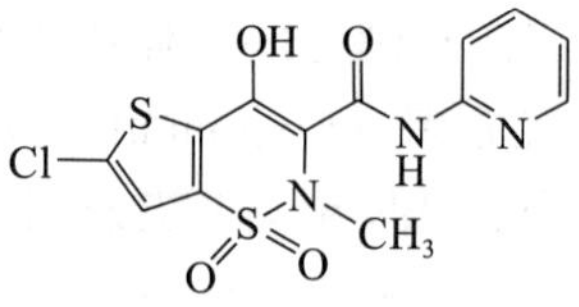　　　　　氯诺昔康

美洛昔康　Meloxicam

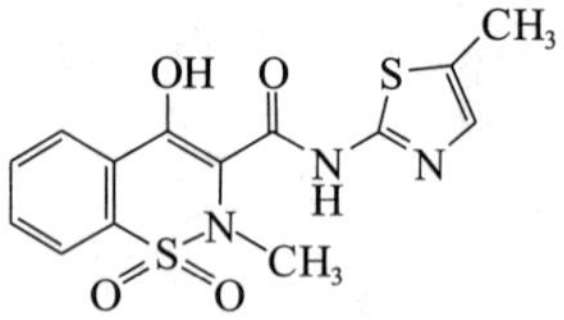

化学名为 2-甲基-4-羟基-N-(5-甲基-2-噻唑基)-2H-1,2-苯并噻嗪-3-甲酰胺-1,1-二氧化物。

本品为微黄色至淡黄色或微黄绿色至淡黄绿色的结晶性粉末，无臭；溶于二甲基甲酰胺，微溶于丙酮，极微溶于甲醇或乙醇，几乎不溶于水。

本品结构中含有有机硫原子，经炽灼后产生的硫化氢气体能使湿润的醋酸铅试纸显黑色，用于药典鉴别。

本品噻嗪环具有烯醇型羟基，加三氯甲烷溶解后，加三氯化铁试液，振摇，放置后，三氯甲烷层显淡紫红色，用于药典鉴别。

本品用于缓解类风湿关节炎和疼痛性骨关节炎等症状的治疗。

四、芳基烷酸类

芳基烷酸类是研发速度最快、临床应用最广的一类非甾体抗炎药。根据结构特点又可分为芳基乙酸类和芳基丙酸类。

（一）芳基乙酸类

在研究植物生长激素时发现苯氧乙酸类、萘乙酸类及吲哚乙酸类等芳基乙酸类化合物具有一定的抗炎作用，其中，以吲哚乙酸类中吲哚美辛的镇痛抗炎作用最为明显，但存在胃肠道反应、造血系统功能障碍及中枢神经的副作用，继而对吲哚美辛进行结构改造，如以叠氮基置换吲哚美辛环中的氯原子得到齐多美辛（Zidometacin），抗炎作用强于吲哚美辛；将吲哚乙酸类简化为苯乙酸类或苯乙酰氧基乙酸类，分别得到了作用强、毒性低、剂量小、应用广的双氯芬酸（Diclofenac）和醋氯芬酸（Aceclofenac），药典收载的有双氯芬酸钠盐肠溶片、栓剂及搽剂等5种剂型，临床上尚见有双氯芬酸钠凝胶、缓释片、双释放肠溶胶囊（戴芬）及双氯芬酸乙二胺凝胶复合制剂等，醋氯芬酸则以片剂、胶囊剂及缓释片等用于临床，双氯芬酸钾和醋氯芬酸均为2015年版药典新增品种；此外，利用生物电子等排原理，将吲哚美辛环中的氮原子以—CH＝置换得到茚乙酸类衍生物舒林酸。

齐多美辛　　双氯芬酸　　醋氯芬酸

吲哚美辛　Indometacin

化学名为2-甲基-1-(4-氯苯甲酰基)-5-甲氧基-1H-吲哚-3-乙酸。

本品为类白色至微黄色结晶性粉末，几乎无臭；溶于丙酮，略溶于甲醇、乙醇、三氯甲烷或乙醚，极微溶于甲苯，几乎不溶于水；熔点为158～162℃。

本品含有吲哚环，对光敏感，遇光逐渐分解，故应遮光、密封保存。

本品含有羧酸结构，显较强酸性，可与氢氧化钠溶液成盐，药典借此性质采用直接碱量法进行含量测定。

本品水溶液在pH 2～8时较稳定，在强酸或强碱条件下易被水解，生成2-甲基-5-甲氧基吲哚-3-乙酸和对氯苯甲酸，前者可脱羧生成5-甲氧基-2,3-二甲基吲哚；水解及脱羧生成的吲哚化合物均可进一步被氧化为有色物质。

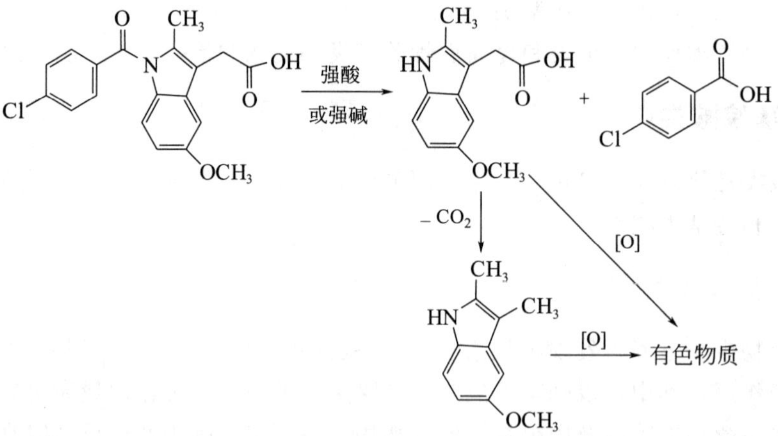

本品加氢氧化钠溶液使溶解后将其分为两份：一份加重铬酸钠溶液加热至沸，放冷，加硫酸酸化并置水浴缓缓加热，溶液显紫色；另一份加亚硝酸钠溶液加热至沸，放冷，加盐酸酸化，应显绿色，放置后渐变黄色，用于药典鉴别。

本品用于治疗关节炎、软组织损伤和炎症、偏头痛、痛经及术后疼痛等。

舒林酸　Sulindac

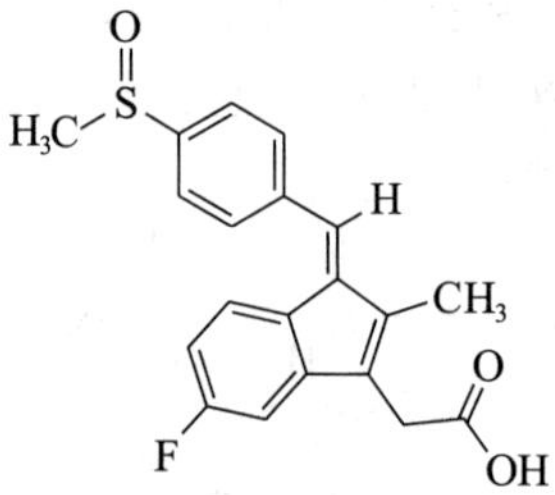

化学名为 (Z)-2-甲基-1-[(4-甲基亚磺酰苯基) 亚甲基]-5-氟-1H-茚-3-乙酸。

本品为橙黄色结晶性粉末，无臭；略溶于三氯甲烷或甲醇，微溶于乙醇或乙酸乙酯，几乎不溶于水。

本品含有羧酸结构，显较强酸性，可与氢氧化钠溶液成盐，药典借此性质采用直接碱量法进行含量测定。

本品含有甲基亚磺酰结构，小火加热，即出现二氧化硫的刺激性特臭，并能使湿润的碘-淀粉试纸蓝色消退，用于药典鉴别。

本品为一活性极小的前药，在体内还原酶的作用下代谢为舒林酸硫化物，其活性比舒林酸本身强约 500 倍。

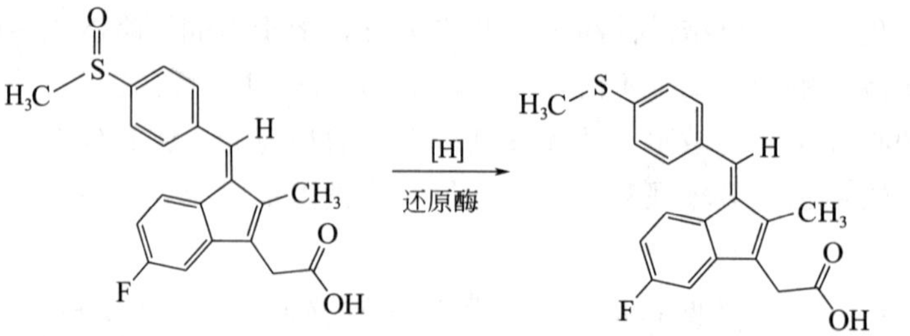

本品用于类风湿关节炎、退行性关节病。活动性消化性溃疡者或曾有溃疡出血或穿孔史者禁用。

（二）芳基丙酸类

芳基丙酸类是在芳基乙酸类的基础上发展得到的一类药物。1966 年，布洛芬首先在英国上市，其后，非诺洛芬（Feinuoluofen）、酮洛芬（Ketoprofen）、氟比洛芬（Flurbiprofen）、萘普生（Naproxen）、吡洛芬（Pirprofen）、阿明洛芬（Alminoprofen）、洛索洛芬（Loxoprofen）及普拉洛芬（Pranoprofen）等芳基丙酸类药物均已用于临床，成为非甾体抗炎药的一支重要生力军。

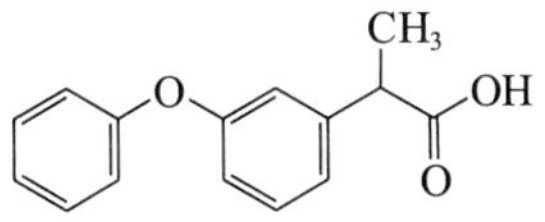

非诺洛芬 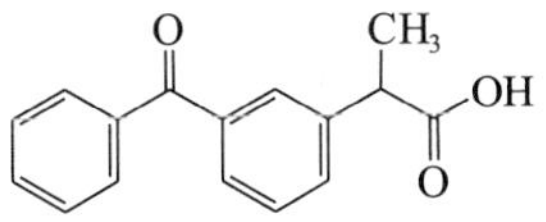　　　　　　　　酮洛芬 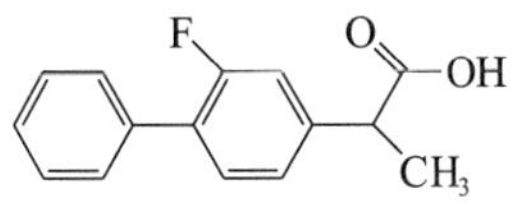　　　　　　　　氟比洛芬

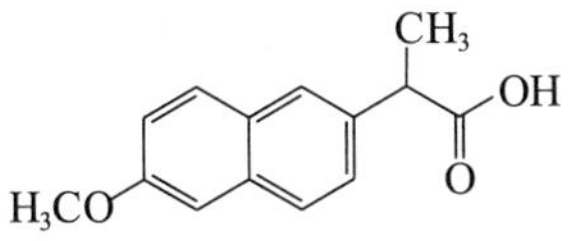

萘普生 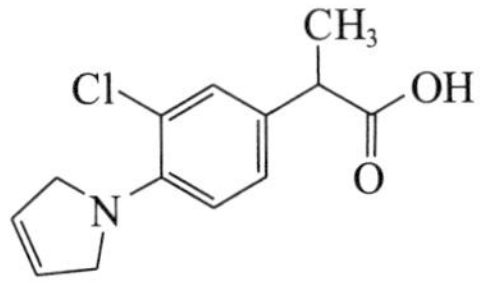　　　　　　　　吡洛芬 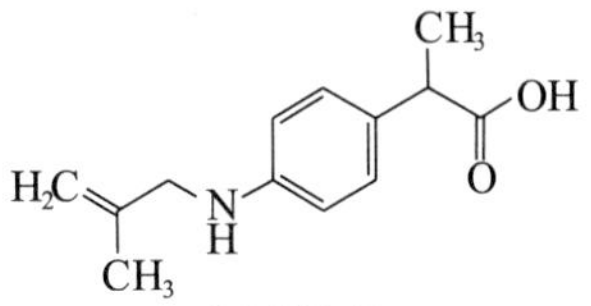　　　　　　　　阿明洛芬

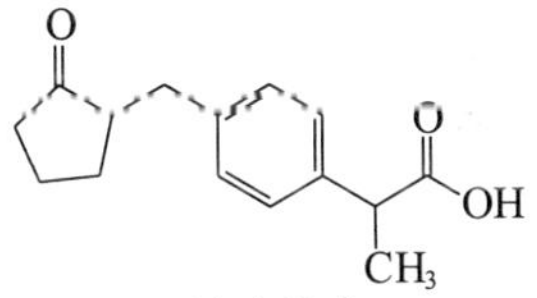

洛索洛芬 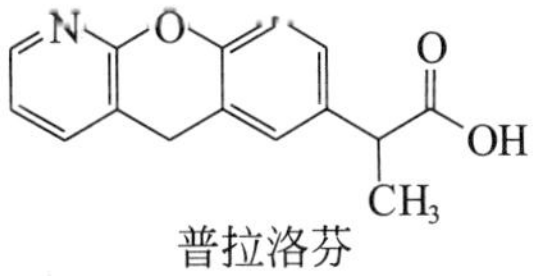　　　　　　　　普拉洛芬

布洛芬　Ibuprofen

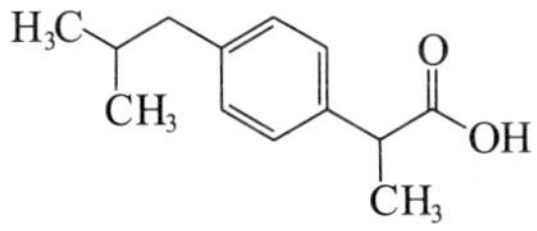

化学名为 α-甲基-4-(2-甲基丙基) 苯乙酸。

本品为白色结晶性粉末，稍有特异臭；易溶于乙醇、丙酮、三氯甲烷或乙醚，几乎不溶于水；熔点为 74.5～77.5℃。

本品含有手性碳原子，具有光学异构体，右旋体活性约为左旋体的 160 倍，药用品为消旋体；其光学异构体右布洛芬（Dexibuprofen）国内亦已用于临床，具有剂量小和副作用少的优点，为 2015 年版药典收载品种。

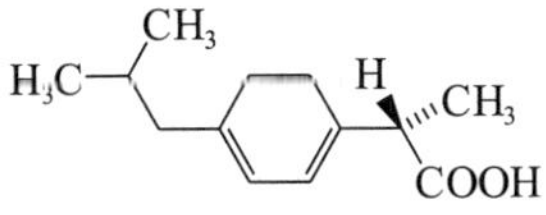

右布洛芬

本品具有羧基结构，在氢氧化钠或碳酸钠试液中均能溶解，药典采用直接中和法进行含量测定。

本品为一有机酸，与氯化亚砜作用后生成酰氯，与乙醇反应形成酯，再在碱性条件下与盐酸羟胺作用生成羟肟酸，最后在酸性条件下与三氯化铁试液作用生成红色至暗紫色的异羟肟酸铁。

本品用于风湿性关节炎、骨关节炎、急性痛风及各种轻度和中度疼痛的治疗。因其酸性较强，故活动性消化道溃疡（出血）、既往有溃疡复发病史及有潜在消化性溃疡患者慎用本品。本品药典收载剂型较多，其中，芬必得即为本品的缓释胶囊，为中美史克旗下的止痛药品牌，是WHO推荐的儿童退烧药之一。

（杨友田　周振华）

本章模拟范题

[A 型题]

1. 奥沙西泮是从下列何种药物在体内代谢产物中发现并用于临床的（　　）。
   A. 硝西泮　　B. 氟西泮　　C. 阿普唑仑　　D. 劳拉西泮　　E. 地西泮
2. 劳拉西泮在化学结构上属于（　　）。
   A. 巴比妥类　　　　　　B. 二苯并氮䓬类　　　　　　C. 苯二氮䓬类
   D. 吩噻嗪类　　　　　　E. 乙内酰脲类
3. 巴比妥类药物与铜吡啶试液作用即显（　　）。
   A. 紫色或紫色配合物沉淀　　B. 蓝色或蓝色配合物沉淀　　C. 绿色
   D. 红色或红色配合物沉淀　　E. 棕色或棕色配合物沉淀
4. 巴比妥类药物在碳酸钠溶液中与硝酸银试液作用产生持久的白色沉淀，这是因为生成了巴比妥类药物的（　　）。
   A. 一银盐　　B. 银钠盐　　C. 二银盐　　D. 一钠盐　　E. 二钠盐
5. 巴比妥类药物的基本结构为（　　）。
   A. 乙内酰脲　　B. 丙二酰脲　　C. 氨基甲酸酯　　D. 丁二酰亚胺　　E. 丁二酰脲
6. 硫喷妥钠与铜吡啶试液作用呈显（　　）。
   A. 紫色　　B. 蓝色　　C. 绿色　　D. 红色　　E. 棕色
7. 盐酸氯丙嗪在空气或日光中放置易氧化变色，这是因为其分子中含有（　　）。
   A. 吲哚环　　B. 噻吩环　　C. 吩噻嗪环　　D. 噻嗪环　　E. 噻唑环
8. 下列药物中不属于抗精神病药的是（　　）。
   A. 异丙嗪　　B. 氯丙嗪　　C. 奋乃静　　D. 三氟丙嗪　　E. 三氟拉嗪

9. 巴比妥类药物与氢氧化钠溶液一起加热时可水解放出氨气，这是因为结构中含有（   ）。
   A. 内酯   B. 酰卤   C. 酰肼   D. 内酰脲   E. 苷
10. 盐酸氯丙嗪的溶液加入适量的维生素 C，其作用是（   ）。
    A. 助溶剂   B. 金属离子配合剂   C. 抗氧剂
    D. 防腐剂   E. 调溶液 pH
11. 临床上与合成镇痛药配合，用于无痛人工流产手术的静脉麻醉药是（   ）。
    A. 异氟烷   B. 七氟烷   C. 甲氧氟烷   D. 利多卡因   E. 丙泊酚
12. 吗啡结构中 3 位酚羟基经甲基化后得到的药物是（   ）。
    A. 可待因   B. 左啡诺   C. 海洛因   D. 纳洛酮   E. 纳曲酮
13. 盐酸哌替啶结构中的酯键较稳定不易水解是因为受下列何种效应的影响（   ）。
    A. 吸电子效应   B. 供电子效应   C. 共轭效应   D. 诱导效应   E. 空间位阻
14. 临床用于海洛因等阿片类毒品依赖的脱毒治疗的药物是（   ）。
    A. 双吗啡   B. 芬太尼   C. 布桂嗪   D. 可待因   E. 曲马多
15. 只保留吗啡结构中 A 环苯环和叔胺结构得到的合成镇痛药是（   ）。
    A. 美沙酮   B. 布桂嗪   C. 芬太尼   D. 喷他佐辛   E. 布托啡诺
16. 下列属于全身麻醉药中的吸入麻醉药的是（   ）。
    A. 氟烷   B. 羟丁酸钠   C. 硫喷妥钠   D. 盐酸利多卡因   E. 盐酸氯胺酮
17. 咖啡因具有的特征反应是（   ）。
    A. 茚三酮反应   B. 维他立反应   C. 紫脲酸铵反应
    D. 麦芽酚反应   E. 坂口反应
18. 咖啡因化学结构的母核是（   ）。
    A. 喹啉   B. 吲哚   C. 异喹啉   D. 吩噻嗪   E. 黄嘌呤
19. 利用拼合原理得到的药物是（   ）。
    A. 安乃近   B. 吲哚美辛   C. 羟布宗   D. 贝诺酯   E. 保泰松
20. 具有良好解热镇痛作用但无抗炎抗风湿作用的药物是（   ）。
    A. 阿司匹林   B. 对乙酰氨基酚   C. 羟布宗
    D. 布洛芬   E. 保泰松
21. 含有磺酸钠结构易溶于水的药物是（   ）。
    A. 安乃近   B. 吲哚美辛   C. 羟布宗   D. 双氯芬酸钠   E. 替诺昔康
22. 噻唑环中含有有机硫原子，经炽灼后生成气体使醋酸铅试纸显黑色的药物是（   ）。
    A. 萘普生   B. 洛索洛芬   C. 酮洛芬   D. 舒林酸   E. 美洛昔康
23. 利用生物电子等排原理将吲哚美辛环中的氮原子以—CH＝置换得到的茚乙酸类药物是（   ）。
    A. 羟布宗   B. 贝诺酯   C. 酮洛芬   D. 舒林酸   E. 美洛昔康
24. 从药物的代谢产物中发现并用于临床的非甾体抗炎药是（   ）。
    A. 双氯芬酸   B. 舒林酸   C. 羟布宗   D. 布洛芬   E. 保泰松
25. 含有羧酸结构显较强酸性，药典借此性质采用直接碱量法进行含量测定的药物是（   ）。
    A. 贝诺酯   B. 安乃近   C. 美洛昔康   D. 吲哚美辛   E. 对乙酰氨基酚

[B 型题]

[26～30]

A. 阿普唑仑　　B. 拉莫三嗪　　C. 奥拉西坦　　D. 舍曲林　　E. 阿芬太尼

26. 抗抑郁药（　　）。
27. 合成镇痛药（　　）。
28. 镇静催眠药（　　）。
29. 抗癫痫病药（　　）。
30. 促智药（　　）。

[31～35]
A. 芳基烷酸类　　　　　　B. 1,2-苯并噻嗪类
C. 3,5-吡唑烷二酮类　　　D. 吡唑酮类
E. 邻氨基苯甲酸类

31. 安乃近的化学结构类型属于（　　）。
32. 齐多美辛的化学结构类型属于（　　）。
33. 甲芬那酸的化学结构类型属于（　　）。
34. 安吡昔康的化学结构类型属于（　　）。
35. 羟布宗的化学结构类型属于（　　）。

[36～40]
A. 氟烷　　　　　　B. 哌替啶　　　　　　C. 苯妥英钠
D. 对乙酰氨基酚　　E. 奥沙西泮

36. 含有内酰胺亚胺结构，经水解生成芳香第一胺发生重氮化偶合反应，用于药典鉴别的是（　　）。
37. 含有酰胺结构，经水解后生成芳香第一胺发生重氮化偶合反应，用于药典鉴别的是（　　）。
38. 遇二氯化汞试液即生成白色沉淀，该沉淀在氨试液中不溶，用于药典鉴别的是（　　）。
39. 以氯乙醇为原料合成的镇痛药是（　　）。
40. 为无色易流动的重质液体的药物是（　　）。

[41～45]
A. 盐酸氯丙嗪　　B. 美沙酮　　　　C. 咖啡因
D. 右布洛芬　　　E. 三唑仑

41. 具有体温调节作用，为人工冬眠疗法组分之一的药物是（　　）。
42. 临床用于吗啡和海洛因等阿片类毒品依赖的脱毒治疗的是（　　）。
43. 用于严重传染病和中枢抑制药过量所导致的呼吸抑制或循环衰竭的药物是（　　）。
44. 具有强效和速效催眠特点，属于国家一类精神药品管制的是（　　）。
45. 含有游离羧基结构，酸性较强，活动性消化道溃疡患者慎用的药物是（　　）。

[X型题]

46. 关于吗啡的叙述正确的有（　　）。
    A. 具有左旋性　　　　　　B. 具有酸碱两性
    C. 具有成瘾性和呼吸抑制等副作用
    D. 易被氧化生成毒性较大的伪吗啡
    E. 在酸性溶液中受热易生成阿扑吗啡

47. 下列属于抗精神病的药物有（　　）。
    A. 氟奋乃静　　B. 氟哌啶醇　　C. 氯噻平　　D. 氯丙嗪　　E. 异丙嗪
48. 属于前药的有（　　）。
    A. 癸氟奋乃静　B. 己酮可可碱　C. 舒林酸　　D. 吲哚美辛　　E. 贝诺酯
49. 分子中具有含氮䓬环的药物有（　　）。
    A. 氯普噻吨　　B. 艾司唑仑　　C. 硝西泮　　D. 氯氮平　　E. 卡马西平
50. 按照化学结构不同合成镇痛药一般可分为（　　）。
    A. 吗啡烃类　　B. 苯吗喃类　　C. 苯基哌啶类　　D. 氨基醚类　　E. 氨基酮类

参考答案

A 型题

1E	2C	3A	4C	5B	6C	7C	8A	9D	10C
11E	12A	13E	14E	15A	16A	17C	18E	19D	20B
21A	22E	23D	24C	25D					

B 型题

| 26D | 27E | 28A | 29B | 30C | 31D | 32A | 33E | 34B | 35C |
| 36E | 37D | 38C | 39B | 40A | 41A | 42B | 43C | 44E | 45D |

X 型题

46ABCDE　　47ABCD　　48ACE　　49BCDE　　50ABCE

（周振华）

第二章

外周神经系统药物

外周神经系统由传出神经和传入神经共同组成。外周神经系统药物（peripheral nervous system drugs）包括传出神经药物和传入神经药物两大部分。

传出神经药物依其药理作用的不同，可分为拟胆碱药、抗胆碱药、拟肾上腺素药和抗肾上腺素药等。其中，抗肾上腺素药又称为肾上腺素受体阻滞剂，临床上主要用于治疗高血压，将在本书第三章加以介绍。

局部麻醉药能在用药局部可逆地暂时阻断痛觉神经冲动的发生和传导，在意识清醒状态下使局部痛觉暂时消失或麻醉，是一类重要的外周神经系统传入神经药物。

组胺作为一种重要的神经化学递质，广泛存在于哺乳动物的几乎所有组织中，发挥一系列复杂的生理功能。目前人们发现组胺受体至少有 H_1 受体、H_2 受体及 H_3 受体三种，其中，H_1 受体拮抗剂临床用于防治变态反应性疾病，H_2 受体拮抗剂则用于治疗消化道溃疡（见本书第四章），H_3 受体虽在一些外周组织中被发现，然用于药物的研究尚不多见，种种迹象表明 H_3 受体拮抗剂对中枢神经系统作用似乎更为重要，有望应用于治疗阿尔茨海默病、抑郁症及精神分裂症等中枢性疾病。

本章介绍拟胆碱药、抗胆碱药、拟肾上腺素药、局部麻醉药及组胺 H_1 受体拮抗剂。

第一节 拟胆碱药

拟胆碱药（cholinergic drugs）系指具有与乙酰胆碱（acetylcholine，Ach）相似作用的一类药物。机体中的胆碱能神经兴奋时，其末梢释放神经递质乙酰胆碱，与胆碱受体结合并使受体兴奋，从而产生一系列生理效应。

乙酰胆碱

胆碱受体可分为毒蕈碱（muscarine）型胆碱受体（简称 M 受体）和烟碱（nicotine）型胆碱受体（简称 N 受体）两大类。M 受体兴奋时，心脏抑制，血管扩张，胃、肠及支气管平滑肌收缩，瞳孔缩小，汗腺分泌增加；N 受体兴奋时，植物神经节兴奋，肾上腺释放肾上腺素并且骨骼肌收缩。

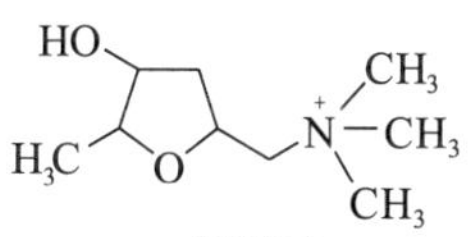

毒蕈碱 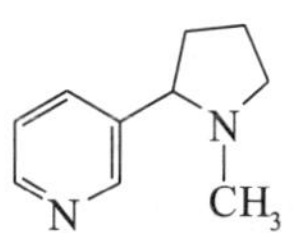　　　　　　　烟碱

根据作用机制的不同，拟胆碱药可分为胆碱受体激动剂和抗胆碱酯酶药。

一、胆碱受体激动剂

胆碱受体激动剂又称为作用于胆碱受体的拟胆碱药。乙酰胆碱结构中含有酯键，性质不稳定，在体内极易水解，作用专属性不强，故无临床实用价值。通过对乙酰胆碱结构改造，得到了卡巴胆碱（Carbachol），用于人工晶体植入、白内障摘除、角膜移植等需要缩瞳的眼科手术。

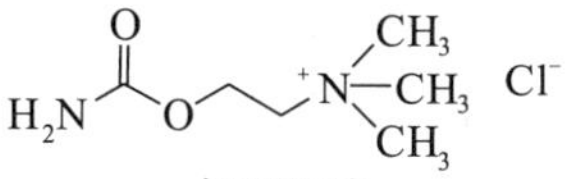

卡巴胆碱

此外，从植物中提取分离得到的天然生物碱毛果芸香碱，其结构虽与乙酰胆碱有较大差别，但同样具有拟胆碱作用，为 M 受体激动剂。

硝酸毛果芸香碱　Pilocarpine Nitrate

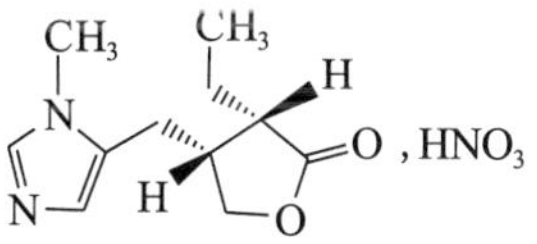

化学名为 4-[(1-甲基-1H-咪唑-5-基）甲基]-3-乙基二氢-2(3H)-呋喃酮硝酸盐。

本品为无色结晶或白色结晶性粉末，无臭；易溶于水，微溶于乙醇，不溶于三氯甲烷或乙醚；熔点为 174～178℃（熔融时同时分解）。

游离品毛果芸香碱含有咪唑环，具有碱性，可与一元酸形成稳定的盐，药用品为硝酸盐。

本品含有 2 个手性碳原子，具有光学异构体，药用品为右旋体，比旋度为 +80°～+83°（10% 水溶液）。

本品对光敏感，遇光易变质，故应遮光，密封保存。

本品含有五元脂环刚体结构，具有几何异构，药用品为顺式异构体，受热可异构化，生成较稳定的反式异构体异毛果芸香碱，活性降低，约为毛果芸香碱的 1/20～1/6。

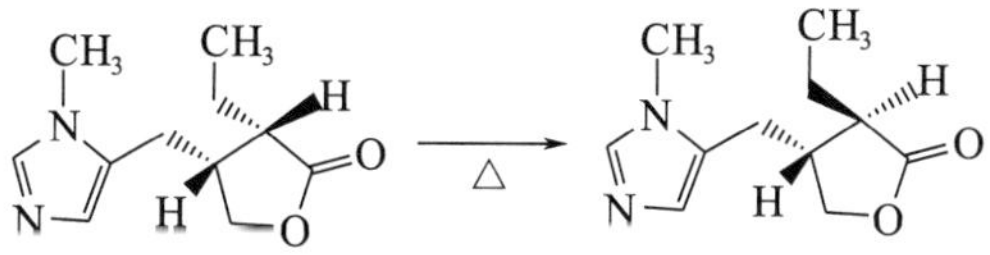

本品具有 γ-羧酸内酯环，具有水解性，在碱性条件下易水解为毛果芸香酸而失去活性，药典规定本品滴眼液 pH4.0～6.0。

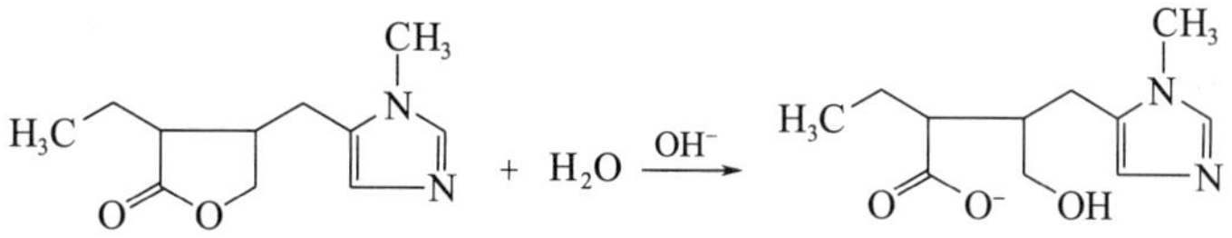

本品水溶液依次加入重铬酸钾试液、过氧化氢试液与三氯甲烷，振摇，三氯甲烷层即显紫色，用于药典鉴别。

本品水溶液显硝酸盐的鉴别反应。

本品具有缩瞳和降低眼内压等作用，临床上主要用其滴眼液治疗原发性青光眼。

二、抗胆碱酯酶药

抗胆碱酯酶药（anticholinesterases）又称乙酰胆碱酯酶抑制剂，按其与胆碱酯酶结合程度不同，分为可逆性抗胆碱酯酶药、不可逆性抗胆碱酯酶药及胆碱酯酶复活剂。

（一）可逆性抗胆碱酯酶药

该类药物主要是与乙酰胆碱竞争胆碱酯酶的活性中心，使胆碱酯酶暂时失活，因其结合并不牢固，经过一段时间后，胆碱酯酶便可恢复活性，故称为可逆性抗胆碱酯酶药。

毒扁豆碱（Physostigmine）是临床上应用的第一个抗胆碱酯酶药，其水杨酸盐眼膏治疗原发性闭角型青光眼，但因其毒副作用大，性质不稳定，且来源有限，现应用很少。

从寻找毒扁豆碱合成代用品的构效关系研究中相继发现了溴新斯的明和溴吡斯的明（Pyridostigmine Bromide）等季铵盐类抗胆碱酯酶药，毒副作用降低，作用时间较久。

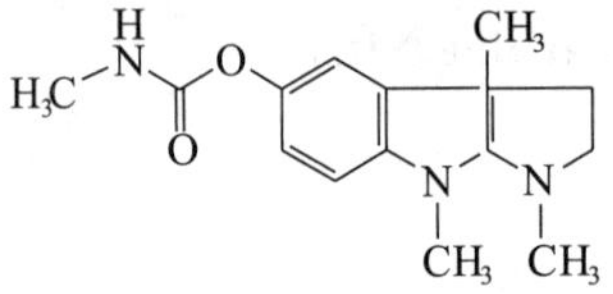

毒扁豆碱 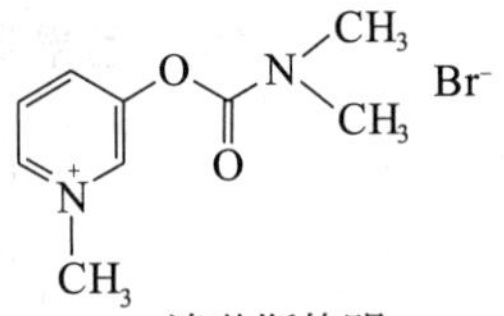　　　　　　　　　溴吡斯的明

溴新斯的明　Neostigmine Bromide

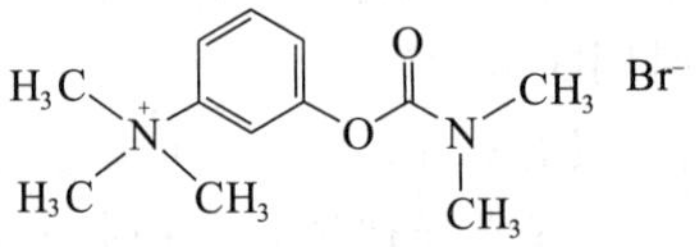

化学名为溴化-N,N,N-三甲基-3-[（二甲氨基）甲酰氧基]苯铵。

本品为白色结晶性粉末，无臭；极易溶解于水，易溶于乙醇或三氯甲烷，几乎不溶于乙醚；熔点为171～176℃（熔融时同时分解）。

本品分子中具有氨基甲酸酯键，故具有水解性。与氢氧化钠溶液共热时，水解生成间二甲氨基酚钠及二甲氨基甲酸钠，前者与重氮苯磺酸试液发生偶合反应，生成红色偶氮化合物，用于药典鉴别；后者可进一步水解，生成具有胺臭的二甲胺，其蒸气能使润湿的红色石蕊试纸变蓝。

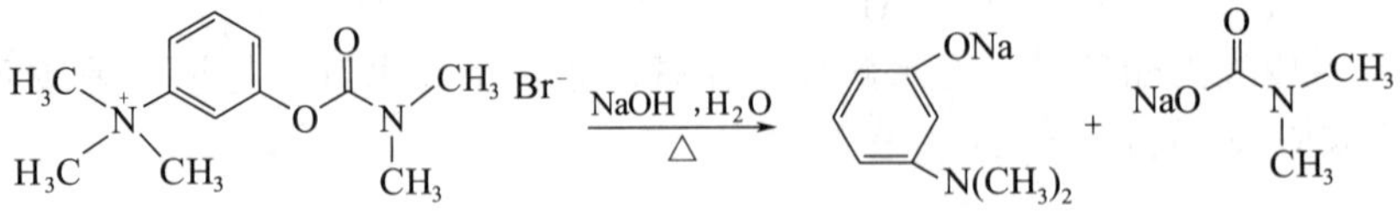

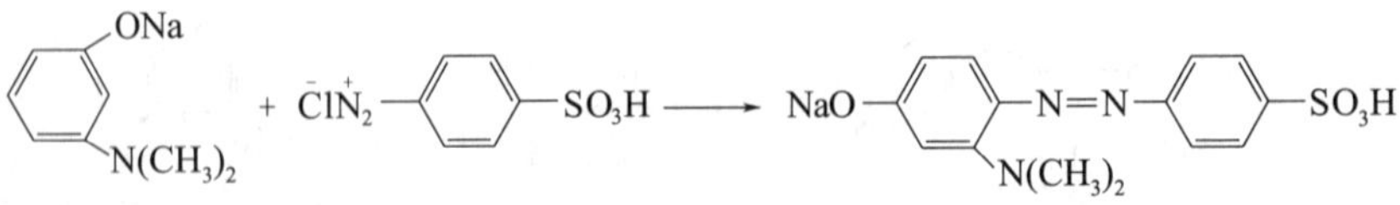

$$(CH_3)_2NCOONa \xrightarrow[H_2O]{NaOH} (CH_3)_2NH\uparrow + Na_2CO_3$$

本品水溶液显溴化物的鉴别反应，用于药典鉴别。

本品主要用于治疗重症肌无力、术后腹胀及尿潴留等，亦可作为肌肉松弛药中毒时的解毒剂。

（二）不可逆性抗胆碱酯酶药

不可逆性抗胆碱酯酶药的作用机制是通过共价键与胆碱酯酶（羟基酶）活性中心结合，形成不可逆的难以水解的复合物，使体内胆碱酯酶失去活性，导致酶失活出现中毒症状，而使害虫、人或动物很快毙命。

不可逆性抗胆碱酯酶药无临床使用价值，但可作为杀虫药，如广为熟知的农药敌敌畏（二氯乙烯基二甲基磷酸酯，DDVP）；也可用作神经性毒剂，如沙林（甲氟膦酸异丙酯，Sarin），该毒气能选择性抑制胆碱酯酶活性，引起胆碱能神经功能紊乱，导致呼吸功能瘫痪，缩瞳，肠胃痉挛剧痛，大量分泌眼泪、汗水及唾液，吸入足够剂量时人从发作到痛苦死亡约为 2min；维埃克斯［S-(2-二异丙基氨乙基)-甲基硫代膦酸乙酯，VX］，毒性比沙林更大，致命剂量为 10mg，可快速造成中枢神经系统紊乱，呼吸停止，最终导致死亡，是目前毒性最大的神经性毒剂之一。

敌敌畏　　沙林　　维埃克斯

（三）胆碱酯酶复活剂

胆碱酯酶复活剂能使失活的胆碱酯酶复活，主要药物有含醛肟季铵盐结构的氯解磷定（Pralidoxime Chloride）和碘解磷定。

氯解磷定

碘解磷定　Pralidoxime Iodide

化学名为 1-甲基-2-吡啶甲醛肟碘化物。

本品为黄色颗粒状结晶或结晶性粉末，无臭；溶于水或热乙醇，微溶于乙醇，不溶于乙醚；熔点为 220~227℃（熔融时同时分解）。

本品为季铵盐的无机碘化物，其水溶液遇光及空气中氧，无机碘离子易缓缓被氧化析出碘致使溶液呈黄色；本品水溶液加三氯化铁试液少许，即显黄色，继续加三氯化铁试液，即生成棕色沉淀，用于药典鉴别（与氯解磷定的区别）。

本品含季铵盐结构，可与生物碱显色剂碘化铋钾试液反应，产生红棕色沉淀，用于药典鉴别。

本品为吡啶甲醛与羟胺形成缩氨结构的肟，水溶液在 pH 4～5 时稳定，pH 值偏高或偏低均易促进其分解，温度升高也可加速其分解。不同 pH 条件下，其分解过程和产物不同。当 pH 值小于 4 时，主要是酸催化水解，生成碘化 2-甲酰-1-甲基吡啶和羟胺；当 pH 值大于 7 时，主要是碱催化水解，首先经脱水生成碘化 2-氰基-1-甲基吡啶，再转变为碘化 2-羟基-1-甲基吡啶，同时分解出极毒的氰离子，碘化 2-羟基-1-甲基吡啶还可进一步分子重排形成 N-甲基吡啶酮-2，因此本品忌与碱性药物联合使用。

本品主要用于轻、中及重度有机磷酸酯农药中毒时的急救。

第二节　抗胆碱药

抗胆碱药（anticholinergic drugs）是具有阻滞胆碱受体，使乙酰胆碱递质不能与受体结合而呈现与拟胆碱药相反作用的药物。根据药物对胆碱受体选择性的不同，抗胆碱药通常可分为 M 胆碱受体拮抗剂和 N 胆碱受体拮抗剂。

一、M 胆碱受体拮抗剂

M 胆碱受体拮抗剂能可逆地阻断节后胆碱能神经所支配的效应器上 M 胆碱受体，从而竞争性地拮抗乙酰胆碱及各种拟胆碱药的 M 样作用，具有松弛内脏平滑肌、解除痉挛、抑制腺体分泌、扩大瞳孔及加快心率等作用。

M 胆碱受体拮抗剂按化学结构可分为莨菪生物碱类和合成解痉药，其中合成解痉药临床上主要用于治疗胃肠道疼痛或痉挛，将在本书第四章中介绍。

莨菪生物碱类是从颠茄、曼陀罗、莨菪、东莨菪及唐古特莨菪等茄科植物中提取分离得到的一类生物碱，其中因颠茄植物中含量最高，故又称为颠茄生物碱类。该类生物碱在化学结构上均为二环氨基醇（也称莨菪醇）和有机酸（莨菪酸）组成的酯，供药用的主要有阿托品、山莨菪碱、东莨菪碱（Scopolamine）及樟柳碱（Anisodine）等，人工合成类似物有丁溴东莨菪碱（Scopolamine Butylbromide）和后马托品（Homatropine）等。

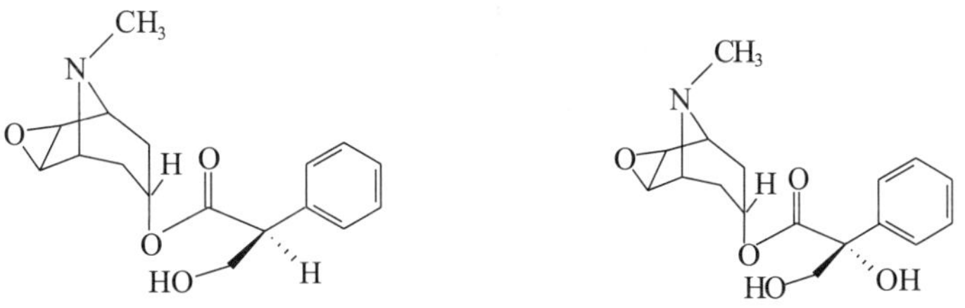

东莨菪碱　　　　　　　　　樟柳碱

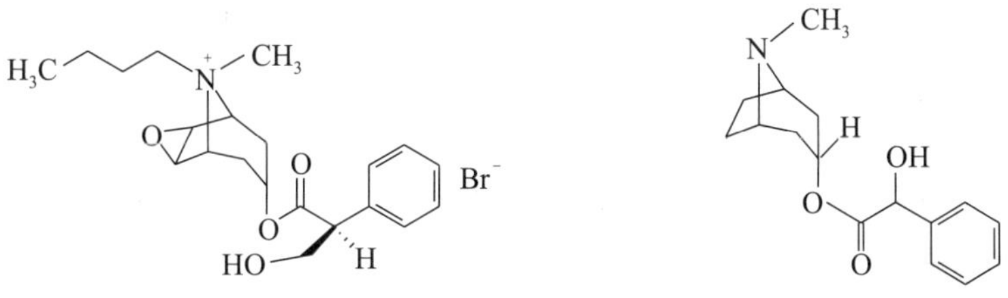

丁溴东莨菪碱　　　　　　　后马托品

硫酸阿托品　Atropine Sulfate

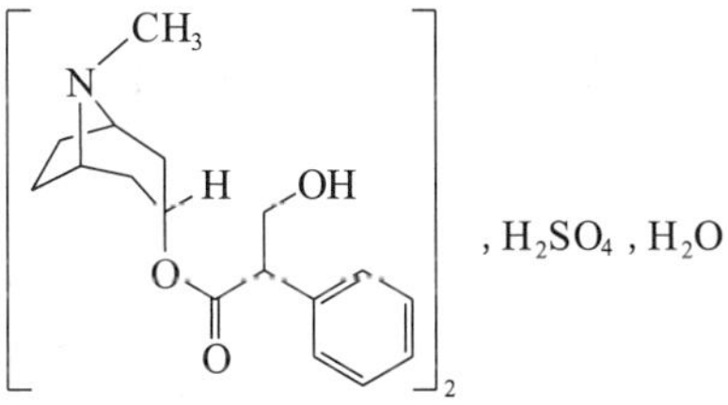

化学名为（±）-α-(羟甲基)苯乙酸-8-甲基-8-氮杂双环〔3,2,1〕-3-辛酯硫酸盐一水合物。

本品为无色结晶或白色结晶性粉末，无臭；极易溶解于水，易溶于乙醇；经120℃干燥4h后，熔点不得低于189℃(熔融时同时分解)。

阿托品可由提取法或化学全合成方法制得。我国是从茄科植物颠茄、曼陀罗或莨菪中提取分离得到左旋莨菪碱粗品，再用三氯甲烷回流或冷稀碱处理经消旋化反应即得。

阿托品为莨菪碱的外消旋体。莨菪碱的作用强于阿托品，但毒性亦大，故药典中规定检查"莨菪碱"，要求5%本品水溶液，旋光度不得超过－0.40°。

本品含一分子结晶水，在干燥的空气中能失去结晶水而具有风化性。

游离阿托品具有脂肪叔胺结构，显较强碱性，可与酸形成稳定的盐，药用品常用其硫酸盐供注射使用。

本品结构中含有酯键，在弱酸性或近中性条件下相对稳定，pH 3.5～4.0时水溶液最稳定；在碱性溶液中则易水解，生成莨菪醇和消旋莨菪酸。因此，在制备本品注射液时，应调整溶液的pH至3.5～5.5，加入适量氯化钠作稳定剂，所用安瓿采用中性硬质玻璃，控制灭菌温度和时间。

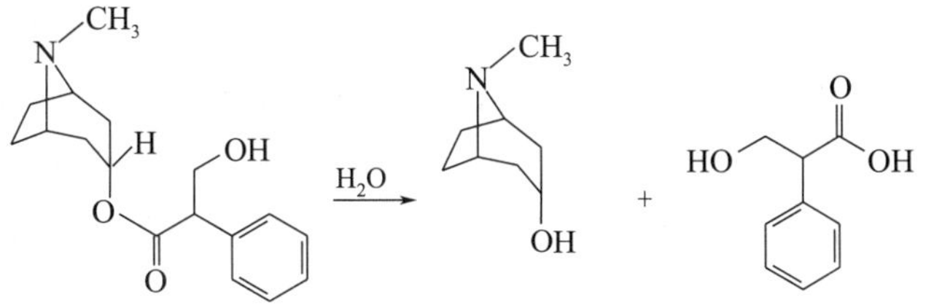

本品加发烟硝酸置水浴上蒸干,水解生成的莨菪酸发生硝化反应,生成黄色的三硝基衍生物;放冷后用适量乙醇湿润黄色残渣,再加固体氢氧化钾一小粒,经脱羧和分子内双键重排,生成深紫色的醌型化合物。此反应称维他立(Vitali)反应,为莨菪酸的专属反应,用于药典鉴别。

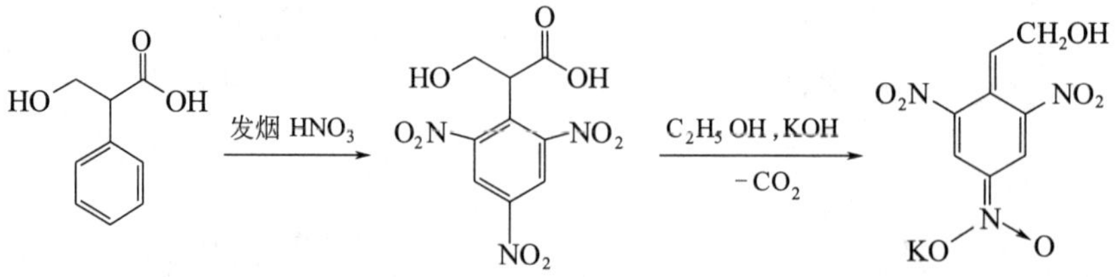

东莨菪碱和山莨菪碱结构中均含有莨菪酸结构,故亦可发生上述维他立反应;后马托品和樟柳碱则无此反应。

本品水溶液显硫酸盐的鉴别反应。

本品具有外周及中枢胆碱受体阻断作用,临床上用于胃肠痉挛引起的绞痛和眼科散瞳诊疗,也用于有机磷农药中毒的解救及全身麻醉前给药等。

氢溴酸山莨菪碱 Anisodamine Hydrobromide

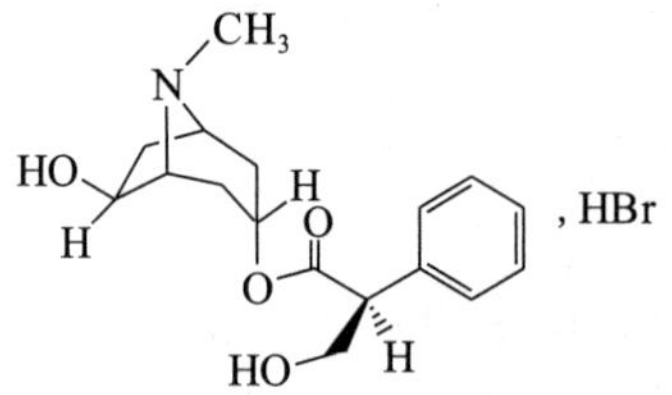

本品为我国科学家于1966年首次从茄科植物唐古特山莨菪 *Scopolia tangutica* Maxim. 根中分离提取获得的一种生物碱的氢溴酸盐;又称"654-1"。

本品为白色结晶或结晶性粉末,无臭;极易溶于水,易溶于乙醇,微溶于丙酮;熔点为176~181℃。

本品为天然提取物,呈左旋性,比旋度为-9°~-11.5°(10%水溶液);人工合成品为消旋体,又称"654-2"。

本品含有酯键,易水解生成山莨菪醇和莨菪酸。

本品可发生维他立(Vitali)反应,用于药典鉴别。

本品水溶液显溴化物的鉴别反应。

本品主要用于缓解胃肠平滑肌痉挛所致的绞痛等。因能抑制腺体分泌,使用本品及其他颠茄类制剂后病人往往感到口干,故用药后应多饮水。

二、N胆碱受体拮抗剂

N胆碱受体拮抗剂可分为N_1胆碱受体拮抗剂和N_2胆碱受体拮抗剂。N_1胆碱受体拮抗剂又称为神经节阻断药(参见第三章第四节),早期用作降压药,但不良反应多,故现已少用;N_2胆碱受体拮抗剂又称神经肌肉阻断剂,可使骨骼肌松弛,临床作为肌松药用于辅助麻醉。按照作用机制的不同,N_2胆碱受体拮抗剂分为非去极化类肌松药和去极化类肌松药。

（一）非去极化类肌松药

最早应用于临床的非去极化类肌松药是从产于南美洲防己科植物中提取分离出的有效成分右旋氯化筒箭毒碱（d-tubocurarine chloride），曾用于骨骼肌松弛及辅助麻醉，因其有麻醉呼吸肌的危险，后已少用。其后发现了一些具有肌肉松弛作用的药物，如汉肌松（Tetrandrine Dimethiodide；碘化二甲基粉防己碱），作为辅助麻醉药用于外科手术，给药后 2~5min 起效，维持 40min 左右，但存在呼吸抑制、半数病人会引起不同程度的血压下降等不良反应，2013年 12 月，国家食品药品监督管理总局下发通知注销汉肌松注射液药品批准文号。

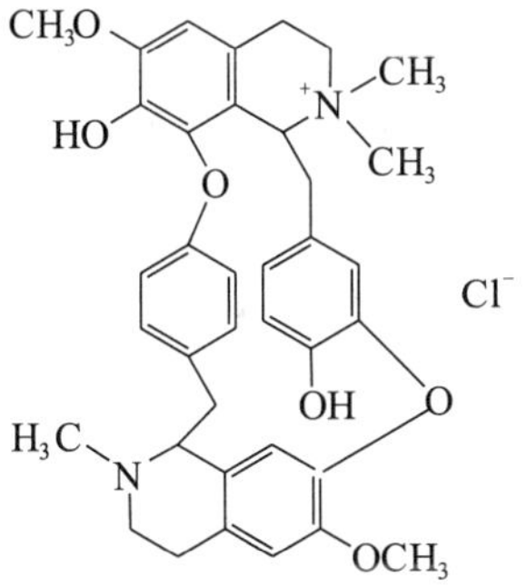

右旋氯化筒箭毒碱 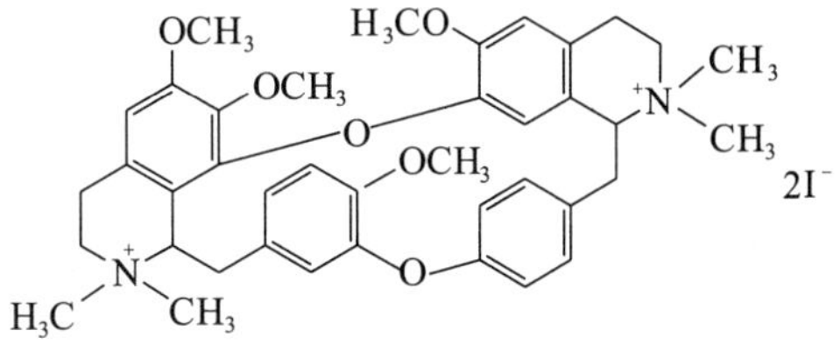　　　　　汉肌松

由于防己科植物资源来源有限，因而人们寻找合成代用品，发现了泮库溴铵（Pancuronium Bromide）、罗库溴铵（Rocuronium Bromide）和哌库溴铵（Pipecuronium Bromide）等一类具有雄甾结构的合成肌松药，其中，罗库溴铵和哌库溴铵均为 2015 年版药典新增品种。

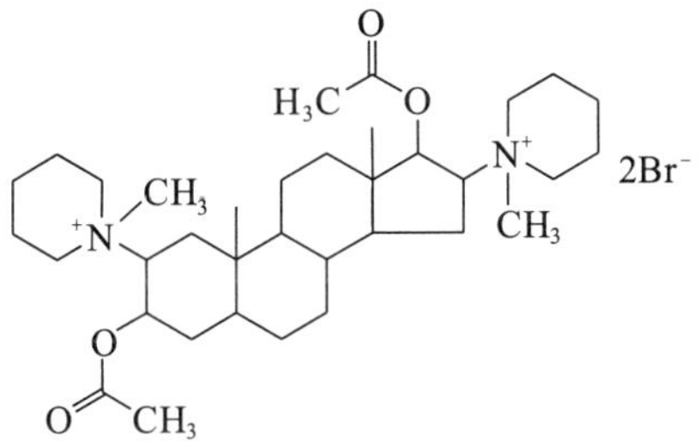

泮库溴铵 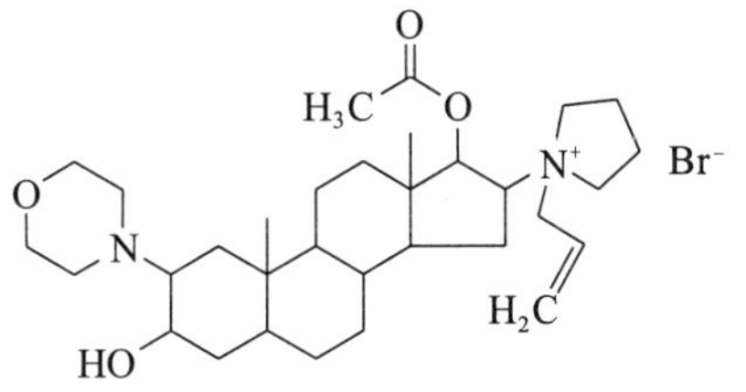　　　　　罗库溴铵

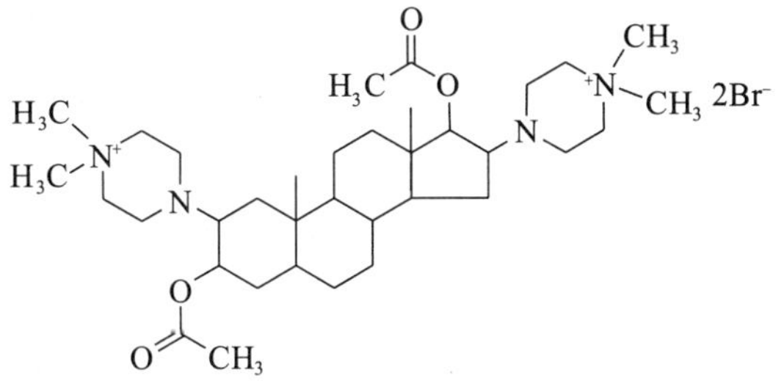

哌库溴铵

进而研究设计的肌松药为双季铵盐结构、2 个季铵氮原子间相隔 10~12 个碳原子且含有对称的 1-苄基四氢异喹啉结构，如多库氯铵（Doxacurium Chloride）为一强效、长效肌松药，对心血管系统影响较小，适合于冠心病和瓣膜性疾病患者外科手术时辅助用药；苯磺阿曲库铵（Atracurium Besilate），用于各种外科手术中麻醉时的骨骼肌松弛，便于控制呼吸，尤其适用于气管插管时所需的肌肉松弛和剖宫产术时肌肉松弛。

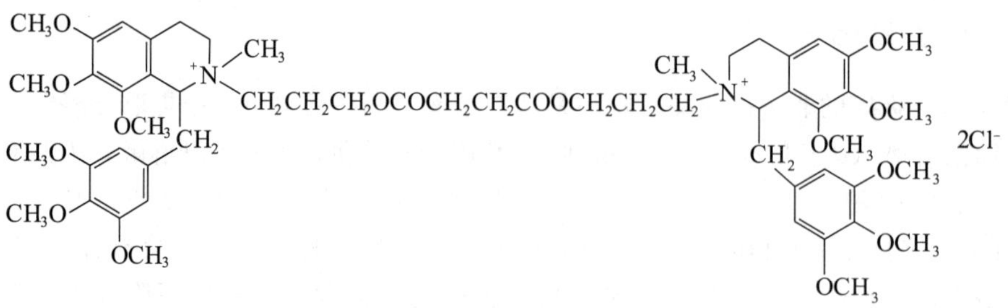

多库氯铵

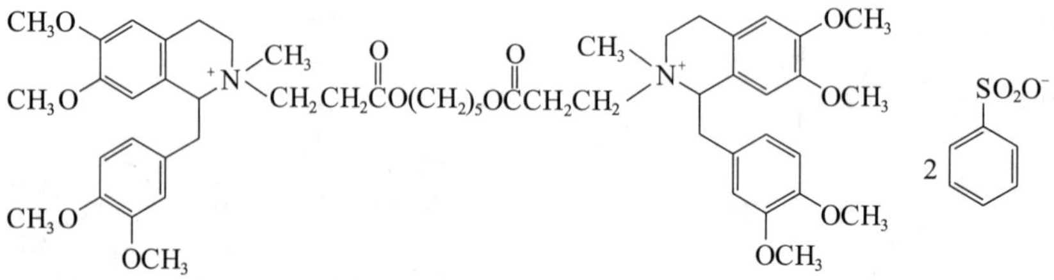

苯磺阿曲库铵

（二）去极化类肌松药

去极化类肌松药是通过对氯化筒箭毒碱的构效关系研究而设计得到的一类结构简单的双季铵盐化合物，如氯化琥珀胆碱。

氯化琥珀胆碱　Suxamethonium Chloride

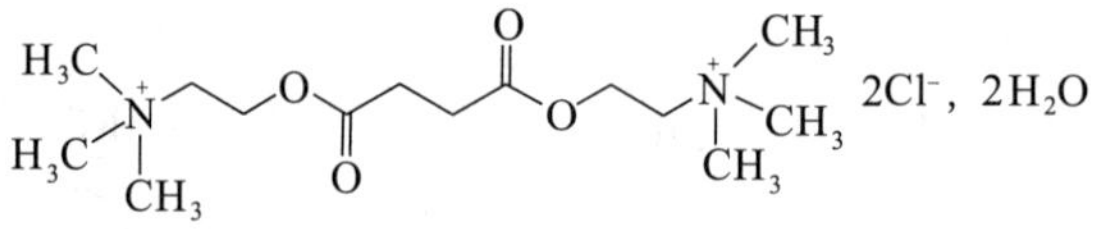

化学名为二氯化 2,2′-[（1,4-二氧代-1,4-亚丁基）双（氧）]双[N,N,N-三甲基乙铵]二水合物。

本品为白色或类白色结晶性粉末，无臭；极易溶于水，微溶于乙醇或三氯甲烷，不溶于乙醚；熔点为 157～163℃。

本品分子中含有两个酯键，其水溶液在弱酸性条件下较为稳定，pH≥7.4 时开始缓慢水解，在碱性条件下或温度升高时水解速率加快，生成丁二酸和胆碱；药典规定本品注射液 pH 为 3.0～5.0。

本品水溶液加稀硫酸与硫氰酸铬铵试液生成淡红色的复盐沉淀，用于药典鉴别。

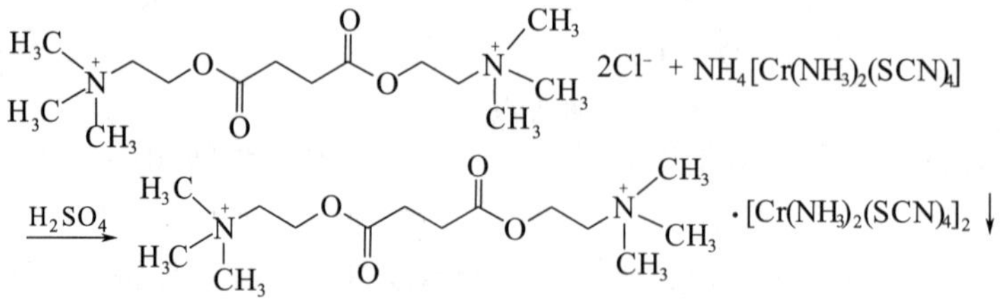

本品水溶液加氯化钴溶液与亚铁氰化钾试液，即显持久的翠绿色，用于药典鉴别。

本品用作外科手术中全身麻醉的辅助药，起效快，持续时间短，易于控制。

第三节 拟肾上腺素药

拟肾上腺素药（adrenergic drugs）又称肾上腺素受体激动剂，是指使肾上腺素受体兴奋，产生肾上腺素样作用的一类药物。因其作用与交感神经兴奋时效应相似，在化学结构上为胺类，部分药物又有儿茶酚结构，故亦称拟交感胺（sympathomimetic amines）或儿茶酚胺（catecholamines）。

肾上腺素受体一般分为 α 受体和 β 受体。α 受体兴奋时，皮肤黏膜血管和内脏血管收缩，外周阻力增加，血压上升，临床用于升高血压和抗休克；β 受体兴奋时，心肌收缩力加强，心率加快，血管和支气管扩张，临床用于强心、平喘和改善微循环。

拟肾上腺素药按照化学结构可分为儿茶酚胺类和非儿茶酚胺类。

一、儿茶酚胺类

1899 年，人们发现从肾上腺髓质提取的物质具有明显的升高血压作用，1903 年，分离出主要活性物质肾上腺素，次年，首次人工合成肾上腺素消旋体。1908 年，将肾上腺素消旋体成功拆分为左旋体和右旋体，并证实人工合成的左旋体与天然肾上腺素完全相同。后来，人们发现牛的心脏及神经组织中贮存和释放的儿茶酚胺不是肾上腺素，而是去甲肾上腺素，进一步的研究证实去甲肾上腺素和多巴胺均存在于外周及中枢神经组织中。

肾上腺素兼有 α 受体和 β 受体双重作用，去甲肾上腺素主要兴奋 α 受体，多巴胺在体内为肾上腺素和去甲肾上腺素的前体，三者在体内均易受多种酶催化代谢失活，且易被消化道破坏，故仅供注射使用。

肾上腺素　Epinephrine

化学名为 (R)-4-[2-(甲氨基)-1-羟基乙基]-1,2-苯二酚。

本品主要是肾上腺髓质分泌的激素，可由牛、羊等家畜的肾上腺中提取，现用合成法制取。以儿茶酚为原料，在三氯化铝催化下与氯乙酰氯进行傅-克（Friedel-Crafts）酰化反应，得到 α-氯代-3,4-二羟基苯乙酮，再与甲胺反应生成肾上腺酮，经钯-碳催化氢化得到（±）肾上腺素，最后用（+）酒石酸拆分，即得（-）肾上腺素。

本品为白色或类白色结晶性粉末；无臭；极微溶于水，不溶于乙醇、乙醚、三氯甲烷、脂肪油或挥发油；熔点为206～212℃（熔融时同时分解）。

本品含有手性碳原子，具有光学异构体，左旋体活性强于右旋体，药用品为左旋体，比旋度为$-50.0°$～$-53.5°$（2%盐酸溶液）。

本品结构中酚羟基呈弱酸性，侧链脂肪族仲胺呈碱性，故本品显酸碱两性。在无机酸或氢氧化钠溶液中易溶，在氨溶液或碳酸钠溶液中不溶，饱和水溶液显弱碱性反应，临床上用其盐酸盐供注射使用。

本品含有邻苯二酚结构，具有较强的还原性。在酸性介质中相对稳定，在中性或碱性溶液中不稳定。与空气接触或受日光照射，易氧化变质；遇二氧化锰、过氧化氢、碘等氧化剂或空气中的氧，均能使其被氧化变质，生成红色醌型化合物（肾上腺素红），并可进一步聚合生成棕色多聚物。为了延缓本品氧化变质，因此药典规定本品注射液pH为2.5～5.0，生产单位一般控制在pH 3.6～4.0；加金属离子配合剂EDTA-2Na；加抗氧剂焦亚硫酸钠；注射用水经二氧化碳或氮气饱和，安瓿内同时充入上述气体；100℃流通蒸汽灭菌15min；遮光，密封，在阴凉处保存。

肾上腺素红　　　　　棕色多聚物

本品的稀盐酸溶液加过氧化氢试液，煮沸，即显血红色，用于药典鉴别。

本品的稀盐酸溶液，加三氯化铁试液即显翠绿色；再加氨试液，即变紫色，最后变为紫红色，用于药典鉴别。

本品水溶液受热或室温久置，则发生消旋化反应，即部分左旋体转变为右旋体，导致药物活性降低。

本品用于因支气管痉挛所致严重呼吸困难，可迅速缓解药物等引起的过敏性休克，为各种原因引起的心脏骤停进行心肺复苏的主要抢救用药。

重酒石酸去甲肾上腺素　Norepinephrine Bitartrate

化学名为(R)-4-(2-氨基-1-羟基乙基)-1,2-苯二酚重酒石酸盐一水合物。

本品为白色或类白色结晶性粉末；无臭；易溶于水，微溶于乙醇，不溶于乙醚或三氯甲烷；熔点为100～106℃（熔融时同时分解）。比旋度为$-10.0°$～$-12.0°$（5%水溶液）。

本品含有邻苯二酚结构，具有较强的还原性。遇光、空气或弱氧化剂均易氧化变质，生成红色醌型化合物（去甲肾上腺素红），故注射液加抗氧剂焦亚硫酸钠，避免与空气接触，遮光，充惰性气体，在阴凉处保存。

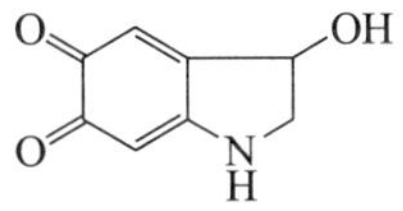

去甲肾上腺素红

本品在 pH 3.5～3.6 的酒石酸氢钾饱和溶液中，几乎不被碘氧化，故加碘试液，放置 5min 后，加硫代硫酸钠试液（除去过量的碘），溶液为无色或仅显微红色或淡紫色，用于药典鉴别（与肾上腺素或异丙肾上腺素的区别）。

本品为酒石酸盐，其水溶液加 10% 氯化钾溶液，在 10min 内析出酒石酸氢钾结晶性沉淀，用于药典鉴别。

$$HC_4H_4O_6^- + K^+ \longrightarrow KHC_4H_4O_6 \downarrow$$

本品水溶液遇三氯化铁试液显翠绿色，再缓缓加入碳酸氢钠试液，即显蓝色，最后转为红色，用于药典鉴别。

去甲肾上腺素代谢主要在肝脏单胺氧化酶（monoamine oxidase，MAO）、儿茶酚-O-甲基转移酶（catechol-O-methyltransferase，COMT）、醛还原酶（aldehyde reductase，AR）、醛脱氢酶（aldehyde dehydrogenase，AD）等酶系催化下进行。其中，MAO 催化氧化脱胺成醛，COMT 催化 3 位酚羟基甲基化生成酚甲醚，AR 催化醛还原成醇，AD 则催化醛氧化成羧酸。体内代谢转化顺序可因具体底物及其分布部位不尽一样，然而最终的代谢产物相同，在外周代谢产物为 3-甲氧基-4-羟基-α-羟基苯乙酸，在脑内则代谢为 3-甲氧基-4-羟基苯乙二醇。

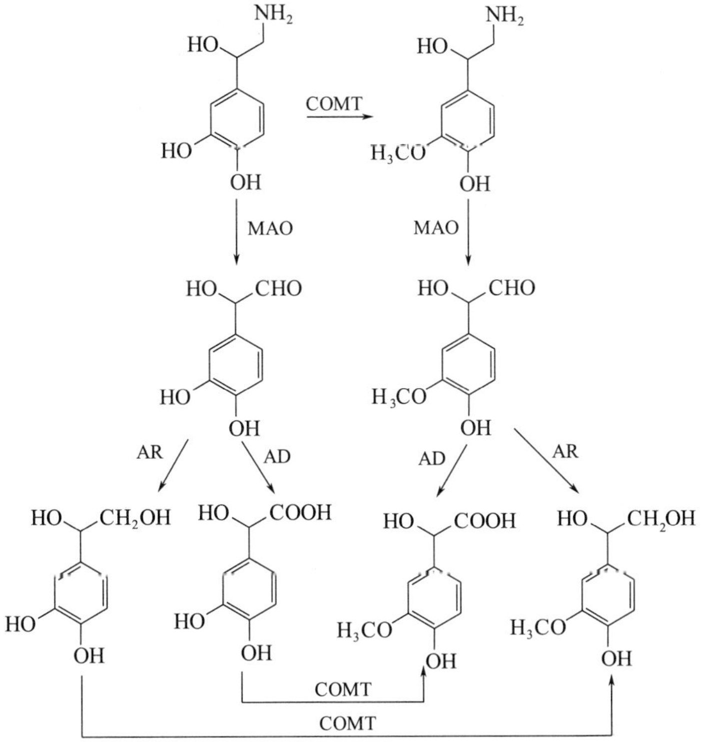

本品主要用于治疗急性心肌梗死、体外循环等引起的低血压及对血容量不足所致的休克等。

盐酸多巴胺 Dopamine Hydrochloride

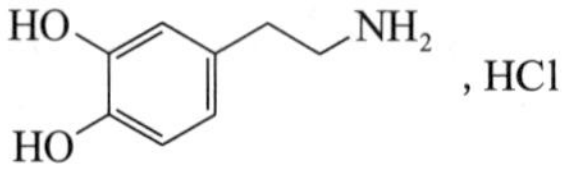

化学名为 4-(2-氨基乙基)-1,2-苯二酚盐酸盐。

本品为白色或类白色有光泽的结晶或结晶性粉末,无臭;易溶于水,微溶于无水乙醇,极微溶于三氯甲烷或乙醚。

本品含邻苯二酚结构,具有较强还原性。露置于空气中遇光色渐变深,受热、微量金属离子以及溶液 pH 增大,均可加速其氧化速率,故药典规定本品盐酸盐注射液 pH 为 3.0～4.5,遮光,充氮,密封保存。

本品含有酚羟基,遇三氯化铁试液溶液呈墨绿色;滴加氨溶液,即转变成紫红色,用于药典鉴别。

本品用于治疗多种类型休克,如中毒性休克、出血性休克、心源性休克及中枢性休克等,亦用于心跳骤停时起搏升压等。

二、非儿茶酚胺类

非儿茶酚胺类主要通过兴奋气道平滑肌和肥大细胞膜表面 β_2 受体舒张气道平滑肌,降低微血管的通透性、增加气道上皮纤毛的摆动等缓解哮喘症状,常用药物有麻黄碱、沙丁胺醇、克仑特罗及沙美特罗(Salmeterol)等。此外,近年来具有新型结构的一些长效肾上腺素 β_2 受体激动剂陆续用于临床。如 FDA 分别于 2007 年、2011 年和 2013 年批准上市的阿福特罗(Arformoterol)、茚达特罗(Indacaterol)和维兰特罗(Vilanterol),用于中、重度持续哮喘患者的长期治疗,其中 2012 年经国家食品药品监督管理总局批准,马来酸茚达特罗吸入粉雾剂在国内用于临床,用于成人慢性阻塞性肺病患者的维持治疗。

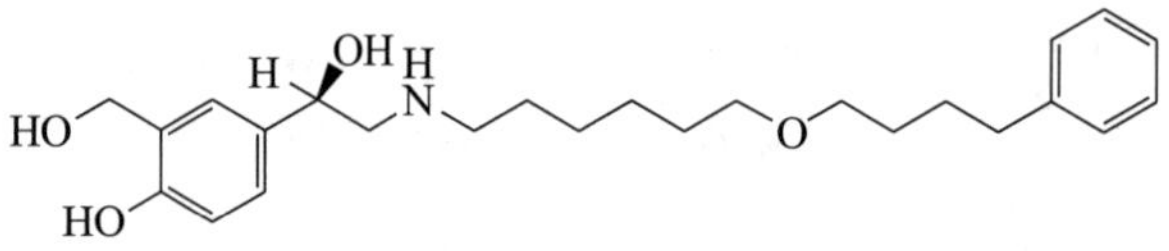

沙美特罗

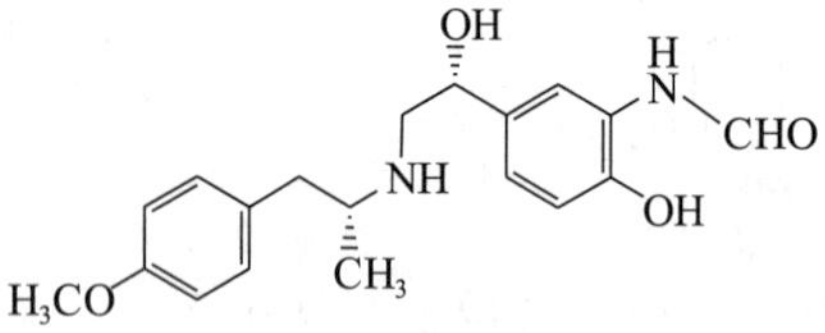

阿福特罗

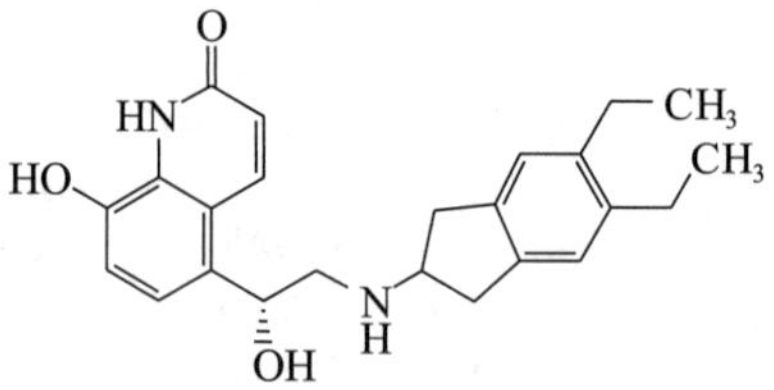

茚达特罗

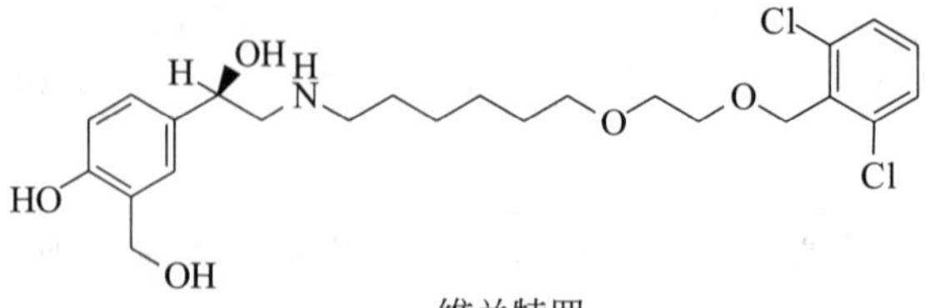

维兰特罗

盐酸麻黄碱　Ephedrine Hydrochloride

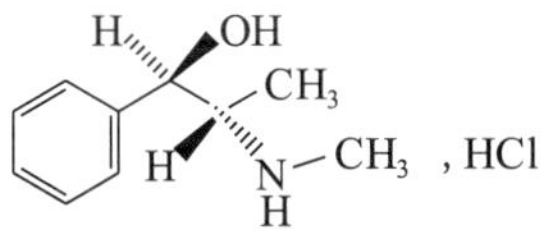

化学名为 [R-(R^*,S^*)]-α-[1-(甲氨基)乙基]-苯甲醇盐酸盐。

本品主要从麻黄中提取。我国盛产麻黄，其麻黄碱的含量约占总碱的 60%～80%。

本品为白色针状结晶或结晶性粉末；无臭；易溶于水，溶于乙醇，不溶于乙醚或三氯甲烷；熔点为 217～220℃。

本品分子中含有 2 个手性碳原子，故有 4 个光学异构体，其中（-）麻黄碱活性最强，比旋度为 -33°～-35.5°(5% 水溶液)。

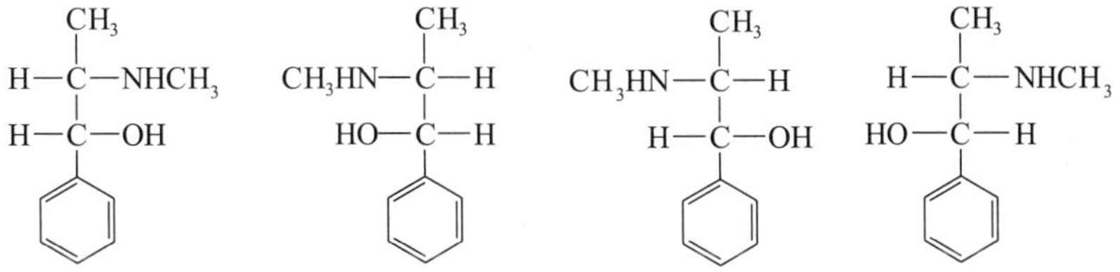

(-) 麻黄碱　　(+) 麻黄碱　　(-) 伪麻黄碱　　(+) 伪麻黄碱

本品不含儿茶酚结构，故化学性质较为稳定，遇空气、日光及热不易被破坏。

本品含有脂肪族仲胺结构，其水溶液与碱性硫酸铜试液作用，生成蓝紫色配合物；加乙醚振摇，放置，配合物的二水合物在乙醚层显紫红色，四水合物在水层呈蓝色，用于药典鉴别。

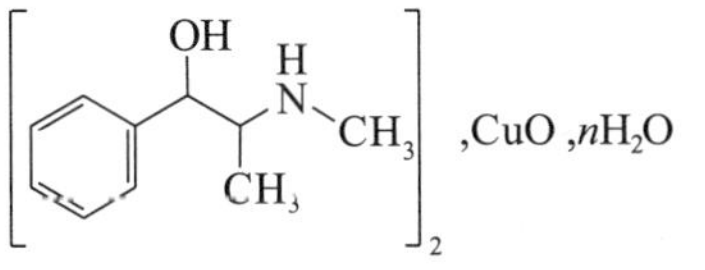

n=2 或 4

本品与碱性高锰酸钾溶液或铁氰化钾试液反应，生成苯甲醛和甲胺，前者有苦杏仁的特殊气味，后者可使湿润的红色石蕊试纸变蓝。

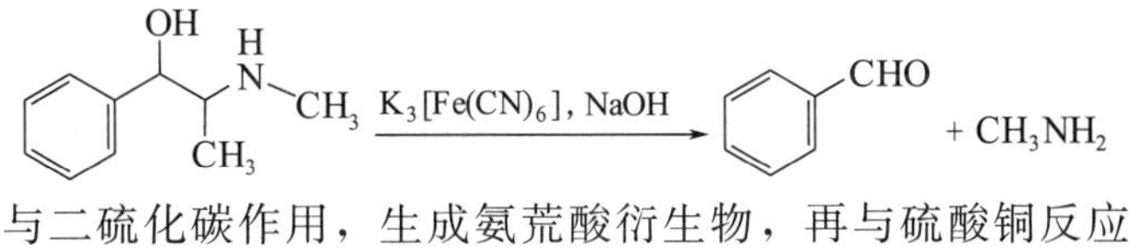

本品在甲醇中与二硫化碳作用，生成氨荒酸衍生物，再与硫酸铜反应，则生成黄色的氨基荒酸铜，加碱后变成黑棕色。

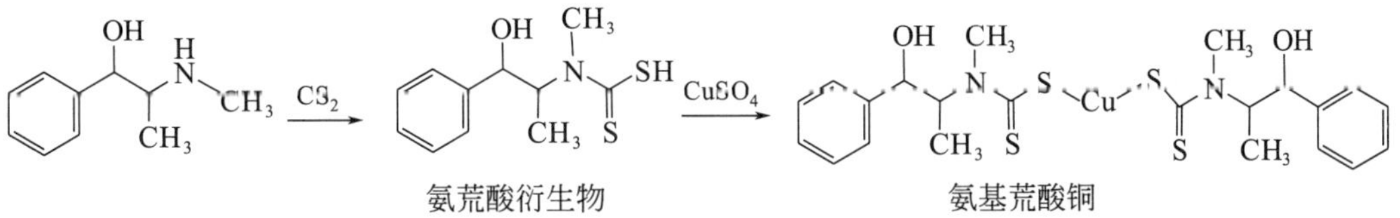

氨荒酸衍生物　　氨基荒酸铜

本品主要用于治疗支气管哮喘、缓解荨麻疹和血管神经性水肿等过敏反应及低血压等。此外，药典还收载本品的光学异构体伪麻黄碱（Pseudoephedrine），常与抗组胺药、解热镇痛药或镇咳药等制成复方制剂，如贝敏伪麻片、氨酚伪麻美芬片、那敏伪麻胶囊等，用于控制感冒症状。

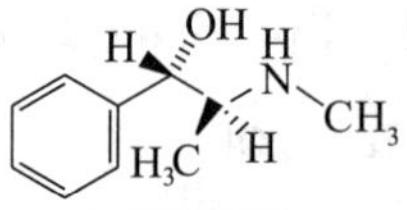

伪麻黄碱

去氧麻黄碱（Methamphetamine）又称甲基安非他明或甲基苯丙胺，吸食后可产生强烈的心理及生理兴奋状态，因其原料外观为纯白色，且晶莹剔透，与普通冰块相似，故被吸毒和贩毒分子称之为冰毒。麻黄碱和伪麻黄碱都是制造冰毒的前体，为从源头上遏制麻黄碱类复方制剂流入制毒渠道，国家食品药品监督管理总局早在1999年就颁布《麻黄素管理办法》；2008年10月，国家食品药品监督管理总局发布《关于进一步加强麻黄碱类复方制剂管理的通知》，下令对含有麻黄碱成分的新康泰克、百服宁、白加黑等常用感冒药及止咳平喘药实行限量销售，每人每次限购5个最小包装；2012年9月，国家食品药品监督管理总局、公安部和卫生部联合发布《关于加强含麻黄碱类复方制剂管理有关事宜的通知》，规定药品零售企业销售含麻黄碱类复方制剂，应当查验购买者身份证，并对其姓名和身份证号码予以登记，一次销售不得超过2个最小包装；2013年11月，国家食品药品监督管理总局、公安部、国家卫生计生委公布的麻醉药品和精神药品品种目录中，将去氧麻黄碱列为一类精神药品。

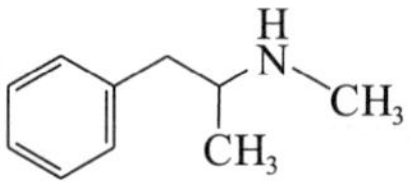

去氧麻黄碱

沙丁胺醇　Salbutamol

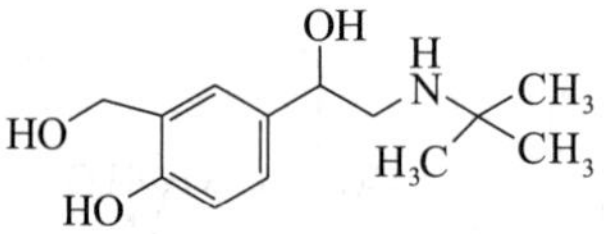

化学名为1-(4-羟基-3-羟甲基苯基)-2-(叔丁氨基)乙醇。

本品为白色结晶性粉末，无臭；溶于乙醇，略溶于水，不溶于乙醚；熔点为154～158℃（熔融时同时分解）。

本品含有酚羟基，水溶液加三氯化铁试液，振摇，溶液显紫色，加碳酸氢钠试液，溶液转为橙红色，用于药典鉴别。

本品在弱碱性溶液中可被铁氰化钾氧化，生成的醌型产物与4-氨基安替比林缩合，缩合物在三氯甲烷层中显橙红色。

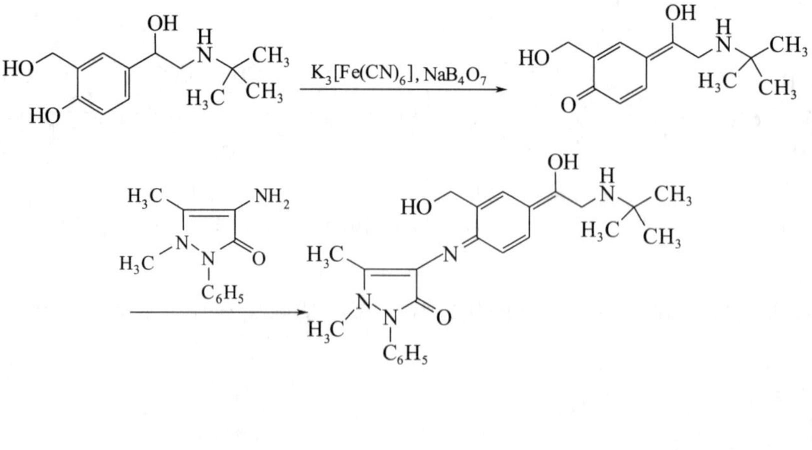

本品主要用于支气管哮喘、肺气肿患者的支气管痉挛及预防运动诱发哮喘等，临床上以其吸入气雾剂供药用。

盐酸克仑特罗 Clenbuterol Hydrochloride

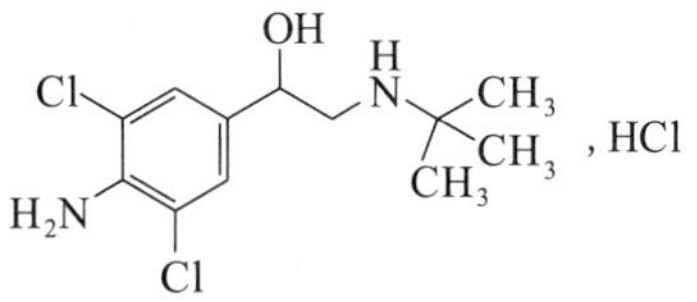

化学名为 α-[（叔丁氨基）甲基]-4-氨基-3,5-二氯苯甲醇盐酸盐。

本品为白色或类白色的结晶性粉末，无臭；溶于水和乙醇，微溶于三氯甲烷或丙酮，不溶于乙醚；熔点为 172～176℃（熔融时同时分解）。

本品具有仲醇结构，与酸性高锰酸钾反应氧化成酮，再加入羰基试剂 2,4-二硝基苯肼溶液，即生成 2,4-二硝基苯腙衍生物沉淀，用于药典鉴别。

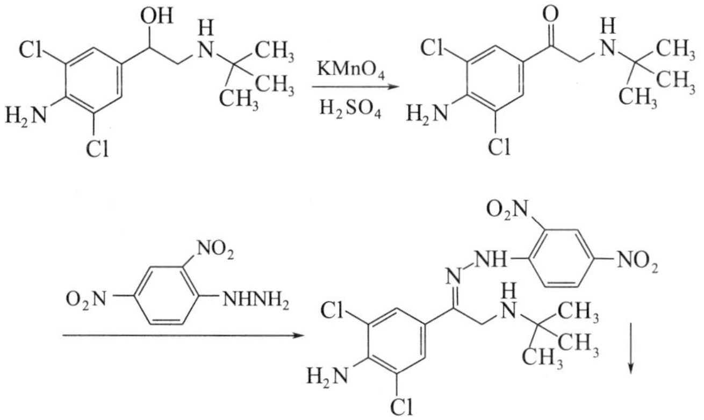

本品显芳香第一胺的鉴别反应。

本品用于防治支气管哮喘、哮喘型慢性支气管炎、肺气肿等呼吸系统疾患诱发的支气管痉挛等。

本品具有明显的促进畜禽生长、提高瘦肉率及减少脂肪的效果，故曾被用作猪、牛、羊及家禽等的饲料添加剂，俗称"瘦肉精"。食用含瘦肉精的肉类或肉制品后临床可表现出急性中毒症状，如心悸、四肢肌肉颤动，甚至不能站立，头晕、头痛、乏力、恶心、呕吐等。除克仑特罗外，莱克多巴胺（Ractopamine）、沙丁胺醇及氯丙那林（Clorprenaline）等都属于广义上的瘦肉精。我国最早报道瘦肉精事件是 1998 年供港活猪引起瘦肉精中毒而引起公众关注，此后此类事件屡有发生，如 2001 年广东省曾经出现瘦肉精集体中毒、确诊留院观察治疗的患者多达 484 人的重大事件，2011 年央视 315 特别行动惊爆国内某知名企业瘦肉精喂出"健美猪"、再将此猪肉制成火腿肠流入市场的坑人事件。

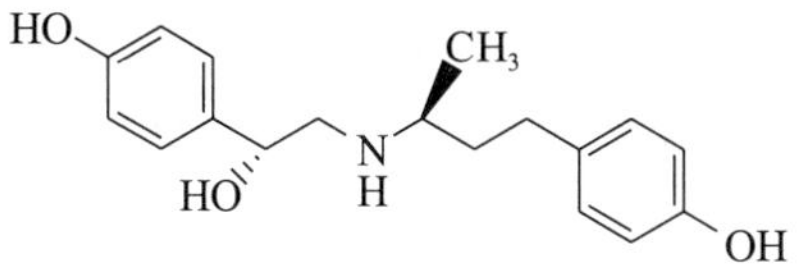

莱克多巴胺

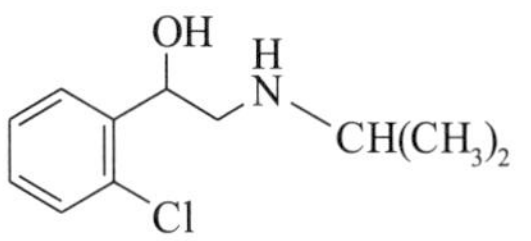

氯丙那林

三、拟肾上腺素药构效关系

通过对拟肾上腺素药进行结构剖析，人们先后合成了大量的类似物，从中筛选出为数不少的性质稳定、选择性强、可以口服的药物，并对其构效关系进行了归纳。

① 常用拟肾上腺素药具有一个苯环和乙胺侧链的基本结构。

其中，苯环与侧链氨基氮原子间相隔 2 个碳原子时作用最强，X 多为一个或两个酚羟基，Y 多为仲醇基，R^1 为氢原子或甲基，R^2 可以是氢原子亦可以是脂肪族烃基。

② 苯环上引入羟基，作用强度增加，但易受体内氧化酶的影响而使作用时间缩短。如具有两个酚羟基的肾上腺素作用强度为无酚羟基取代的麻黄碱的 100~300 倍，但作用时间则是麻黄碱的 1/10~1/7；去氧肾上腺素（Phenylephrine）含有一个酚羟基，其作用强度和时效介于肾上腺素和麻黄碱之间。

去氧肾上腺素

③ β 碳原子上连有醇羟基时，则存在光学异构体，通常左旋体活性大于右旋体。如肾上腺素、去甲肾上腺素和异丙肾上腺素（Isoprenaline）左旋体的活性分别比右旋体活性强约 12 倍、70 倍和 800 倍。

异丙肾上腺素

④ α 碳原子上引入甲基，甲基的空间位阻使得该类药物不易受酶的破坏而使稳定性增加，时效延长，但强度减弱，毒性增加。如用于治疗各种休克及手术时低血压的间羟胺（Aramine），用于治疗支气管哮喘和喘息性支气管炎的甲氧那明（Methoxyphenamine）。

间羟胺　　　　　甲氧那明

⑤ 侧链氨基上烃基的大小可显著影响 α 受体和 β 受体效应。随着烃基的增大，α 受体效应逐渐减弱，β 受体效应逐渐增强。如去甲肾上腺素主要表现为 α 受体效应，肾上腺素同时兼有 α 和 β 受体效应，异丙肾上腺素则主要表现为 β 受体效应。

⑥ 当侧链氨基氮原子上引入叔丁基，苯环上 3,4 位二羟基改变为 3,5 位二羟基〔如特布他林（Terbutaline）〕，保留 4 位羟基而将 3 位羟基改变为羟甲基（如沙丁胺醇），4 位引入氨基、3 位和 5 位引入氯原子（如克仑特罗）等，均为受体选择性强、口服有效的平喘药。班布特罗（Bambuterol）为一前药，口服后在体内经血浆丁基胆碱酯酶水解释放出特布他林发挥作用，该药为 2015 年版药典新增品种。

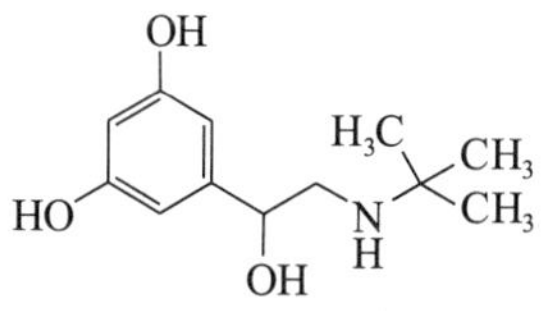

特布他林 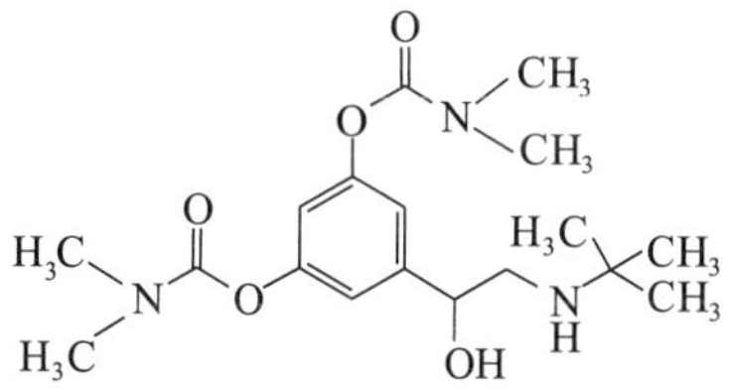　　　　　　　　　　　班布特罗

第四节　局部麻醉药

局部麻醉药（local anesthetics）简称局麻药，是指以适当的浓度作用于外周神经末梢或神经干，可逆性地阻断感觉神经冲动从局部向大脑传递的药物。应用该类药物后可使病人在意识完全清醒而局部无痛觉的情况下施行眼科、口腔科或妇科等小手术。

根据化学结构类型不同，可将局麻药分为对氨基苯甲酸酯类、酰胺类及氨基酮类。

一、对氨基苯甲酸酯类

早在19世纪初就合成得到对氨基苯甲酸酯类局麻药苯佐卡因（Benzocaine）和普鲁卡因，临床一直沿用至今。其中，普鲁卡因仍为国内外广泛应用的基本药物之一，但其存在作用强度和作用时间不够理想、易水解失效等缺点，因此，人们以此为先导化合物进行结构改造，在连接酯键的苯环邻位上引入取代基，增加空间位阻，减缓酯键水解速率，从而使稳定性增加、作用时间延长，如氯普鲁卡因（Chloroprocaine）；在苯环氨基上烃基化，麻醉作用增强，如丁卡因（Tetracaine）。

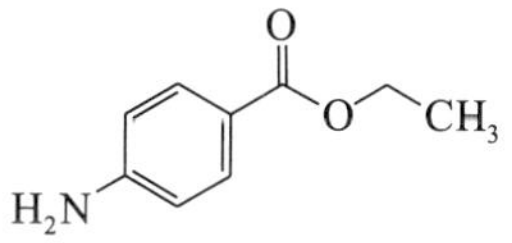

苯佐卡因 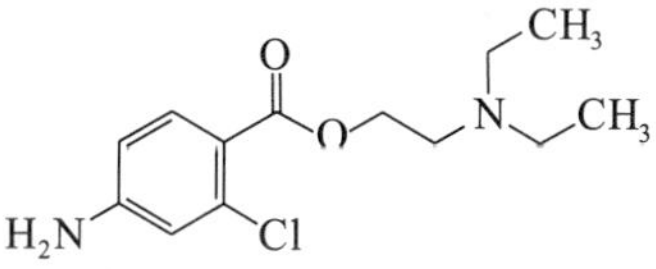　　　　　　氯普鲁卡因 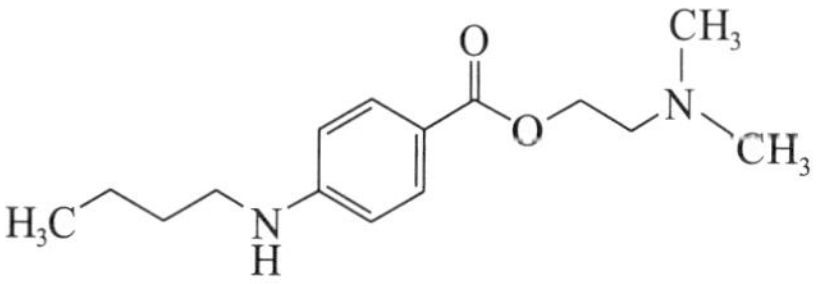　　　　　　丁卡因

盐酸普鲁卡因　Procaine Hydrochloride

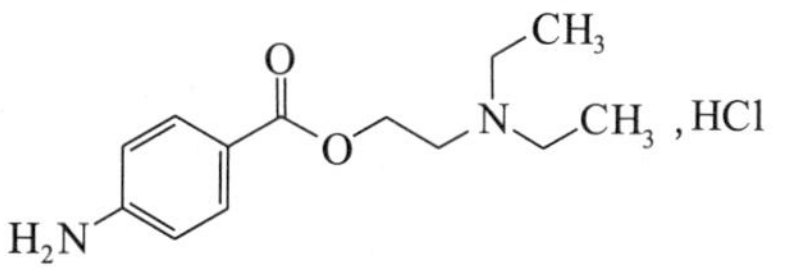

化学名为 4-氨基苯甲酸-2-(二乙氨基)乙酯盐酸盐。

本品为白色结晶或结晶性粉末，无臭；易溶于水，略溶于乙醇，微溶于三氯甲烷，几乎不溶于乙醚；熔点为 154-157℃。

本品合成是以对硝基甲苯为原料，经重铬酸钠、硫酸氧化生成对硝基苯甲酸，再与二乙氨基乙醇酯化、用二甲苯共沸带水得到对硝基苯甲酸-2-二乙氨基乙酯（硝基卡因），用铁粉和稀盐酸还原生成游离普鲁卡因，最后与盐酸成盐即得本品。

本品含芳香第一胺结构，水溶液易发生自动氧化而变色，氧化反应速率受溶液 pH 影响显著，紫外线和重金属离子可加速其氧化，药典规定本品注射液 pH 为 3.5~5.0 之间，并控制灭菌温度和时间，通入惰性气体，加抗氧剂和金属离子配合剂等。

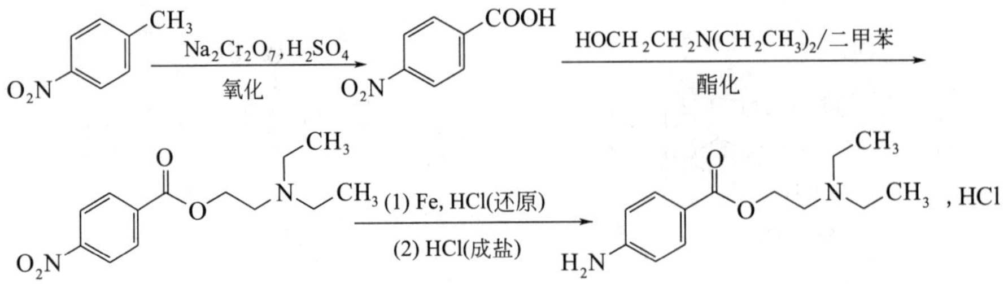

本品含有酯键，干燥品稳定，在潮湿空气中或其水溶液久置则可发生缓缓水解。溶液pH值对水解反应影响明显，水解速率随碱的浓度的增大而加速，生成对氨基苯甲酸和二乙氨基乙醇。其中，水解产物对氨基苯甲酸尚可进一步脱羧生成有毒的苯胺，故药典规定检查"对氨基苯甲酸"（HPLC法）。

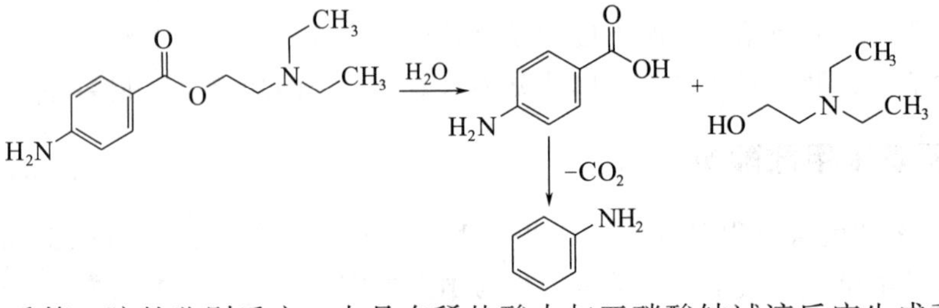

本品显芳香第一胺的鉴别反应。本品在稀盐酸中与亚硝酸钠试液反应生成重氮盐，再加碱性 β-苯酚试液，则生成红色的偶氮化合物，用于药典鉴别。

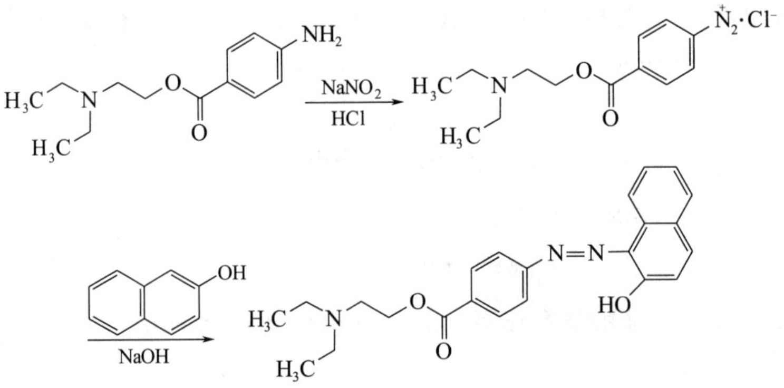

本品水溶液加氢氧化钠溶液，即析出游离普鲁卡因白色沉淀；加热，沉淀溶解，生成对氨基苯甲酸钠和二乙氨基乙醇（其蒸气使湿润的红色石蕊试纸变为蓝色），放冷，加盐酸酸化，则又析出对氨基苯甲酸白色沉淀，用于药典鉴别。

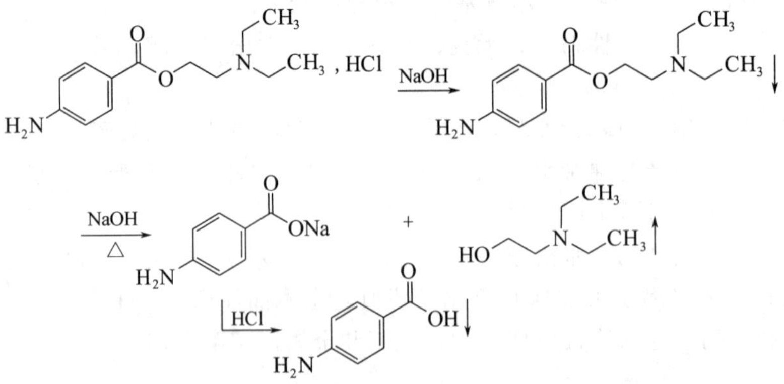

本品具有脂肪族叔胺结构，其水溶液能与某些生物碱沉淀剂反应生成沉淀。如与氯化金试液、碘化铋钾试液、碘试液、碘化汞钾试液和三硝基苯酚试液等反应生成沉淀。

本品广泛用于浸润麻醉、蛛网膜下腔麻醉及硬膜外麻醉等。亦可用于"封闭疗法"，治疗某些损伤和炎症，使损伤和炎症部位的症状得到一定的缓解。

二、酰胺类

利用生物电子等排原理，将对氨基苯甲酸酯类局麻药酯键结构中的—O—置换为—NH—即得到酰胺类局麻药。借鉴苯环上引入取代基增加空间位阻可延缓对氨基苯甲酸酯类药物水解速率的启示，1946 年研制得到利多卡因，临床沿用至今，其后又得到布比卡因和甲哌卡因（Mepivacaine）等酰胺类局麻药。1996 年瑞典上市的罗哌卡因（Ropivacaine）作用持续增长，兼有止痛作用，无一般长效局麻药对心脏毒性的缺点，安全性高。1999 年我国用于临床的阿替卡因（Articaine）是以噻吩环置换苯环得到的酰胺类局麻药，与肾上腺素组成的复方盐酸阿替卡因注射液广泛用于口腔局部麻醉。

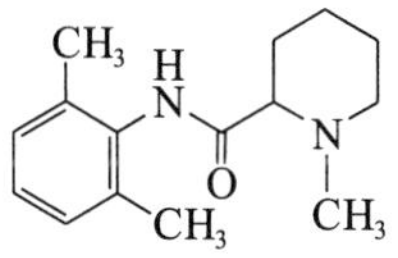

甲哌卡因 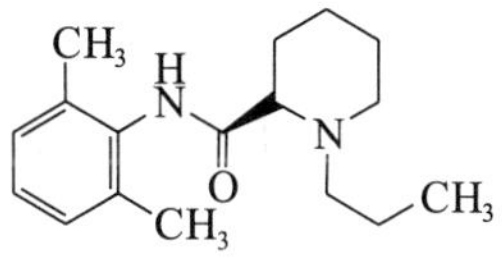　　　　　罗哌卡因 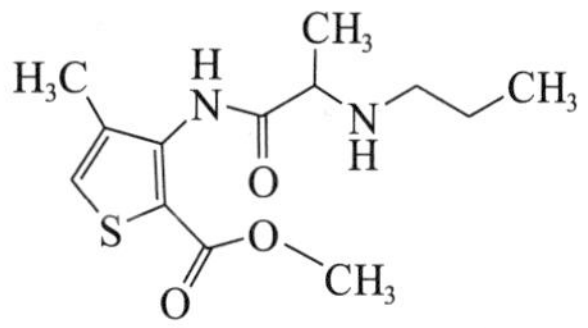　　　　　阿替卡因

盐酸利多卡因　Lidocaine Hydrochloride

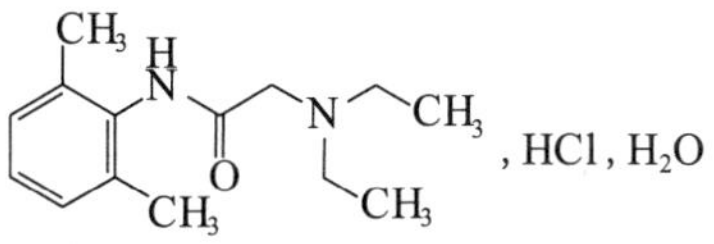

化学名为 N-(2,6-二甲苯基)-2-(二乙氨基)乙酰胺盐酸盐一水合物。

本品为白色结晶性粉末，无臭；易溶于水或乙醇，溶于三氯甲烷，不溶于乙醚；熔点为 75～79℃。

本品虽有酰胺结构，但对酸和碱均较稳定，不易发生水解反应，这是由于酰胺结构的苯环邻位两个甲基存在空间位阻效应所致。

本品水溶液加硫酸铜试液和碳酸钠试液，即生成蓝紫色配合物，加三氯甲烷振摇后放置，三氯甲烷层显黄色，用于药典鉴别。

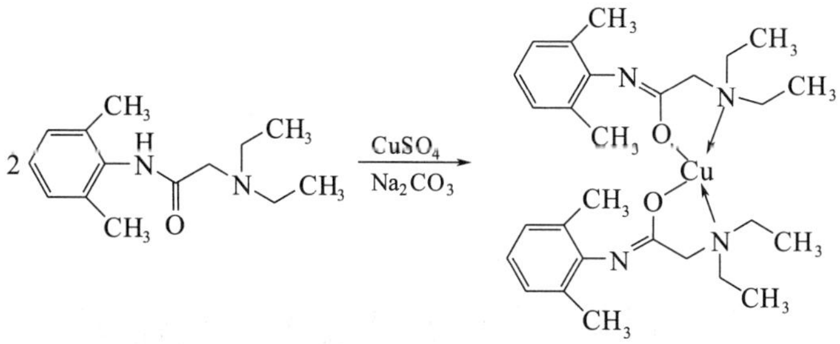

本品具有碱性叔胺结构，其水溶液加三硝基苯酚试液，即产生利多卡因三硝基苯酚复盐沉淀，熔点为 228～232℃（熔融时同时分解）。

本品为局麻药及抗心律失常药。其麻醉作用为普鲁卡因的 2 倍，性质稳定，起效快，维持时间较长，刺激性小。本品胶浆剂可用于上消化道内镜检查，检查前5～10min将其含于咽喉部片刻后慢慢咽下，2～3min后可将胃镜插入进行检查，起到表面麻醉、润滑作用，并能显著祛除胃内泡沫，以利视野清晰。

盐酸布比卡因　Bupivacaine Hydrochloride

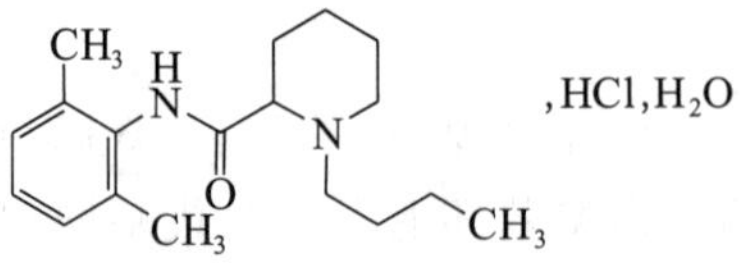

化学名为1-丁基-N-(2,6-二甲苯基)-2-哌啶甲酰胺盐酸盐一水合物。

本品为白色结晶性粉末，无臭；易溶于乙醇，溶于水，微溶于三氯甲烷，几乎不溶于乙醚。

本品结构中含有一个手性碳原子，具有两个光学异构体，左旋体与右旋体的麻醉作用强度几无差别，药用品为其外消旋体。

本品结构中由于酰胺键邻位的两个甲基产生空间位阻，故使其性质较稳定，在酸性或碱性条件下均不易被水解。

本品水溶液遇三硝基苯酚试液，即析出布比卡因三硝基苯酚复盐黄色沉淀，熔点约为194℃。

本品的水溶液显氯化物的鉴别反应。

本品为强效和长效局麻药，用于浸润麻醉。2010年国家食品药品监督管理总局批准生产盐酸左布比卡因（Levobupivacaine Hydrochloride），临床用其注射液用于外科硬膜外阻滞麻醉及分娩妇女的局部麻醉。

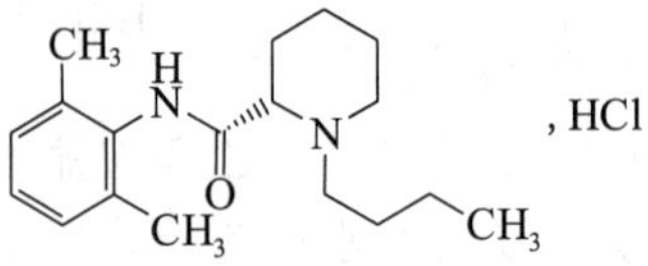

盐酸左布比卡因

三、氨基酮类

利用生物电子等排原理，用—CH_2—代替对氨基苯甲酸酯类结构中的—O—得到氨基酮类局麻药，如达克罗宁（Dyclonine），表面麻醉作用强，作用快而持久，毒性较低，其软膏剂主要用于皮肤止痛和止痒，胶浆剂则用于上消化道内窥镜检查时的喉头麻醉和润滑。

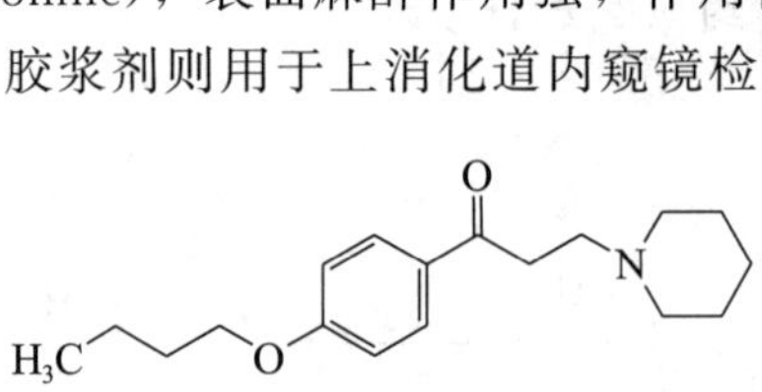

达克罗宁

第五节　组胺 H_1 受体拮抗剂

组胺（histamine）为广泛存在于动植物体内的一种生物胺，是由组氨酸（histidine）在组氨酸脱羧酶的催化下经脱羧形成的产物。在体内，组胺是一种重要的化学递质，参与一系列复杂的生理过程,当机体受到某种刺激引发抗原抗体反应时,即释放出组胺,与组胺受体作用产生生理或病理反应。

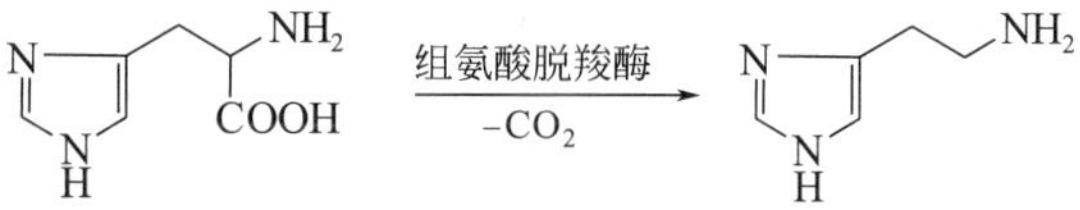

$$\text{组氨酸} \xrightarrow[-CO_2]{\text{组氨酸脱羧酶}} \text{组胺}$$

本节讨论具有抗过敏作用的组胺 H_1 受体拮抗剂(H_1 receptor antagonists),按化学结构可将其分为氨基醚类、乙二胺类、丙胺类、三环类、哌嗪类及哌啶类。

一、氨基醚类

氨基醚类 H_1 受体拮抗剂的结构通式为:

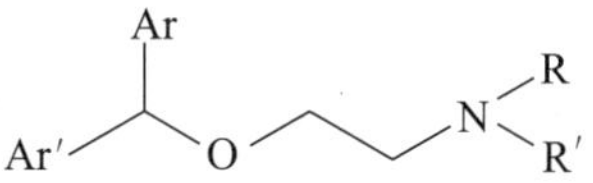

1943 年发现的氨基醚类药物苯海拉明具有较好的抗过敏、抗晕动病作用,临床上一直沿用至今,但其有中枢神经抑制的副作用。将苯海拉明与具有中枢兴奋作用的 8-氯茶碱结合成盐,得到茶苯海明(Dimenhydrinate,乘晕宁),其副作用减轻,为常用的抗晕动病药,用于防治晕车、晕船,亦可用于美尼尔综合征。

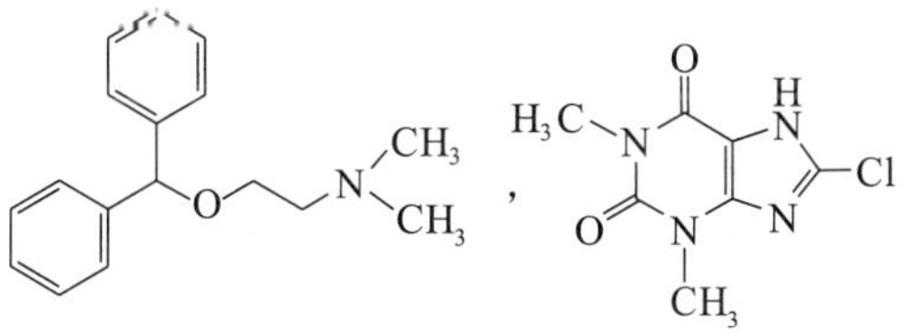

茶苯海明

为增加抗过敏活性、减少对中枢神经抑制的副作用,经进一步结构改造,得到了氯马斯汀(Clemastine)和司他斯汀(Setastine)等侧链含有杂环结构的非镇静性 H_1 受体拮抗剂,且具有强效、速效及长效特点,广泛用于临床。

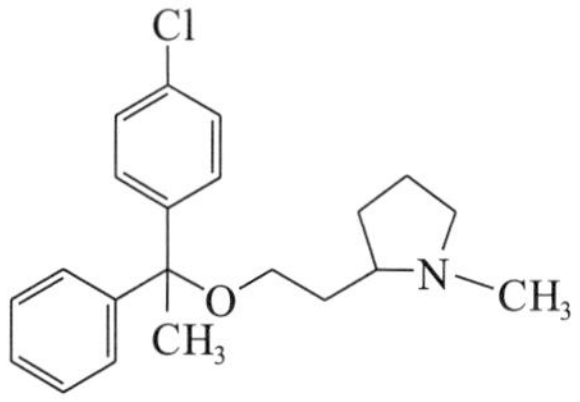

氯马斯汀 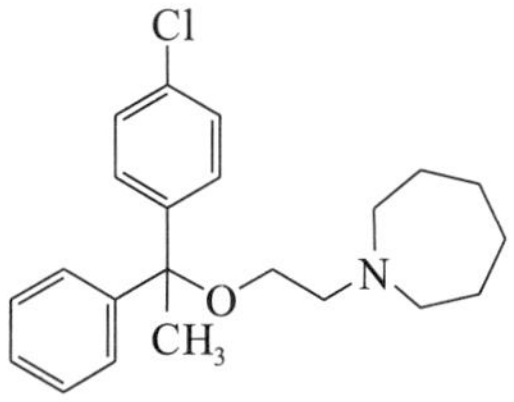   司他斯汀

盐酸苯海拉明　Diphenhydramine Hydrochloride

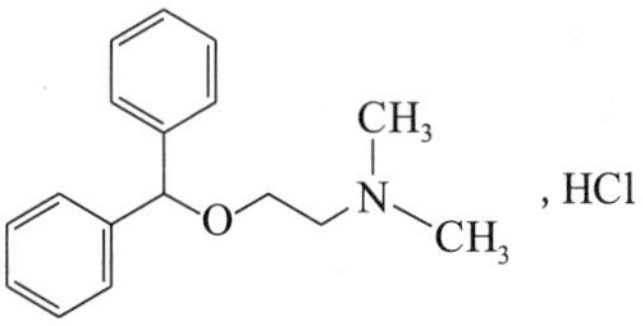

化学名为 N,N-二甲基-2-(二苯基甲氧基)乙胺盐酸盐。

本品为白色结晶性粉末,无臭;极易溶解于水,易溶于乙醇或三氯甲烷,略溶于丙酮,极微溶于乙醚;熔点为 167~171℃。

本品为醚类化合物,在酸性及碱性溶液中稳定,但醚键邻位两个吸电子作用的苯环的存在使得本品比一般醚类相对易受酸的催化而使醚键断裂,生成二甲氨基乙醇和二苯甲醇,后者水溶性很小,分散在水层,使溶液呈白色乳浊,如加热煮沸,则聚集成油状物,放冷,凝固成白色蜡状固体。

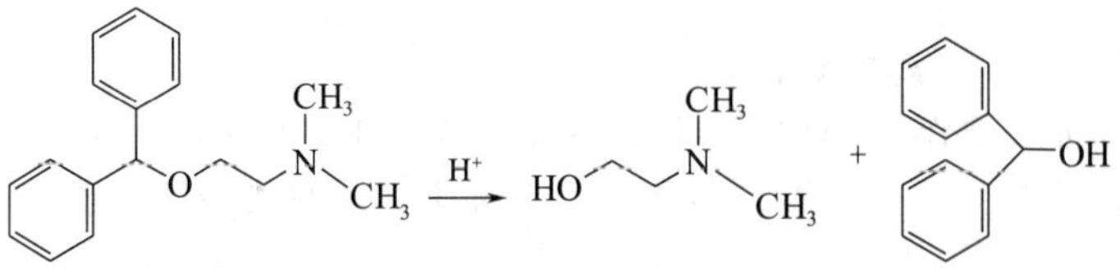

本品能被过氧化氢、酸性重铬酸钾或碱性高锰酸钾溶液氧化,生成二苯甲酮。

本品遇硫酸初显黄色,随即变成橙红色,加水稀释后,即成白色乳浊液,用于鉴别。

本品水溶液显氯化物的鉴别反应。

本品主要用于治疗皮肤黏膜的过敏、乘车或乘船引起的恶心呕吐等。因本品具有嗜睡的副作用,故应用本品后应避免驾驶车辆、高空作业或操作机器等。

二、乙二胺类

乙二胺类 H_1 受体拮抗剂的结构通式为:

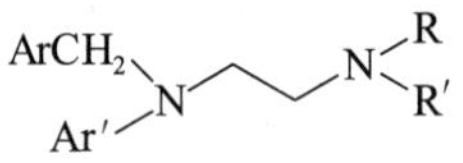

该类药物代表有曲吡那敏(Tripelennamine),抗组胺作用强而持久,嗜睡不良反应较轻。将乙二胺结构中的侧链氮原子构成杂环得到的安他唑啉(Antazoline),除了具有抗过敏性作用外,还能抑制心肌收缩力及房室传导,具有抗心律失常作用,临床主要用于房性、室性早搏,室性心动过速,房颤等心律失常及过敏性疾病。

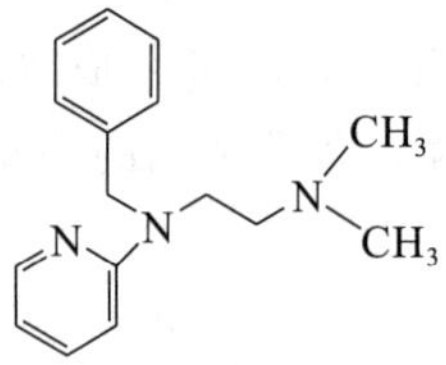

曲吡那敏 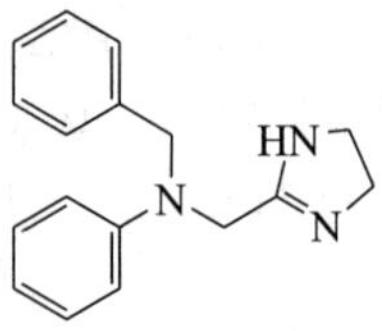　　　安他唑啉

三、丙胺类

丙胺类 H_1 受体拮抗剂的结构通式为:

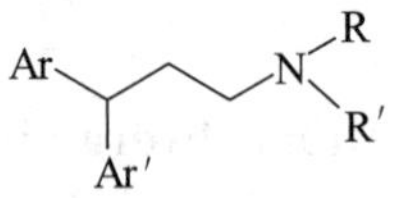

1944年发现丙胺类 H_1 受体拮抗剂非尼拉敏(Bromphenamine),对眼部过敏性疾病效果较好,可收缩眼部血管而缓解眼部炎症所致的充血,药用品为马来酸盐;在非尼拉敏的苯环上引入溴原子和氯原子分别得到溴苯那敏(Bromphenamine)和氯苯那敏,两者亦以马来酸盐供药用,抗组胺作用强而持久;在对溴苯那敏和氯苯那敏进行结构改造时发现,引入不饱和双键同样具有很好的抗组胺作用,如由英国研制并于1998年上市、2013年经国家食品药品监督管理总局批准生产的烯丙胺类的阿伐斯汀(Acrivastine),用于治疗过敏性鼻炎、过敏性皮肤疾病、慢性自发性荨麻疹等。

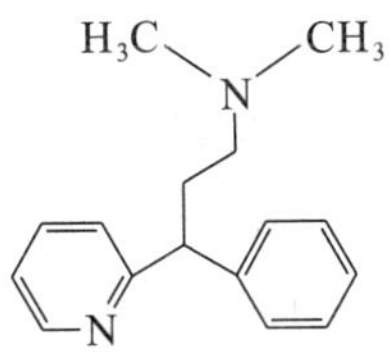

非尼拉敏 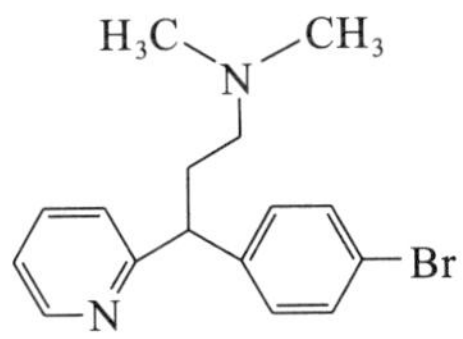　　　　　溴苯那敏 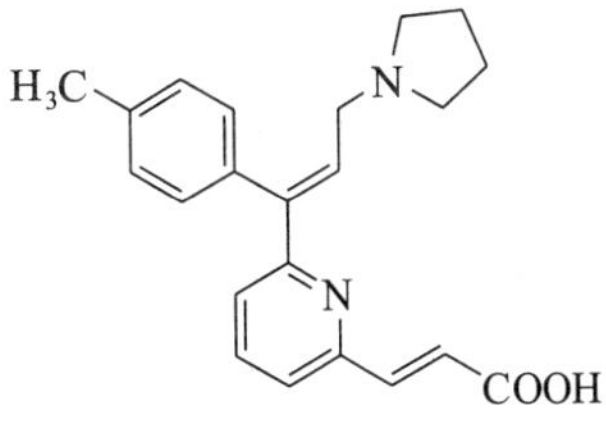　　　　　阿伐斯汀

马来酸氯苯那敏　Chlorphenamine Maleate

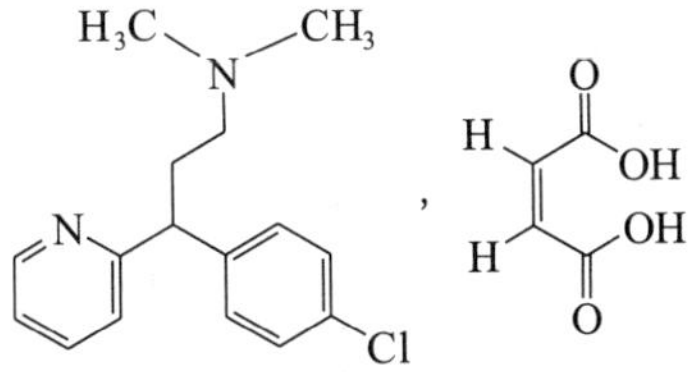

化学名为 2-[对氯-α-[2-(二甲氨基)乙基]苯基]吡啶马来酸盐。

本品为白色结晶性粉末，无臭；易溶于水、乙醇及三氯甲烷，微溶于乙醚；熔点为 131.5～135℃。

本品具有升华性，升华物呈特殊晶型。

本品结构中含有一个手性中心，存在一对光学异构体，右旋体活性约为左旋体的 90 倍，药用品为外消旋体。

本品分子中含有叔胺结构，与枸橼酸醋酐试液在水浴上共热，即显红紫色，用于药典鉴别。

本品分子中的马来酸（顺式丁烯二酸）具有碳碳不饱和双键，滴加酸性高锰酸钾试液，红色即消失，用于药典鉴别。

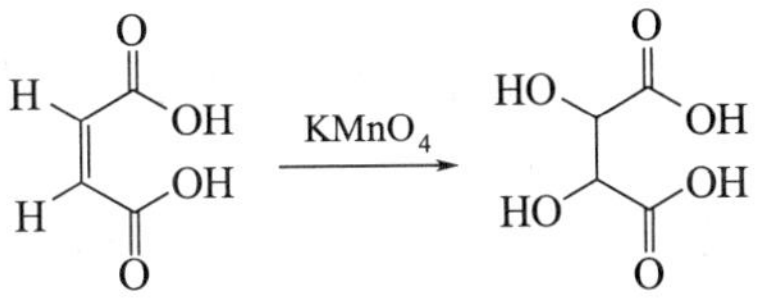

本品主要用于过敏性鼻炎、皮肤黏膜的过敏、荨麻疹及食物或药物引起的过敏性疾病。对中枢神经抑制作用较轻，嗜睡副作用较小，可与解热镇痛药等配伍制成治疗感冒的复方制剂。

四、三环类

三环类 H_1 受体拮抗剂的结构通式为：

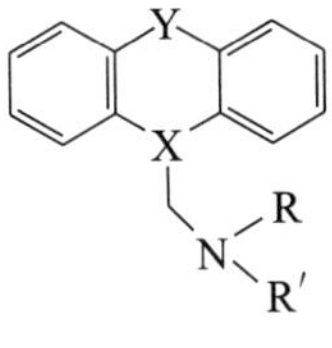

当三环类结构通式中 X 为氮原子、Y 为硫原子时，即得到吩噻嗪类，如 1945 年发现的异丙嗪，为第一个吩噻嗪类的抗过敏药，该药在临床上一直沿用至今。

利用生物电子等排原理对吩噻嗪环中氮原子和硫原子进行置换并进行扩环，得到了许多较好的三环类抗组胺药。如赛庚啶（Cyproheptadine）、氯雷他定（Loratadine）、地氯雷他定（Desloratadine）及酮替芬等，抗组胺活性强，对中枢神经系统几无抑制副作用。其中，氯雷他定为 2015 年版药典新增品种；地氯雷他定为氯雷他定的活性代谢产物，2000 年经 FDA 批准上市，该药口服吸收快、作用持久，为三环类无嗜睡作用的抗组胺药，临床用于缓解过敏性鼻炎有关的症状。

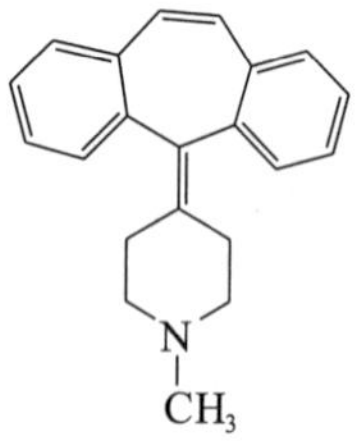

赛庚啶 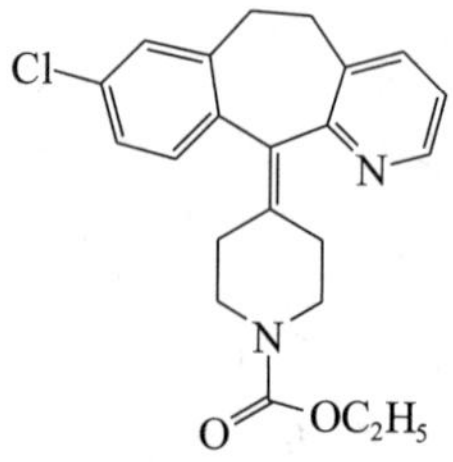　　　　　　氯雷他定 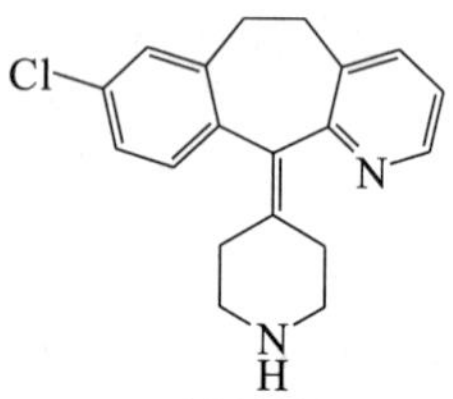　　　　　　地氯雷他定

富马酸酮替芬　Ketotifen Fumarate

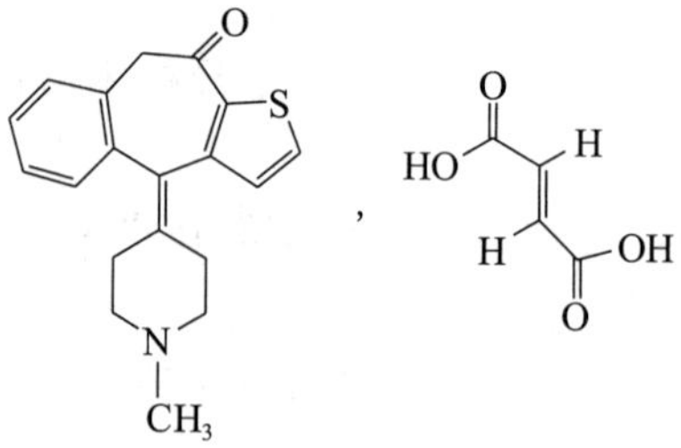

化学名为 4,9-二氢-4-(1-甲基-4-亚哌啶基)-10H-苯并［4,5］环庚［1,2-b］噻吩-10-酮反丁烯二酸盐。

本品为类白色结晶性粉末，无臭；溶于甲醇，微溶于水或乙醇，极微溶于丙酮或三氯甲烷；熔点为 191～195℃（熔融时同时分解）。

本品具有酮基，能与 2,4-二硝基苯肼试液反应，生成酮替芬腙类衍生物红色絮状沉淀，用于药典鉴别。

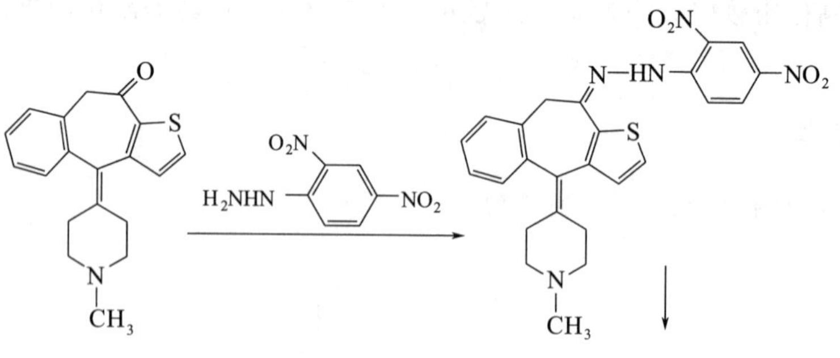

本品为酮替芬与富马酸（反式丁烯二酸）结合的盐，加碳酸钠碱化后，即产生游离酮替芬的沉淀，过滤，滤液滴加高锰酸钾试液，红色即褪去，产生棕色沉淀，用于药典鉴别。

本品用于过敏性鼻炎、过敏性支气管哮喘及过敏性结膜炎等疾病的预防和治疗。

五、哌嗪类

哌嗪类 H_1 受体拮抗剂有赛克利嗪（Cyclizine）和西替利嗪（Cetirizine）等，作用强而持久；盐酸西替利嗪为 2015 年版药典新增品种，其单一光学异构体左西替利嗪（Levocetirizine）于 2001 年上市，主要用于治疗呼吸系统、皮肤和眼睛等过敏性疾病，具有起效快、效应强而持久及副作用少等优点。

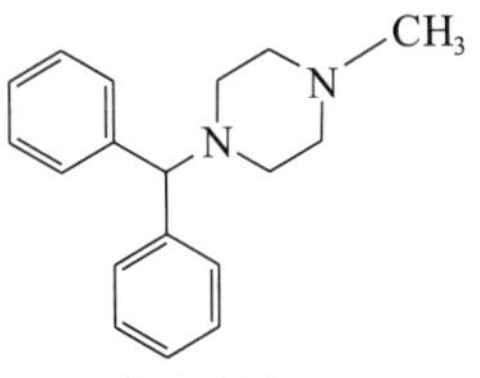

赛克利嗪 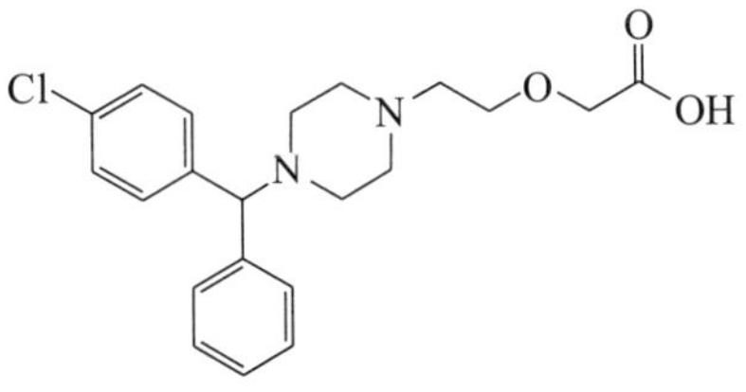　　　　　西替利嗪 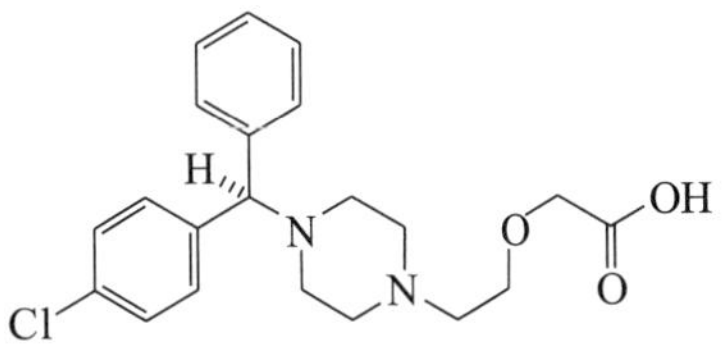　　　　　左西替利嗪

六、哌啶类

哌啶类 H_1 受体拮抗剂如特非那定（Terfenadine）和非索非那定（Fexofenadine）等，均已广泛用于临床，其中非索非那定为特非那定的代谢产物，适用于缓解成人和 12 岁及以上儿童季节过敏性鼻炎相关的症状。

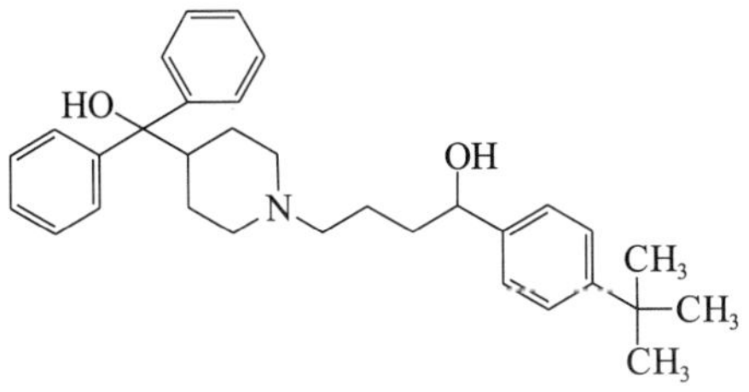

特非那定 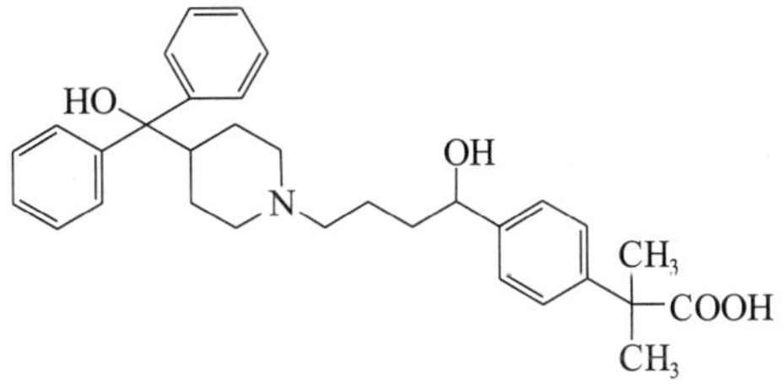　　　　　非索非那定

1996 年在美国上市的依巴斯汀（Ebastine），用于治疗荨麻疹、过敏性鼻炎、湿疹、皮炎及皮肤瘙痒症等；贝他斯汀（Bepotastine）于 2000 年首次在日本上市，药用品为苯磺酸盐片剂，2009 年 FDA 批准苯磺贝他斯汀滴眼液上市，用于过敏性结膜炎相关性眼瘙痒的治疗。

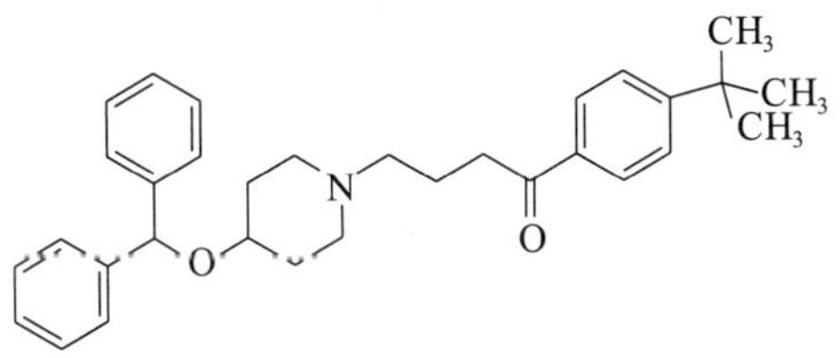

依巴斯汀 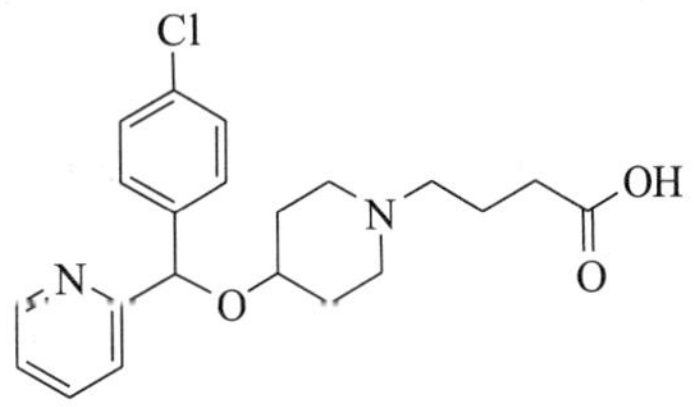　　　　　贝他斯汀

（杨友田）

本章模拟范题

[A 型题]

1. 具有顺式结构，受热后易转化成活性较小的反式结构的药物是（　　）。
   A. 阿托品　　　　　　B. 肾上腺素　　　　　C. 毛果芸香碱
   D. 溴新斯的明　　　　E. 利多卡因

2. 具有季铵盐结构的药物是（　　）。
   A. 阿托品　　　　　　B. 异丙嗪　　　　　　C. 马来酸氯苯那敏
   D. 苯海拉明　　　　　E. 氯化琥珀胆碱

3. 氯化琥珀胆碱临床上主要用作（　　）。
   A. 骨骼肌松弛药　　　B. 拟肾上腺素药　　　C. 平喘药
   D. 麻醉药　　　　　　E. 促智药

4. 含有莨菪酸结构的专属性反应是（　　）。
   A. 紫脲酸铵反应　　　B. 维他立反应　　　　C. 异羟肟酸铁反应
   D. 麦芽酚反应　　　　E. 茚三酮反应

5. 具有抗过敏作用的药物是（　　）。
   A. 氯雷他定　　　　　B. 氯贝丁酯　　　　　C. 氯丙嗪
   D. 氯霉素　　　　　　E. 氯胺酮

6. 与枸橼酸醋酐试液共热显红紫色的药物是（　　）。
   A. 赛庚啶　　　　　　B. 异丙嗪　　　　　　C. 马来酸氯苯那敏
   D. 氯雷他定　　　　　E. 地氯雷他定

7. 具有酰胺结构但不易水解的药物是（　　）。
   A. 普鲁卡因　　　　　B. 氯胺酮　　　　　　C. 苯海拉明
   D. 盐酸哌替啶　　　　E. 盐酸利多卡因

8. 盐酸布比卡因不易水解是因为结构中存在（　　）。
   A. 诱导效应　　　　　B. 共轭效应　　　　　C. 分子间氢键
   D. 分子内氢键　　　　E. 空间位阻

9. H_1 受体拮抗剂最为常见的副作用是（　　）。
   A. 恶心　　　　　　　B. 呕吐　　　　　　　C. 面部潮红
   D. 荨麻疹　　　　　　E. 嗜睡

10. 毛果芸香碱属于下列哪类生物碱（　　）。
    A. 咪唑类　　　　　　B. 喹啉类　　　　　　C. 异喹啉类
    D. 吲哚类　　　　　　E. 噻唑类

11. 适用于大型手术的肌肉松弛药是（　　）。
    A. 泮库溴铵　　　　　B. 盐酸哌替啶　　　　C. 毛果芸香碱
    D. 溴新斯的明　　　　E. 氯化琥珀胆碱

12. 因在碱性条件下能分解为剧毒氰离子，故忌与碱性药物配伍使用的药物是（　　）。
    A. 溴新斯的明　　　　B. 碘解磷定　　　　　C. 硫酸阿托品
    D. 盐酸普萘洛尔　　　E. 尼可刹米

13. 溴新斯的明易水解是因为结构中含有（　　）。
    A. 酰肼基　　　　　　B. 酰胺键　　　　　　C. 氨基甲酸酯键
    D. 苷键　　　　　　　E. 活泼有机溴化物
14. 在碱性条件下水解继而与重氮苯磺酸试剂发生偶合反应的药物是（　　）。
    A. 溴新斯的明　　　　B. 碘解磷定　　　　　C. 硫酸阿托品
    D. 氯化琥珀胆碱　　　E. 奥沙西泮
15. 关于拟肾上腺素药的构效关系的叙述下列说法不正确的是（　　）。
    A. 常用的拟肾上腺素具有一个苯环和乙胺侧链的基本结构
    B. 苯环上引入羟基，作用强度增强
    C. 左旋体活性通常大于右旋体
    D. α 碳原子上引入甲基，毒性降低
    E. 通常 β 受体效应随着侧链氨基上烃基的增大而增大
16. 去甲肾上腺素水溶液室温放置或加热时使效价降低，是因为发生了以下哪种反应（　　）。
    A. 水解反应　　　　　B. 氧化反应　　　　　C. 还原反应
    D. 聚合反应　　　　　E. 消旋化反应
17. 下列药物结构中含有氯原子的是（　　）。
    A. 克仑特罗　　　　　B. 间羟胺　　　　　　C. 多巴胺
    D. 麻黄碱　　　　　　E. 去氧肾上腺素
18. 下列何种药物不能与三氯化铁试液反应呈色（　　）。
    A. 肾上腺素　　　　　B. 去甲肾上腺素　　　C. 异丙肾上腺素
    D. 多巴胺　　　　　　E. 麻黄碱
19. 下列何种药物在弱碱性溶液中被铁氰化钾氧化，再与 4-氨基安替比林缩合，缩合物在氯仿层中呈橙红色（　　）。
    A. 去甲肾上腺素　　　B. 多巴胺　　　　　　C. 沙丁胺醇
    D. 异丙肾上腺素　　　E. 肾上腺素
20. 下列何种药物没有光学活性（　　）。
    A. 去甲肾上腺素　　　B. 多巴胺　　　　　　C. 沙丁胺醇
    D. 异丙肾上腺素　　　E. 麻黄碱
21. 药典规定盐酸普鲁卡因应检查的特殊杂质是（　　）。
    A. 对氨基苯甲酸　　　B. 二乙氨基乙醇　　　C. 游离水杨酸
    D. 苯胺　　　　　　　E. 对氨基酚
22. 能促进动物瘦肉生长，在饲料中禁止添加的俗称"瘦肉精"的药物是（　　）。
    A. 去甲肾上腺素　　　B. 多巴胺　　　　　　C. 沙丁胺醇
    D. 异丙肾上腺素　　　E. 克仑特罗
23. 具有 3-羟甲基-4-羟基结构的药物是（　　）。
    A. 去甲肾上腺素　　　B. 多巴胺　　　　　　C. 沙丁胺醇
    D. 异丙肾上腺素　　　E. 麻黄碱
24. 临床上常用的抗晕动病药是 8-氯茶碱与下列哪一药物结合形成的盐（　　）。
    A. 赛庚啶　　　　　　B. 异丙嗪　　　　　　C. 马来酸氯苯那敏
    D. 盐酸曲吡那敏　　　E. 苯海拉明

25. 自2012年9月后市民在药店购买含麻黄碱类感冒药物，一次购买不能超过几个最小包装（　　）。
   A. 5个　　　　　　　B. 4个　　　　　　　C. 3个
   D. 2个　　　　　　　E. 1个

[B型题]

　　[26～30]
   A. 溴新斯的明　　　B. 硫酸阿托品　　　C. 毛果芸香碱
   D. 肾上腺素　　　　E. 山莨菪碱

26. 天然品为左旋体，又称"654-1"的是（　　）。
27. 与硫酸及重铬酸钾共热，经水解氧化最终生成物之一具有苦杏仁味的药物是（　　）。
28. 受热异构化后转化为反式异构体，活性降低的药物是（　　）。
29. 与氢氧化钠共热水解，生成的二甲胺蒸气能使润湿的红色石蕊试纸变蓝的是（　　）。
30. 具有γ-羧酸内酯环，在碱性条件下易水解失去活性的药物是（　　）。

　　[31～35]
   A. 肾上腺素　　　　B. 阿托品　　　　　C. 咖啡因
   D. 毛果芸香碱　　　E. 麻黄碱

31. 能发生消旋化反应的是（　　）。
32. 能发生差向异构化反应的是（　　）。
33. 能发生紫脲酸铵反应的是（　　）。
34. 能发生维他立反应的是（　　）。
35. 能在甲醇中与二硫化碳作用生成氨荒酸衍生物，再与硫酸铜反应生成氨基荒酸铜的是（　　）。

　　[36～40]
   A. 富马酸酮替芬　　B. 盐酸麻黄碱　　　C. 氢溴酸山莨菪碱
   D. 盐酸克仑特罗　　E. 盐酸布比卡因

36. 可用作制造冰毒原料，规定药店实名制限售的药物是（　　）。
37. 具有酮基结构能与2,4-二硝基苯肼试液反应生成有色腙类化合物用于药典鉴别的是（　　）。
38. 可使高锰酸钾试液颜色褪色用于药典鉴别的药物是（　　）。
39. 可发生芳香第一胺重氮化偶合反应用于药典鉴别的药物是（　　）。
40. 结构中虽含酰胺键但因空间位阻影响使其不易水解的药物是（　　）。

[X型题]

41. 下列药物在一定条件下可与三氯化铁试液反应呈色的有（　　）。
   A. 肾上腺素　　　　B. 去甲肾上腺素　　C. 异丙肾上腺素
   D. 多巴胺　　　　　E. 沙丁胺醇

42. 下列哪些药物具有儿茶酚结构（　　）。
   A. 多巴胺　　　　　B. 异丙肾上腺素　　C. 特布他林
   D. 肾上腺素　　　　E. 去甲肾上腺素

43. 可发生Vitali反应的药物有（　　）。
   A. 东莨菪碱　　　　B. 阿托品　　　　　C. 后马托品

D. 山莨菪碱 E. 樟柳碱

44. 常见 H_1 受体拮抗剂的化学结构类型有（　　）。
    A. 苯基哌啶类　　B. 乙二胺类　　C. 丙胺类
    D. 三环类　　E. 氨基醚类

45. 属于局部麻醉药的有（　　）。
    A. 盐酸氯胺酮　　B. 普鲁卡因　　C. 普鲁卡因胺
    D. 达克罗宁　　E. 阿替卡因

参考答案

A 型题

1C	2E	3A	4B	5A	6C	7E	8E	9E	10A
11A	12B	13C	14A	15D	16E	17A	18E	19C	20B
21A	22E	23C	24E	25D					

B 型题

| 26E | 27B | 28C | 29A | 30C | 31A | 32D | 33C | 34B | 35E |
| 36B | 37A | 38A | 39D | 40E | | | | | |

X 型题

41ABCDE　　42ABDE　　43ABD　　44BCDE　　45BDE

（孟　姝）

第三章

循环系统药物

循环系统疾病又称心血管疾病，是临床常见病、多发病，且发病年龄呈提前趋势，死亡率超过癌症，已经跃升为危害人类健康的头号杀手。

循环系统药物（circulatory system agents）主要作用于心脏或血管系统，通过不同的作用机制来调节心脏血液的总输出量，或改变循环系统各部分的血液分配，从而改善和恢复心脏或血管的功能。按照临床用途的不同，循环系统药物通常分为血脂调节药、抗心绞痛药、抗心律失常药及抗高血压药；利尿药是治疗高血压的基础药物，故纳入本章一并介绍。

第一节 血脂调节药

血液中的脂肪类物质统称血脂，主要包括胆固醇、甘油三酯、磷脂及非游离脂肪酸等。高脂血症主要是机体脂质代谢紊乱，血脂长期升高后，血脂及其分解产物会逐渐沉积于动脉血管内膜，导致血管局部增厚，弹性减少，最终导致血管堵塞，进而可能继发冠心病、脑卒中、肾动脉硬化等多种并发症。

血脂调节药（lipid regulators）通过不同途径纠正脂质代谢紊乱，按化学结构及作用机制可分为苯氧乙酸类、烟酸类及羟甲戊二酰辅酶 A 还原酶抑制剂。

一、苯氧乙酸类

胆固醇在体内是以乙酸为起始原料进行生物合成，所以利用乙酸衍生物干扰胆固醇的生物合成，可以达到降低胆固醇的目的，通过对大量乙酸衍生物的筛选，最终发现了具有苯氧乙酸酯类结构的氯贝丁酯（Clofibrate）具有良好的降血脂作用，口服后在肠道内迅速去酯化，并在肝脏内经首过代谢产生有活性的氯贝丁酸，但副作用较大，现已少用；后对氯贝丁酯结构进行改造，成功得到非诺贝特（Fenofibrate），该药在体内经水解酶催化代谢为非诺贝特酸而发挥作用；继而研究发现了直接含有苯氧乙酸活性结构的环丙贝特（Ciprofibrate）和苯扎贝特等，用于治疗成人内源性高胆固醇及高甘油三酯血症。

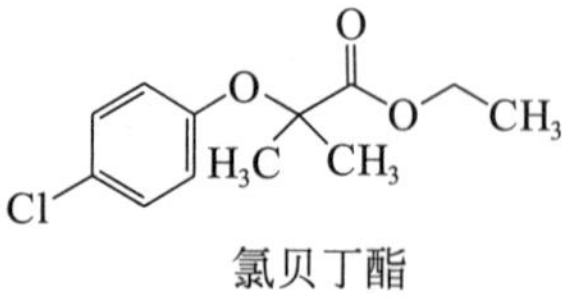

氯贝丁酯 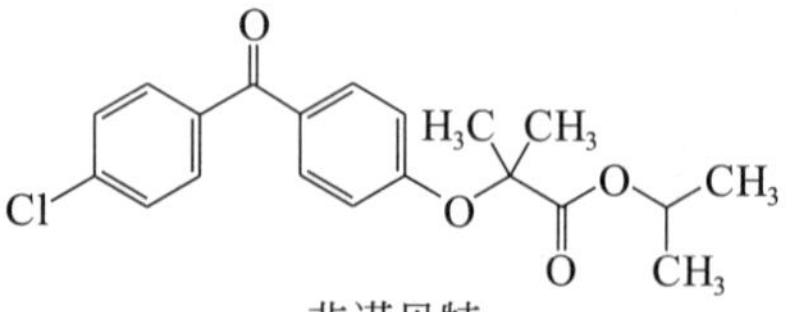 非诺贝特

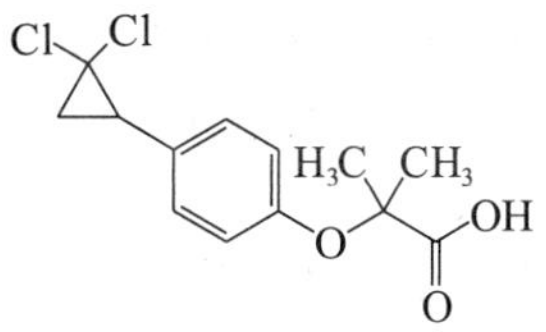

环丙贝特

苯扎贝特　Bezafibrate

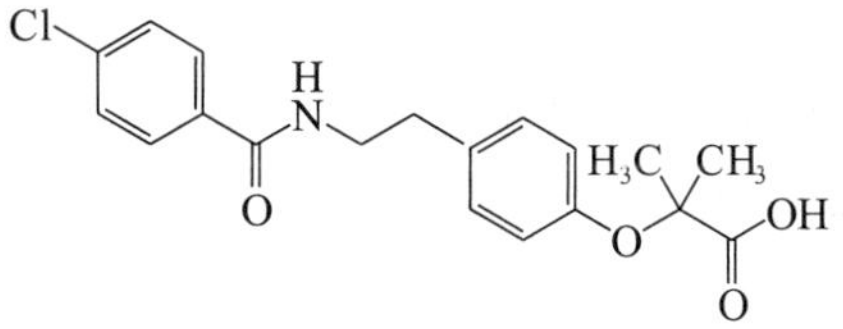

化学名为 2-[4-[2-(4-氯苯甲酰氨基)乙基]苯氧基]-2-甲基丙酸。

本品为白色或类白色结晶或结晶性粉末，无臭；溶于甲醇，略溶于乙醇，几乎不溶于水；熔点为 180～184℃。

本品含有机氯原子，加无水碳酸钠，炽灼，放冷，残渣加水浸渍，水溶液显氯化物鉴别反应，用于药典鉴别。

本品含有有机酸结构，药典上采用直接碱量法含量测定。

本品用于治疗高甘油三酯血症、高胆固醇血症、混合型高脂血症，具有口服吸收接近完全、起效较快及不良反应少等特点。

二、烟酸类

研究发现大剂量烟酸有降低胆固醇和甘油三酯的作用，可用于治疗高脂血症，但因其具有较大的刺激作用，故通常将烟酸制成酯类前药用作血脂调节药，如烟酸肌醇酯（Inositol Nicotinate），该药从胃肠道吸收后，在体内代谢水解成烟酸和肌醇，缓和持久地舒张外周血管，改善脂质代谢异常，临床上用于高脂血症、冠心病、各类末梢血管障碍性疾病的辅助治疗。

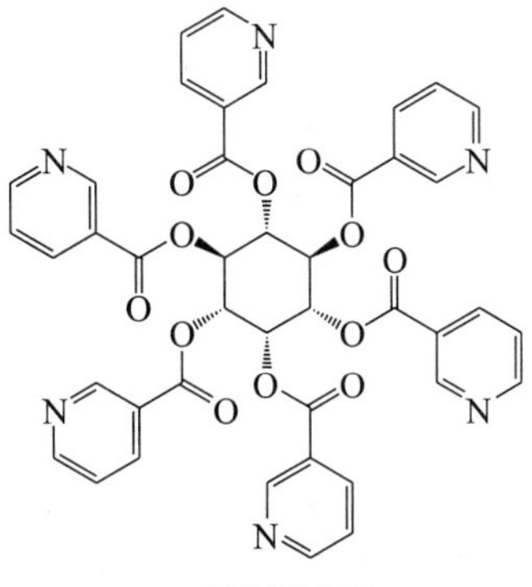

烟酸肌醇酯

三、羟甲戊二酰辅酶 A 还原酶抑制剂

人体内源性胆固醇是以乙酸为原料在细胞质中生物合成而得到的，其中羟甲戊二酰辅酶 A（HMG-CoA）还原酶是合成过程中的限速酶，是体内合成胆固醇的关键一步。HMG-CoA

还原酶抑制剂可限制内源性胆固醇的生物合成,从而降低血液中胆固醇水平。

洛伐他汀是默克(Merck)公司于 1987 年上市的第一个 HMG-CoA 还原酶抑制剂,次年该公司又上市了第一个半合成他汀类药物辛伐他汀(Simvastatin),与洛伐他汀的结构差异是羰基侧链上增加了一个甲基,即氢化萘核环侧链 α-甲基丁酸酯修饰为 α,α-二甲基丁酸酯,两者均为前药,需在体内经肝脏代谢,将内酯环水解开环生成 β-羟基酸衍生物的活化代谢物发挥药效。1989 年,直接含有 β-羟基酸活性结构的普伐他汀(Pravastatin)上市,2015 年版药典收载了普伐他汀钠及其片剂。氟伐他汀(Fluvastatin)则是第一个全合成的他汀类药物,以吲哚环取代了多个手性中心的氢化萘环,其钠盐具有水溶性好、药代动力学优良的特点,故以钠盐供药用。其后,瑞舒伐他汀(Rosuvastatin)和阿托伐他汀(Atorvastatin)也成功开发上市,两者以钙盐广泛用于临床。

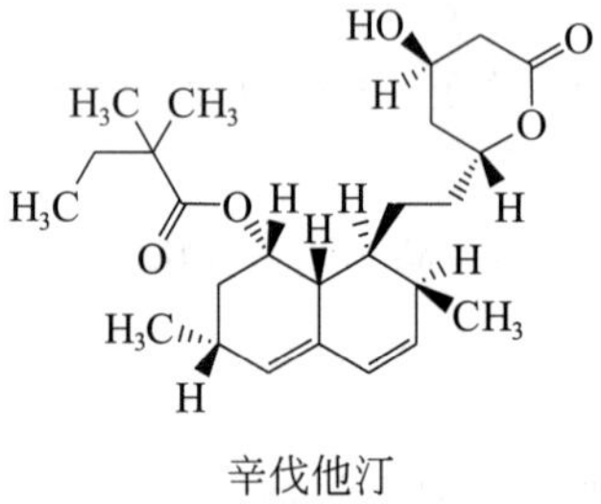

辛伐他汀 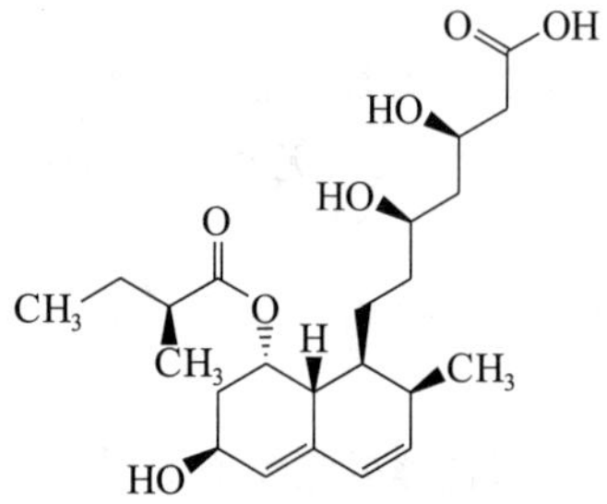　　　　　　普伐他汀 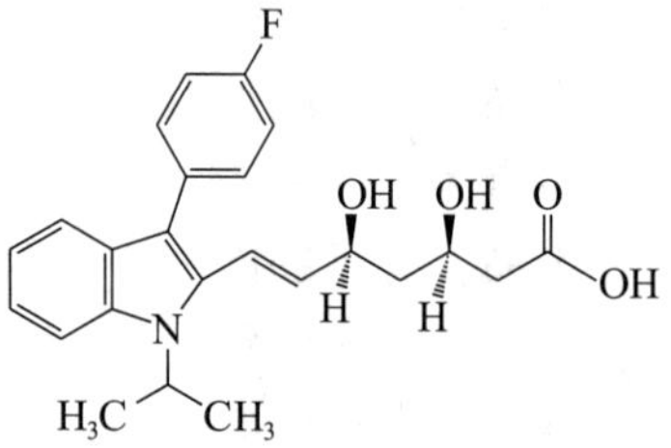　　　　　　氟伐他汀

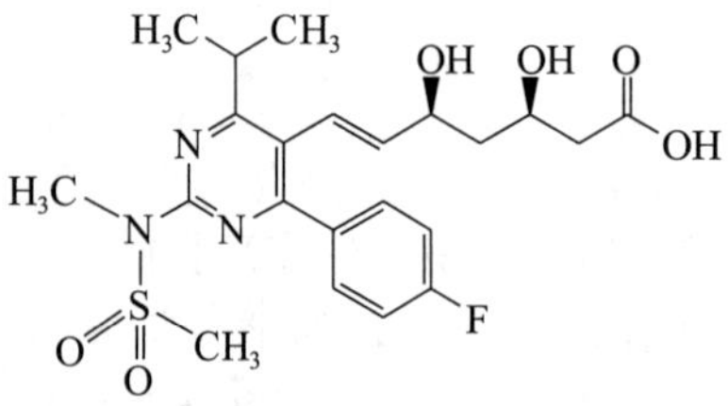

瑞舒伐他汀 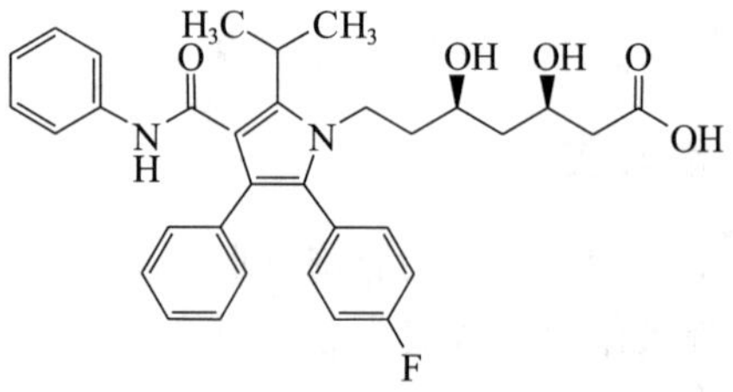　　　　　　阿托伐他汀

洛伐他汀　Lovastatin

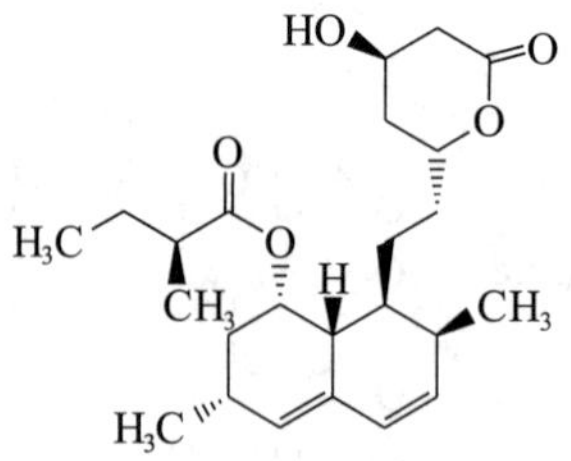

化学名为 (S)-2-甲基丁酸 (4R,6R)-6-[2-[(1S,2S,6R,8S,8aR)-1,2,6,7,8,8a-六氢-8-羟基-2,6-二甲基-1-萘基]乙基]四氢-4-羟基-2H-吡喃 2-酮-8-酯。

本品为白色或类白色结晶或结晶性粉末;无臭、无味、略有引湿性;易溶于三氯甲烷,溶于丙酮,略溶于乙醇、乙酸乙酯或乙腈,不溶于水。

本品具有 β-羟基内酯结构,在酸性或碱条件下,均能水解生成稳定的 β-羟基酸衍生物;在体内经肝脏水解酶的作用代谢为 β-羟基酸活性产物而显效,故本品为一前药。

本品结构中内酯环上仲醇基可发生自动氧化反应,生成二酮吡喃衍生物,故应遮光、密封保存。

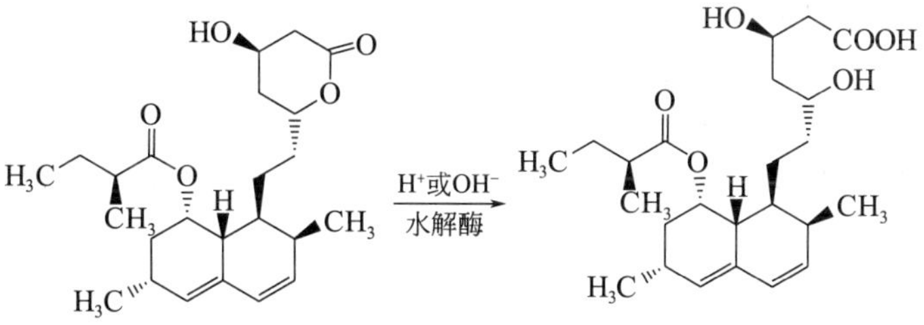

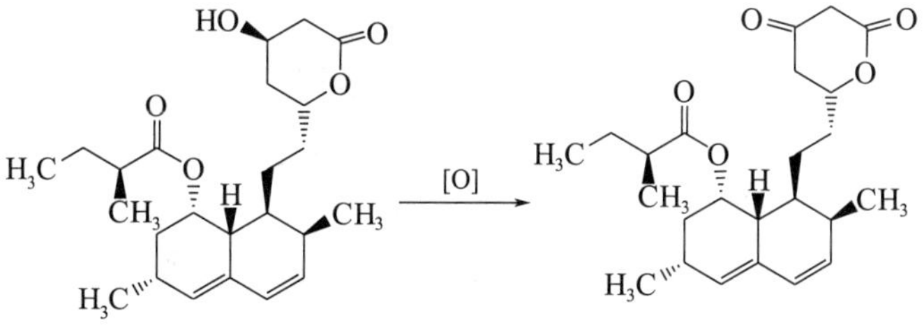

本品用于原发性高胆固醇血症和冠心病的治疗，也可用于预防冠状动脉粥样硬化，副作用较少。

第二节 抗心绞痛药

心绞痛是由于冠状动脉粥样硬化狭窄导致供血不足，心肌暂时缺血与缺氧所引起的以心前区疼痛为主要临床表现的一组综合征。抗心绞痛药物（antianginal drugs）主要是通过增加心肌供氧量，减少心肌耗氧量，达到缓解和治疗心绞痛的目的。

根据化学结构和作用机理，抗心绞痛药物可分为亚硝酸酯及硝酸酯类、钙通道阻滞剂及β受体阻滞剂等。

一、亚硝酸酯及硝酸酯类

亚硝酸酯类是应用最早的抗心绞痛药，如亚硝酸异戊酯（Isopentyl Nitrite）早在1867年即用于临床，但作用时间短、副作用大，现已少用。硝酸酯类药物主要有硝酸甘油、硝酸异山梨酯（Isosorbide Dinitrate）及单硝酸异山梨酯等。该类药物为经典的血管扩张剂，通过舒张血管作用，进而增加心肌的供血和供氧量达到治疗及缓解的目的，作用特点是吸收迅速、起效快，缓解心绞痛作用明显。

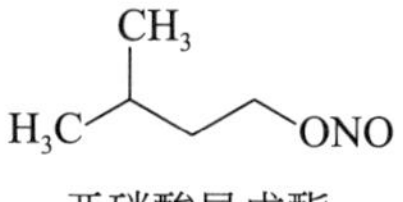

亚硝酸异戊酯 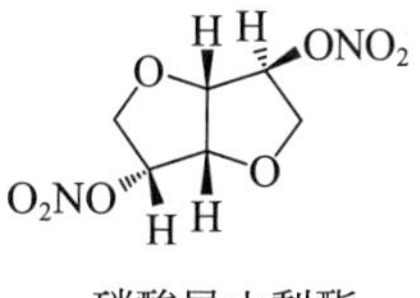   硝酸异山梨酯

硝酸甘油溶液 Nitroglycerin Solution

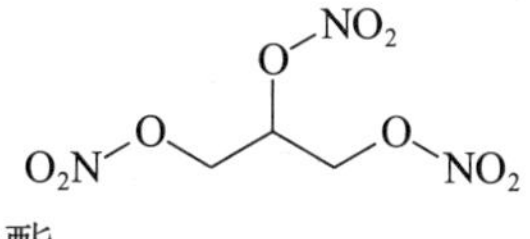

化学名为1,2,3-丙三醇三硝酸酯。

本品为无色的澄清液体；有乙醇的特臭；相对密度为0.835～0.850。

本品有挥发性、可燃性和爆炸性，当遇高温或撞击时易骤然产生大量气体而有发生爆炸燃烧的危险；药典收载的本品为硝酸甘油的无水乙醇溶液，含硝酸甘油应为 9.0%～11.0%。

$$O_2NO-CH_2-CH(ONO_2)-CH_2-ONO_2 \xrightarrow{\text{高温或撞击}} N_2\uparrow + CO_2\uparrow + O_2\uparrow + H_2O$$

本品为硝酸酯类化合物，在中性和弱酸性条件下相对稳定；碱性条件下迅速水解，如与氢氧化钾试液反应，水解生成甘油，再与硫酸氢钾作用，则产生有刺激性臭的丙烯醛；药典规定本品 pH 值应为 4.5～6.5。

$$O_2NO-CH_2-CH(ONO_2)-CH_2-ONO_2 \xrightarrow[\Delta]{KOH} HO-CH_2-CH(OH)-CH_2-OH \xrightarrow[\Delta]{KHSO_4} H_2C=CH-CHO$$

本品加氢氧化钠试液，水浴加热，放冷，加硫酸酸化，再加二苯胺试液，即显深蓝色，用于药典鉴别。其反应原理是本品为无机酸酯，与氢氧化钠反应水解生成甘油和硝酸钠，在硫酸存在下硝酸钠变为硝酸将二苯胺氧化，再经分子重排生成物呈深蓝色化合物所致。

（反应式：二苯胺经 HNO₃ 氧化 −2H，再经重排生成深蓝色化合物）

本品主要用于心绞痛维持治疗、缓解或急救等。

单硝酸异山梨酯　Isosorbide Mononitrate

化学名为 1,4∶3,6-二脱水-D-山梨醇-5-单硝酸酯。

本品为白色针状结晶或结晶性粉末，无臭；易溶于甲醇或丙酮，溶于三氯甲烷或水，几乎不溶于己烷。

本品在室温和干燥状态下比较稳定，受热或撞击易发生爆炸。

本品含有手性碳原子，具有光学异构体，药用品为右旋体，比旋度为 +170°～+176°（1% 无水乙醇溶液）。

本品为硝酸酯类化合物，在酸、碱溶液中易水解，生成脱水山梨醇及硝酸盐；生成物硝酸盐加硫酸混匀后，放冷，再沿管壁缓缓加硫酸亚铁试液使成两液层，生成硫酸亚硝酰合铁，在接界面呈显棕色（棕色环反应）。

$$\text{异山梨酯单硝酸酯} \xrightarrow{OH^-} \text{脱水山梨醇} + NO_3^-$$

$$NO_3^- + 3Fe^{2+} + 4H^+ \rightleftharpoons NO + 3Fe^{3+} + 2H_2O$$

$$FeSO_4 + NO \rightleftharpoons [Fe(NO)]SO_4$$

本品是通过研究硝酸异山梨酯在体内代谢过程中开发的品种，即本品为硝酸异山梨酯活性代谢产物之一，具有与硝酸异山梨酯同样功效，因直接被人体吸收，故起效快。

本品主要用于缓解和预防心绞痛。药典收载本品片剂、胶囊剂及注射剂等 6 种剂型，临床供药用的还有本品与阿司匹林组成的复方单硝酸异山梨酯缓释片，用于预防心绞痛初发后的再次发作。

二、钙通道阻滞剂

钙通道阻滞剂（calcium channel blockers）能选择性地阻滞钙离子进入细胞内，从而抑制心肌的收缩，减慢心律，降低耗氧量，同时扩张血管，降低外周血管阻力，减轻心脏负荷，适用于各种类型心绞痛，也常用于高血压和心律失常等疾病的治疗。

钙通道阻滞剂按化学结构可分为二氢吡啶类、苯烷基胺类、苯并硫氮䓬类及二苯哌嗪类。

（一）二氢吡啶类

二氢吡啶类主要包括1975年上市的第一代钙通道阻滞剂硝苯地平，该药起效快，作用时间短。第二代钙通道阻滞剂于20世纪80年代陆续上市，如非硝基吡啶类的非洛地平（Felodipine），硝基吡啶类的尼卡地平（Nicardipine）、尼莫地平（Nimodipine）、尼群地平（Nitrendipine）及尼索地平（Nisoldipine）等。1990～1997年间兼有高效和长效作用的第三代钙通道阻滞剂氨氯地平（Amlodipine）、马尼地平（Manidipine）、西尼地平、阿雷地平（Aranidipine）及乐卡地平（Lercanidipine）先后上市，其中苯磺酸左氨氯地平于2010年经国家食品药品监督管理总局获准应用于临床，具有自主知识产权、获国家发明专利的盐酸马尼地平片，于2012年获国家食品药品监督管理总局颁发的新药证书，西尼地平为2015年版药典新增品种。

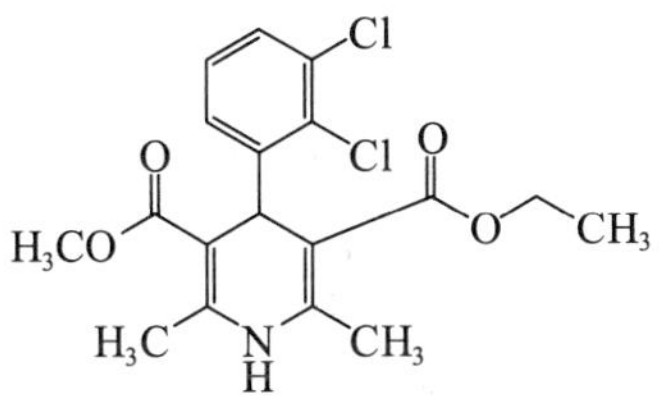

非洛地平

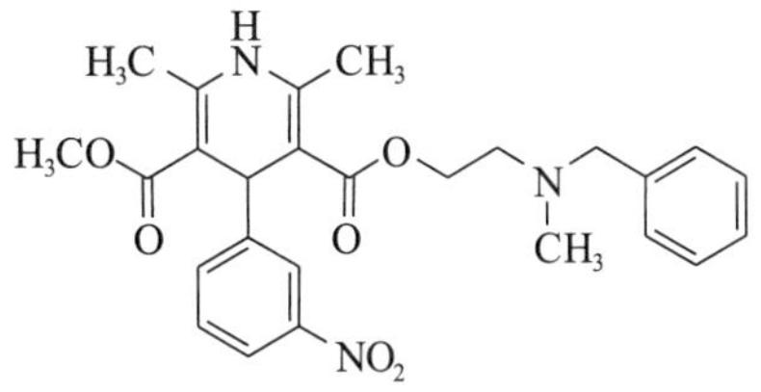

尼卡地平

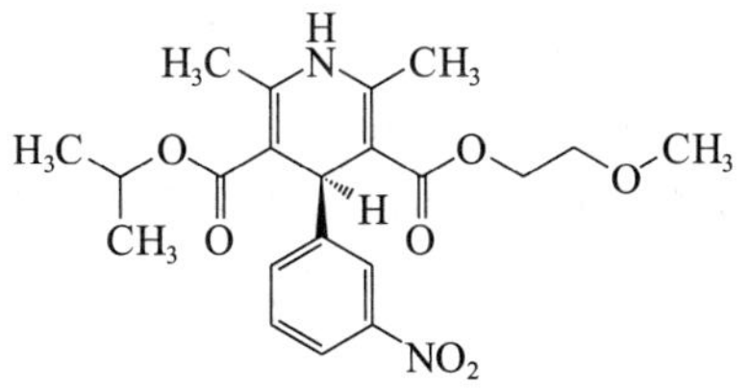

尼莫地平

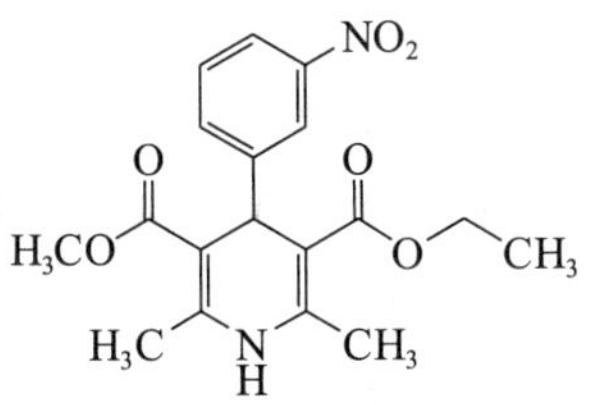

尼群地平

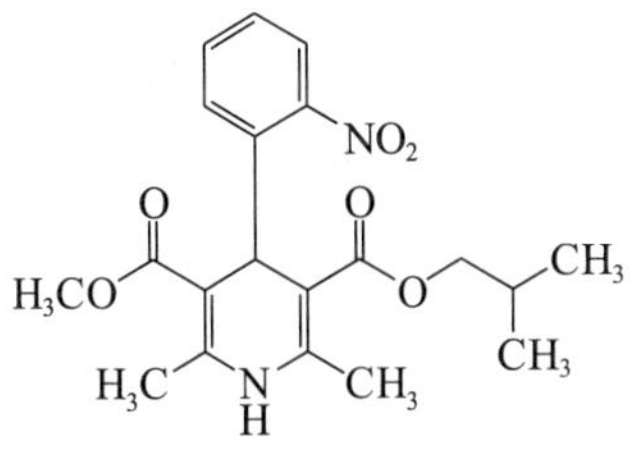

尼索地平

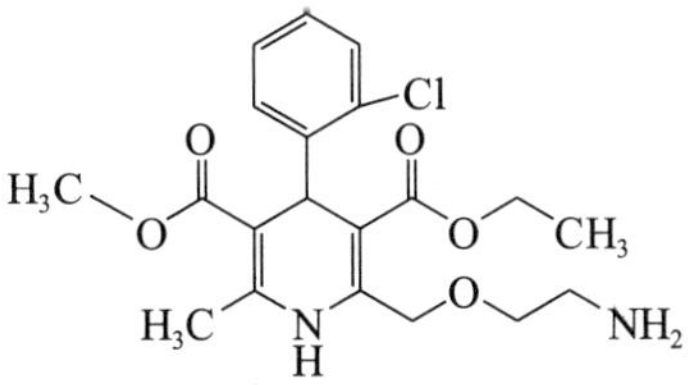

氨氯地平

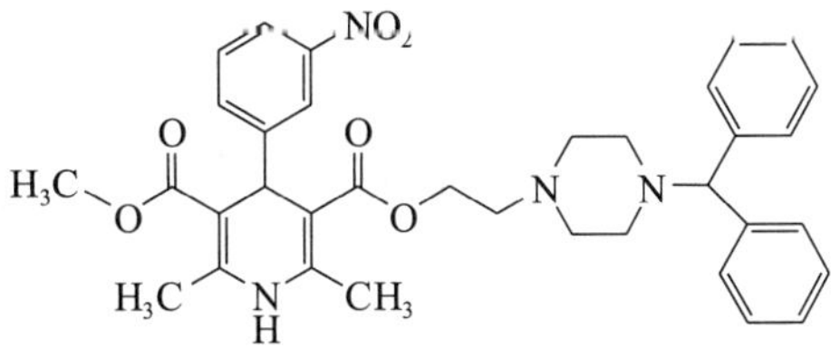

马尼地平

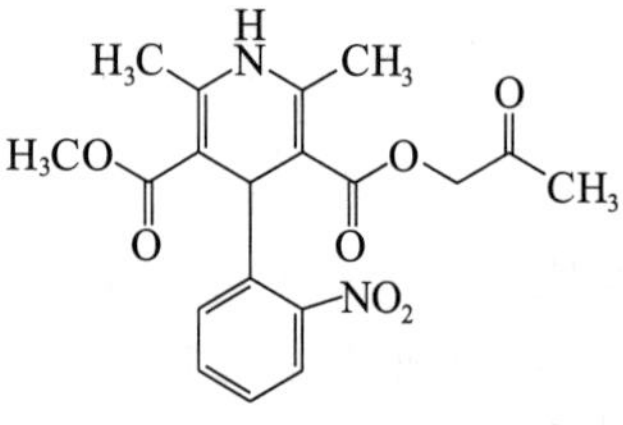

硝苯地平　Nifedipine

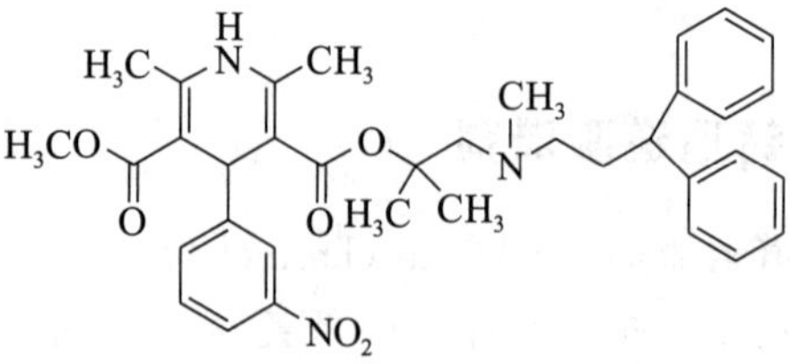

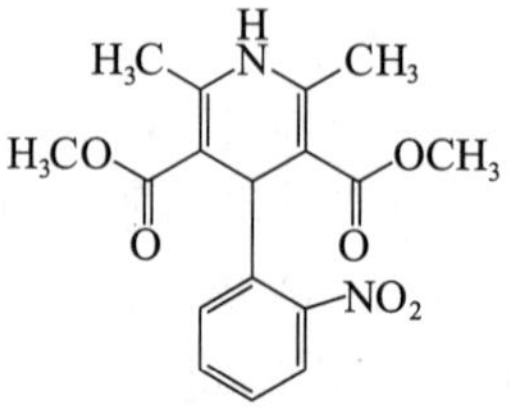

化学名为 1,4-二氢-2,6-二甲基-4-(2-硝基苯基)-3,5-吡啶二甲酸二甲酯。

本品为黄色结晶性粉末，无臭；易溶于丙酮或三氯甲烷，略溶于乙醇，几乎不溶于水；熔点为 171～175℃。

本品遇光不稳定，可使二氢吡啶芳构化生成硝基吡啶衍生物 2,6-二甲基-4-(2-硝基苯基)-3,5-吡啶二甲酸二甲酯（药典称之为杂质Ⅰ）或亚硝基吡啶衍生物 2,6-二甲基-4-(2-亚硝基苯基)-3,5-吡啶二甲酸二甲酯（药典称之为杂质Ⅱ），毒性增加，药典规定检查"有关物质"即系指检查杂质Ⅰ和杂质Ⅱ（HPLC 法）。

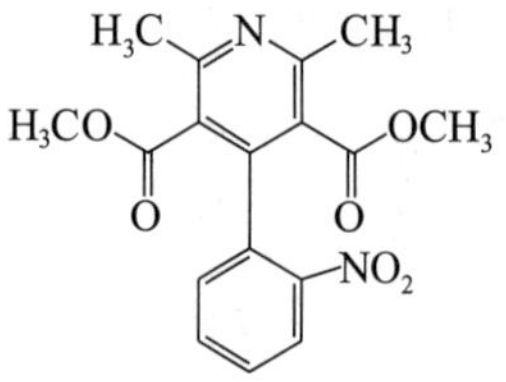

本品含有芳香硝基结构，其丙酮溶液遇氢氧化钠溶液呈显橙红色，用于药典鉴别。

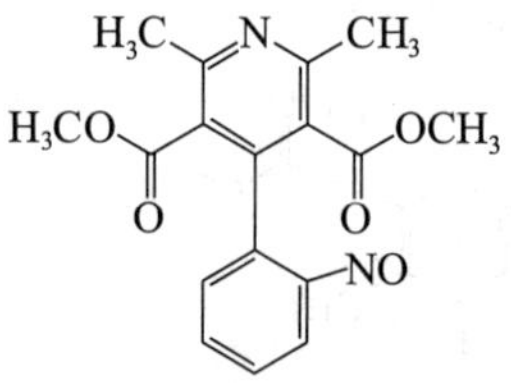

本品主要用于预防和治疗心绞痛，特点为扩张血管作用明显，吸收迅速且完全；本品也是目前首选降压药之一；本品属于第一代二氢吡啶类钙通道阻滞剂，价格低廉，应用广泛，但 2008 年 FDA 警告，短效硝苯地平，尤其高剂量应用时可能增加心肌梗死的危险性，因此本品除药典收载硝苯地平片和胶囊制剂外，现临床上常用其缓释片或控释片，以减少给药次数和剂量。

西尼地平　Cilnidipine

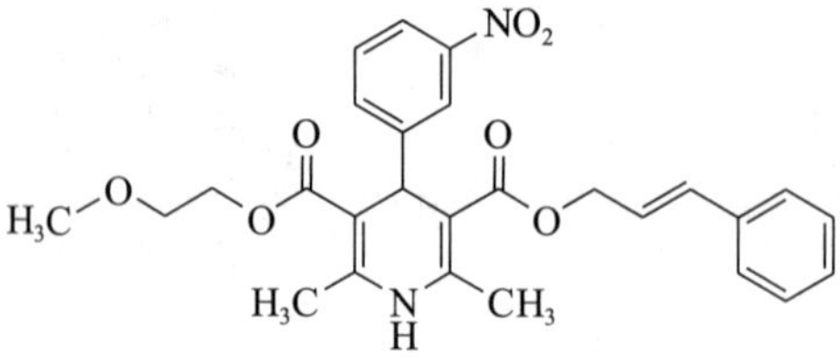

化学名为 1,4-二氢-2,6-二甲基-4-(3-硝基苯基)-3,5-吡啶二羧酸 2-甲氧基乙酯肉桂醇酯。

本品为淡黄色粉末；易溶于丙酮或乙酸乙酯，略溶于甲醇或乙醇，几乎不溶于水。

本品含有手性碳原子，具有光学异构体，其活性主要来自左旋体，药用品为外消旋体。

本品苯丙烯醇（肉桂醇）酯部分含有碳碳双键，具有几何异构，药用品为反式异构体。

本品含有芳香硝基，可被锌粉和盐酸还原，生成芳香第一胺，加亚硝酸钠试液，再滴加碱性 β-萘酚试液，即显橙红色沉淀，用于药典鉴别。

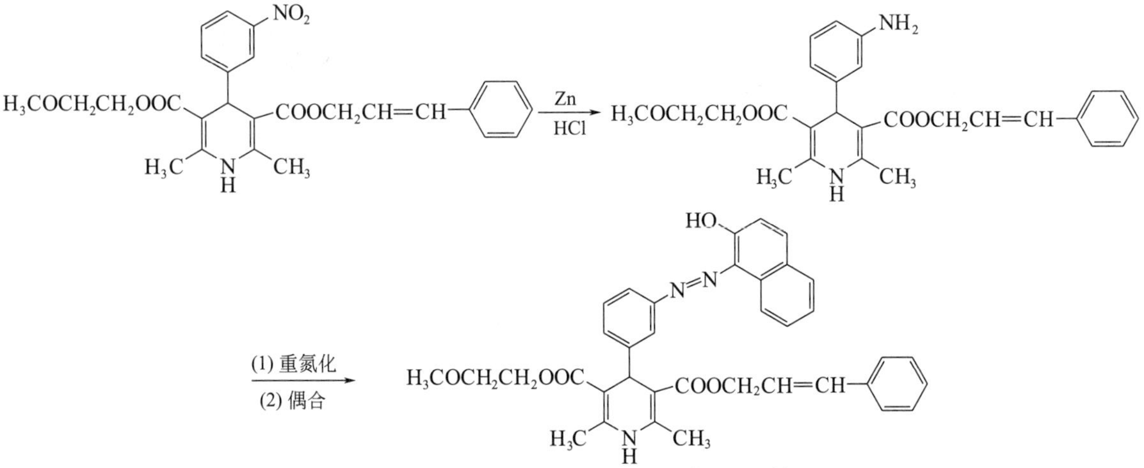

本品用于预防和治疗心绞痛、原发性高血压、肾性高血压等。

（二）苯烷基胺类

苯烷基胺类钙通道阻滞剂代表药物为维拉帕米（Verapamil），临床常用其缓释片治疗心律失常、心绞痛及原发性高血压。

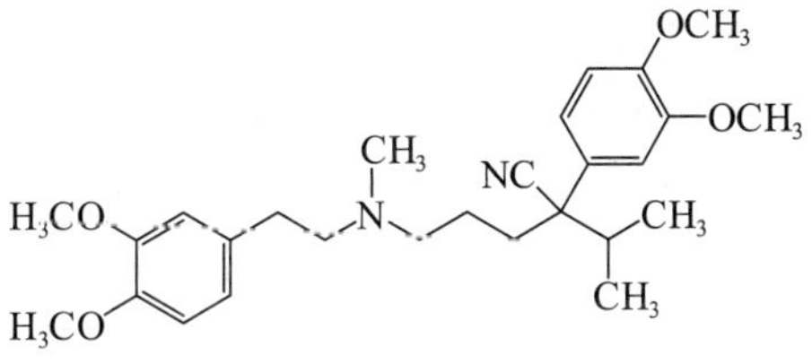

维拉帕米

（三）苯并硫氮䓬类

苯并硫氮䓬类钙通道阻滞剂典型药物有地尔硫䓬（Diltiazem），用于治疗心绞痛，兼有降压和抗心律失常作用。

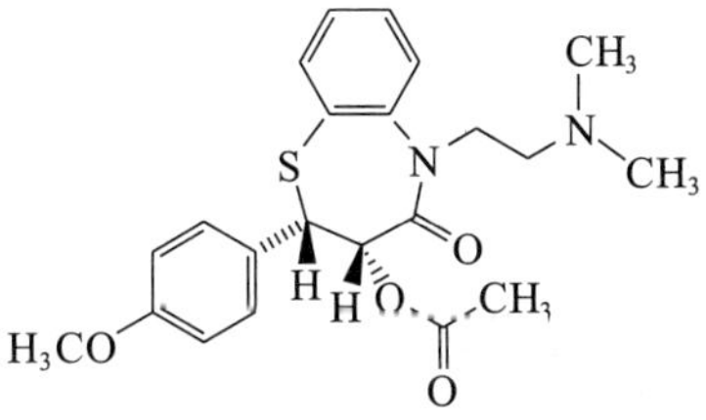

地尔硫䓬

（四）二苯哌嗪类

二苯哌嗪类钙通道阻滞剂药物有桂利嗪（Cinnarizine）、氟桂利嗪（Flunarizine）及洛美利嗪（Lomerizine）等。该类药物对血管平滑肌钙通道有选择性抑制作用，明显改善脑循环及冠状循环，主要用于治疗脑血管痉挛、偏头痛等脑血管疾病等。

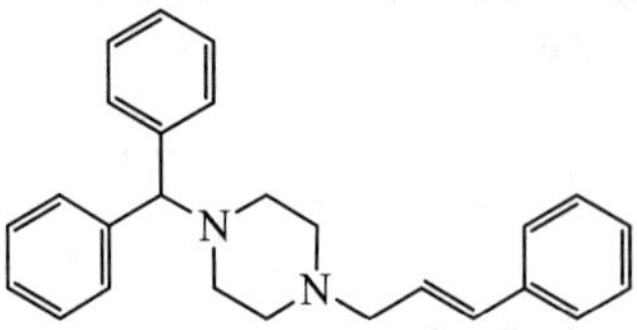

桂利嗪

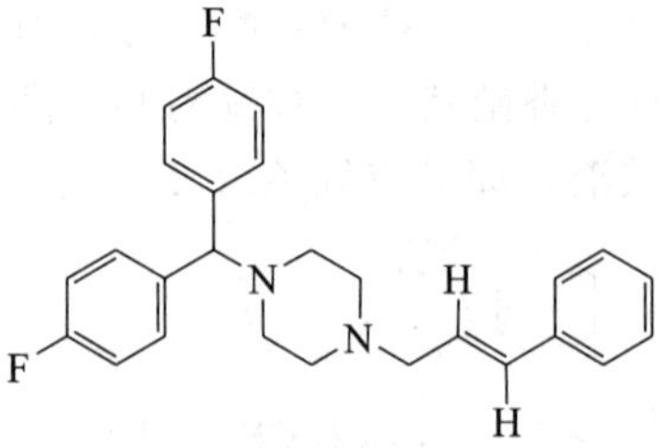

氟桂利嗪

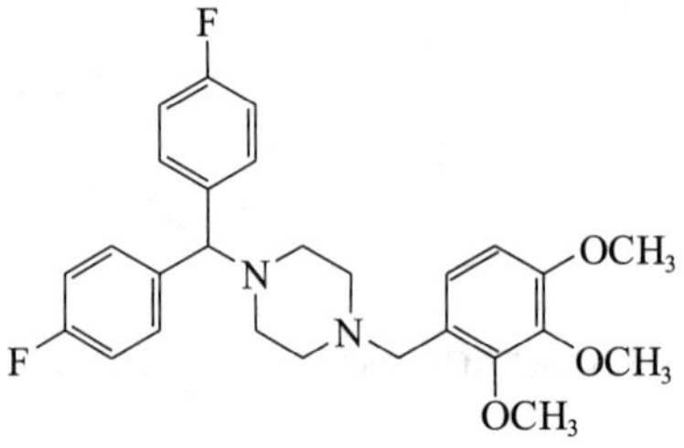

洛美利嗪

三、β受体阻滞剂

β受体阻滞剂可竞争性阻止内源性儿茶酚胺类物质与β受体结合，通过减慢心率，减弱心肌收缩力，降低外周血管阻力，从而减少心输出量和心肌耗氧量以缓解心绞痛，且大多兼有抗心律失常和抗高血压作用。该类药物主要有普萘洛尔、阿替洛尔（Atenolol）、拉贝洛尔（Labetalol）、噻吗洛尔（Timolol）、比索洛尔（Bisoprolol）、索他洛尔（Sotalol）、阿罗洛尔（Arotinolol）、氧烯洛尔（Oxprenolol）及艾司洛尔（Esmolol）等"洛尔"药物。其中，噻吗洛尔可减少房水生成，降低房压，常制成马来酸盐滴眼液用于各型青光眼；盐酸艾司洛尔为2015年版药典新增品种。

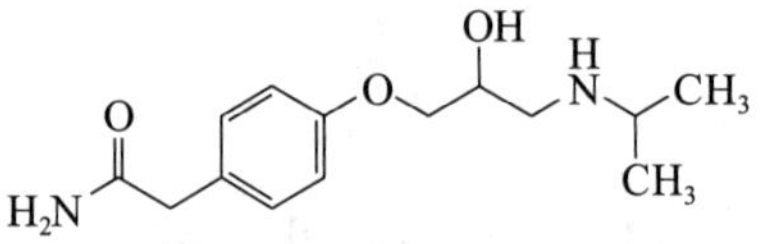

阿替洛尔

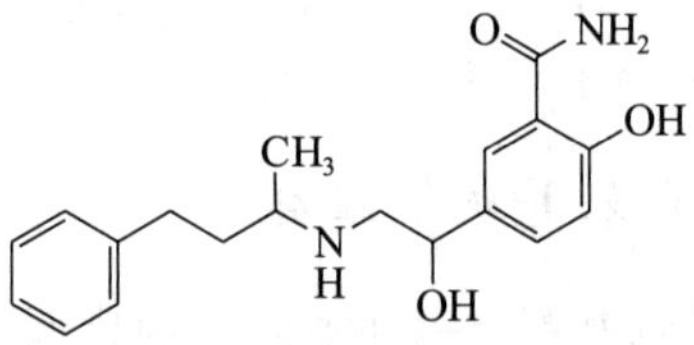

拉贝洛尔

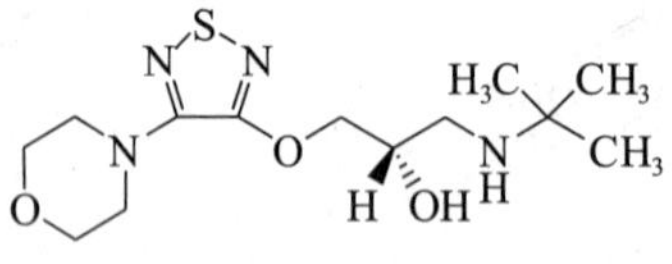

噻吗洛尔

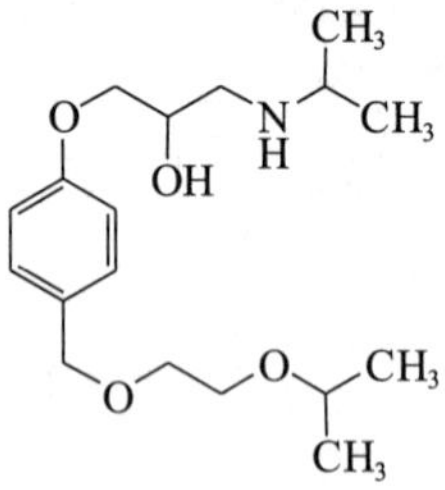

比索洛尔

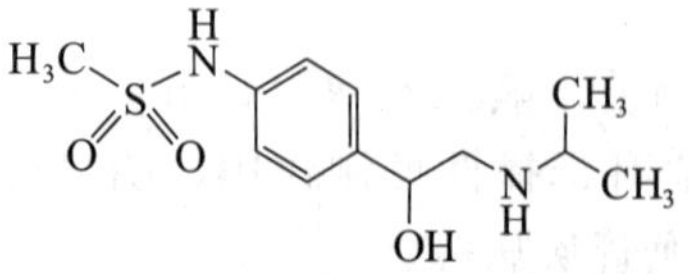

索他洛尔

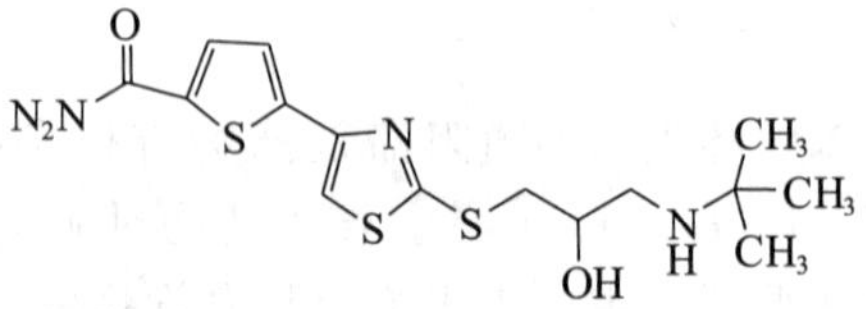

阿罗洛尔

氧烯洛尔　　　　　　　　　　艾司洛尔

盐酸普萘洛尔　Propranolol Hydrochloride

化学名为1-异丙氨基-3-(1-萘氧基)-2-丙醇盐酸盐。

本品为白色或类白色结晶性粉末，无臭；溶于水或乙醇，微溶于三氯甲烷；熔点为162～165℃。

本品含手性碳原子，具有光学异构体，左旋体活性强，右旋体活性仅为左旋体的1/100～1/50，药用品为外消旋体。

本品水溶液与硅钨酸试液作用生成淡红色沉淀。

本品水溶液显氯化物的鉴别反应。

本品主要用于治疗心绞痛、窦性心动过速、心房扑动及颤动等室上性心动过速等，兼有降压作用。

第三节　抗心律失常药

正常心脏在窦房结的控制下按一定的频率进行有节律的跳动，当心脏的冲动起源异常或冲动传导障碍时，均可引起心律失常。抗心律失常药（antiarrythmic drugs）是通过影响心肌细胞 Na^+、Ca^{2+} 或 K^+ 等离子的转运，纠正电生理异常而发挥作用。根据其作用机制抗心律失常药可分为四类：Ⅰ类为钠通道阻滞剂、Ⅱ类为延长动作电位时程药、Ⅲ类为钙通道阻滞剂、Ⅳ类为β受体阻滞剂（其中钙通道阻滞剂和β受体阻滞剂参见本章第二节抗心绞痛药）。

一、钠通道阻滞剂

钠通道阻滞剂（sodium channels blockers）是一类能抑制钠离子内流，从而抑制心肌细胞动作电位振幅及超射幅度，使其传导速率减慢，延长有效不应期，达到抗心律失常的作用。

1918年，首先发现并应用于临床的抗心律失常药是来自于金鸡纳树皮中生物碱的奎尼丁（Quinidine），该药具有手性碳原子，药用品为右旋体（其左旋体奎宁为抗疟药）。其后，人们从局麻药普鲁卡因的结构改造中得到普鲁卡因胺，该药抗心律失常作用与奎尼丁相似，但更为安全，可口服或注射给药。利多卡因既是一个局麻药，亦可用于治疗各种室性心律失常。美西律（Mexiletine）口服时适用于慢性快速型室性心律失常，静脉注射用于急性室性心律失常的治疗，普罗帕酮（Propafenone）适用于室性和室上性心律失常。

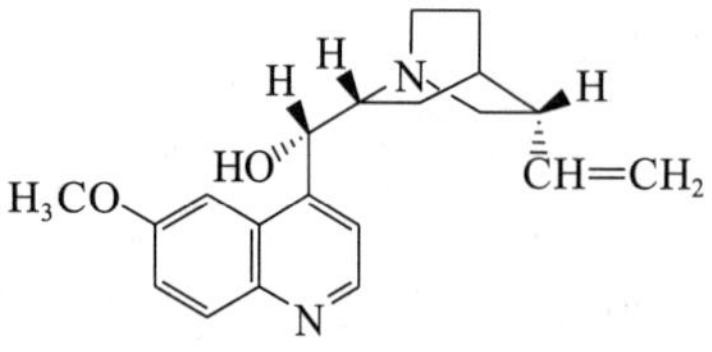

奎尼丁 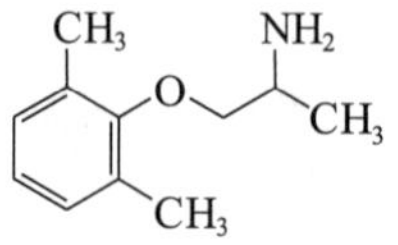　　　　　美西律 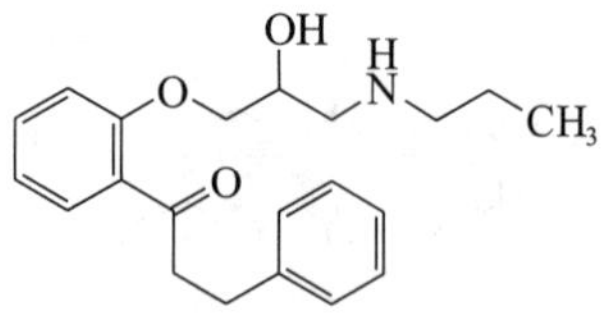　　　　　普罗帕酮

盐酸普鲁卡因胺　Procainamide Hydrochloride

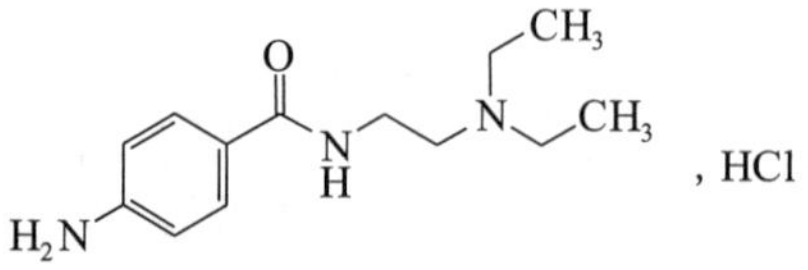

化学名为 N-[(2-二乙氨基)乙基]-4-氨基苯甲酰胺盐酸盐。

本品为白色至淡黄色结晶性粉末，无臭，有引湿性；易溶于水，溶于乙醇，微溶于三氯甲烷，极微溶于乙醚；熔点为 165～169℃。

本品分子中含酰胺结构，长期置于潮湿空气中或在强酸性溶液中均可水解为对氨基苯甲酸和二乙氨基乙胺。

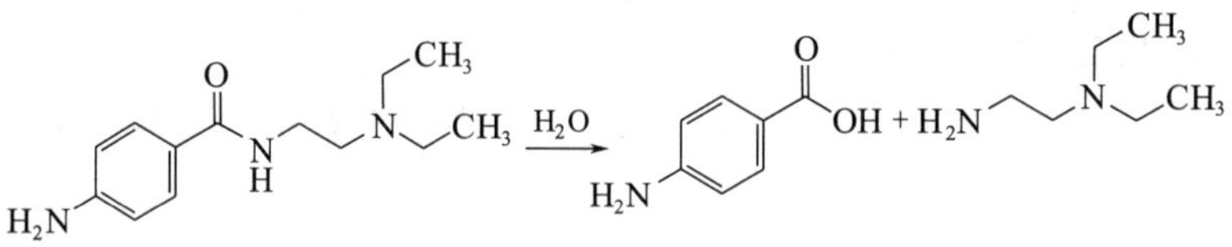

本品具有酰胺结构，加三氯化铁试液与浓过氧化氢溶液，缓缓加热至沸，生成异羟肟酸铁使溶液呈显紫红色，随即变为暗棕色至棕黑色，用于药典鉴别。

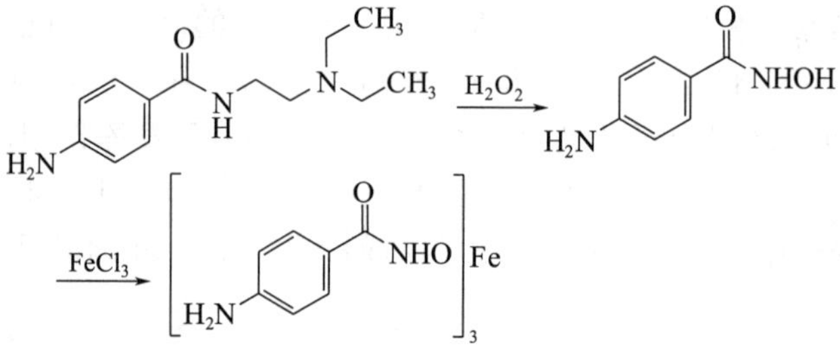

本品含有芳香第一胺结构，能发生重氮化反应，以亚硝酸钠为标准滴定液，采用永停法指示终点，药典用于含量测定。

本品的水溶液显氯化物的鉴别反应。

本品主要用于室性心律失常的治疗，对室性早搏和室性心动过速疗效较好。

二、延长动作电位时程药物

延长动作电位时程药又称为钾通道阻滞剂（potassium channel blockers）。该类药物作用于心肌细胞的电压敏感性钾通道，使钾离子外流速率减慢，延长动作电位时程，恢复窦性心律。如盐酸胺碘酮主要电生理效应是延长各部心肌组织的动作电位及有效不应期，降低房室传导速率。索他洛尔是具有延长动作电位时程兼有 β 受体阻滞作用的广谱抗心律失常药物，对室上性、室性心律失常均有较好的疗效。受索他洛尔分子中含有甲磺酰胺结构的启发，研究人员陆续开发了含有甲磺酰胺结构的新型抗心律失常药，如 1996 年美国上市的伊布利特（Ibutilide）是一种速效、安全的抗心律失常药物，特别对快速终止房扑、房颤疗效较好；1999年欧盟药品委员会批准上市的多非利特（Dofetilide），用于治疗和预防房性心律失常，如房颤、心房扑动和阵发性室上性心动过速，维持窦性节律，也可预防室性心动过速的发生和降低心衰病人并发症的发生率；2009年美国上市的决奈达隆（Dronedarone），适用于阵发性或持续性心房颤动患者，且可降低住院风险，该药2012年经国家食品药品监督管理总局获准进口用于临床。

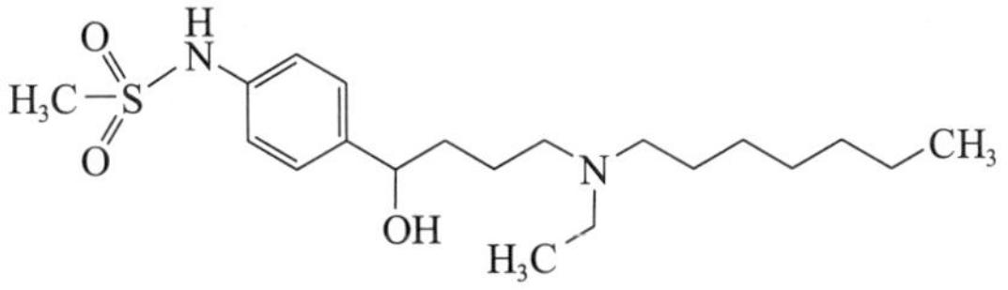

伊布利特

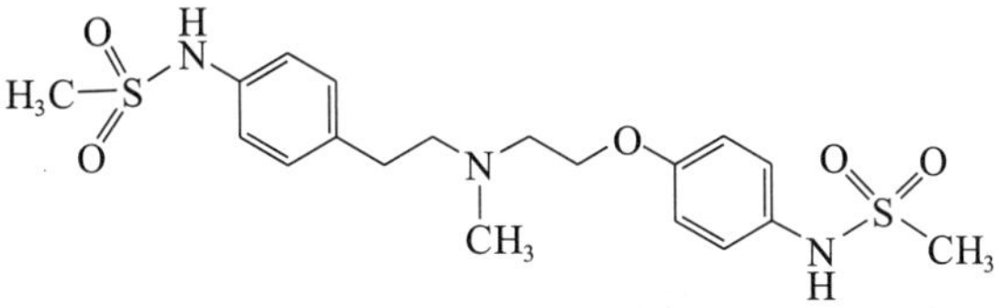

多非利特

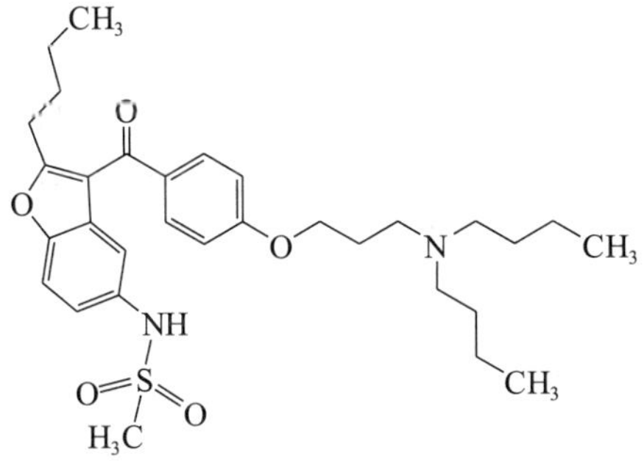

决奈达隆

盐酸胺碘酮 Amiodarone Hydrochloride

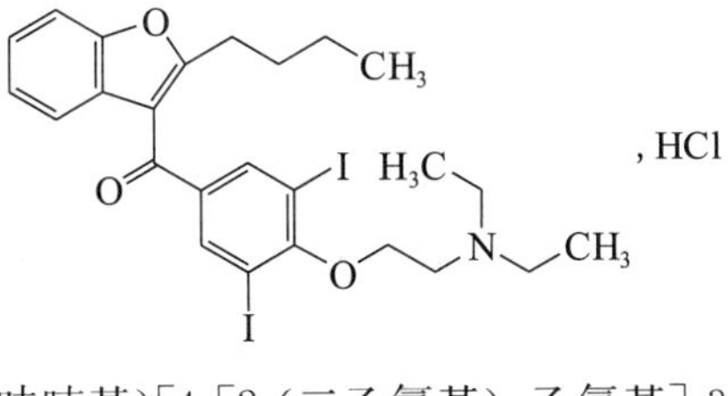

化学名为（2-丁基-3-苯并呋喃基）[4-[2-(二乙氨基)乙氧基]-3,5-二碘苯基] 甲酮盐酸盐。

本品为白色至微带黄色结晶性粉末，无臭；易溶于三氯甲烷，溶于乙醇，微溶于丙酮，几乎不溶于水；熔点为158～162℃（熔融时同时分解）。

本品为苯并呋喃类衍生物，对光不稳定，易发生自动氧化，故应遮光、密封保存。

本品结构中含有羰基，可与2,4-二硝基苯肼溶液反应，生成胺碘酮-2,4-二硝基苯腙黄色沉淀。

本品为有机碘化物，与硫酸共热，即有紫色的碘蒸气产生。

本品的乙醇溶液显氯化物的鉴别反应。

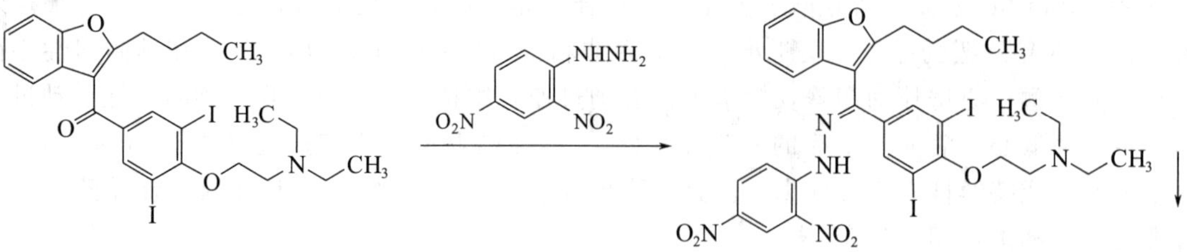

本品用于室上性和室性心动过速，阵发性心房扑动和颤动，预激综合征及持续心房颤动、心房扑动电转复后的维持治疗。

第四节 抗高血压药

抗高血压药物（antihypertensive drugs）又称降压药，根据作用部位和作用方式不同，通常分为作用于自主神经系统的药物、血管紧张素转化酶抑制剂、血管紧张素Ⅱ受体拮抗剂及血管平滑肌扩张药等。

一、作用于自主神经系统的药物

作用于自主神经系统的药物主要有中枢性降压药、肾上腺素受体阻滞剂及神经末梢阻断药等。

中枢性降压药主要有可乐定（Clonidine），该药作用于中枢 α_2 受体，通过负反馈减少外周交感神经末梢去甲肾上腺素的释放而产生降压作用；甲基多巴（Methyldopa）用于轻、中、重度高血压，为妊娠期伴有高血压的首选治疗药物。

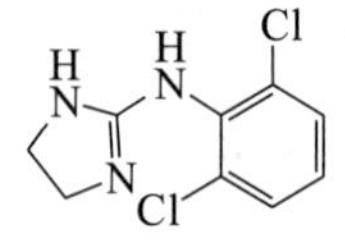

可乐定 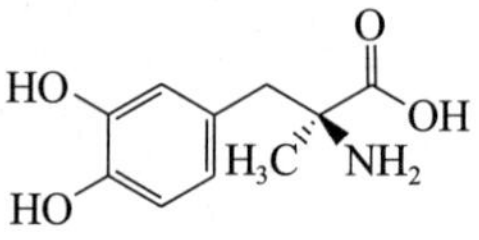　　　　　　甲基多巴

肾上腺素受体阻滞剂可分为 α_1 受体阻滞剂和 β 受体阻滞剂。α_1 受体阻滞剂主要包括早期应用于临床的具有喹唑啉结构的哌唑嗪（Prazosin）、特拉唑嗪（Terazosin）、多沙唑嗪（Doxazosin）等"唑嗪"类和具有新型结构的乌拉地尔（Urapidil）、萘哌地尔（Naftopidil）、法舒地尔（Fasudil）等"地尔"类，其中乌拉地尔用于治疗高血压危象和围手术期高血压，萘哌地尔用于良性前列腺增生引起的排尿障碍，法舒地尔适应证为改善和预防蛛网膜下腔出血术后的脑血管痉挛及引起的脑缺血症状，盐酸特拉唑嗪、萘哌地尔和盐酸法舒地尔均为2015年版药典新增品种。β 受体阻滞剂详见本章第二节抗心绞痛药。

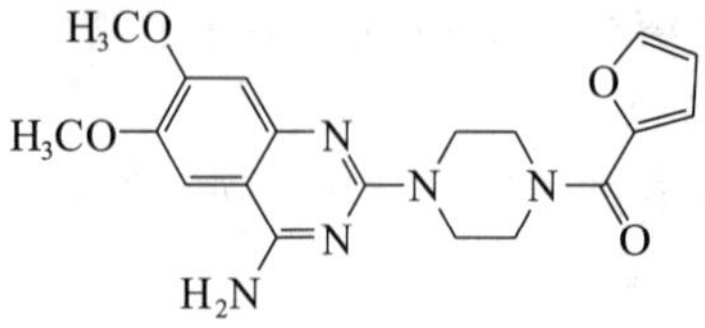

哌唑嗪 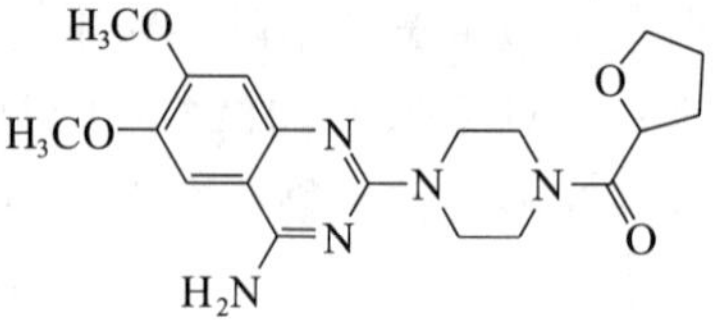　　　　　　特拉唑嗪

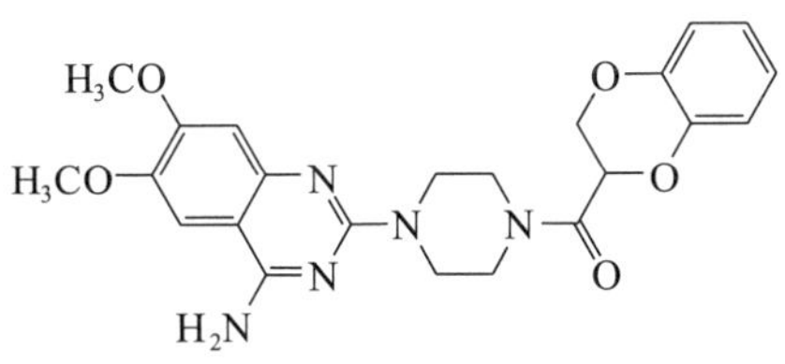

多沙唑嗪

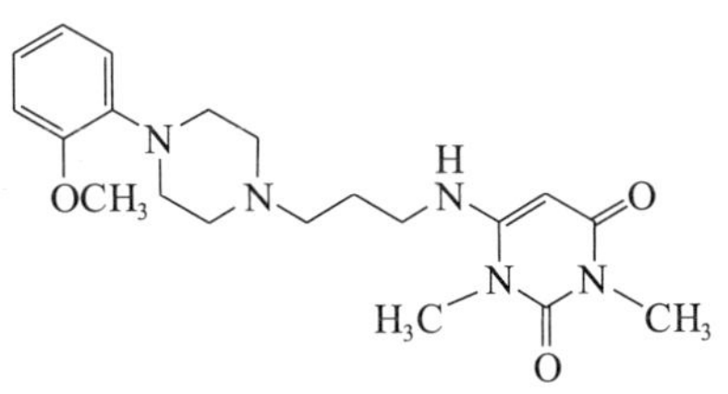

乌拉地尔

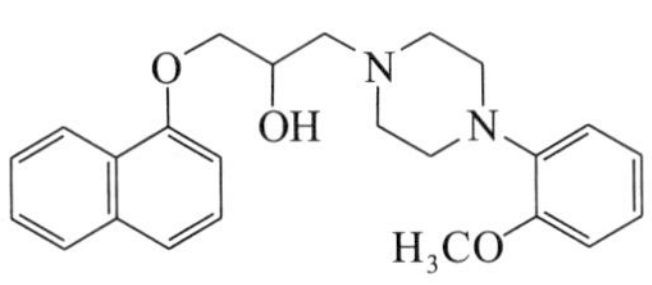

萘哌地尔

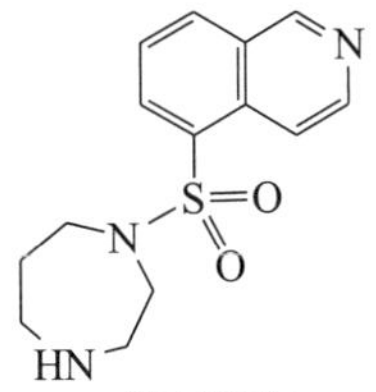

法舒地尔

神经末梢阻断药如利血平，该药是从植物萝芙木的根中提取分离出的生物碱，也是第一个用于临床的天然产物类降压药，其作用机制是在使交感神经末梢囊泡内的神经递质释放增加的同时，阻止递质再摄入囊泡，使囊泡内的神经递质减少而耗竭，从而使交感神经冲动传导受阻，引起血管舒张，产生降压作用。

利血平 Reserpine

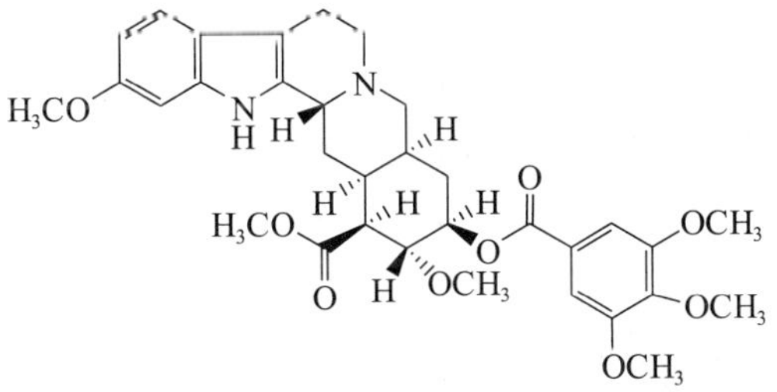

化学名为 18β-(3,4,5-三甲氧基苯甲酰氧基)-11,17α-二甲氧基-3β，20α-育享烷-16β-甲酸甲酯。

本品为白色至淡黄褐色的结晶或结晶性粉末，无臭；易溶于三氯甲烷，微溶于丙酮，几乎不溶于水、甲醇、乙醇或乙醚；比旋度为 $-115°\sim-131°$（1%三氯甲烷溶液）。

本品及其水溶液均较稳定，水溶液在 pH 3 时最稳定；但分子中含有两个酯键，在强酸或碱性条件下仍可发生水解反应，尤其是碱性条件下，两个酯键均能水解，生成利血平酸。

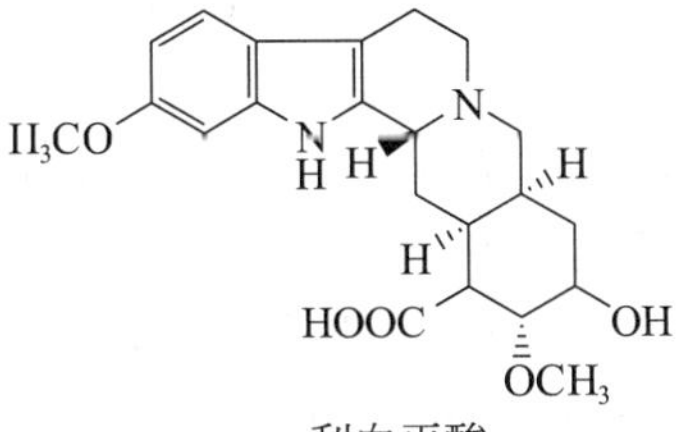

利血平酸

本品在光和热的影响下，3β-H 可发生差向异构化，生成 3α-H 的差向异构物 3-异利血平，失去活性。

[结构图：利血平 → 3-异利血平，光/热条件]

3-异利血平

本品在光照和酸催化下，极易被氧化而色渐变深。首先被氧化生成3,4-二去氢利血平，呈黄绿荧光；进一步氧化生成3,4,5,6-四去氢利血平，为蓝色荧光；再进一步被氧化则生成无荧光的褐色和黄色聚合物，故本品应遮光、密封保存。

[结构图：→ 3,4-二去氢利血平，[O]条件]

3,4-二去氢利血平

[结构图：→ 3,4,5,6-四去氢利血平，光/[O]条件]

3,4,5,6-四去氢利血平

本品遇钼酸钠的硫酸溶液，即显黄色，放置后变为蓝色，用于药典鉴别。

本品加新制香草醛试液，放置后显玫瑰红色，用于药典鉴别。

本品加对二甲氨基苯甲醛、冰醋酸及硫酸，混匀，即显绿色；再加冰醋酸溶液，转变为红色，用于药典鉴别。

本品用于轻度和中度早期高血压，降压作用弱，不良反应多，不宜长期使用；本品多与利尿药、血管平滑肌扩张药组成复方制剂用于临床，如复方利血平氨苯蝶啶片（北京降压0号，主要含有利血平、氢氯噻嗪、氨苯蝶啶及双嗪屈肼），2015年版药典新增收载复方利血平片（主要含有利血平、氢氯噻嗪及双嗪屈肼等）。

二、血管紧张素转化酶抑制剂

肾素-血管紧张素-醛固酮系统（renal-angiotensin-aldosterone system，RAAS）对血压的形成和调节具有重要作用。肾素是一种蛋白水解酶，它激活血浆中的血管紧张素原，释放出无降压活性的血管紧张素Ⅰ，血管紧张素Ⅰ在血管紧张素转化酶催化下，转变为血管紧张素Ⅱ，血管紧张素Ⅱ具有较强的血管收缩作用和促进醛固酮释放作用，从而引起血压升高。RAAS领域研究较多的是血管紧张素转化酶抑制剂（angiotensin converting enzyme inhibitors，ACEI），其作用机制是抑制血管紧张素转化酶的活性，从而抑制血管紧张素Ⅱ的生成，使血管扩张而降低血压。

1981年，第一个ACEI卡托普利由施贵宝公司（Squibb Company）研制成功并上市，1984年依那普利在德国上市。ACEI具有疗效好、作用久、兼有减少左心室肥厚等优点，从20世纪80年代后期起多国陆续开发并成功上市一系列ACEI供临床使用，成为当今治疗高血压病的一支重要生力军，主要药物有福辛普利（Fosinopril）、赖诺普利（Lisinopril）、喹那普利（Quinapril）、地拉普利（Delapril）、雷米普利（Ramipril）及咪达普利（lmidapril）等普利类（-pril）药物，其中赖诺普利直接含有活性二酸结构，依那普利、福辛普利、喹那普利、地拉普利、雷米普利及咪达普利皆为含有酯键和单羧酸结构的前药，口服后在肝脏水解代谢生成具有活性的二酸型化合物而显效。雷米普利为2015年版药典新增品种，盐酸咪达普利片于2015年4月经国家食品药品监督管理总局批准用于临床。

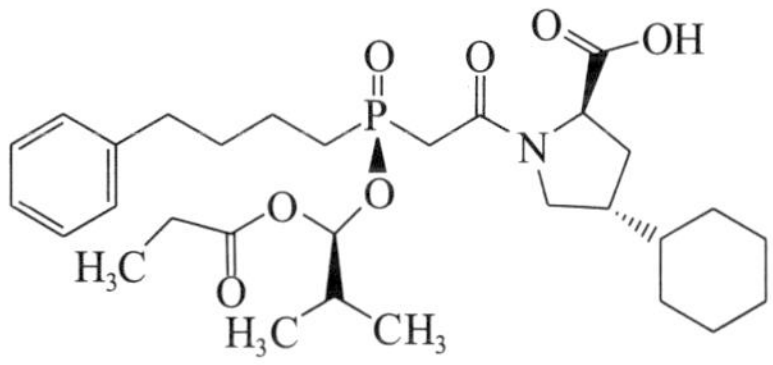

福辛普利 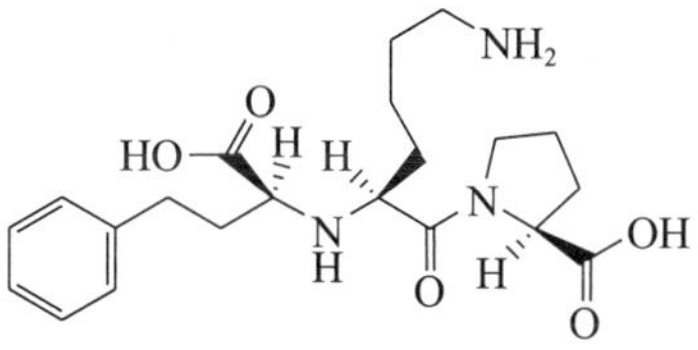　　　　　　　赖诺普利 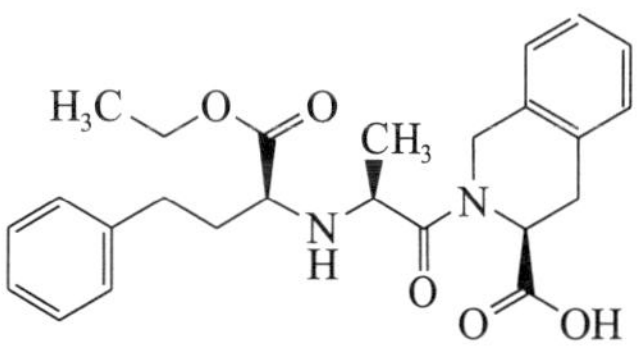　　　　　　　喹那普利

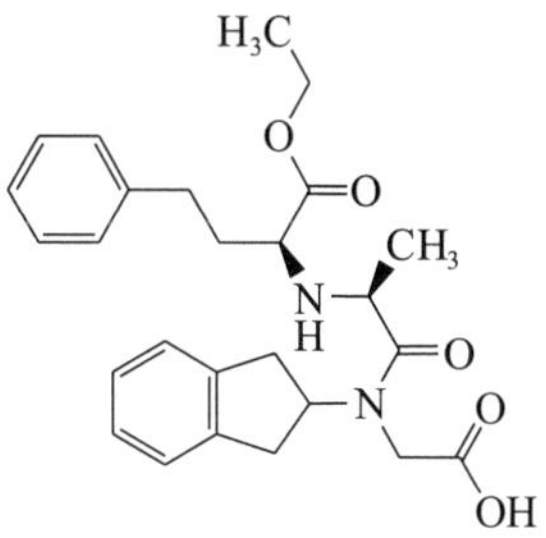

地拉普利 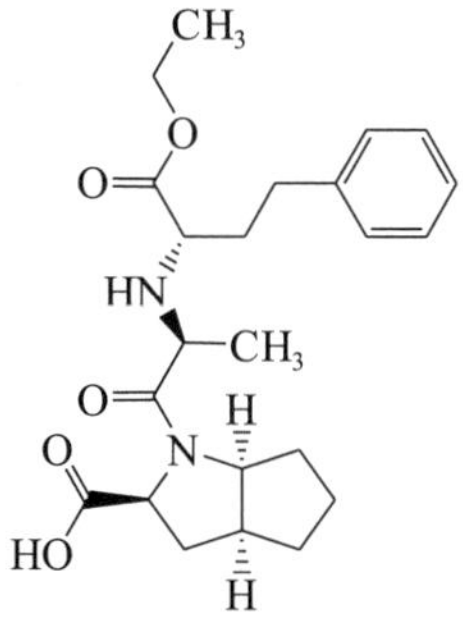　　　　　　　雷米普利 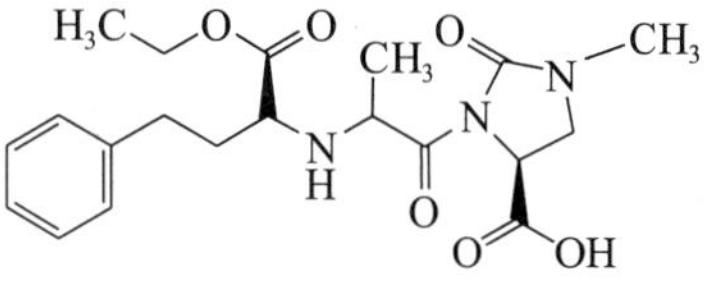　　　　　　　咪达普利

卡托普利　Captopril

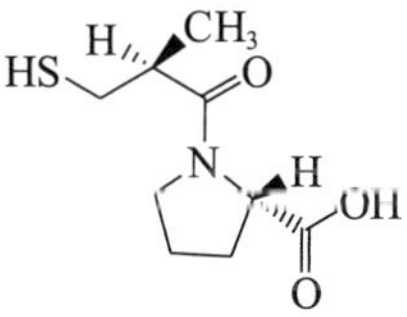

化学名为 1-[(2S)-2-甲基-3-巯基-丙酰基]-L-脯氨酸。

本品为白色或类白色结晶性粉末，有类似蒜的特臭；易溶于甲醇、乙醇或三氯甲烷，溶于水；熔点为 104～110℃。

本品含有两个手性碳原子，故具有光学异构体，药用品为左旋体，比旋度为 -126°～-132°(2% 乙醇溶液)。

本品分子中含有巯基，具有较强的还原性，水溶液遇光能自动氧化或被化学氧化剂氧化生成二硫化物，如被碘酸钾氧化，用于药典含量测定。

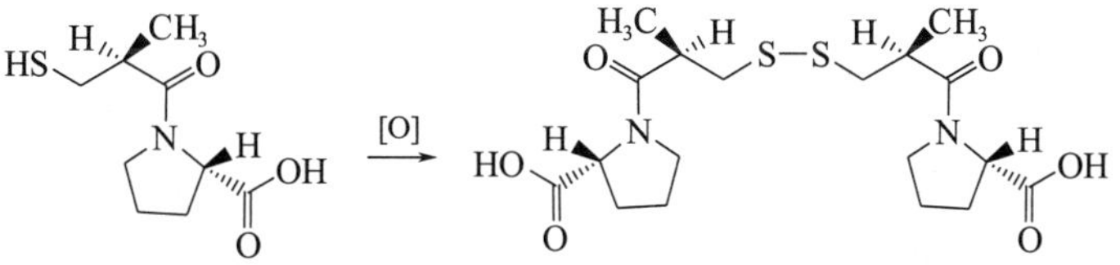

本品含有硫醇结构，加亚硝酸钠和稀硫酸，则生成红色的亚硝酸硫醇酯的衍生物，用于药典鉴别。

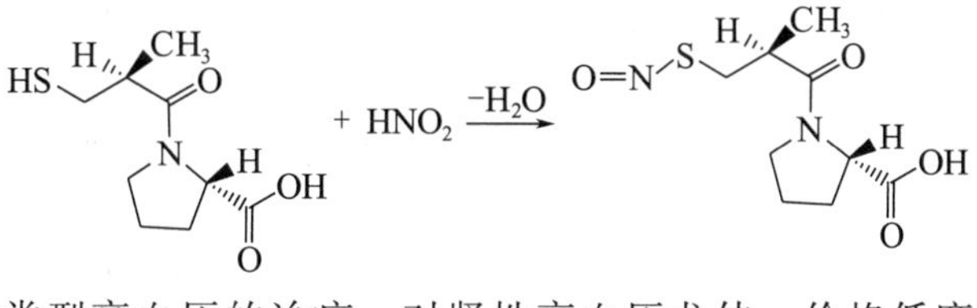

本品适用于各种类型高血压的治疗，对肾性高血压尤佳，价格低廉，能为众多低收入病人所接受，也是临床医生的首选药品之一。

马来酸依那普利　Enalapril Maleate

化学名为 N-[(S)-1-乙氧羰基-3-苯丙基-]-L-丙氨酰-L-脯氨酸顺丁烯二酸盐。

本品为白色或类白色结晶性粉末，无臭，微有引湿性；易溶于甲醇，略溶于水，微溶于乙醇或丙酮，几乎不溶于三氯甲烷。

本品分子中含有三个手性中心，故具有光学异构体，药用品为左旋体，比旋度为 $-41°\sim-43.5°$（1%甲醇溶液）。

本品分子中的马来酸含有双键，具有还原性，加稀硫酸和高锰酸钾试液后，红色即消失，用于药典鉴别。

本品为一前药，口服吸收后在肝脏内水解生成活性二酸结构代谢物依那普利拉（Enalaprilat）；依那普利拉的作用强度和作用时间均优于本品，但口服吸收差，故临床上将依那普利拉制成注射液，静脉使用，起效迅速，用于治疗高血压急症的快速降压，尤其适用于处于昏迷状态及因各种原因不能口服给药的患者。

依那普利拉

福辛普利、喹那普利、地拉普利、雷米普利及咪达普利等 ACEI 在体内均发生与依那普利类似的代谢反应，分别生成福辛普利拉、喹那普利拉、地拉普利拉、雷米普利拉及咪达普利拉而发挥药效，用于原发性、肾性及恶性高血压等的治疗。

三、血管紧张素 II 受体拮抗剂

鉴于血管紧张素 I 在血管紧张素转化酶催化下转变为引起血压升高的血管紧张素 II 的这一机理，从 20 世纪 90 年代起科研人员着手研究开发并陆续得到一系列血管紧张素 II 受体拮抗剂（angiotensin II receptor antagonist），用于治疗各种类型高血压，并对心、脑、肾有较好的保护作用，已被世界卫生组织/国际高血压学会（World Health Organization/International Society of Hypertension，WHO/ISH）推荐为一线降压药。

1994 年，第一个血管紧张素 II 受体拮抗剂氯沙坦（Losartan）上市，现已在近 100 个国家被批准使用，其后血管紧张素 II 受体拮抗剂纷纷占领市场，缬沙坦（Valsartan）、厄贝沙坦（Irbesartan）、替米沙坦（Telmisartan）、坎地沙坦酯（Candesartan Cilexetil）及阿利沙坦酯（Allisartan Isoproxil）等众多沙坦类（-sartan）药物相继上市。其中，厄贝沙坦和替米沙坦为 2015 年版药典新增品种；坎地沙坦酯和阿利沙坦酯为前药，在体内胃肠道被酯酶水解成活性代谢产物而奏效，阿利沙坦酯片为 2013 年 10 月经国家食品药品监督管理总局批准生产的国家一类新药。该类药物可与利尿剂联合使用，也可与利尿剂组成复方制剂，如 2013 年日本获准低剂量复方坎地沙坦酯/氢氯噻嗪片上市，用以治疗使用单一药物不能控制的高血压病患者。

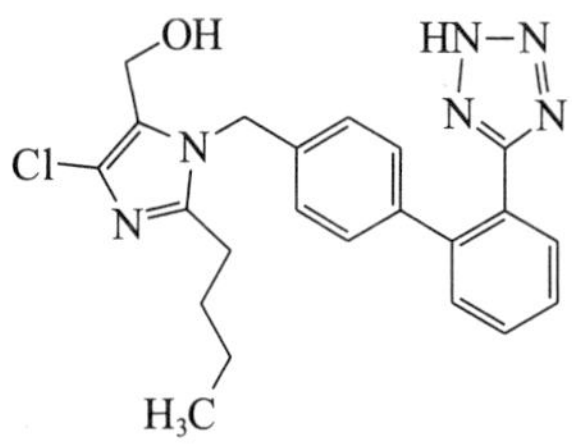

氯沙坦 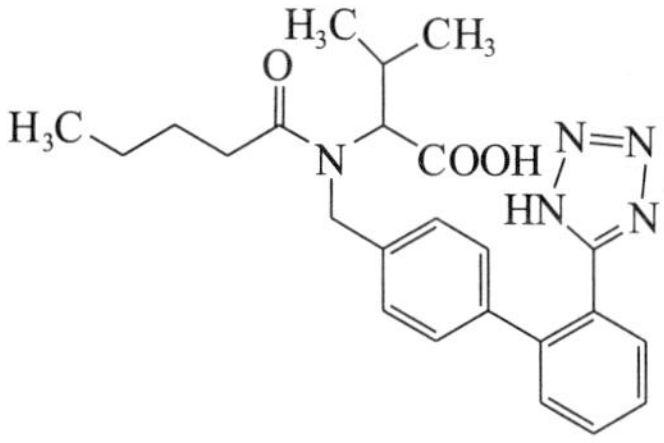　　　　　　　缬沙坦 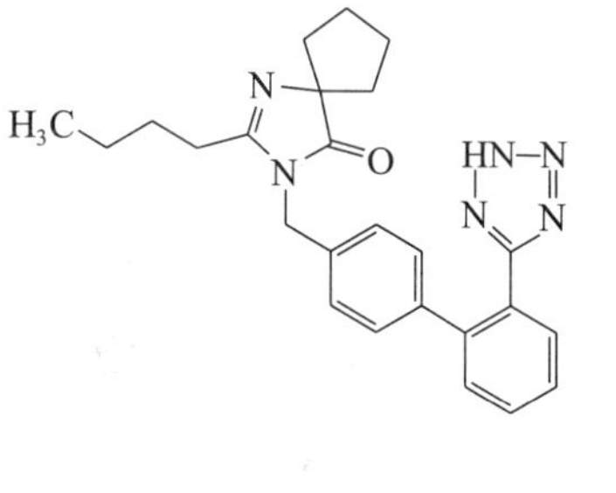　　　　　　　厄贝沙坦

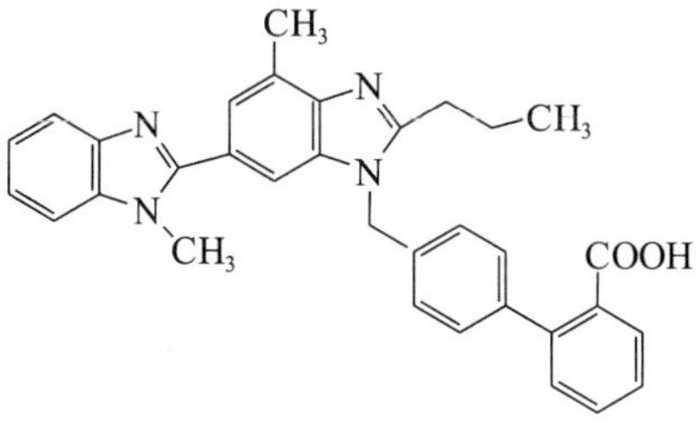

替米沙坦 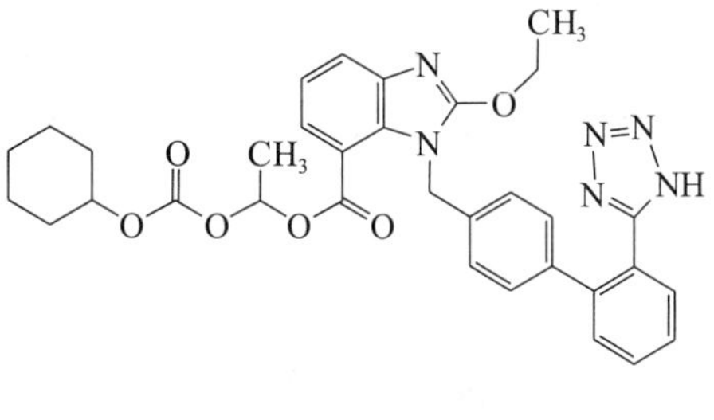　　　　　　　　　坎地沙坦酯

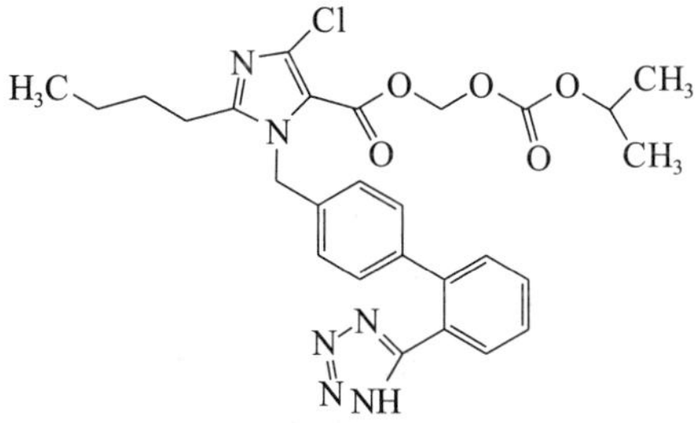

阿利沙坦酯

四、血管平滑肌扩张药

血管平滑肌扩张药直接作用于外周小动脉平滑肌，扩张血管，降低外周阻力，使血压下降。应用较早的硝普钠（Sodium Nitroprusside，亚硝基铁氰化钠，$Na_2[Fe(CN)_5NO]$）为一速效、短效的血管扩张药，用于高血压急症和急性心力衰竭；后来研究发现含有哒嗪环结构的肼屈嗪（Hydralazine）和双肼屈嗪（Dihydralazine），具有中等强度的降压作用，对降低舒张压效果显著，并能增加心输出量和肾血流量。

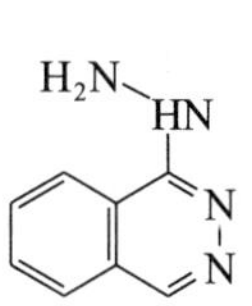

肼屈嗪 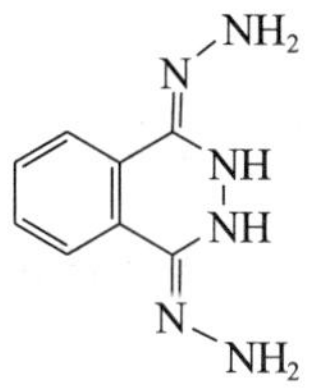　　　　　　双肼屈嗪

第五节　利尿药

利尿药（diuretics）是直接作用于肾脏，通过增加电解质和水的排出，使尿量增多的一类药物。大多数利尿药可影响原尿中 Na^+、Cl^- 等电解质和水的重吸收，增加肾脏对尿的排

泄速度，减少血容量，从而达到降低血压的目的。此外，利尿药还可以使患者通过排出过多的体液，消除水肿，用于治疗慢性充血性心衰并发的水肿、急性肺水肿及脑水肿等疾病。

根据化学结构类型不同，可将利尿药分为多羟基化合物、含氮杂环类、α，β-不饱和酮类、苯并噻嗪类及磺酰胺类、醛甾酮拮抗剂类五类。

一、多羟基化合物

该类药物属于渗透性利尿药，主要通过静脉注射方式，依靠物理学性质，提高血浆渗透压，产生组织脱水作用，当其通过肾脏排出体外时，可增加水和部分离子的排出，产生渗透性利尿作用。临床上常用的有甘露醇（Mannitol）、山梨醇（Sorbitol）及异山梨醇（Isosorbide ）等，用于降低眼内压、颅内压及心肾功能正常的水肿少尿。

甘露醇

山梨醇

异山梨醇

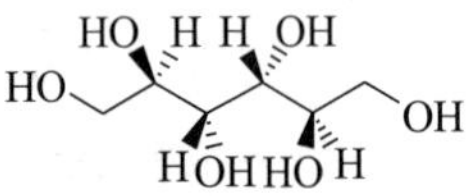

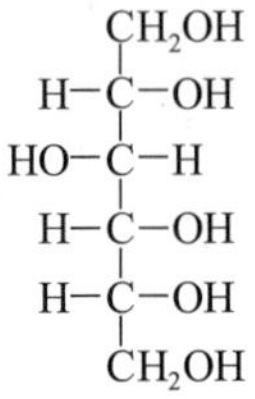

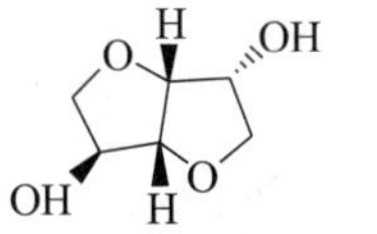

二、含氮杂环类

含氮杂环类利尿药中应用较多的是氨苯蝶啶（Trimterene），主要抑制肾脏远端小管和集合管的 Na^+-K^+ 和 Na^+-H^+ 交换，从而使 Na^+ 和水排出增多，而 K^+ 和 H^+ 排出减少，故为保钾利尿剂，临床上用于治疗心力衰竭、肝硬化和慢性肾炎等引起的顽固性水肿或腹水，可与利血平等制成复方制剂用于降压；阿米洛利（Amiloridum）为蝶啶开环衍生物，药理作用同于氨苯蝶啶，具有强效和长效的特点。

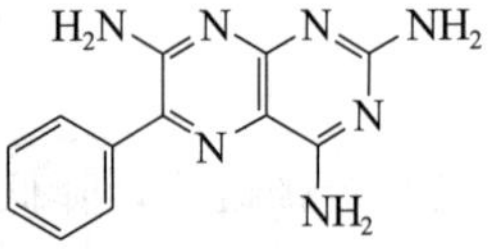

氨苯蝶啶

阿米洛利

三、α,β-不饱和酮类

α,β-不饱和酮类利尿药主要抑制远端小管前段和近端小管对氯化钠的重吸收，从而增加远端小管和集合管的 Na^+-K^+ 交换，K^+ 分泌增多，尿钠、钾、氯、磷和镁等离子排泄增加，对尿钙排泄减少，现用于临床的药物主要有依他尼酸。

依他尼酸　Etacrynic Acid

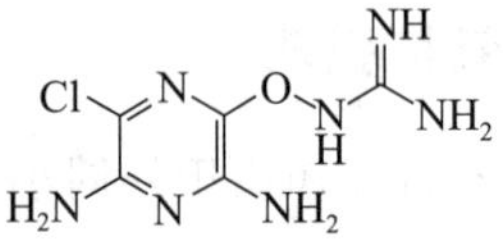

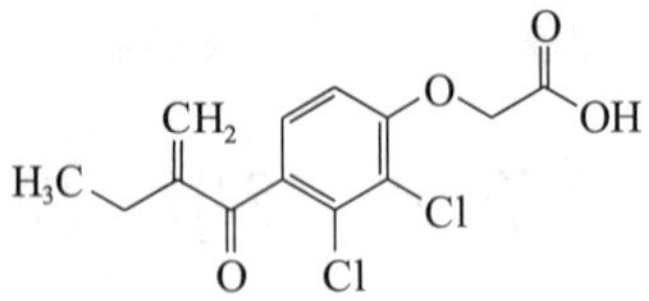

化学名为［2,3-二氯-4-(2-亚甲基丁酰基）苯氧基］乙酸。

本品为白色结晶性粉末，无臭；易溶于乙醇、乙醚或冰醋酸，几乎不溶于水；熔点为

121~125℃。

本品分子含有 α,β-不饱和酮结构，在碱性溶液中受热易分解生成 2,3-二氯-4-丁酰基苯氧乙酸和甲醛。其中，分解产生的甲醛遇变色酸钠及硫酸则显深紫色（甲醛的专属性反应），用于药典鉴别。

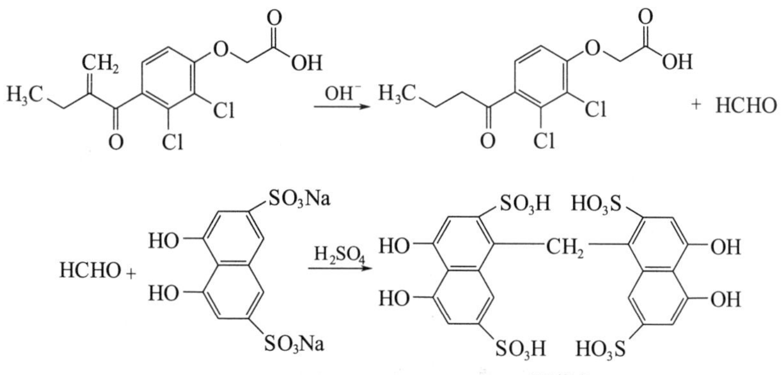

本品结构中含有有机氯，加无水碳酸钠经炽烧后放冷，残渣显氯化物的鉴别反应，用于药典鉴别。

本品结构中含有双键，具有还原性，能使高锰酸钾试液紫色褪去；也可发生加成反应，使溴液棕色褪去。

本品为强效利尿药，用于各型严重水肿；由于该药有较强的排钾作用，故服用时需及时补钾。

四、苯并噻嗪类及磺酰胺类

苯并噻嗪类利尿药的作用机制是抑制髓袢升支粗段皮质部和远曲小管前段对 Na$^+$ 和 Cl$^-$ 的再吸收，产生中等药效的利尿作用。第一个用于临床的苯并噻嗪类药物为氯噻嗪（Chlorothiazide），后经构效关系研究和结构改造先后得到作用强度增加、作用时间延长的氢氯噻嗪、三氯噻嗪（Trichlormethiazide）及氢氟噻嗪（Hydroflumethiazide）等一系列苯并噻嗪类利尿药，临床上常与抗高血压药联用治疗高血压。

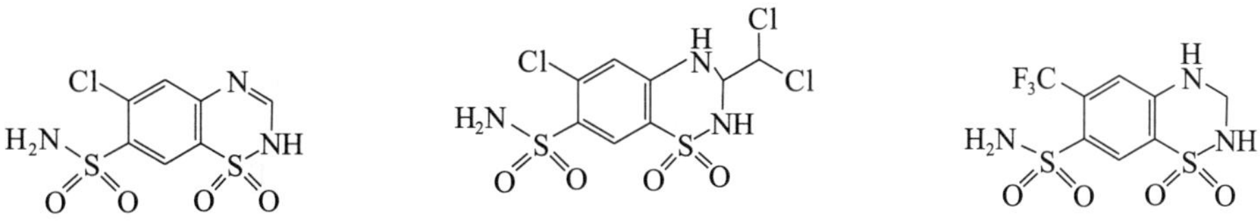

氯噻嗪　　　　　三氯噻嗪　　　　　氢氟噻嗪

磺酰胺类利尿药主要通过抑制肾小管髓袢厚壁段对 NaCl 的主动重吸收，使管腔液与髓质间液渗透压梯度差降低，肾小管浓缩功能下降，从而导致水、Na$^+$、Cl$^-$ 排泄增多。临床常用药物有氯噻酮（Chlorthalidone）、呋塞米、布美他尼（Bumetanide）及吲达帕胺（Indapamide）等，其中，吲达帕胺具有钙拮抗和利尿双重作用，其缓释片广泛用于治疗原发性高血压。托拉塞米（Torasemide）则是 20 世纪 90 年代上市的具有磺酰脲新型结构的新一代高效利尿药，具有起效迅速、作用持久、适应证广及副作用小等优点。

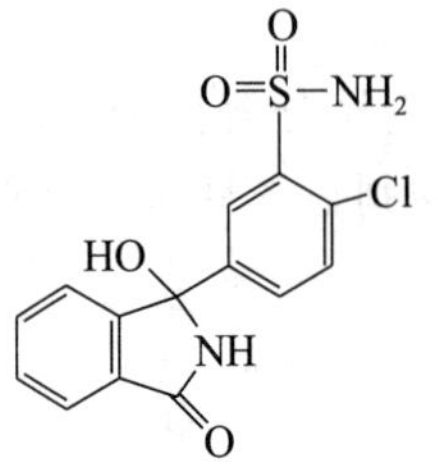

氯噻酮

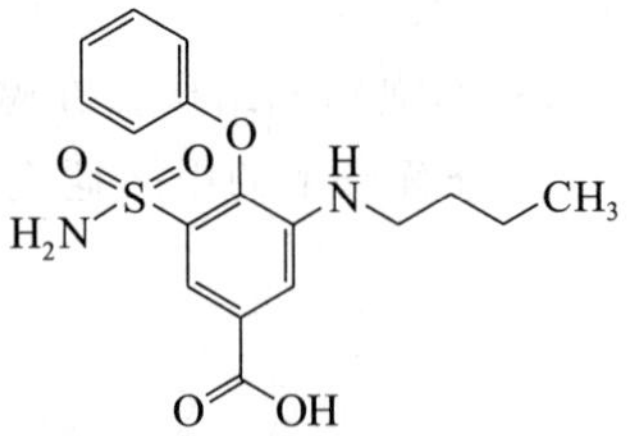

布美他尼

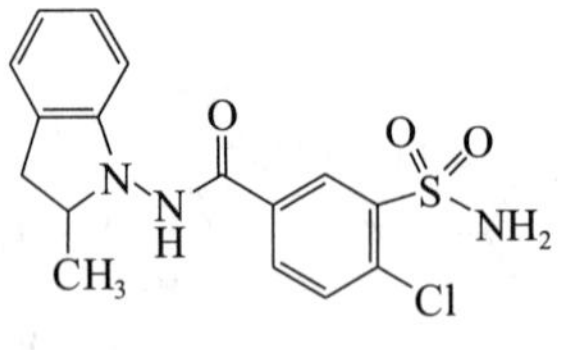

吲哒帕胺

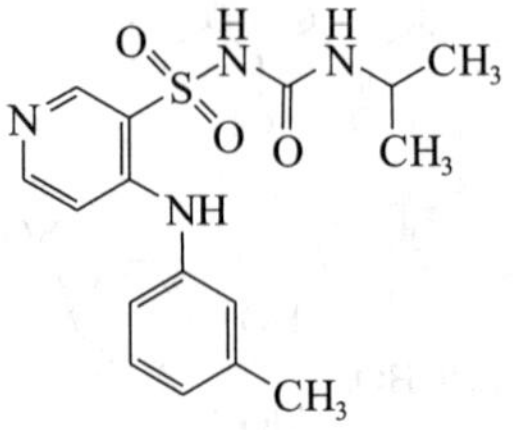

托拉塞米

氢氯噻嗪 Hydrochlorothiazide

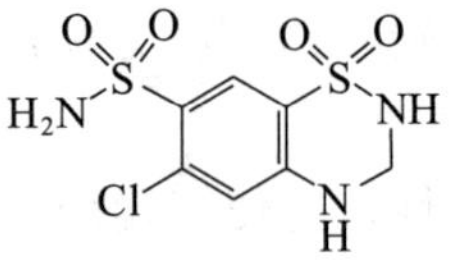

化学名为 6-氯-3,4-二氢-2H-1,2,4 苯并噻二嗪-7-磺酰胺-1,1-二氧化物。

本品为白色结晶性粉末,无臭;溶于丙酮,微溶于乙醇,不溶于水、三氯甲烷或乙醚。本品分子中含有两个磺酰氨基,显较强酸性,可与氢氧化钠成盐而溶于水。

本品在碱性溶液中 1,2 位环内磺酰胺结构易水解开环,生成 4-氨基-6-氯-1,3-苯二磺酰胺和甲醛。前者与亚硝酸钠及盐酸作用生成重氮盐,再与变色酸作用生成红色的偶氮化合物;后者则呈显甲醛的专属性反应,即加硫酸和少许变色酸微热,生成蓝紫色化合物。

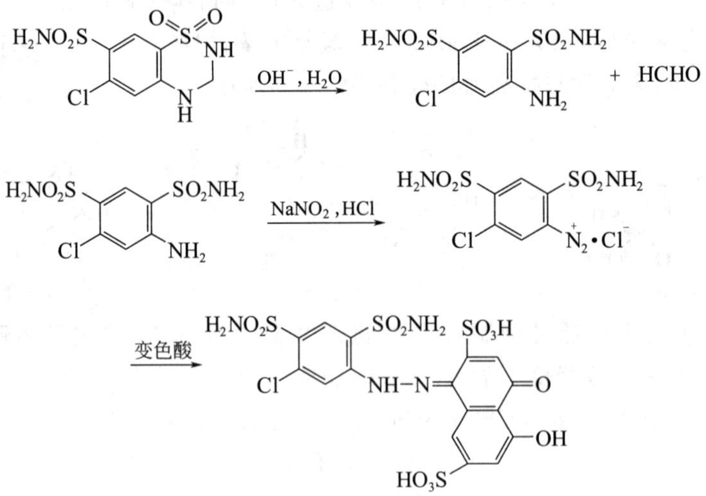

本品用于治疗水肿性疾病、中枢性或肾性尿崩症及肾石症等,可单独应用,临床常与其他多种降压药联合应用或制成复方制剂使用。

呋塞米 Furosemide

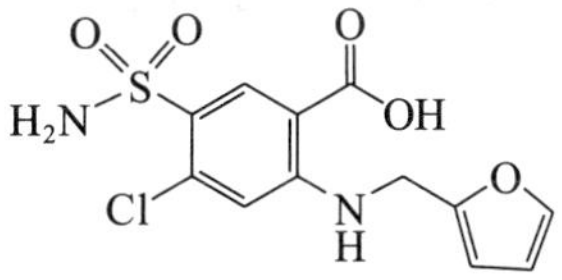

化学名为 2-[(2-呋喃甲基)氨基]-5-(氨磺酰基)-4-氯苯甲酸。

本品为白色或类白色的结晶性粉末，无臭；溶于丙酮，略溶于乙醇，不溶于水；熔点为 208～213℃（熔融时同时分解）。

本品结构中含有磺酰氨基和羧基，具有较强酸性，可与氢氧化钠成钠盐供注射使用。

本品结构中具有磺酰氨基，加氢氧化钠试液恰好溶解，加硫酸铜试液少许，则生成呋塞米铜盐绿色沉淀，用于药典鉴别。

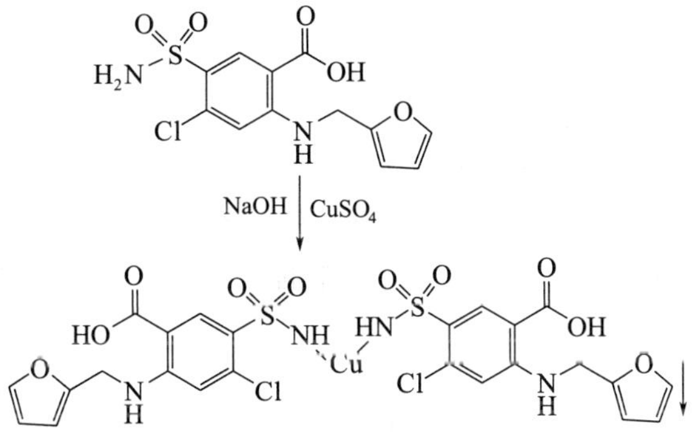

本品的乙醇溶液，沿管壁滴加对二甲氨基苯甲醛试液，即显绿色，渐变为深红色，用于药典鉴别。

本品为一强效、速效利尿药，主要用于治疗因充血性心力衰竭、肺水肿、脑水肿、肾性水肿及肝硬化引起的腹水等症。

五、醛甾酮拮抗剂类

醛甾酮是一种盐皮质激素，能增强肾小管对 Na^+ 和 Cl^- 的重吸收，具有潴钠排钾作用。醛甾酮拮抗剂在远曲小管和集合管的皮质段部位竞争性与醛甾酮受体结合，可以抑制排钾和钠重吸收，表现出排钠保钾，从而具有利尿作用，主要药物有螺内酯（Spironolactone），利尿作用缓慢而持久，降压作用明显，常与其他利尿药如氢氯噻嗪、呋塞米等联用治疗与醛甾酮升高有关的顽固性水肿，但长期应用可引起男性乳房增大和阳痿。依普利酮（Eplerenone）是第一个选择性醛固酮受体拮抗剂，2002 年 FDA 批准其在美国上市，单独或与其他降压药联合使用治疗高血压，也可用于急性心肌梗死后心力衰竭的治疗，几乎无螺内酯的相关副作用。

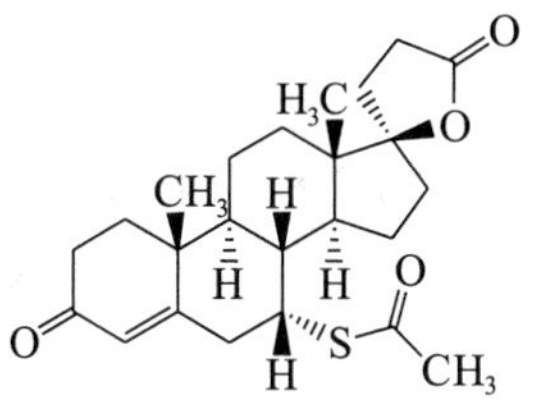

螺内酯 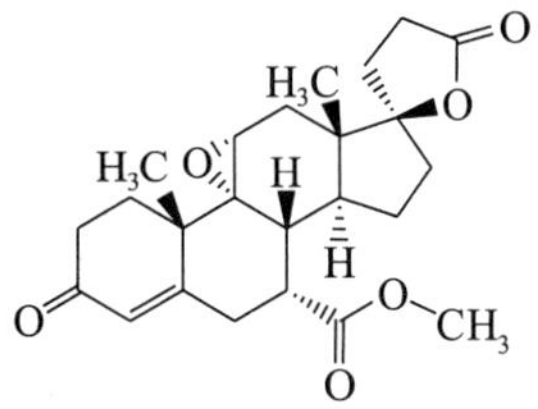   依普利酮

（钟 瑗）

本章模拟范题

[A 型题]

1. 非诺贝特临床用作（　　）。
   A. 降压药　　　　　　　B. 抗心律失常药　　　C. 血脂调节药
   D. 抗心绞痛药　　　　　E. 利尿药

2. 属于前药的是（　　）。
   A. 洛伐他汀　　　　　　B. 普鲁卡因胺　　　　C. 苯扎贝特
   D. 赖诺普利　　　　　　E. 利血平

3. 用于利尿降压的药是（　　）。
   A. 普萘洛尔　　　　　　B. 氢氯噻嗪　　　　　C. 非诺贝特
   D. 硝苯地平　　　　　　E. 辛伐他汀

4. 下列何种类型的药物具有降血脂作用（　　）。
   A. 羟甲戊二酰辅酶 A 还原酶抑制剂
   B. 钙通道阻滞剂　　　　C. 磷酸二酯酶抑制剂
   D. 血管紧张素转化酶抑制剂　　E. 钠通道阻滞剂

5. 螺内酯临床主要用作（　　）。
   A. 血脂调节药　　　　　B. 抗高血压药　　　　C. 降血糖药
   D. 利尿药　　　　　　　E. 抗心律失常药

6. 氨苯蝶啶属于哪一类利尿药（　　）。
   A. 磺酰胺类　　　　　　B. 多羟基类　　　　　C. α,β-不饱和酮类
   D. 含氮杂环类　　　　　E. 苯并噻嗪类

7. 经水解后的产物可与亚硝酸发生重氮化反应，继而与变色酸发生偶合反应的药物是（　　）。
   A. 可待因　　　　　　　B. 氢氯噻嗪　　　　　C. 布洛芬
   D. 咖啡因　　　　　　　E. 苯巴比妥

8. 遇光不稳定，可发生异构化变质反应致使毒性增加的药物是（　　）。
   A. 硝酸异山梨酯　　　　B. 洛伐他汀　　　　　C. 非诺贝特
   D. 依他尼酸　　　　　　E. 硝苯地平

9. 下列药物中哪一个属于非硝基吡啶类钙通道阻滞剂（　　）。
   A. 硝苯地平　　　　　　B. 尼索地平　　　　　C. 非洛地平
   D. 尼莫地平　　　　　　E. 尼群地平

10. 属于渗透性利尿药的是（　　）。
    A. 呋塞米　　　　　　　B. 甘露醇　　　　　　C. 乙酰唑胺
    D. 氢氯噻嗪　　　　　　E. 螺内酯

11. 在光和热的影响下能够发生差向异构化生成差向异构物从而失去活性的药物是（　　）。
    A. 利血平　　　　　　　B. 硝酸甘油　　　　　C. 洛伐他汀
    D. 氢氯噻嗪　　　　　　E. 螺内酯

12. 属于 α,β-不饱和酮类的利尿药是（　　）。
    A. 氨苯蝶啶　　　　　　B. 螺内酯　　　　　　C. 甘露醇

  D. 依他尼酸　　　　　　　　E. 呋塞米

13. 第一个批准上市的 HMG-COA 还原酶抑制剂是（　　）。
  A. 洛伐他汀　　　　　　　B. 辛伐他汀　　　　　　　C. 氟桂利嗪
  D. 氟伐他汀　　　　　　　E. 普伐他汀

14. 临床上主要用于各型青光眼急性发作期降低眼内压的短期治疗的药物是（　　）。
  A. 呋塞米　　　　　　　　B. 洛伐他汀　　　　　　　C. 氢氯噻嗪
  D. 乙酰唑胺　　　　　　　E. 依他尼酸

15. 属于苯氧乙酸类的血脂调节药是（　　）。
  A. 维拉帕米　　　　　　　B. 烟酸肌醇酯　　　　　　C. 氟桂利嗪
  D. 氟伐他汀　　　　　　　E. 非诺贝特

16. 与硫酸共热即有紫色蒸气产生的药物是（　　）。
  A. 盐酸美西律　　　　　　B. 可乐定　　　　　　　　C. 盐酸胺碘酮
  D. 美卡拉明　　　　　　　E. 利血平

17. 用于治疗心绞痛兼有降压和抗心律失常的钙通道阻滞剂（　　）。
  A. 肼屈嗪　　　　　　　　B. 氨苯蝶啶　　　　　　　C. 地尔硫䓬
  D. 赖诺普利　　　　　　　E. 奎尼丁

18. 临床上用其马来酸盐治疗青光眼的药物是（　　）。
  A. 普萘洛尔　　　　　　　B. 阿替洛尔　　　　　　　C. 索他洛尔
  D. 拉贝洛尔　　　　　　　E. 噻吗洛尔

19. 第一个上市的 ACEI 是（　　）。
  A. 卡托普利　　　　　　　B. 依那普利　　　　　　　C. 赖诺普利
  D. 喹那普利　　　　　　　E. 雷米普利

20. 下列药物中属于血管紧张素Ⅱ受体拮抗剂的是（　　）。
  A. 普鲁卡因胺　　　　　　B. 盐酸胺碘酮　　　　　　C. 氨苯蝶啶
  D. 非诺贝特　　　　　　　E. 缬沙坦

21. 呋塞米临床用作（　　）。
  A. 抗心律失常药　　　　　B. 抗心绞痛药　　　　　　C. 血脂调节药
  D. 降压药　　　　　　　　E. 利尿药

22. 属于血管平滑肌扩张药临床用于降低血压的是（　　）。
  A. 缬沙坦　　　　　　　　B. 依那普利　　　　　　　C. 哌唑嗪
  D. 利血平　　　　　　　　E. 双肼屈嗪

23. 关于利血平的描述错误的是（　　）。
  A. 药用品为左旋体
  B. 含有两个酯键，可水解为利血平酸
  C. 光照或受热时可发生差向异构化
  D. 遇钼酸钠的硫酸溶液的显色反应，用于药典鉴别
  E. 为重度高血压病患者的首选药

24. 下列不属于钙通道阻滞剂化学结构类型的是（　　）。
  A. 二氢吡啶类　　　　　　B. 苯烷基胺类　　　　　　C. 苯并硫氮䓬类
  D. 芳基烷酸类　　　　　　E. 二苯哌嗪类

25. 属于钾通道阻滞剂的抗心律失常药物是（　　）。
　　A. 可乐定　　　　　　B. 卡托普利　　　　　C. 依他尼酸
　　D. 胺碘酮　　　　　　E. 美西律

[B 型题]

[26～30]
　　A. 维拉帕米　　　　　B. 氨氯地平　　　　　C. 氟桂利嗪
　　D. 双肼屈嗪　　　　　E. 特拉唑嗪
26. 属于二氢吡啶类钙通道阻滞剂的是（　　）。
27. 属于二氢哌啶类钙通道阻滞剂的是（　　）。
28. 属于苯烷基胺类钙通道阻滞剂的是（　　）。
29. 属于α受体阻滞剂用于降压的药物是（　　）。
30. 属于血管平滑肌扩张剂用于降压的药物是（　　）。

[31～35]
　　A. 卡托普利　　　　　B. 依他尼酸　　　　　C. 地尔硫䓬
　　D. 依那普利　　　　　E. 辛伐他汀
31. 具有β-羟基内酯结构的前药是（　　）。
32. 含有巯基的药物是（　　）。
33. 含有七元杂环结构的药物是（　　）。
34. 在体内水解生成二酸活性代谢物的药物是（　　）。
35. 具有α,β-不饱和酮结构的药物是（　　）。

[36～40]
　　A. 普鲁卡因胺　　　　B. 马来酸依那普利　　C. 卡托普利
　　D. 利血平　　　　　　E. 硝苯地平
36. 药典利用其丙酮溶液遇氢氧化钠溶液呈显橙红色进行鉴别的是（　　）。
37. 药典利用与钼酸钠的硫酸溶液能够显色进行鉴别的药物是（　　）。
38. 药典利用与亚硝酸钠和稀硫酸反应生成红色的亚硝酸硫醇酯进行鉴别的药物是（　　）。
39. 药典利用其盐含有双键，能使酸性高锰酸钾试液褪色进行鉴别的药物是（　　）。
40. 药典利用异羟肟酸铁反应进行鉴别的药物是（　　）。

[X 型题]
41. 具有利尿作用的药物有（　　）。
　　A. 依他尼酸　　　　　B. 氨苯蝶啶　　　　　C. 非诺贝特
　　D. 托拉塞米　　　　　E. 三氯噻嗪
42. 具有抗心律失常作用的药物有（　　）。
　　A. 胺碘酮　　　　　　B. 普鲁卡因胺　　　　C. 利多卡因
　　D. 奎尼丁　　　　　　E. 普罗帕酮
43. 具有酯（或内酯）类结构的循环系统药物有（　　）。
　　A. 非诺贝特　　　　　B. 普鲁卡因　　　　　C. 硝酸甘油
　　D. 洛伐他汀　　　　　E. 利血平
44. 根据化学结构和作用机理的不同，抗心绞痛药物可分为（　　）。
　　A. 硝酸酯及亚硝酸酯类　B. 钙通道阻滞剂　　　C. β受体阻滞剂

D. α受体阻滞剂　　　　　　E. HMG-CoA 还原酶抑制剂

45. 根据化学结构类型不同可将利尿药分为（　　）。

　　A. 多羟基化合物　　　　B. 含氮杂环类　　　　　　C. α,β-不饱和酮类
　　D. 苯并噻嗪类及磺酰胺类　E. 醛甾酮拮抗剂类

参考答案

A 型题

1C	2A	3B	4A	5D	6D	7B	8E	9C	10B
11A	12D	13A	14D	15E	16C	17C	18E	19A	20E
21E	22E	23E	24D	25E					

B 型题

| 26B | 27C | 28A | 29E | 30D | 31E | 32A | 33C | 34D | 35B |
| 36E | 37D | 38C | 39B | 40A | | | | | |

X 型题

41ABDE　　　42ABCDE　　　43ACDE　　　44ABC　　　45ABCDE

（钟　嫄　孟　姝）

第四章 消化系统药物

消化系统疾病主要包括食管、胃、肠、肝、胆和胰腺等器官的器质性或功能性疾病，为临床常见病和多发病之一。消化系统药物（digestive system agents）可分为抗溃疡药、促动力药、解痉药、止吐药和催吐药、泻药和止泻药、肝胆疾病辅助用药等。本章介绍抗溃疡药、促动力药和止吐药、合成解痉药。

第一节 抗溃疡药

消化性溃疡是由于胃酸分泌过多所引起的胃黏膜损伤而形成的溃疡，主要好发部位是幽门和十二指肠。消化性溃疡的发病机理十分复杂，人们迄今尚未完全阐明。胃酸和胃蛋白酶的消化功能已被公认为与消化性溃疡形成相关，幽门螺杆菌感染是引起消化性溃疡的另一主要诱因，发现幽门螺杆菌及其导致胃炎、胃溃疡与十二指肠溃疡等疾病的机理的两位澳大利亚科学家，20多年后收到了一份迟来的"贺礼"，分享了2005年度诺贝尔生理学或医学奖。

抗溃疡药（anti-ulcer agents）在临床上又可分为抗酸药、胃酸分泌抑制剂、胃黏膜保护剂及抗菌药等。

抗酸药主要是指能中和胃酸的弱碱性无机药物，是治疗消化性溃疡的传统治表药物。药典上收载的主要有氢氧化铝凝胶、氧化镁及碳酸氢钠等。

胃酸分泌抑制剂主要有 H_2 受体拮抗剂、质子泵抑制剂、抗胃泌素药及 M 受体拮抗剂等。其中，H_2 受体拮抗剂和质子泵抑制剂是目前治疗消化性溃疡最为常用的药物；抗胃泌素药如丙谷胺（Proglumide），其作用机制为对抗胃泌素的作用而抑制酸性胃液的过量分泌，并对溃疡黏膜有促进修复作用；M 受体拮抗剂代表药有哌仑西平（Pirenzepine），为一选择性的抗胆碱能药物，在应用一般治疗剂量时，仅能抑制胃酸分泌，几无其他抗胆碱药物对瞳孔、胃肠平滑肌及唾液腺的副作用，主要适用于治疗胃和十二指肠溃疡、胃-食管反流症、高酸性胃炎、应激性溃疡及急性胃黏膜出血等。

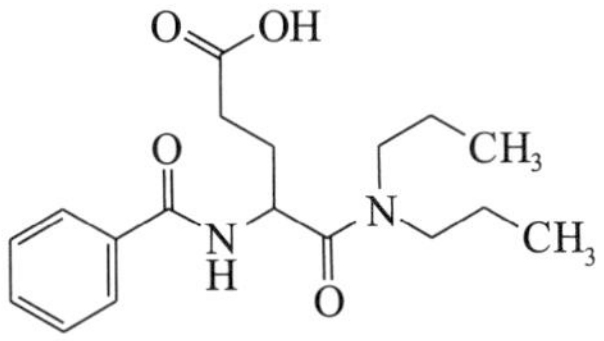

丙谷胺 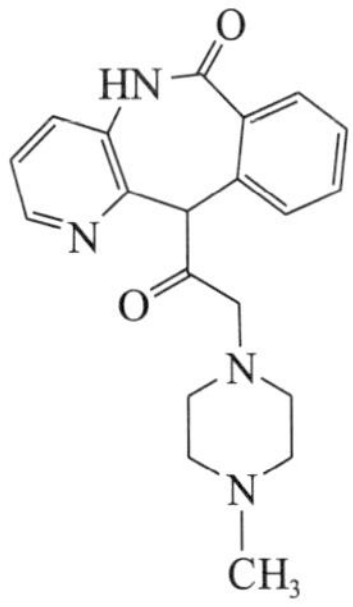　　　　　　　　　哌仑西平

胃黏膜保护剂主要有胶体枸橼酸铋钾，该药为一种组成不定的含铋复合物，在胃的酸性环境中沉淀于溃疡表面，形成一层保护性隔离膜，从而阻止胃酸、酶及食物对溃疡黏膜的侵蚀，促进溃疡愈合，并对幽门螺杆菌具有杀灭作用，防止溃疡复发。硫糖铝为蔗糖硫酸酯的碱性铝盐，在酸性环境下，可离解为带负电荷的八硫酸蔗糖，聚合成胶体，保护胃黏膜。人工合成的主要有含萜烯类结构的替普瑞酮（Teprenone），具有广谱抗溃疡作用。

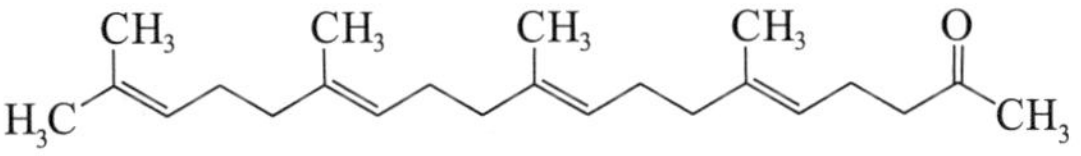

替普瑞酮

抗菌药包括甲硝唑和替硝唑等抗厌氧菌感染药，阿莫西林和四环素等抗生素，常与 H_2 受体拮抗剂或质子泵抑制剂联合使用，以根除幽门螺杆菌。

本节介绍临床上最为常用的 H_2 受体拮抗剂和质子泵抑制剂。

一、H_2 受体拮抗剂

第一代 H_2 受体拮抗剂（H_2-receptor antagonist）西咪替丁（Cimetidine）于 1976 年首次用于临床，很快取代了传统的抗酸药，成为治疗溃疡病的首选药。但后来发现该药长期应用可引起男性乳腺发育和阳痿、女性溢乳等副作用，经研究证实这是由于本品与雌激素受体有亲和力的缘故。

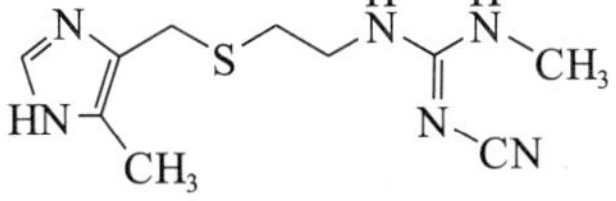

西咪替丁

利用生物电子等排原理，用其他杂环取代西咪替丁结构中的咪唑环，先后得到第二代和第三代 H_2 受体拮抗剂。如以呋喃环取代西咪替丁结构中的咪唑环得到第二代 H_2 受体拮抗剂雷尼替丁，其抑制胃酸分泌的作用比西咪替丁强 5～8 倍，无西咪替丁抗雄激素的副作用；以噻唑环取代西咪替丁中的咪唑环得到了第三代 H_2 受体拮抗剂法莫替丁（Famotidine）和尼扎替丁（Nizatidine），其中法莫替丁抑制胃酸分泌的作用比西咪替丁强 30～100 倍，尼扎替丁具有亲脂性强、药效持续时间长及药代动力学性质优良等特点。

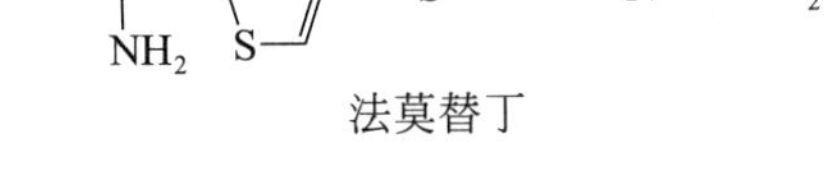

法莫替丁 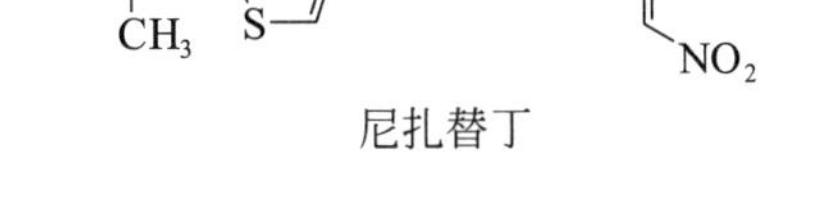　　　　　　　　　尼扎替丁

罗沙替丁醋酸酯（Roxatidine acetate）和拉呋替丁（Lafutidine）为哌啶类新型结构的H_2受体拮抗剂，具有强效、长效和生物利用度高等特点。

罗沙替丁醋酸酯

拉呋替丁

盐酸雷尼替丁 Ranitidine Hydrochloride

化学名为N'-甲基-N-[2[[[5-[(二甲氨基)甲基]-2-呋喃基]甲基]硫基]乙基]-2-硝基-1,1-乙烯二胺盐酸盐。

本品为类白色至淡黄色结晶性粉末，有异臭；极易潮解，吸潮后颜色变深；易溶于水或甲醇，略溶于乙醇，几乎不溶于丙酮。

本品结构中含有碳碳双键，存在顺反异构体，药用品为反式异构体，顺式异构体无活性。

本品含有硫醚结构，小火缓缓加热，产生的硫化氢气体能使湿润的醋酸铅试纸显黑色，用于药典鉴别。

本品用于治疗胃和十二指肠溃疡及反流性食管炎，具有高效、速效、长效及副作用小等特点，基本没有抗雄激素的副作用，但停药后仍有一定的复发率。雷尼替丁与枸橼酸铋生成组成不定的复合物——枸橼酸铋雷尼替丁，为2015年版药典新增品种，其片剂或胶囊主要用于胃、十二指肠溃疡的治疗。

二、质子泵抑制剂

质子泵即H^+/K^+-ATP酶，H^+/K^+-ATP酶是催化胃壁细胞分泌胃酸的最后一个环节，主要起到H^+与K^+交换的作用，表现为向胃腔直接分泌高浓度的胃酸。质子泵抑制剂（proton pump inhibitor）又称H^+/K^+-ATP酶抑制剂，通过抑制H^+/K^+-ATP酶的活性，阻断由任何刺激引起的胃酸分泌，是目前治疗消化性溃疡最先进、应用最多的一类药物。由于质子泵仅存在于胃壁细胞表层，而H_2受体不但存在于胃壁细胞，还存在于其他组织，因此与H_2受体拮抗剂相比，质子泵抑制剂具有作用专一、选择性高、副作用较小等优点，它通过高效抑制胃酸分泌和清除幽门螺杆菌达到快速治愈溃疡，因而日臻受到患者欢迎。

1988年第一个上市的苯并咪唑类质子泵抑制剂奥美拉唑，对各种原因引起的胃酸过多分泌具有强大而持久的抑制作用，后对奥美拉唑进行结构改造，先后得到了一系列质子泵抑制剂，如1992年上市的兰索拉唑（Lansoprazole）、1994年上市的泮托拉唑、1997年上市的雷贝拉唑（Rabeprazole）、2008年国内上市的一类新药艾普拉唑（Ilaprazole）以及2009年FDA批准上市的兰索拉唑光学活性异构体右兰索拉唑（Dexlansoprazole）等，均为治疗消化性溃疡的理想药物，其中兰索拉唑和雷贝拉唑钠为2015年版药典新增品种。

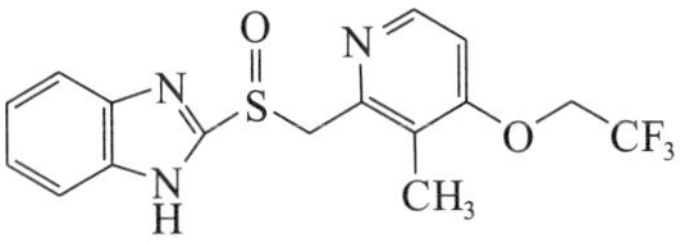

兰索拉唑

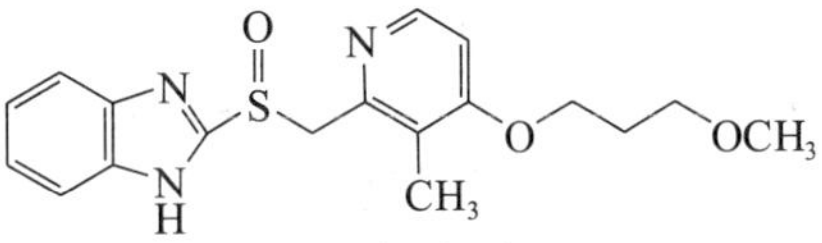

雷贝拉唑

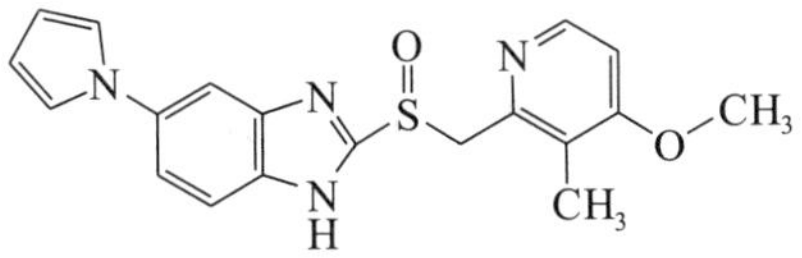

艾普拉唑

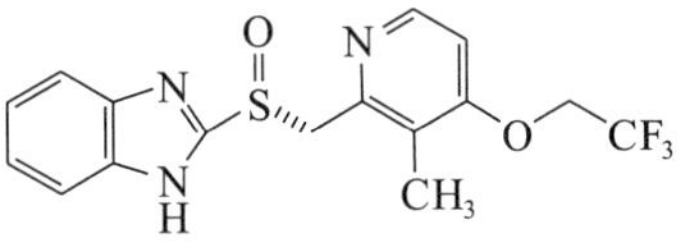

右兰索拉唑

奥美拉唑 Omeprazole

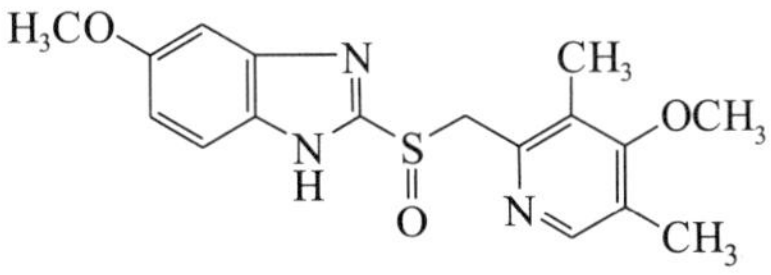

化学名为 5-甲氧基-2-[[(4-甲氧基-3,5-二甲基-2-吡啶基)-甲基]-亚磺酰基]-1H-苯并咪唑。

本品为白色或类白色结晶性粉末，无臭，遇光易变色；易溶于二氯甲烷，略溶于甲醇或乙醇，微溶于丙酮，不溶于水。

本品具有酸碱两性，但在强酸性溶液中易分解，其水溶液在碱性条件下比较稳定，故本品以肠溶片或肠溶胶囊供临床使用。

本品分子中含有亚砜基，含有一对光学异构体，临床使用的为外消旋体；其 S(＋) 型异构体艾司奥美拉唑（曾用名：埃索美拉唑）亦已用于临床，2015 年版药典新增品种收载的是艾司奥美拉唑钠（Esomeprazole Sodium）。

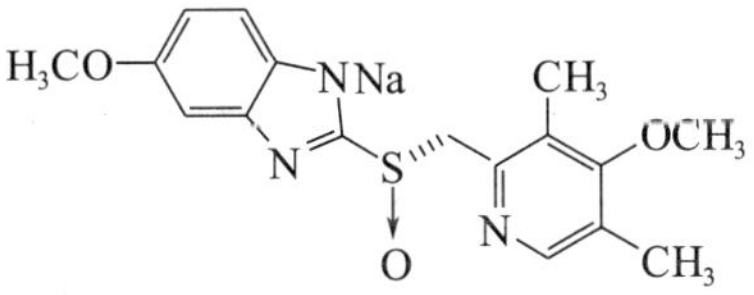

艾司奥美拉唑钠

本品含有含氮杂环，可与生物碱沉淀剂反应生成沉淀。如本品加氢氧化钠溶解后，加硅钨酸试液，再滴加稀盐酸，即产生白色絮状沉淀，用于药典鉴别。

本品口服吸收后选择性地聚集在胃壁细胞，在酸性条件下转化为次磺酰胺的活性形式，与 H^+/K^+-ATP 酶上的巯基作用，通过二硫键的共价结合，使 H^+/K^+-ATP 酶失活，产生抑制胃酸作用而显效。

本品适用于胃及十二指肠溃疡、反流性食管炎和胃泌素瘤等，治愈率高。

泮托拉唑钠 Pantoprazole Sodium

,H₂O

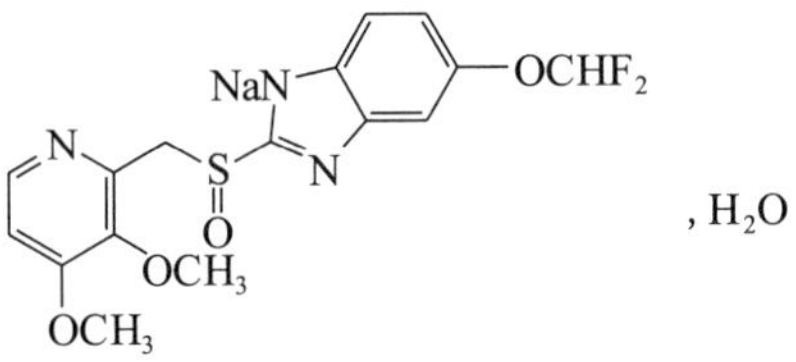

化学名为 5-二氟甲氧基-2-[[(3,4-二甲氧基-2-吡啶基)-甲基]-亚磺酰基]-1H-苯并咪唑钠一水合物。

本品为白色或类白色结晶性粉末；易溶于水或甲醇，几乎不溶于三氯甲烷或乙醚。

本品为有机弱酸强碱盐，水溶液呈显碱性，临床上使用肠溶片或其粉针剂，后者临用前用生理盐水配制稀释后供静脉滴注。

本品具有含氮杂环，水溶液加稀盐酸，再加硅钨酸试液，即产生泮托拉唑硅钨酸复盐白色絮状沉淀，用于药典鉴别。

本品分子含中含有亚砜基，含有一对光学异构体，临床使用其外消旋体。其左旋光学异构体左泮托拉唑钠［（—）-Pantoprazole Sodium］由印度于 2006 年开发上市，与消旋体相比，剂量小、疗效好、不良反应率低。

左泮托拉唑钠

本品适用于十二指肠溃疡、胃溃疡、反流性食管炎，特别适用于溃疡伴出血、呕吐或不能进食及顽固性溃疡等。常与甲硝唑、阿莫西林等构成"三联疗法"治疗胃及十二指肠溃疡。

第二节　促动力药和止吐药

一、促动力药

胃动力指的是胃部肌肉的收缩蠕动力，包括胃部肌肉收缩的力量和频率。胃动力不足，俗称消化不良，主要表现为上腹胀满、易饱、饭后腹胀、恶心及呕吐等症状。

促动力药（prokinetics）是指能够促使胃肠道内容物向前移动的一类药物，包括对从食管到结肠不同部位的促动力作用，临床用于治疗胃肠道动力障碍疾病。

甲氧氯普胺为应用较早的促动力药，为多巴胺 D_2 受体拮抗剂，对于胃肠道的作用主要在上消化道，促进胃及上部肠段的运动，提高静息状态胃肠道括约肌的张力，增加下食管括约肌的张力及收缩的幅度，使食管下端压力增加，加强胃和食管蠕动，用于反流性食管炎、胆汁反流性胃炎及胃下垂等，但中枢神经系统副作用明显，临床上现用作止吐药（见本节中止吐药）。

多潘立酮（Domperidone）同为多巴胺 D_2 受体拮抗剂，直接作用于胃肠壁，可增加食管下部括约肌张力，增强胃蠕动，促进胃排空，协调胃与十二指肠运动，有效地防止胆汁反流。该药 1989 年在我国生产，畅销已逾二十载，但直至 2015 年才被《中国药典》收载。因见心脏不良反应的病例报告，2014 年欧洲药品质量管理局宣布因多潘立酮引起 QT 间期延长和心律失常等不良心脏事件而对其进行审查，已严格限制多潘立酮的适应证、用量和疗程，这款主打"胃动力"概念的明星产品在中国非处方药"江湖"中亦受重创。

多潘立酮

西沙必利（Cisapride）能选择性地促进肠肌层神经丛节后处乙酰胆碱的释放，从而增强胃肠的运动，1988年在比利时上市，1995年被美国药典和欧洲药典分别收载。我国于1994年正式批准进口该药片剂，1996年批准在国内生产其片剂。但在临床上先后收到使用该药引起心律失常或引发死亡的病例报告，因此2000年美国和英国对其做出撤市处理，国家食品药品监督管理总局亦于同年发布《关于加强对胃肠动力药西沙必利管理的通知》，规定自2000年9月1日起全国各零售药店停止销售西沙必利，并组织专家对西沙必利使用说明书进行研究修改。莫沙必利（Mosapride）于1998年在日本上市，次年在我国用于临床，以枸橼酸盐供药用；伊托必利于1999年在英国上市，为2015年版药典新增品种。

西沙必利

莫沙必利

盐酸伊托必利 Itopride Hydrochloride

化学名为 N-[4-[2-(N,N-二甲基氨基)乙氧基]苄基]-3,4-二甲氧基苯甲酰胺盐酸盐。

本品为白色至微黄色结晶或结晶性粉末，无臭；极易溶于水，易溶于甲醇，略溶于乙醇，微溶于三氯甲烷，几乎不溶于乙醚；熔点为191～196℃。

本品含有叔胺结构，加丙二酸与醋酐，加热，显红棕色，用于药典鉴别。

本品水溶液显氯化物的鉴别反应。

本品主要用于功能性消化不良引起的各种症状，如上腹不适、餐后饱胀、食欲不振、恶心、呕吐等；本品在临床上也有成人和儿童使用后导致心律失常报告的病例。

二、止吐药

呕吐是人体的一种本能反应，可将误食入胃内的有害物质排除，从而保护人体。但频繁而剧烈的呕吐可能妨碍食物的摄入，导致失水、电解质紊乱、酸碱平衡失调、营养障碍，甚至发生食管贲门黏膜裂伤等并发症。癌症病人的放射治疗或药物治疗等都可引起严重的恶心呕吐，可以进行对症治疗。止吐药（antiemetic）可通过不同环节抑制呕吐，其所用药物和作用机制不尽相同。

苯海拉明和异丙嗪等组胺 H_1 受体拮抗剂止吐药主要用于晕动病的呕吐或手术后药物引起的恶心呕吐，可能是与抑制延髓的催吐化学感受区有关。

甲氧氯普胺、多潘立酮、氯丙嗪和奋乃静等吩噻嗪类药物等均为多巴胺 D_2 受体拮抗剂，阻断催吐化学感受区多巴胺的作用，抑制呕吐的发生。

地芬尼多的作用机制是增加椎基底动脉血流量，扩张已痉挛的血管，调节前庭系统，抑制前庭神经的异常冲动，抑制呕吐中枢和延脑催吐化学感受区，从而发挥抗眩晕和镇吐作用，临床用于治疗运动性恶心和呕吐。

昂丹司琼（Ondansetron）是1990年第一个上市的用于治疗恶性肿瘤病人放射治疗或药物治疗引起呕吐的另一新型止吐药，其后相继上市的同类药物有格拉司琼（Granisetron）、雷莫司琼（Ramosetron）及2015年版药典新增品种托烷司琼（Tropisetron）等；2003年美国上市帕洛诺司琼（Palonosetron），为一种长效、强效、剂量小、毒性低的化疗止吐药，2012年我国上市帕洛诺司琼注射液，2015年4月国家食品药品监督管理总局批准帕洛诺司琼胶囊剂用于临床。

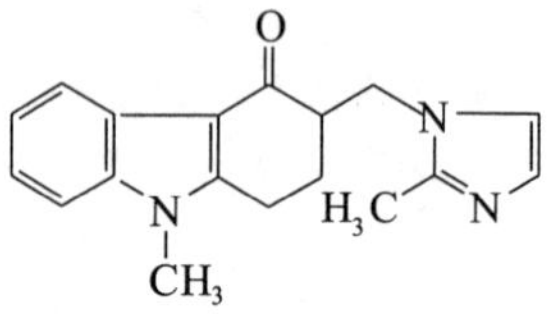

昂丹司琼 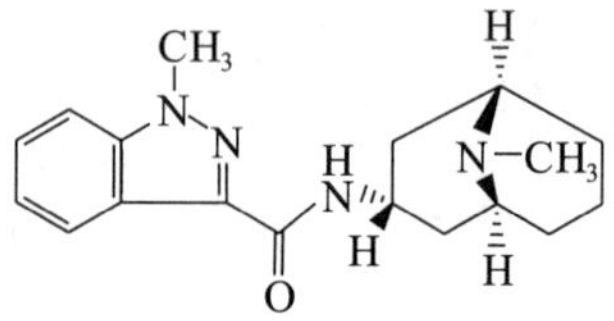　　　格拉司琼

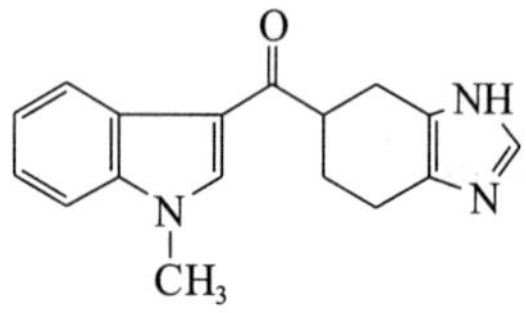

雷莫司琼 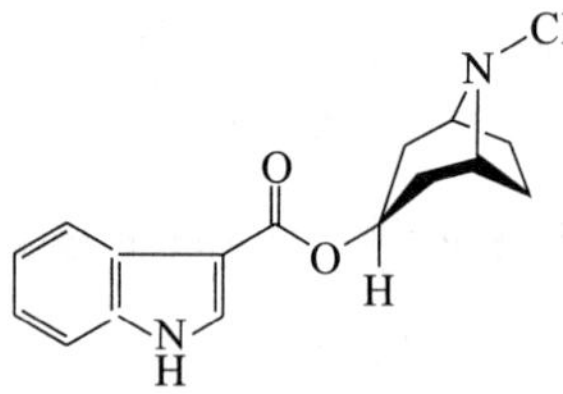　　　托烷司琼 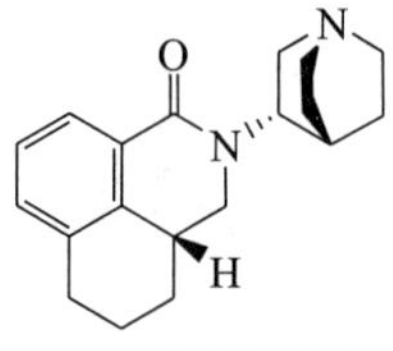　　　帕洛诺司琼

甲氧氯普胺　Metoclopramide

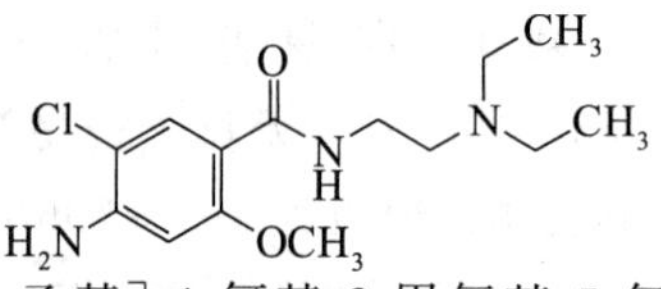

化学名为 N-[（2-二乙氨基）乙基]-4-氨基-2-甲氧基-5-氯-苯甲酰胺。

本品为白色结晶性粉末，无臭；溶于三氯甲烷，略溶于乙醇和丙酮，极微溶于乙醚，几乎不溶于水；熔点为147～151℃。

本品具有脂肪叔胺结构，呈显碱性，可与酸成盐，临床多用其盐酸盐供注射使用。

本品含有芳香第一胺结构，可发生重氮化反应，生成重氮盐，药典借此照永停滴定法、在酸性条件下以亚硝酸钠为滴定液进行含量测定。

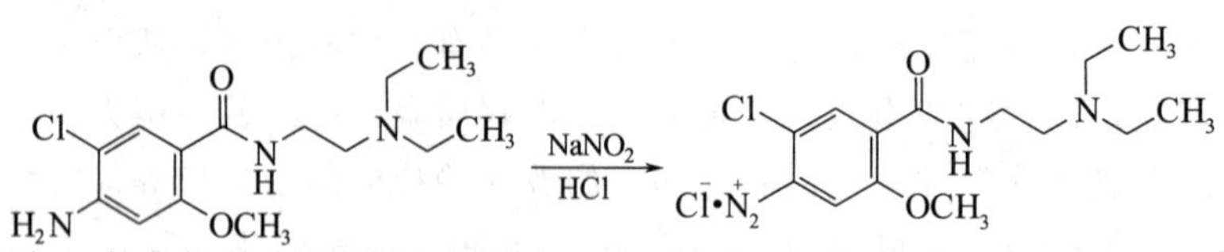

本品加硫酸，小火加热至溶液显紫黑色，加水后即显绿色荧光，碱化后荧光消失，用于药典鉴别。

本品用于各种病因所致恶心、呕吐、嗳气、消化不良、胃部胀满、胃酸过多等症状的对症治疗。因本品亦能阻断下丘脑多巴胺受体，抑制催乳素抑制因子，促进泌乳素的分泌，故用药期间可能出现溢乳的不良反应，停药后可自行消失。

盐酸地芬尼多　Difenidol Hydrochloride

化学名为 α,α-二苯基-1-哌啶丁醇盐酸盐。

本品为白色结晶性粉末，无臭；易溶于甲醇，溶于乙醇，略溶于水或三氯甲烷；熔点为 217~222℃（熔融时同时分解）。

本品具有叔醇结构，易脱水形成烯类化合物 1-(4,4-二苯基-3-丁烯基）哌啶，影响药物疗效，故药典规定采用 HPLC 法检查"有关物质"（烯类化合物）特殊杂质。

本品具有叔胺化合物的显色反应，即本品加枸橼酸醋酐溶液，水浴加热，溶液显玫瑰红色，用于药典鉴别。

本品加水后加硫酸，溶液显黄色，摇匀后黄色消失，用于药典鉴别。

本品用于防治多种原因或疾病引起的眩晕、恶心、呕吐。

第三节　合成解痉药

解痉药是一类能松弛胃肠道平滑肌、降低蠕动幅度和频率、缓解阵发性腹痛或绞痛的药物。目前临床上所用的解痉药可分为莨菪生物碱类解痉药（见第二章）和合成解痉药。

合成解痉药（synthetic antispasmodics）可分为叔胺类合成解痉药和季铵类合成解痉药。

一、叔胺类合成解痉药

叔胺类合成解痉药的特点为脂溶性高，口服吸收快，具有阿托品样胃肠道解痉作用，还可抑制胃酸分泌，易于通过血脑屏障，故有中枢副作用。

叔胺类合成解痉药常用的有盐酸苯海索（Trihexyphenidyl Hydrochloride），能选择性阻断纹状体的胆碱能神经通路，对外周作用较小，有利于恢复帕金森病患者脑内多巴胺和乙酰胆碱的平衡，从而有效改善震颤麻痹症状，用于帕金森病和因药物引起的锥体外系疾患；贝那替嗪（Benactyzine）能缓解平滑肌痉挛，抑制胃酸分泌，适用于胃及十二指肠溃疡、胃炎、胃痉挛及胆石症等；1996 年英国上市的阿尔维林（Alverine），临床用其枸橼酸盐，治疗易激性肠综合征、肠痉挛、腹痛和出憩室病引起的疼痛、胆道痉挛、子宫痉挛，泌尿道结石或感染引发的痉挛性疼痛等；盐酸黄酮哌酯为平滑肌松弛药，对泌尿生殖系统的平滑肌具有选择性解痉作用。

盐酸黄酮哌酯　Flavoxate Hydrochloride

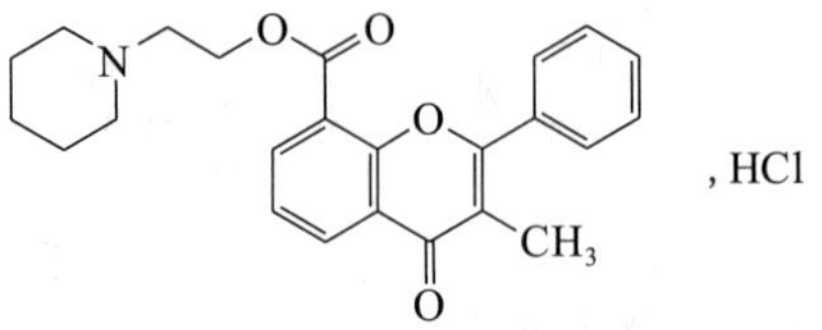

化学名为 3-甲基-2-苯基-4-氧代-4H-1-苯并吡喃-8-羧酸-2-哌啶乙酯盐酸盐。

本品为白色或类白色结晶性粉末，无臭；溶于三氯甲烷，略溶于水或甲醇，几乎不溶于丙酮或乙醚，在冰醋酸中溶解。

本品显黄酮类化合物的显色反应。即本品加甲醇溶解后，加盐酸和镁粉，振摇放置后，溶液显橙黄色，用于药典鉴别。

本品含有酯的结构，具有水解性，生成 N-羟乙基哌啶和 3-甲基黄酮-8-羧酸，药典采用薄层色谱法检查"有关物质"即系指检查 3-甲基黄酮-8-羧酸。

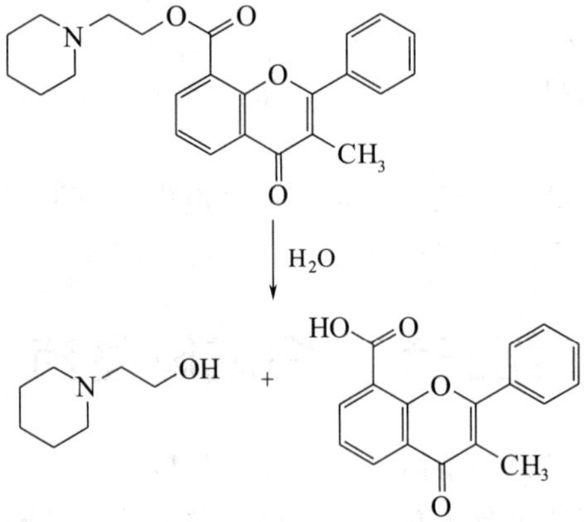

本品口服后在体内经胃肠道吸收，并迅速被水解酶代谢水解生成水溶性代谢物 3-甲基黄酮-8-羧酸，由肾脏排出体外。

本品主要用于治疗膀胱、尿道和前列腺炎症所致的尿频、尿急、尿痛、夜尿增多、急迫性尿失禁及尿石症所致尿路平滑肌痉挛的辅助解痉治疗等。使用本品可导致嗜睡和视物模糊，故驾驶员及机械操作者在工作期间慎用。

二、季铵类合成解痉药

季铵类合成解痉药对胃肠道平滑肌的解痉作用较强，不易通过血脑屏障，因而对中枢副作用减少，主要用于与肠功能紊乱有关的疼痛、肠蠕动异常及结肠痉挛等。

常用季铵类合成解痉药主要有溴丙胺太林和奥芬溴铵（Oxyphenonium Bromide），二者皆有解痉及抑制腺体分泌作用，用于胃及十二指肠溃疡、胃炎、胃酸过多、胃肠痉挛等。奥替溴铵（Otilonium Bromide）临床用于缓解胃肠道痉挛和运动功能障碍；匹维溴铵（Pinaverium Bromide）用于与肠功能紊乱有关的疼痛、肠蠕动异常及结肠痉挛等。

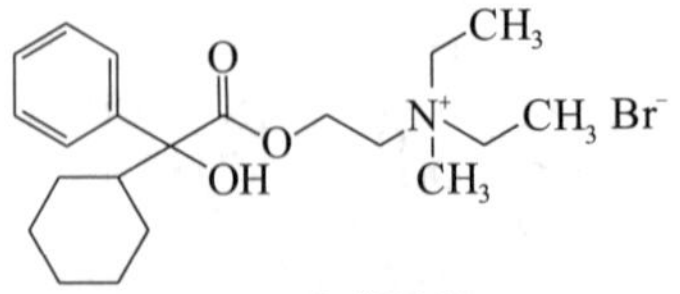

奥芬溴铵

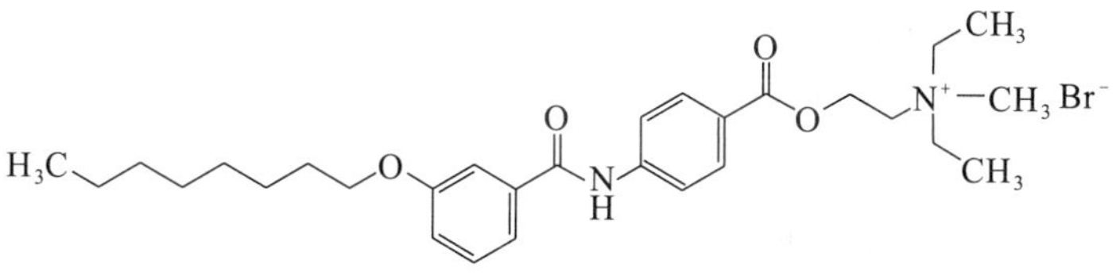

奥替溴铵

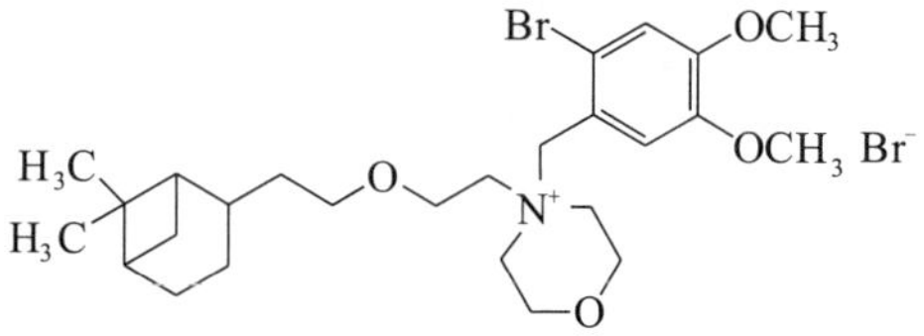

匹维溴铵

溴丙胺太林　Propantheline Bromide

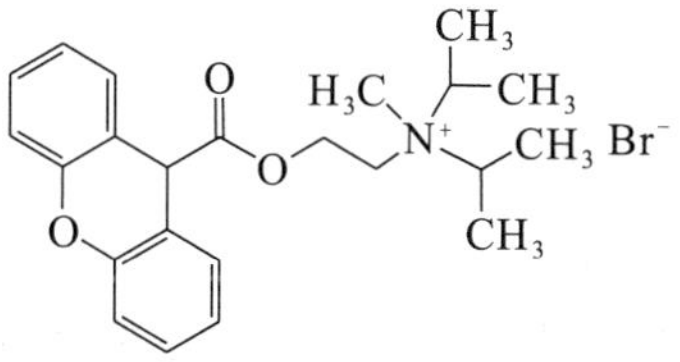

化学名为溴化 N-甲基-N-(1-甲基乙基)-N-[2-(9H-呫吨-9-甲酰氧基)乙基]-2-丙铵。

本品为白色或类白色的结晶性粉末，无臭；微有引湿性；极易溶于水、乙醇或三氯甲烷，不溶于乙醚；熔点为 157~164℃（熔融时同时分解）。

本品分子中含有酯键，加氢氧化钠试液，煮沸，则水解生成呫吨酸钠，加稀盐酸酸化后析出呫吨酸白色沉淀，滤过，用稀乙醇重结晶，得到呫吨酸结晶，加硫酸后即显亮黄色或橙黄色，并显微绿色荧光，用于药典鉴别。

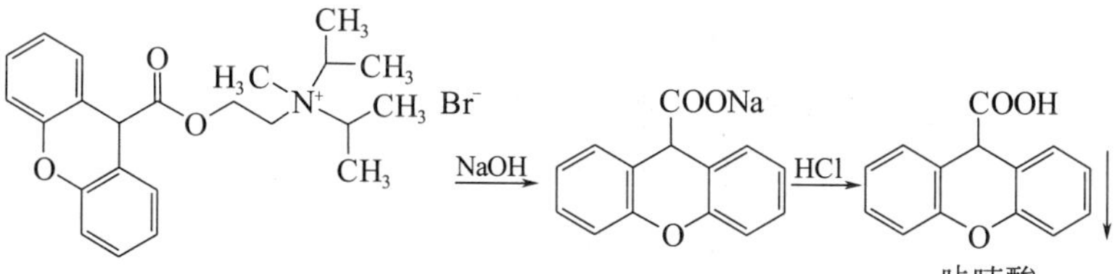

本品水溶液显溴化物鉴别反应。

本品具有与阿托品相似的 M 受体阻断作用，对胃肠道 M 受体的选择性较高，解痉和抑制胃酸分泌的作用较强而持久，临床主要用于治疗胃肠平滑肌痉挛性疼痛。

（钟　嫄　於学良）

本章模拟范题

[A 型题]

1. 下列药物中属于前药的是（　　）。
   A. 西咪替丁
   B. 法莫替丁
   C. 雷尼替丁
   D. 奥美拉唑
   E. 莫沙必利

2. 第一个上市用于治疗恶性肿瘤化疗引起呕吐的药物是（　　）。
   A. 昂丹司琼　　　　　　B. 格拉司琼　　　　　　C. 托烷司琼
   D. 雷莫司琼　　　　　　E. 帕洛司琼

3. 含有苯并咪唑结构的抗溃疡药是（　　）。
   A. 兰索拉唑　　　　　　B. 尼扎替丁　　　　　　C. 罗沙替丁
   D. 西咪替丁　　　　　　E. 多潘立酮

4. 在化学结构上属于呋喃类 H_2 受体拮抗剂的药物是（　　）。
   A. 西咪替丁　　　　　　B. 法莫替丁　　　　　　C. 雷尼替丁
   D. 奥美拉唑　　　　　　E. 拉呋替丁

5. 临床上用于促动力药的是（　　）。
   A. 兰索拉唑　　　　　　B. 尼扎替丁　　　　　　C. 罗沙替丁
   D. 西咪替丁　　　　　　E. 多潘立酮

6. 属于合成解痉药的是（　　）。
   A. 阿尔维林　　　　　　B. 阿普唑仑　　　　　　C. 阿曲库铵
   D. 阿昔洛韦　　　　　　E. 阿苯达唑

7. 长期应用可引起男性乳房发育和阳痿等副作用的药物是（　　）。
   A. 西咪替丁　　　　　　B. 法莫替丁　　　　　　C. 雷尼替丁
   D. 奥美拉唑　　　　　　E. 拉呋替丁

8. 结构为 的药物与下列何种药物作用相同（　　）。
   A. 赛庚啶　　　　　　　B. 泮托拉唑　　　　　　C. 苯海拉明
   D. 莫沙必利　　　　　　E. 地芬尼多

9. 具有叔胺结构能够与枸橼酸醋酐显玫瑰红色的药物是（　　）。
   A. 地芬尼多　　　　　　B. 甲氧氯普胺　　　　　C. 多潘立酮
   D. 溴丙胺太林　　　　　E. 黄酮哌酯

10. 与盐酸和镁粉反应显橙红色，用于药典鉴别的药物是（　　）。
    A. 地芬尼多　　　　　　B. 甲氧氯普胺　　　　　C. 多潘立酮
    D. 溴丙胺太林　　　　　E. 黄酮哌酯

11. 经小火缓缓加热，产生的气体能使湿润醋酸铅试纸变黑而用于药典鉴别的药物是（　　）。
    A. 雷尼替丁　　　　　　B. 雷莫司琼　　　　　　C. 格拉司琼
    D. 昂丹司琼　　　　　　E. 罗沙替丁

12. 药用品为反式异构体的药物是（　　）。
    A. 西咪替丁　　　　　　B. 拉呋替丁　　　　　　C. 罗沙替丁
    D. 法莫替丁　　　　　　E. 雷尼替丁

13. 化学结构上属于叔胺类合成解痉药的是（　　）。
    A. 格拉司琼　　　　　　B. 溴丙胺太林　　　　　C. 西沙必利
    D. 盐酸苯海索　　　　　E. 奥芬溴铵

14. 5-HT$_3$ 受体拮抗剂主要用作（　　）。
    A. 治疗帕金森病的药物　　B. 抗抑郁药　　　　　　C. 作用于自主神经系统的降压药
    D. 促使胃肠道内容物向前移动的药物
    E. 因化疗或放疗引起呕吐的止吐药
15. 含有噻唑环的 H$_2$ 受体拮抗剂是（　　）。
    A. 西咪替丁　　　　　　B. 兰索拉唑　　　　　　C. 雷尼替丁
    D. 尼扎替丁　　　　　　E. 拉夫替丁

[B 型题]

[16～20]
    A. 替普瑞酮　　　　　　B. 甲氧氯普胺　　　　　C. 伊托必利
    D. 溴丙胺太林　　　　　E. 地芬尼多
16. 具有叔胺结构遇丙二酯醋酐呈现红棕色、用于药典鉴别的药物是（　　）。
17. 人工合成的含有萜烯类结构的胃黏膜保护剂是（　　）。
18. 含有叔醇结构，易脱水形成烯类杂质，药典检规定查特殊杂质"有关物质"的药物是（　　）。
19. 含有芳香第一胺结构，可发生重氮化反应用于药典含量测定的药物是（　　）。
20. 含有酯键，可水解生成咕吨酸遇硫酸显色，用于药典鉴别的药物是（　　）。

[21～25]
    A. 芬太尼　　　　　　　B. 苯海索　　　　　　　C. 罗沙替丁
    D. 特非那定　　　　　　E. 地芬尼多
21. 含有哌啶结构的止吐药是（　　）。
22. 含有哌啶结构的 H$_1$ 受体拮抗剂是（　　）。
23. 含有哌啶结构的 H$_2$ 受体拮抗剂是（　　）。
24. 含有哌啶结构的合成解痉药是（　　）。
25. 含有哌啶结构的合成镇痛药是（　　）。

[X 型题]

26. 属于促动力药的有（　　）。
    A. 多潘立酮　　　　　　B. 替普瑞酮　　　　　　C. 昂丹司琼
    D. 伊托必利　　　　　　E. 莫沙必利
27. 关于奥美拉唑的叙述正确的有（　　）。
    A. 具有酸碱两性，可制成钠盐供注射使用
    B. 含有一对光学异构体，临床使用的为外消旋体
    C. 含有含氮杂环结构，可与生物碱沉淀剂反应生成沉淀
    D. 体外无活性，口服吸收后在胃酸催化下转化为环次磺胺活性代谢物而显效
    E. 长期应用可引起男性乳房发育及阳痿等抗雄激素的副作用
28. 关于莫沙必利的叙述正确的有（　　）。
    A. 含有手性碳原子，具有光学异构体，药用品为消旋体
    B. 含有吗啉环，具有较强的碱性，可与酸成盐，药用品多为其枸橼酸盐
    C. 与吡啶-醋酐反应，生成黄色到红色或紫红色的溶液
    D. 显有机氟化物的鉴别反应

E. 临床主要用于功能性消化不良
29. 下列属于合成解痉药的有（　　）。
    A. 盐酸苯海索　　　　B. 甲氧氯普胺　　　　C. 奥替溴铵
    D. 匹维溴铵　　　　　E. 阿曲库铵
30. 消化系统药物包括（　　）。
    A. 促动力药　　　　　B. 解痉药　　　　　　C. 止吐药
    D. H_1受体拮抗剂　　E. H_2受体拮抗剂

参考答案

A 型题

| 1D | 2A | 3A | 4C | 5E | 6A | 7A | 8B | 9A | 10E |
| 11A | 12E | 13D | 14E | 15D | | | | | |

B 型题

| 16C | 17A | 18E | 19B | 20D | 21E | 22D | 23C | 24B | 25A |

X 型题

26ADE　　27ABCD　　28ABCDE　　29ACD　　30ABCE

（钟　嫄　於学良）

第五章 内分泌系统药物

内分泌系统是机体的重要调节系统,它与神经系统相辅相成,共同调节机体的生长发育和多种代谢,维持体内环境稳定,并影响行为和控制生殖等。内分泌系统由内分泌腺和分布于其他器官的内分泌细胞组成。

激素(hormone)是由内分泌腺或内分泌细胞分泌的高效生物活性物质,在体内作为信使传递信息,对机体生理过程起调节作用。内分泌系统主要依靠激素通过体液调节方式发挥作用,其特点是作用广泛且持久。

激素按其化学结构可分为甾体激素和含氮激素两大类。甾体激素主要包括性激素和肾上腺皮质激素,含氮激素主要包括氨基酸类激素、多肽类激素和蛋白质类激素。鉴于蛋白同化激素和口服避孕药多为甾体激素结构改造而来以及口服降血糖药的药理作用多与多肽类激素的胰岛素相同,故将蛋白同化激素和口服降血糖药纳入本章。

第一节 甾体激素类药物概述

甾体激素(steroid hormone)又称类固醇激素,包括由性腺分泌的雌激素、雄激素和孕激素及由肾上腺皮质分泌的糖皮质激素和盐皮质激素。

甾体激素的基本结构是含有环戊烷并多氢菲的甾烷母核,分子中含 A、B、C、D 四个环,其基本骨架及编号如下:

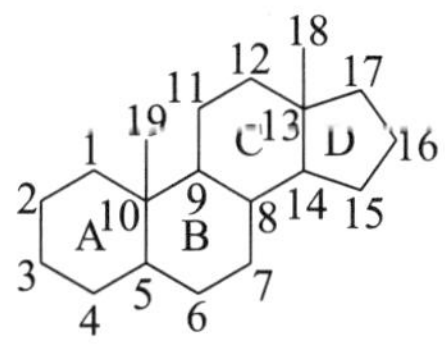

甾体母核按照化学结构不同可分为雌甾烷类、雄甾烷类和孕甾烷类,三者在化学结构上的差异为 10 位有无角甲基和 17 位是否存在乙基侧链;不同甾体药物的结构差异在于甾核上取代基的种类、数目及位置,双键的数目和位置及 10 位上有无角甲基。

雌甾烷

雄甾烷

孕甾烷

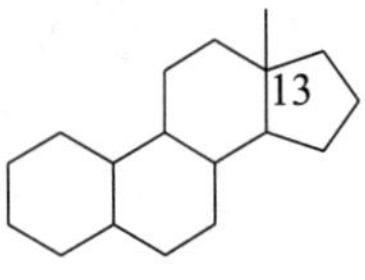

甾体激素命名时，首先根据药物的结构选择一个适当的甾体母核，然后在母核名称前或母核名称后分别标注取代基的位次、构型及名称。其次，还要遵循甾体激素命名的特殊规则：①当取代基处于环平面的上方（前面）时，以实线连接，用 β-表示其构型；当取代基处于环平面的下方（后面）时，以虚线连接，用 α-表示其构型。②用“降”表示比原来甾核环减少一个碳原子的缩环；用“高”表示比原来甾核多一个碳原子的扩环。如醋酸可的松（Cortisone Acetate）命名时选择的母核为孕甾，化学名为 17α,21-二羟基孕甾-4-烯-3,11,20-三酮-21-醋酸酯；再如双炔失碳酯（Anorethidrane Dipropionate）的化学名为 2α,17α-二乙炔基-2β,17β-二羟基-A 降-雄甾烷-2,17-二丙酸酯。

醋酸可的松

双炔失碳酯

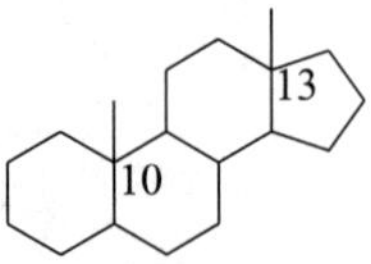

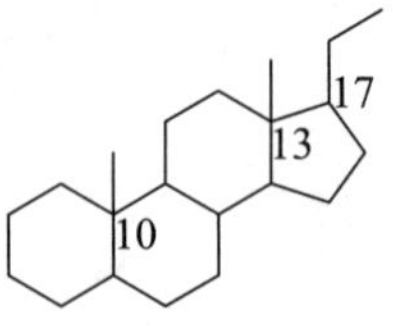

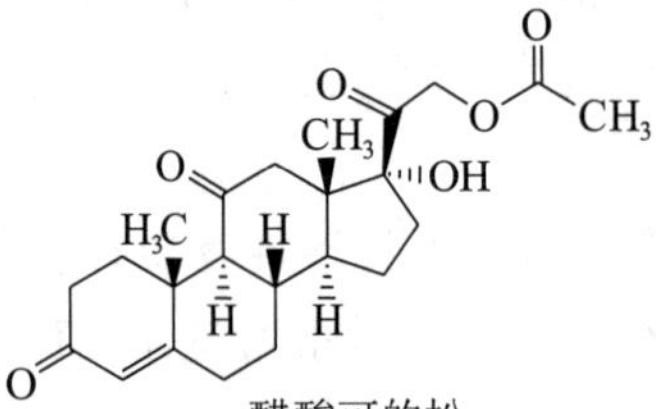

甾体激素类药物按药理作用可分为雌激素及合成代用品、雄激素及蛋白同化激素、孕激素类及肾上腺皮质激素类药物四类。

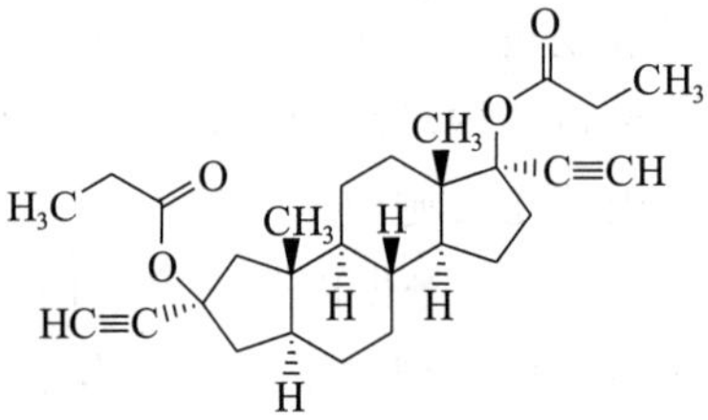

第二节　雌激素及合成代用品

雌激素（estrogen）主要是由卵巢分泌的甾体激素，此外，睾丸或肾上腺皮质也能产生微量的雌激素。雌激素在促进女性性器官的发育成熟和维持第二性征，与孕激素一起在性周期、妊娠及授乳等方面发挥重要作用。

雌激素及合成代用品临床上用于雌激素缺乏症，也用于治疗绝经症状、骨质疏松、乳腺癌及前列腺癌，并常与孕激素组成复方避孕药。

一、雌激素

天然雌激素有雌酮、雌二醇及雌三醇，其中雌酮和雌二醇在体内可相互转化，经代谢转化成雌三醇，注射给药时三者生物活性强度为雌二醇＞雌酮＞雌三醇。

雌酮　　雌二醇　　雌三醇

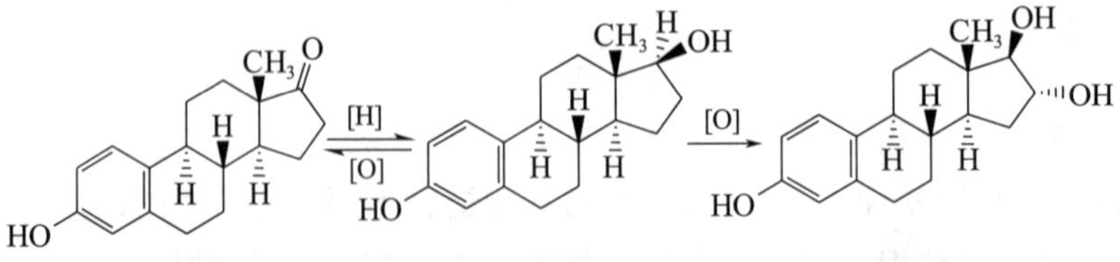

雌二醇　Estradiol

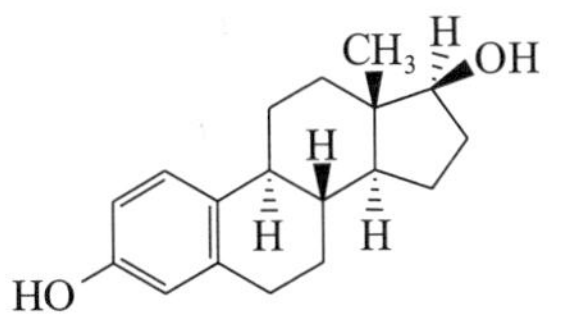

化学名为雌甾-1,3,5(10)-三烯-3,17β-二醇。

本品为白色或乳白色结晶性粉末，无臭；溶于丙酮，略溶于乙醇，不溶于水；熔点为175～180℃，比旋度为+76°～+83°(1%乙醇溶液)。

本品具有甾核结构和酚羟基，加硫酸显黄绿色荧光，加三氯化铁试液，即显草绿色，再加水稀释，溶液变为红色，用于药典鉴别。

本品具有酚羟基，在氢氧化钠溶液中与苯甲酰氯反应，所得产物苯甲酸雌二醇（Estradiol Benzoate）为一长效雌激素药，临床常用其注射液用于治疗月经失调、功能性子宫出血及绝经期综合征，与孕激素类药物合用能抑制排卵。

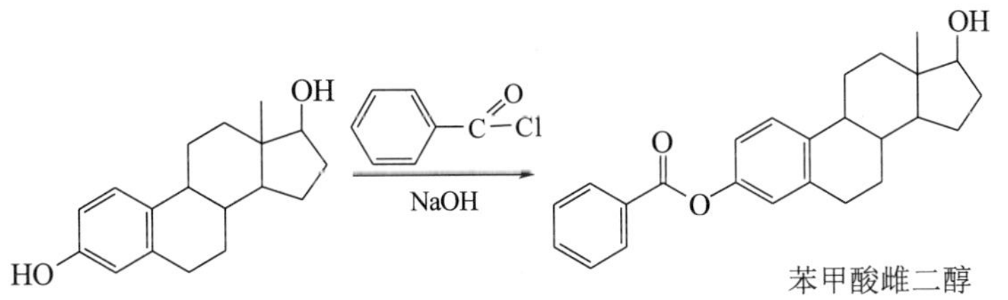

本品用于治疗卵巢功能不全或雌激素缺乏所引起的疾病，如更年期障碍、子宫发育不全及月经不调等，并预防绝经后加速骨质丢失而导致的骨质疏松。药典收载制剂为雌二醇缓释贴片，外用时揭除贴片上的保护膜后立即贴于清洁干燥、无外伤的下腹部或臀部皮肤。

二、合成代用品

雌激素在体内含量较少，天然来源非常有限，因此研究雌激素类药物的另一个方向就是寻找结构简单、制备方便的合成代用品，结果在构效关系研究时发现反式己烯雌酚结构中两个酚羟基的空间距离与天然雌激素雌二醇结构中两个羟基距离相近，且可看做是B、C环开环的甾类结构，可代替雌二醇，而其顺式异构体因与雌二醇结构差异较大，故几无活性。氯烯雌醚（Chlorotrianisene）活性较己烯雌酚弱（约为1/10），属弱雌激素类药，故作用比较温和，药典收载其滴丸剂，用于治疗妇女更年期综合征及手术后因雌激素缺乏所引起的症状、青春期功能失调性子宫出血及妇女性腺功能不全的雌激素替代治疗等。

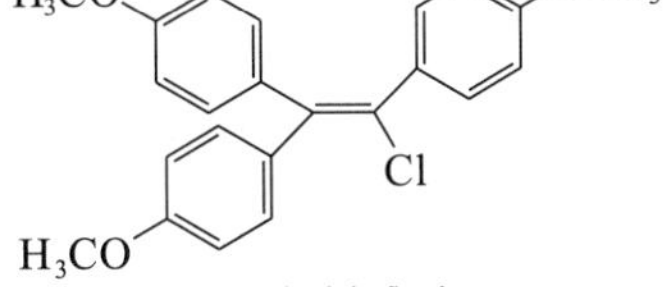

己烯雌酚　Diethylstilbestrol

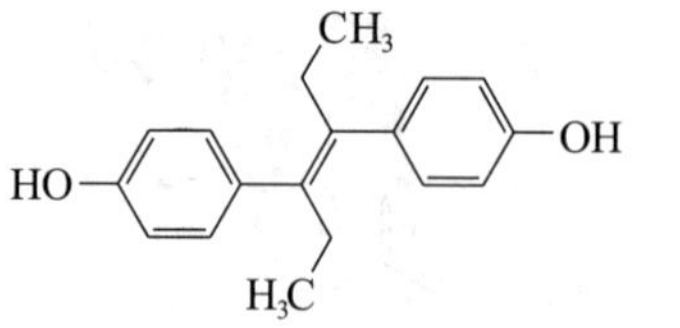

化学名为 (E)-4,4'-(1,2-二乙基-1,2-亚乙烯基)双苯酚。

本品为无色结晶或白色结晶性粉末，几乎无臭；易溶于甲醇，溶于乙醇、乙醚或脂肪油，微溶于三氯甲烷，几乎不溶于水；熔点为 169~172℃。

本品结构中含有碳碳双键，具有几何异构，反式异构体有药效，顺式异构体几乎无药效，药用品为反式结构。

本品结构中具有酚羟基，呈显弱酸性，可溶于稀氢氧化钠溶液；其稀乙醇溶液加三氯化铁溶液，生成绿色配合物，缓缓变成黄色。

本品与醋酐及无水吡啶共热，生成二乙酰己烯雌酚，熔点为 121~124℃。

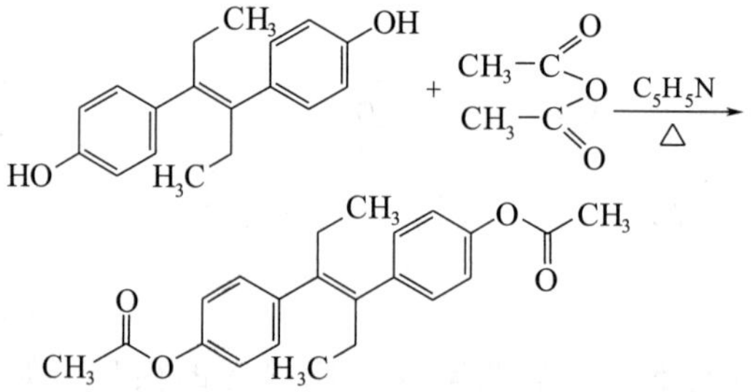

本品加硫酸溶解后，溶液显橙黄色，加水稀释后，橙黄色即消失，用于药典鉴别。

本品主要用于卵巢功能不全或垂体功能异常引起的月经紊乱，女性绝经后或男性乳腺癌晚期不能进行手术的患者，也可大剂量用于治疗前列腺癌。

三、构效关系

① 天然雌激素具有的共同结构特征是 A 环为芳环、3 位为酚羟基、17 位为含氧功能基（羟基或酮基）、10 位上无角甲基。

② 17 位羟基 β-构型的活性强于 α-构型，如雌二醇。

③ 17α 位引入乙炔基，空间位阻增加，阻碍酶对药物的氧化代谢，故能口服，如炔雌醚（Quinestrol）和尼尔雌醇（Nilestriol）。

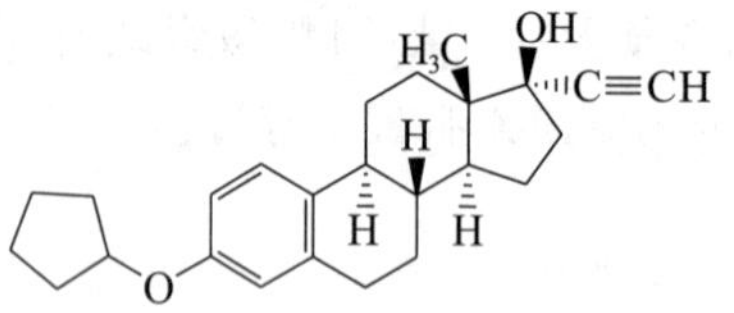

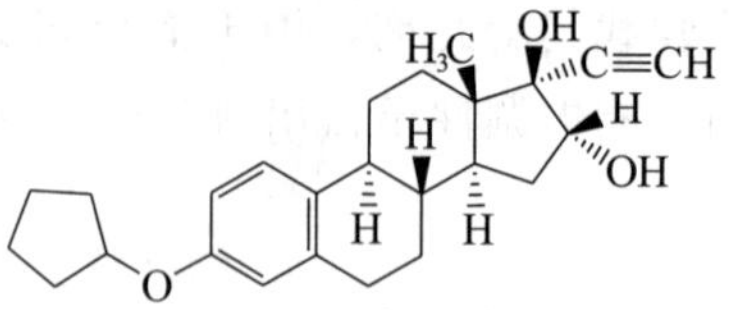

④ 3 位或 17 位羟基与羧酸形成酯类前药，在体内缓缓水解释放出雌二醇，能够延长药物作用时间，如苯甲酸雌二醇和戊酸雌二醇（Estradiol Valerate），其中戊酸雌二醇注射液用于补充雌激素不足时，每 4 周注射 1 次。

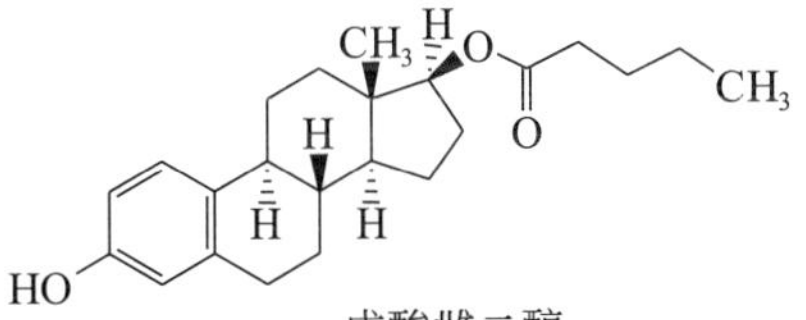

戊酸雌二醇

第三节 雄激素及蛋白同化激素

雄激素（androgens）主要由睾丸产生，此外肾上腺皮质和女性卵巢也能分泌少量的雄激素。男性进入青春期后，睾丸开始分泌雄激素，具有促进男性性器官发育成熟和维持第二性征的作用。蛋白同化激素是由雄性激素化学结构修饰得到的一些雄性活性很弱、蛋白同化活性增强的一类药物。

一、雄激素

1931 年，科学家从 15t 男性尿中提取到 15mg 雄酮（Androsterone），1935 年从公牛睾丸中分离出睾酮（Testosterone），活性为雄酮的 6～10 倍。

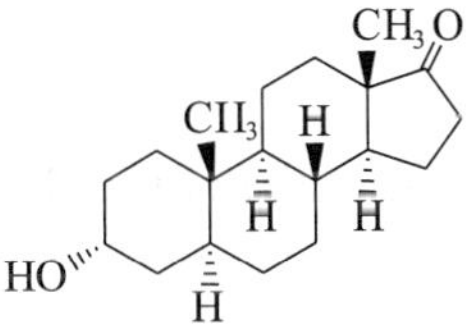

雄酮 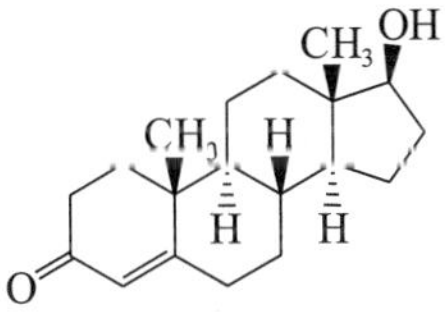　　　　　　　　　睾酮

天然睾酮可作为雄性激素替补治疗药物，但来源有限，在消化道易被破坏，口服无效，作用时间短，因此对睾酮进行结构修饰的目的主要是为了延长疗效和可口服给药，得到了甲睾酮、丙酸睾酮（Testosterone propionate）等药物供临床使用。

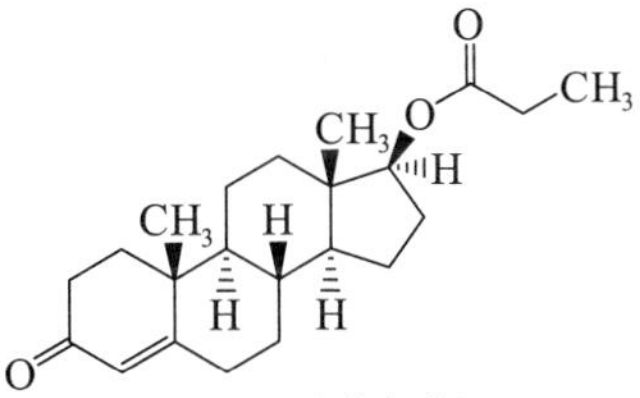

丙酸睾酮

甲睾酮　Methyltestosterone

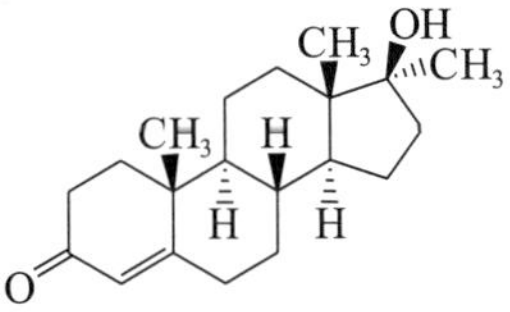

化学名为 17α-甲基-17β-羟基雄甾-4-烯-3-酮。

本品为白色或类白色结晶性粉末，无臭，无味，微有引湿性；易溶于乙醇、丙酮或三氯甲烷，略溶于乙醚，微溶于植物油，不溶于水；熔点为 163～167℃，比旋度为 +79°～+85°（1% 乙醇溶液）。

本品显甾核结构与强酸的显色反应，加硫酸-乙醇（2∶1）溶解后，溶液即显黄色并带有黄绿色荧光，用于药典鉴别。

本品用于男性性腺机能减退症、无睾症及隐睾症、子宫肌瘤及子宫内膜异位症等。

二、构效关系

① 雄激素具有的共同结构特征是含有 4-烯-3-酮结构、17β 位含有羟基。

② 17β-羟基酯化，则作用时间延长，如丙酸睾酮和十一酸睾酮（Testosterone Undecanoate）。

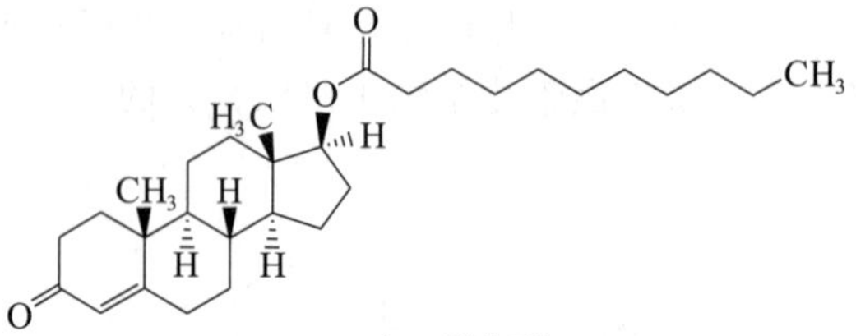

十一酸睾酮

③ 17α 位引入甲基，空间位阻增加，稳定性提高，可供口服使用，如甲睾酮。

三、蛋白同化激素

蛋白同化激素（protein anabolic hormone）是具有促进蛋白质合成、抑制蛋白质代谢、促进肌肉增长等作用的一类甾体激素。蛋白同化激素是由天然来源的雄激素经结构改造而成，旨在降低雄激素活性，提高蛋白同化活性。

将雄激素 10 位上的角甲基去除（19-去甲基雄激素），雄性激素活性大大降低，蛋白同化作用明显增大，继而将 17 位羟基酯化，则作用时间延长，是一类重要的蛋白同化激素。如将睾酮 19 位去甲基、再经酯化可得到的苯丙酸诺龙，既能增加机体以氨基酸自行合成蛋白质，又能抑制氨基酸分解生成尿素，并有促进体内钙质蓄积的功能。

将雄性激素的 A 环进行改造，2 位引入取代基或 2、3 位并合杂环或 4 位引入卤素等，均可得到蛋白同化激素，如羟甲烯龙（Oxymetholone）、司坦唑醇（Stanozolol）、达那唑（Danazol）、氯司替勃（Clostebol）等，临床主要用于慢性消耗性疾病及手术后体弱消瘦、年老体迈、早产儿及营养不良等。

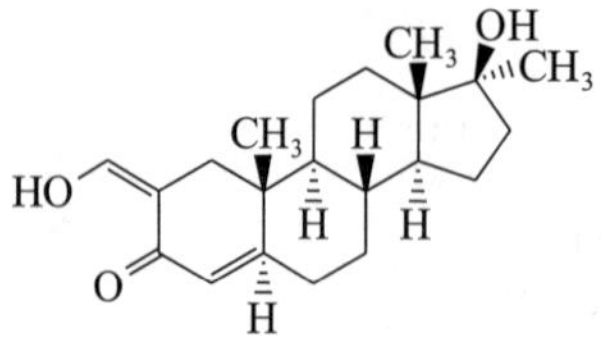

羟甲烯龙 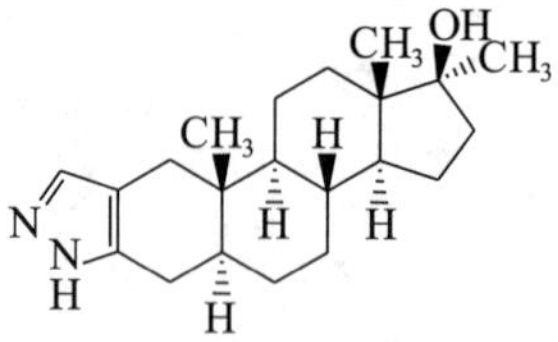　　　　司坦唑醇

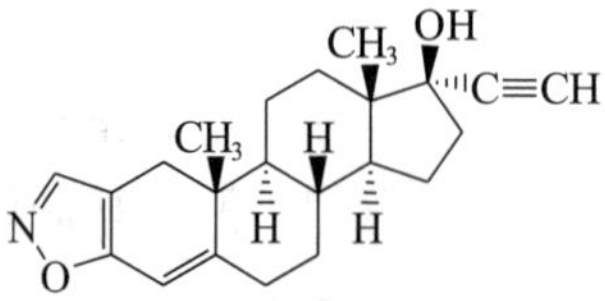

达那唑 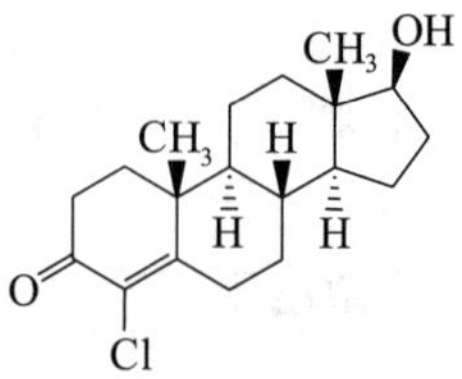　　　　氯司替勃

需要指出的是蛋白同化激素毕竟是由雄激素结构改造而来，要使其完全没有雄激素活性非常困难，即雄激素样作用乃是蛋白同化激素的副作用，尤其是女性患者使用后可出现喉结、嗓音变粗、胸部萎缩、毛发增多等男性化的副作用。

蛋白同化激素因能直接增加肌肉中蛋白质的合成，增加肌肉力量，促进体内钙质蓄积甚至扩增骨骼及增大强度，因此为了提高比赛成绩，运动员滥用蛋白同化激素的案例不胜枚举，滥用结果往往会导致对运动员的心血管系统、内分泌系统、免疫系统及肝脏器官等造成严重损害，青少年使用会阻碍性器官发育和导致骨骺线过早闭合。除上述苯丙酸诺龙等5个蛋白同化激素外，美雄诺龙（Mestanolone）、替勃龙（Tibolone）及群勃龙（Trenbolone）等均已列入2015年中国兴奋剂目录——"蛋白同化制剂品种"清单之中。

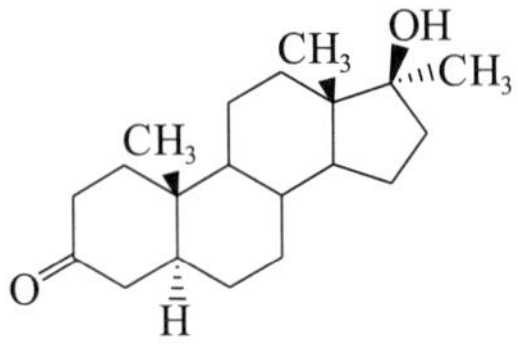

美雄诺龙 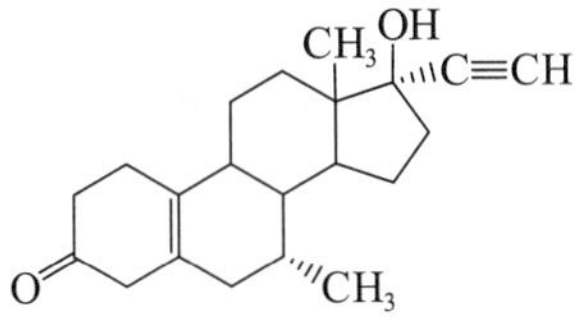　　　　　　替勃龙 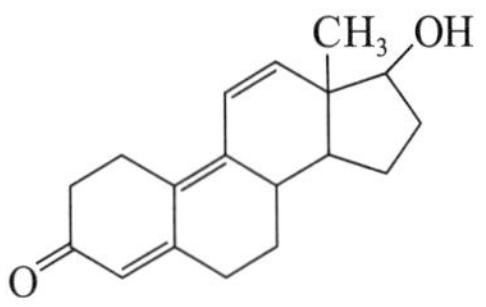　　　　　　群勃龙

苯丙酸诺龙　Nandrolone Phenylpropionate

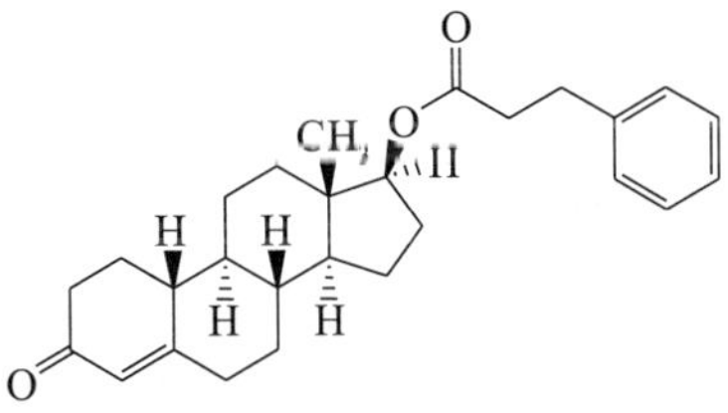

化学名为17β-羟基雌甾-4-烯-3-酮-3-苯丙酸酯。

本品为白色或类白色结晶性粉末，有特殊臭；溶于乙醇，略溶于植物油，几乎不溶于水；熔点为93~99℃，比旋度为+48°~+51°(1%二氧六环溶液)。

本品具有羰基结构，其甲醇溶液在醋酸钠存在下可与盐酸氨基脲缩合，生成苯丙酸诺龙缩氨脲，熔点约为182℃(熔融时同时分解)。

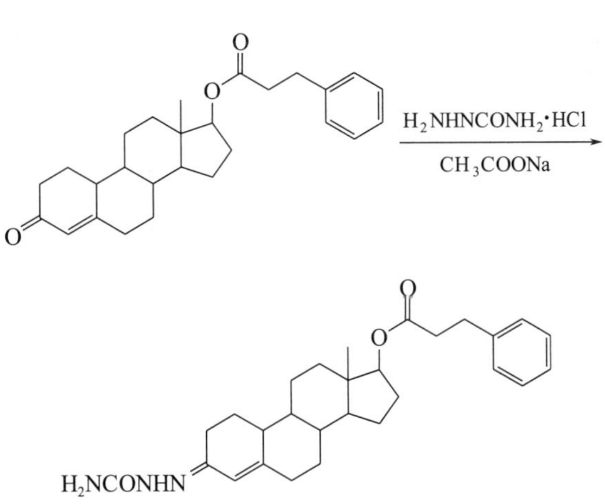

本品临床用于慢性消耗性疾病、严重灼伤、骨质疏松及发育不良等。过量使用会引起肝、肾损伤，女性服用后易产生男性化及肌肉增生等现象。

第四节 孕激素类药物

孕激素（progestins）是由卵巢黄体细胞分泌和维持妊娠所必需的激素。孕激素类药物按化学结构可分为孕酮类孕激素和睾酮类孕激素。

一、孕酮类孕激素

1903年，科学家首先发现将受孕后的黄体移去，会导致妊娠终止。1934年，从孕妇尿中分离得到了黄体酮（又称孕酮），其具有维持妊娠和正常月经的功能，同时具有妊娠期间抑制排卵的作用。

黄体酮在体内易代谢失活，通过结构修饰得到醋酸甲羟孕酮（Medroxyprogesterone Acetate）、醋酸甲地孕酮（Megestrol Acetate）及醋酸氯地孕酮等，均为典型的孕酮类孕激素。

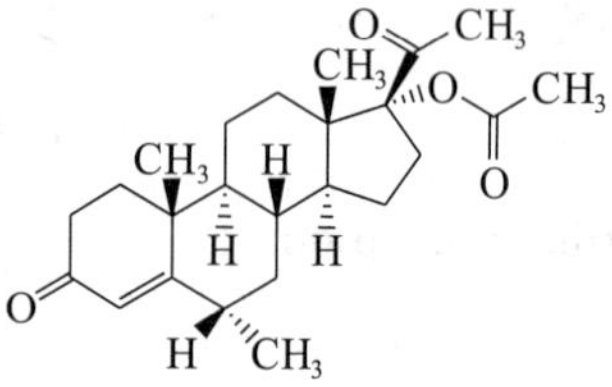

醋酸甲羟孕酮 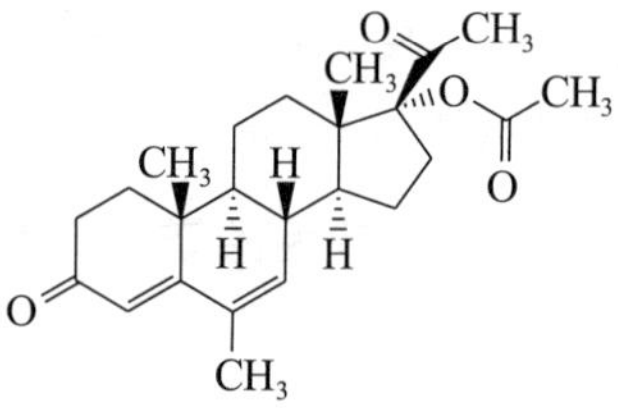　　　　醋酸甲地孕酮

黄体酮　Progesterone

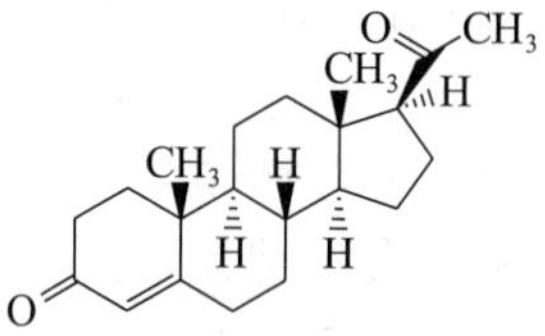

化学名为孕甾-4-烯-3,20-二酮。

本品为白色或类白色结晶性粉末，无臭；极易溶于三氯甲烷，溶于乙醇、乙醚或植物油，不溶于水；熔点为128～131℃，比旋度为+186°～+198°（1％乙醇溶液）。

本品17位具有甲酮基，在碳酸钠及醋酸铵的存在下，能与亚硝基铁氰化钠反应生成蓝紫色的阴离子复合物，用于药典鉴别。其他常用的甾体药物仅呈浅橙色或无色，故此反应为黄体酮的专属性反应。

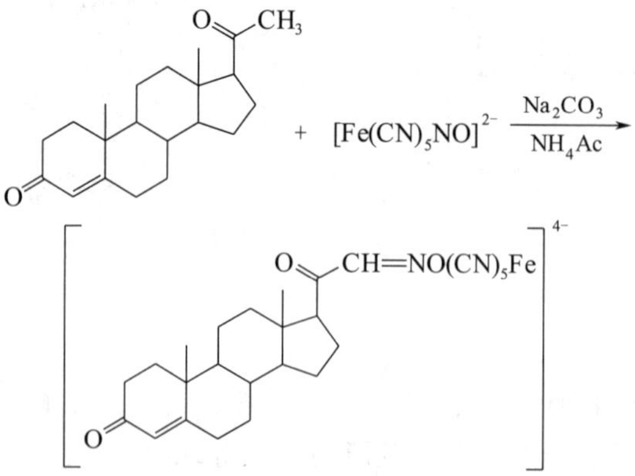

本品 3 位含有酮基，在酸性条件下与羰基试剂异烟肼缩合，生成黄色的黄体酮异烟腙。

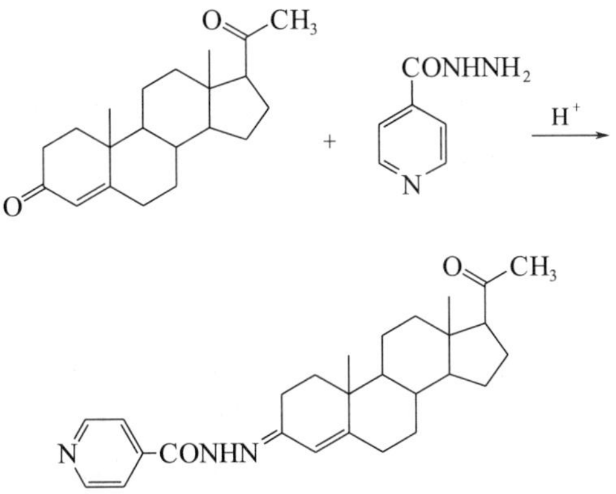

本品 3 位和 17 位具有酮基，与盐酸羟胺反应生成黄体酮二肟，熔点为 238～240℃。

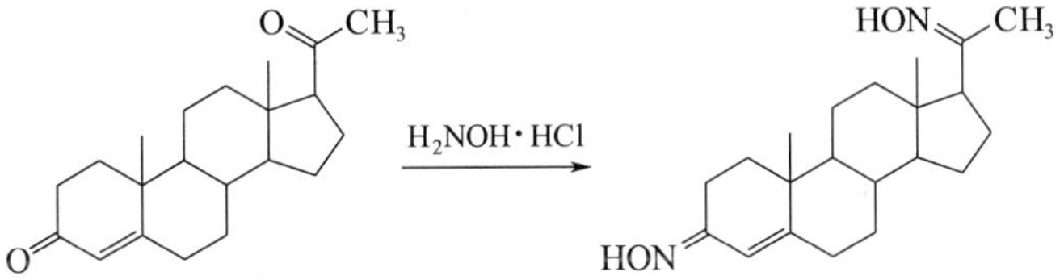

本品具有保胎作用，临床用于先兆流产、习惯性流产、子宫功能性出血、月经失调及痛经等。

醋酸氯地孕酮　Chlormadinone Acetate

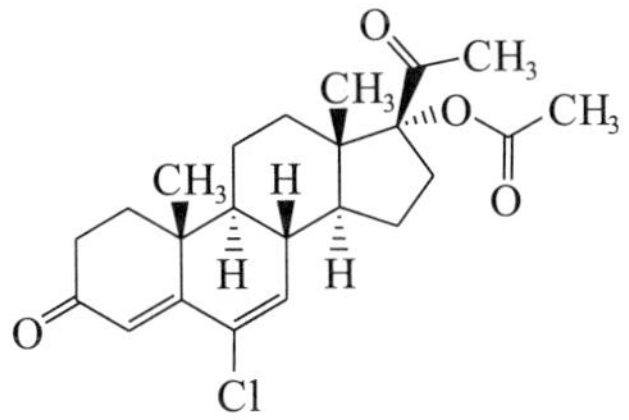

化学名为 17α-羟基-6-氯孕甾-4，6-二烯-3，20-二酮醋酸酯。

本品为白色至微黄色结晶性粉末，无臭；易溶于三氯甲烷，略溶于甲醇，微溶于乙醇，不溶于水；熔点为 206～214.5℃。比旋度为 $-10°\sim-14°$（2％乙腈溶液）。

本品具有酯的结构，加乙醇制氢氧化钾试液，加热水解生成氯地孕酮和醋酸钾，后者经硫酸酸化，再与乙醇加热酯化，生成醋酸乙酯的香气。

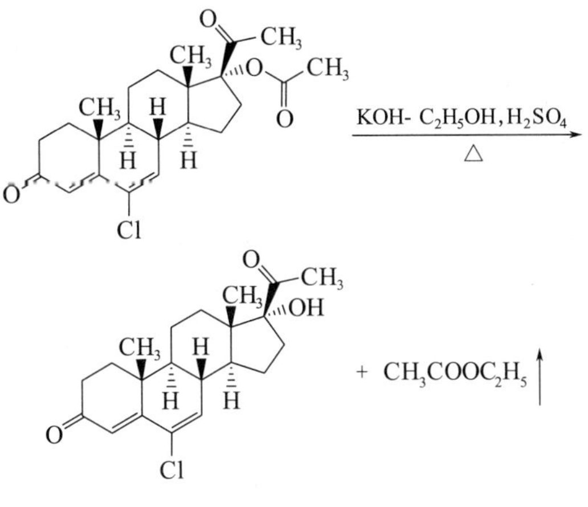

本品 3 位含有酮基，在酸性条件下与异烟肼缩合，生成黄色的氯地孕酮异烟腙，用于药典鉴别。

本品 6 位含有氯原子，取铜片或铜丝一小条，置火焰上燃烧至不再显绿色火焰，放冷，蘸取本品，再置火焰上燃烧，火焰即显氯化铜的绿色，用于药典鉴别。

本品为口服强效孕激素，与雌激素类药物配伍可制成避孕药，如复方炔雌醚片（含氯地孕酮和炔雌醚）。

二、睾酮类孕激素

第一个口服有效的孕激素药物不是黄体酮的衍生物，而是人们在雄激素结构改造过程中发现的睾酮衍生物，在睾酮 17α 位引入乙炔基得到炔孕酮（Ethisterone），雄激素活性减弱，但孕激素活性比黄体酮强 15 倍；将炔孕酮 19 位去甲基得到炔诺酮（Norethisterone），活性比炔孕酮强；进而将 13 位甲基改造为乙基，分别得到比炔诺酮活性大大提高的炔诺孕酮及其光学异构体左炔诺孕酮。

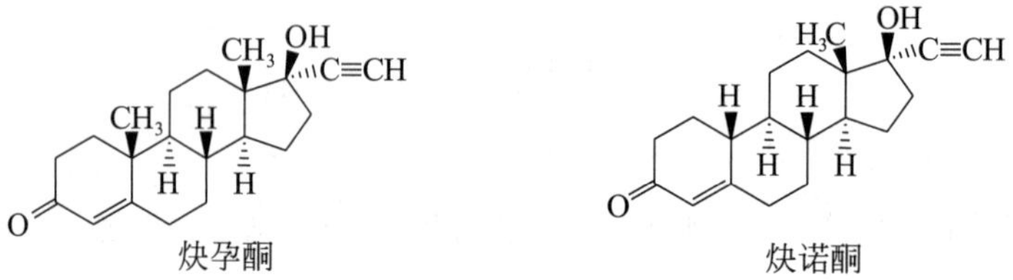

炔孕酮　　　　炔诺酮

左炔诺孕酮　Levonorgestrel

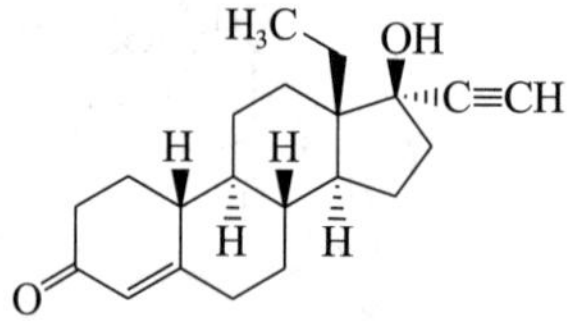

化学名为（－）-13-乙基-17-羟基-18,19-双去甲基-17α-孕甾-4-烯-20-炔-3-酮。

本品为白色或类白色结晶性粉末，无臭；溶于三氯甲烷，微溶于甲醇，不溶于水；熔点为 233～239℃（熔距在 5℃以内）；比旋度为－30°～－35°（2％三氯甲烷溶液）。

本品含有手性碳原子，具有光学异构体，药用品为左旋体；消旋体炔诺孕酮的活性为本品的 1/2，故使用剂量为本品的 2 倍。

本品含有乙炔基，其乙醇溶液遇硝酸银试液，产生白色炔诺孕酮银盐沉淀。

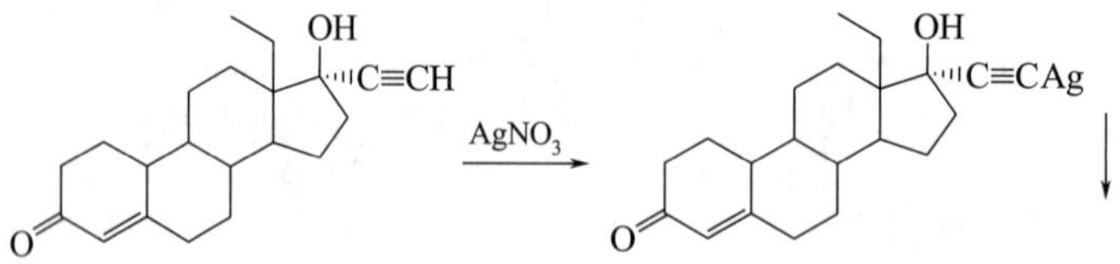

本品用于治疗月经不调、功能性子宫出血、妇女不育症、子宫内膜异位等；与雌激素配伍使用，可抑制卵巢排卵，阻碍孕卵着床，用作短效口服避孕药或女性紧急避孕药。本品自 1983 年在芬兰上市后，已经成为国内外应用最广的复方长效口服避孕药之一。

三、甾体避孕药

避孕药（contraceptive drugs）一般指口服避孕药，有男性口服避孕药和女性口服避孕药。男性口服避孕药主要是通过抑制精子的生成，降低精子的数量，达到少精甚至无精而不能受孕；女性避孕药的原理主要是通过抑制排卵，改变宫颈黏液，使精子不易穿透，或使子宫腺体减少肝糖的制造，让囊胚不易存活，或是改变子宫和输卵管的活动方式，阻碍受精卵的运送，使精卵无法结合形成受精卵，从而达到避孕目的。

避孕药自 20 世纪 60 年代开始使用至今已逾半个多世纪，世界上采用避孕药进行避孕的育龄妇女每年高达 7500 万，尤其是西方女性乐于使用。在我国，只有约 2% 的育龄女性使用避孕药，而与之形成对比的是高达 6% 的人工流产率（20～29 岁），重复流产率高达 56% 左右。

目前，临床上常用的避孕药多为人工合成的女用甾体避孕药，主要有人工合成的雌激素类避孕药、人工合成的孕激素类避孕药、孕激素和雌激素组成的复方制剂避孕药、抗孕激素类避孕药及其他类避孕药。

人工合成的雌激素类避孕药如炔雌醚、尼尔雌醇及炔雌醇（Ethinylestradiol）等，与孕激素类合用，能抑制排卵。

炔雌醇

人工合成的孕激素类避孕药包括孕酮类孕激素如氯地孕酮和甲地孕酮，睾酮类孕激素如炔诺酮、炔诺孕酮及左炔诺孕酮等，单用或与雌激素配伍用作口服避孕药。

孕激素和雌激素组成的复方制剂避孕药如去氧孕烯（Desogestrel）与炔雌醇组成的复方制剂去氧孕烯炔雌醇片，该药 1981 年在欧洲上市，1994 年登陆我国，商品名为妈富隆（Marvelon；每片含去氧孕烯 0.15mg 与炔雌醇 30μg），避孕可靠性高，停药后即可怀孕，对未来宝宝健康没有影响，为全球近百个国家爱侣的放心之选，其他是在中国上市的全球第一个现代口服避孕药；2015 年 7 月，拜耳公司宣布含雌激素更低剂量（炔雌醇 20μg）的同类产品——欣妈富隆（Xin Marvelon）正式在华上市。屈螺酮（Drospirenone）为一具有新颖独特结构的孕激素，与炔雌醇组成的复方制剂屈螺酮炔雌醇片，2000 年和 2001 年分别在欧洲和美国上市，2009 年登陆我国，商品名为优思明（Yasmin；每片含屈螺酮 3mg 与炔雌醇 30μg），该药为当年全球销量第一的复方口服避孕药，也是唯一已知能控制体重的短效口服避孕药；2015 年 4 月，含雌激素更低剂量（炔雌醇 20μg）的同类产品——优思悦在华上市，该药在帮助女性高效避孕的同时，还可以帮助抗水钠潴留和改善痤疮，是目前唯一被国家食品药品监督管理总局批准用于除避孕外治疗中度寻常痤疮的复方口服避孕药。

去氧孕烯　　　　屈螺酮

抗孕激素类避孕药如1982年第一个上市的米非司酮（Mifepristone），主要用于抗早孕，也可用于紧急避孕，对受孕动物各期妊娠均有引产效应，可作为非手术性抗早孕药，该药1986年引入我国，1992年国产米非司酮作为人工流产用药用于临床。

米非司酮

其他类避孕药如双炔失碳酯，其片剂又叫53号抗孕片，为一具有抗着床作用的避孕药，适用于探亲或新婚夫妇使用，该药为我国首创。

第五节 肾上腺皮质激素

肾上腺是人体重要的内分泌器官，由肾上腺皮质和髓质两部分组成，由于位于两侧肾脏的上方，故得名肾上腺。肾上腺皮质激素（adrenocorticoids）是肾上腺皮质所分泌的一类甾体激素的总称，按其药理作用可分为糖皮质激素和盐皮质激素，前者主要与糖、脂肪、蛋白质代谢和生长发育相关，后者主要调节机体水和盐代谢及维持电解质平衡。

一、糖皮质激素

糖皮质激素（glucocorticoids）共同的化学结构特征是含有4-烯-3-酮、17β位上具有还原性的α-醇酮基、11位上为羟基或羰基。

糖皮质激素具有抗炎、抗毒、抗休克、抗过敏及免疫调节等作用，临床应用范围广泛，但长期大剂量应用可引起诸多不良反应。

天然糖皮质激素存在许多不足，如稳定性差、作用时间短、具有水钠潴留副作用，对天然糖皮质激素进行结构改造，旨在将糖、盐两种活性分开，增加抗炎活性，降低水钠潴留副作用。

将A环1、2位引入双键得到1,4-二烯-3-酮结构的衍生物，副作用减少，抗炎作用增强，如泼尼松（Prednisone）和泼尼松龙（Prednisolone）。

泼尼松　　　　　　泼尼松龙

将6α或9α位引入氟原子、16α位引入羟基并与17α位羟基形成缩酮结构或16位引入甲基，均可使抗炎作用增强，钠潴留副作用减轻，如醋酸氟轻松（Fluocinonide）、曲安奈德（Triamcinolone）、哈西奈德（Halcinonide）、环索奈德（Ciclesonide）、丙酸氟替卡松（Fluticasone Propionate）、倍他米松（Betamethasone）及地塞米松等。其中，环索奈德是由德国开发的一种新一代皮质类固醇抗哮喘药，用于治疗成人及4岁以上儿童和青少年不同程度的哮喘以及过敏性鼻炎，该药2004年在澳大利亚获得首次批准，

2012年经国家食品药品监督管理总局批准生产环索奈德气雾剂；丙酸氟替卡松乳膏可缓解炎症性和瘙痒性皮肤病，气雾剂用于支气管哮喘，与 β_2-肾上腺素受体激动剂沙美特罗组成复方制剂沙美特罗替卡松粉吸入剂，用于可逆性阻塞性气道疾病的规则治疗，包括成人和儿童哮喘；倍他米松为地塞米松的 16β-甲基异构体，作用比地塞米松强、副作用则较小。

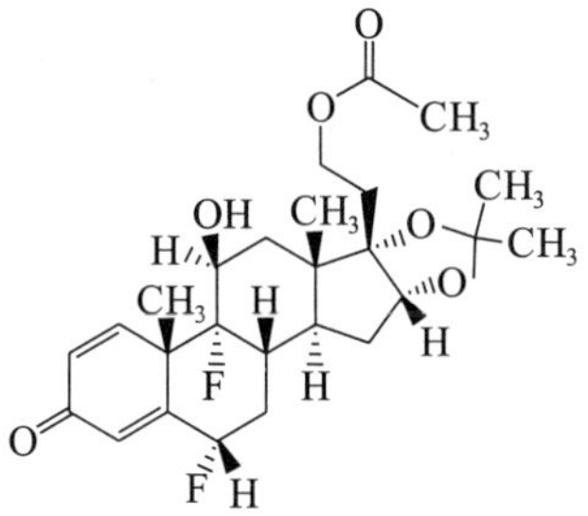

醋酸氟轻松 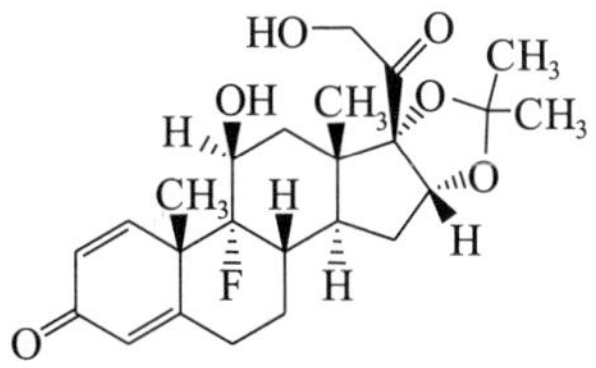　　曲安奈德 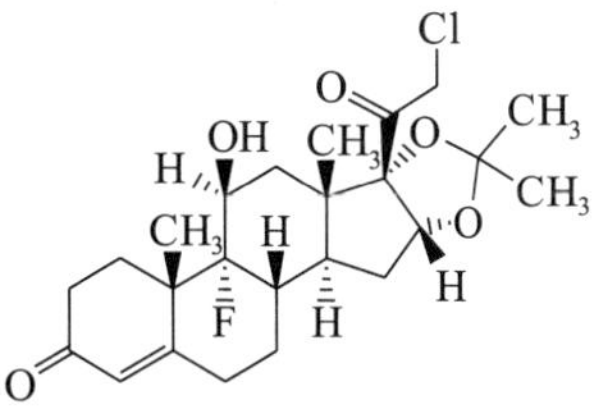　　哈西奈德

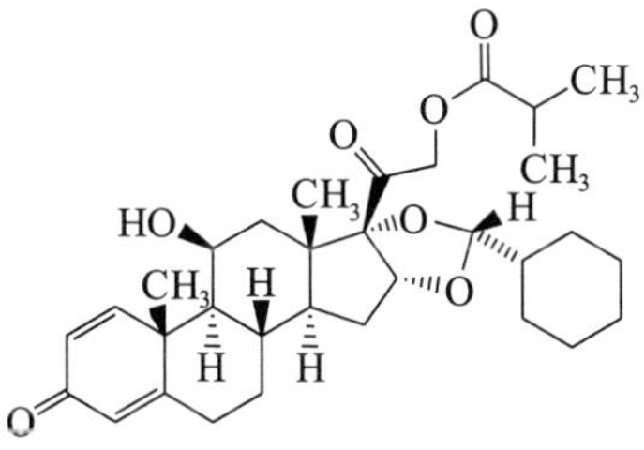

环索奈德 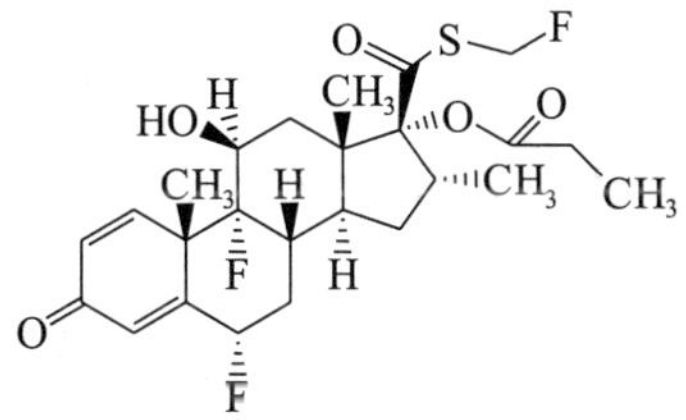　　丙酸氟替卡松 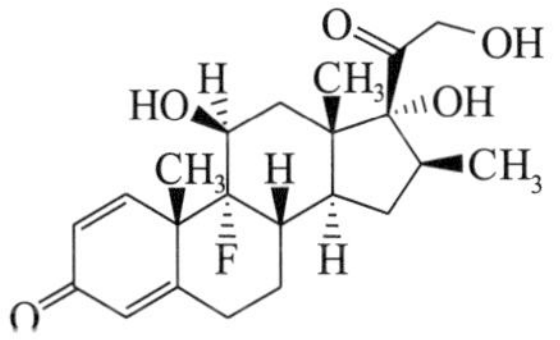　　倍他米松

将 21 位羟基修饰成醋酸酯，作用时间延长，稳定性增加，故此类药物通常以醋酸酯形式供药用，如醋酸氟轻松、醋酸氢化可的松及醋酸地塞米松等。

醋酸氢化可的松　Hydrocortisone Acetate

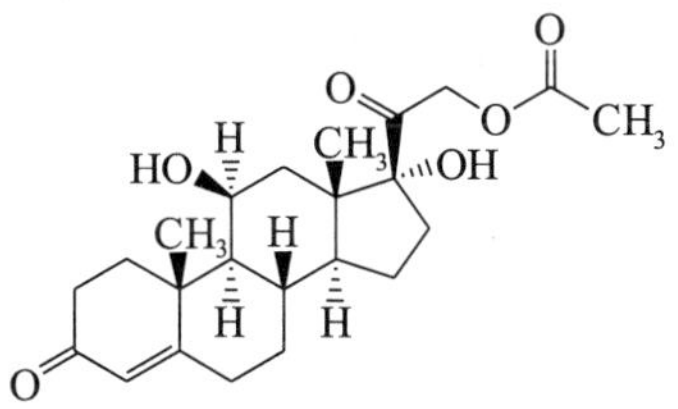

化学名为 $11\beta,17\alpha,21$-三羟基孕甾-4-烯-3,20-二酮-21-醋酸酯。

本品为白色或类白色结晶性粉末，无臭；微溶于乙醇、甲醇及三氯甲烷，不溶于水；比旋度为 $+158°\sim+165°$（1%二氧六环溶液）。

本品具有酯的结构，加醇制氢氧化钾试液，水浴加热，冷却，加硫酸煮沸，即发生醋酸乙酯的香气。

本品具有羰基结构，加乙醇溶解后，加新制的硫酸苯肼试液，加热后生成腙类化合物呈显黄色，用于药典鉴别。

本品具有甾核结构，加硫酸溶解后，即显黄色至棕黄色，并带绿色荧光，用于药典鉴别。

本品主要用于治疗风湿性和类风湿关节炎、支气管哮喘及红斑狼疮等疾病。本品常以片剂、眼膏及注射剂等供药用，临床尚见注射用氢化可的松琥珀酸钠（Hydrocortisone

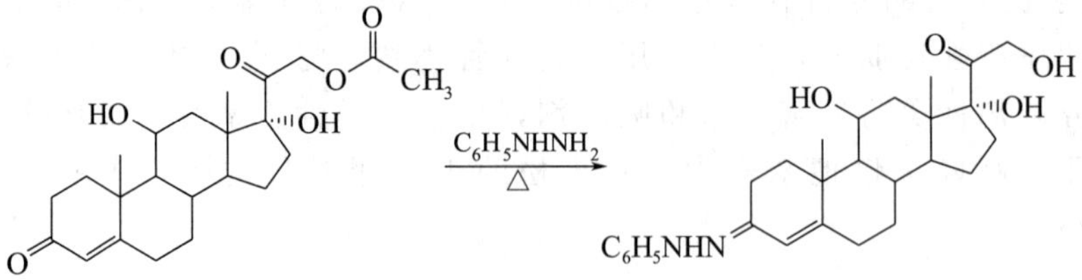

Sodium Succinate),用于抢救危重病人如中毒性感染、过敏性休克、严重的肾上腺皮质功能减退症、结缔组织病、严重的支气管哮喘等过敏性疾病,并可用于预防和治疗移植物急性排斥反应。

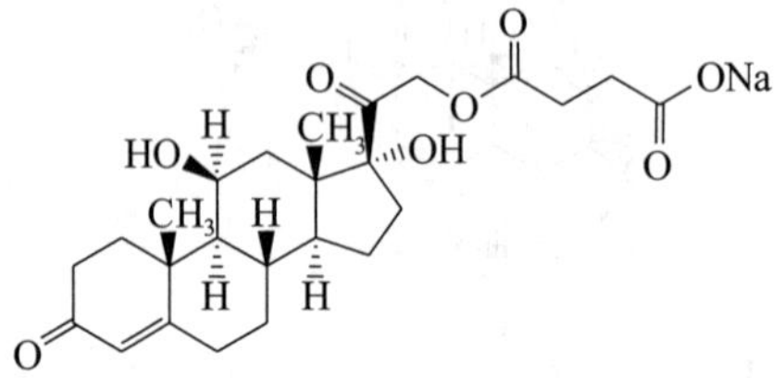

氢化可的松琥珀酸钠

醋酸地塞米松 Dexamethasone Acetate

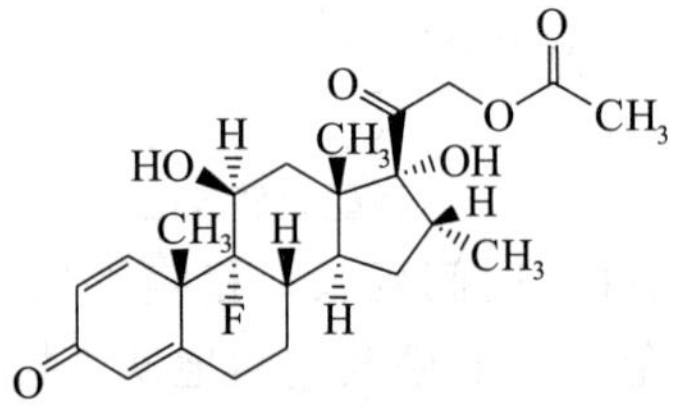

化学名为 16α-甲基-11β,17α,21-三羟基-9α-氟孕甾-1,4-二烯-3,20-二酮-21-醋酸酯。

本品为白色或类白色结晶性粉末,无臭。易溶于丙酮,溶于甲醇或无水乙醇,略溶于乙醇或三氯甲烷,极微溶于乙醚,不溶于水;比旋度为+82°~+88°(1%二氧六环溶液)。

本品17位 α-醇酮基具有还原性,其甲醇溶液加热的碱性酒石酸铜试液,即生成氧化亚铜红色沉淀,用于药典鉴别。

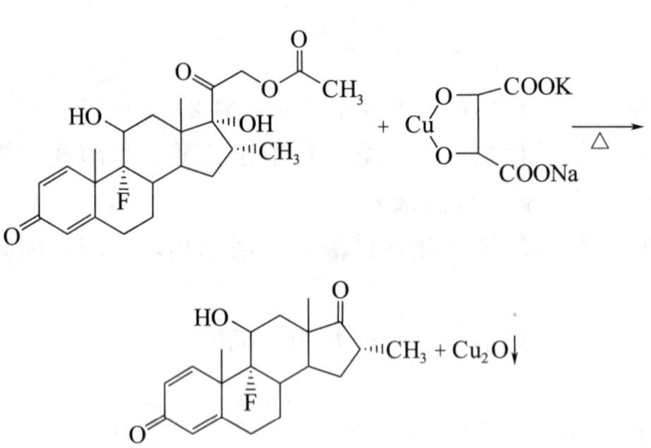

本品加乙醇制氢氧化钾试液,水浴加热,冷却,加硫酸缓缓煮沸,即发生醋酸乙酯的香气,用于药典鉴别。

本品显有机氟化物的鉴别反应。

本品用于风湿性关节炎、皮炎、红斑狼疮、支气管哮喘及某些感染性疾病的综合治疗。药典除收载本品的片剂、乳膏剂及注射液外，还收载了地塞米松磷酸钠（Dexamethasone Sodium Phosphate）及其注射剂和滴眼液。

地塞米松磷酸钠

二、盐皮质激素

盐皮质激素主要包括醛固酮（Aldosterone）和去氧皮质酮，主要调节机体水、盐代谢和维持电解质平衡。药典收载的是醋酸去氧皮质酮（Deoxycortone Acetate），用于原发性肾上腺皮质功能减退症的替代治疗。

醛固酮　　　　　　　醋酸去氧皮质酮

第六节　含氮激素类药物简介

含氮激素广义上包括肾上腺髓质细胞分泌的儿茶酚胺激素和甲状腺细胞、垂体、下丘脑及胰岛等细胞分泌的含氮激素。前者主要有肾上腺素、去甲肾上腺素（见第二章），后者根据分泌腺的不同及相对分子质量大小，一般可分为氨基酸类激素、多肽类激素和蛋白质类激素。其中，多肽类激素与蛋白质类激素两者无明显界限，一般人为将相对分子质量大于 5000 以上者称为蛋白质类激素。

氨基酸类激素如由甲状腺合成、贮藏和释放的甲状腺素（Thyroxin；四碘甲状腺原氨酸；T_4）；药典收载的甲状腺粉和甲状腺片系由猪、牛、羊等动物的甲状腺体为原料提取得到，主要成分为 T_4 和三碘甲状腺原氨酸（Triiodothyronine；T_3）。2004 年 FDA 批准上市、国内已经广为应用的左甲状腺素钠（Levothyroxine Sodium）为人工合成的 T_4 钠盐，作用与适应证与甲状腺片相似，但起效缓慢平稳，近似于生理激素，适用于儿童及成人由各种原因引起的甲状腺功能减退症的长期替代治疗。

甲状腺素　　　　　　三碘甲状腺原氨酸　　　　　　左甲状腺素钠

多肽类激素（polypeptide hormone）是由氨基酸通过肽键连接而成，可用动物脏器为原料提取，也可用全合成制得，目前对于 20 肽以下的多肽激素全合成方法愈显重要。用于临床的该类药物主要有促甲状腺激素释放激素（thyrotropin-releasing hormone，TRH）即由谷氨酸、组氨酸及脯氨酸结合而成的三肽。垂体激素释放抑制类药生长抑素（somatostatin）为一化学合成的由 14 个氨基酸组成的环状多肽，与抑制人体生长激素释放的下丘脑激素结构相同，临床用于严重急性食道静脉曲张出血、严重急性胃或十二指肠溃疡出血、并发急性糜烂性胃炎或出血性胃炎等。奥曲肽（Octreotide）为人工合成的 8 肽化合物，其药理作用与 14 肽的人生长抑素相似，但抑制生长激素、胰高血糖素和胰岛素的作用较强，用于肝硬化所致食管和胃静脉曲张出血的紧急治疗、预防胰腺术后并发症。缩宫素（Oxytocin）为含有二硫键的 9 个氨基酸组成的肽链，临床用于引产、催产、产后及流产后因宫缩无力或缩复不良而引起的子宫出血等。

促甲状腺激素释放激素

H—Ala—Gly—Cys—Lys—Asn—Phe—Phe—Trp—Lys—Thr—Phe—Thr—Ser—Cys—OH

生长抑素

D—Phe—Cys—Phe—D—Trp—Lys—Thr—Cys

奥曲肽

缩宫素

蛋白质类激素（protein hormone）如由胰岛 β 细胞分泌的胰岛素、由腺垂体细胞分泌的生长激素（HGH）、由肾小球基底膜外侧肾小管周围的间质细胞产生的促红细胞生长素（EPO）及由腺垂体分泌的催乳素（PRL）等。其中，胰岛素由 51 个氨基酸组成，用作降血糖药（见本章第七节）；HGH 由 191 个氨基酸组成，相对分子质量为 22124，用于内源性生长激素缺乏、慢性肾衰及特纳综合征所致儿童生长缓慢和重度烧伤的治疗；EPO 为相对分子质量为 $(3.5\sim4.0)\times10^4$ 的糖蛋白，是促进骨髓红系祖细胞生长、增生、分化和成熟的主要刺激因子，用于治疗慢性肾衰引起的贫血症，该药可增加运动员的训练耐力和负荷，属于国际奥委会规定的违禁药物，1999～2005年连续七次获得环法自行车赛总冠军的阿姆斯特朗于2013年伊始终于承认服用EPO，并被取消全部冠军头衔和终身禁赛的处罚；PRL由199个氨基酸组成，其主要作用是促进乳腺发育生长，促进和维持乳汁分泌。

此外，自从1982年基因工程产品人胰岛素投放市场以来，科学家利用生物技术和基因工程方法开发研制的多肽激素和蛋白质类活性物质有50多种，已经用于临床约有10种，如基因重组人生长激素、基因重组人生长激素释放抑制因子及重组红细胞生成素等药物陆续造福于人类。

第七节 胰岛素及口服降血糖药

胰岛素（Insulin）是由胰脏受内源或外源物质如葡萄糖、乳糖、核糖、精氨酸及胰高血糖素的激动而分泌的一种蛋白激素。胰岛素对代谢过程具有广泛影响，在体内起调节糖、脂肪及蛋白质代谢作用，是治疗糖尿病的有效药物。

一、胰岛素

1926年，人们首先从动物胰脏中提取分离得到了胰岛素结晶，20世纪50年代，阐明其化学结构，60年代中期全合成成功，1965年我国科学家首次成功合成具有生物活性的结晶牛胰岛素的讯息蜚声海内外。

人或牛、羊、猪等不同动物胰岛素分子中的氨基酸种类略有差异，其中以猪与人的胰岛素结构最为相似，不同点是B链C末端一个氨基酸的差异，猪胰岛素的末端为丙氨酸（Ala），人胰岛素中则为苏氨酸（Thr），药典上收载的胰岛素系自猪胰脏中提取制得。

胰岛素 Insulin

H - Gly - Ile - Val - Glu - Gln - Cys - Cys - Thr - Ser - Ile - Cys - Ser -
Leu - Tyr - Gln - Leu - Glu - Asn - Tyr - Cys - Asn - OH

H - Phe - Val - Asn - Gln - His - Leu - Cys - Gly - Ser - His - Leu - Val -
Glu - Ala - Leu - Tyr - Leu - Val - Cys - Gly - Glu - Arg - Gly - Phe -
Phe - Tyr - Thr - Pro - Lys - Ala - OH

本品从检疫合格猪的冰冻胰脏中提取，生产过程应符合现行版《药品生产质量管理规范》的要求。

本品共有16种51个氨基酸，相对分子质量为5778，由A、B两个肽链组成。其中A链有11种21个氨基酸、B链有16种30个氨基酸，分别通过A链7位与B链7位、A链20位与B链19位的4个半胱氨酸（Cys）的两个二硫键将A链和B链相连接。

本品为白色或类白色的结晶粉末；几乎不溶于水或乙醇。

本品具有氨基酸的性质，呈酸碱两性，易溶于氢氧化钠或无机酸溶液中；在弱酸性（pH2.5～3.5）水溶液中或混悬在中性缓冲溶液中较为稳定；等电点（pI）为5.3～5.4。

本品化学本质属于蛋白质，因此，凡能改变蛋白质变性的因素如加热、强酸、强碱和蛋白酶等都可使本品受到破坏。如在pH2时加热至80～100℃，可发生聚合反应生成无活性的纤维状的胰岛素；可与硫代硫酸钠和维生素C等还原剂反应致使二硫键被还原；能被胃蛋白酶、胰蛋白酶及糜蛋白酶等多种蛋白酶水解失活，故本品口服无效，必须注射。

本品用于治疗胰岛素依赖性（Ⅰ型）糖尿病、糖尿病妇女妊娠期与分娩期及糖尿病合并重度感染等。

临床上使用的胰岛素制剂根据作用时间不同可分为短效、中效及长效三类。短效类包括胰岛素、中性胰岛素；中效类包括低精蛋白胰岛素、珠蛋白锌胰岛素；长效类包括精蛋白锌胰岛素、鱼精蛋白锌胰岛素。此外，尚有利用基因重组技术生产的超短效胰岛素类似物如赖脯胰岛素注射液、门冬胰岛素注射液，两者特点为快速起效，可紧临餐前注射，作用快速，避免低血糖事件发生；利用基因重组技术生产的超长效胰岛素类似物如甘精胰岛素注射液和地特胰岛素注射液等，该类药物释放缓慢，作用平缓，每日皮下注射 1 次即可。

二、口服降血糖药

口服降血糖药（oral hypoglycemic）临床用于非胰岛素依赖性（Ⅱ型）糖尿病患者。按化学结构不同，口服降血糖药可分为磺酰脲类、格列奈类、双胍类及噻唑烷二酮类、α-葡萄糖苷酶抑制剂、二肽基肽酶-4 抑制剂及钠-葡萄糖协同转运蛋白 2 抑制剂。

（一）磺酰脲类

磺酰脲类属于促胰岛素分泌剂，主要药理作用是刺激胰岛素β细胞分泌胰岛素，增加体内胰岛素水平以降低血糖，是使用最早、品种最多、应用最广的一类口服降血糖药。

最早用于临床的药物有甲苯磺丁脲（Tolbutamide），适用于单用饮食控制疗效不满意的轻、中度Ⅱ型糖尿病患者。其后，格列本脲、格列齐特（Gliclazide）、格列吡嗪（Glipizide）、格列喹酮（Gliquidone）及格列美脲（Glimepiride）等"格列"（gli-）类药物陆续上市，其中格列美脲于 1995 年首次在瑞典上市，2001 年以商品名亚莫利（Amaryl）在我国推出，为 2015 年版药典新增品种，该药具有双重阻断的作用机制，即除具有刺激胰岛素分泌作用外，还表现出独立于胰岛素的胰外作用，如促进肌肉组织对外周葡萄糖的摄取，减少肝脏内源性葡萄糖的产生等，临床用于单纯饮食控制和锻炼未能控制血糖的Ⅱ型糖尿病患者。

格列本脲　Glibenclamide

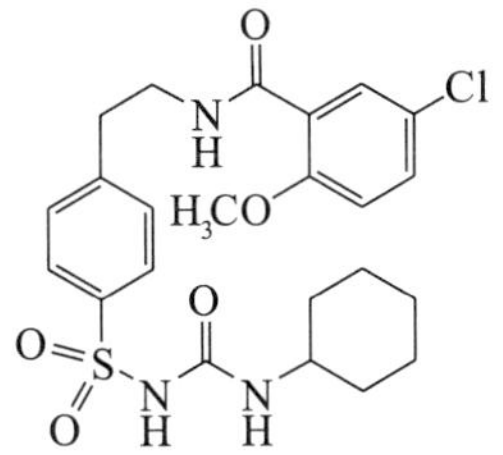

化学名为 N-[2-[4-[[[(环己氨基) 羰基]氨基]磺酰基]苯基]乙基]-2-甲氧基-5-氯苯甲酰胺。

本品为白色结晶性粉末，几乎无臭；略溶于三氯甲烷，微溶于甲醇或乙醇，不溶于水或乙醚；熔点为 170~174℃。

本品具有磺酰脲结构，在干燥条件下较稳定，对湿度比较敏感，能缓缓水解为 4-[2-(5-氯-2-甲氧基苯甲酰氨基) 乙基] 苯磺酰胺（药典规定检查的"杂质Ⅰ"；HPLC 法）、环己胺及二氧化碳。

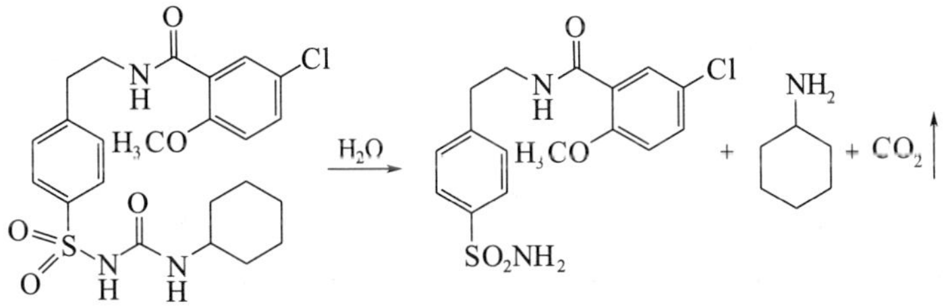

杂质Ⅰ

本品含有机氯和硫原子，与硝酸钾混合加热使炭化，然后灰化，放冷，残渣加水溶解，滤过，滤液显氯化物与硫酸盐的鉴别反应，用于药典鉴别。

本品用于治疗中度和重度Ⅱ型糖尿病，药效强，起效快，作用时间长。

（二）格列奈类

格列奈类（-glinide）与磺酰脲类一样同属促胰岛素分泌剂，具有起效快和作用时间短的特点。服药后即可进餐，在餐后 1h 血糖高峰时，刺激分泌的胰岛素也同时达到高峰，能有效地控制餐后高血糖；当餐后 2h 血糖下降后，该药的作用已基本消失，此时胰岛素分泌的量也相应减少，"快进快出"特点避免了患者在下一次就餐前可能出现的低血糖现象。应用于临床的药物有瑞格列奈、米格列奈（Mitiglinide）及 2015 年版药典新增品种那格列奈（Nateglinide）等。

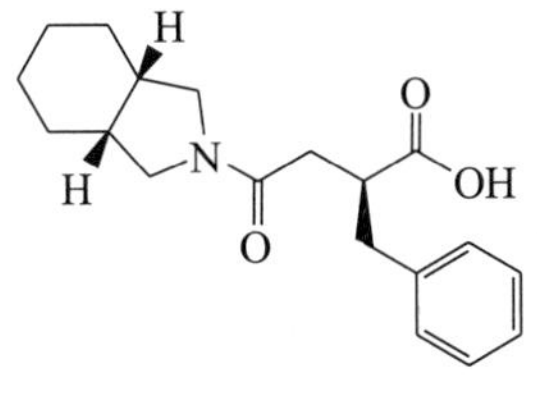

米格列奈 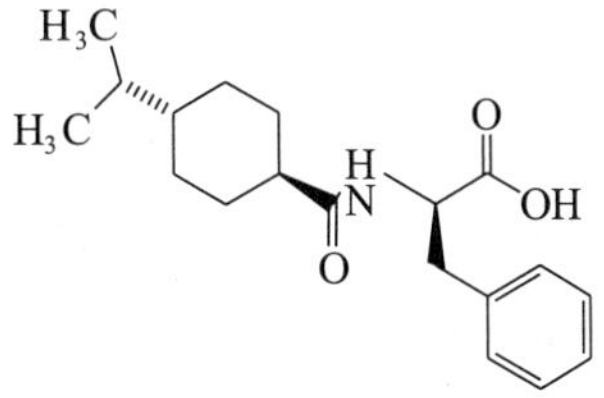　　　　　那格列奈

瑞格列奈 Repaglinide

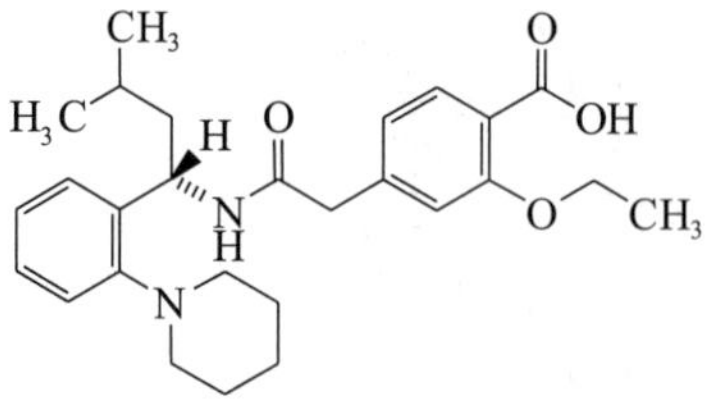

化学名为 (S)-2-乙氧基-4-[2-[[甲基-1-[2-(1-哌啶基)苯基]丁基]氨基]-2-氧代乙基]苯甲酸。

本品为白色或类白色结晶性粉末，无臭；易溶于三氯甲烷，略溶于乙醇或丙酮，几乎不溶于水。

本品含有手性碳原子，具有光学异构体，药用品为右旋体，比旋度为 +7.6°～+9.2°（2%乙醇溶液）；因左旋体活性约为右旋体的 1/100，故药典规定检查杂质"左旋异构体"（HPLC法），以控制其限量。

本品具有叔胺结构的显色反应，即本品加丙二酸及醋酐，水浴加热，溶液显橙黄色至红棕色，用于药典鉴别。

本品用于饮食控制及运动锻炼不能有效控制高血糖的Ⅱ型糖尿病患者。

（三）双胍类

双胍类降血糖药主要是增加葡萄糖的无氧降解和利用，增加骨骼肌和脂肪组织的葡萄糖氧化和代谢，减少对葡萄糖的吸收，抑制肝糖的产生和输出，降低血糖，尤其是有利于降低餐后血糖和控制空腹血糖，为治疗糖尿病有效的一线起始用药。

常用药物有苯乙双胍（Phenformin）和二甲双胍。

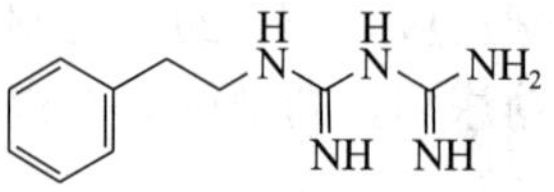

苯乙双胍

盐酸二甲双胍 Metformin Hydrochloride

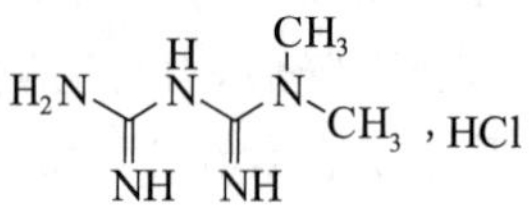

化学名为 1,1-二甲基双胍盐酸盐。

本品为白色结晶或结晶性粉末，无臭；易溶于水，溶于甲醇，微溶于乙醇，不溶于三氯甲烷和乙醚；熔点为 220～225℃。

本品含有两个胍基，呈较强碱性，可与酸成盐，药用品为盐酸盐。

本品加水溶解后，加 10%亚硝基铁氰化钠溶液-铁氰化钾试液-10%氢氧化钠溶液（等体积混合，放置 20min 使用），3min 内溶液显红色，用于药典鉴别。

本品首选用于单纯饮食控制及体育锻炼治疗无效的Ⅱ型糖尿病，特别是肥胖的Ⅱ型糖尿病；本品与胰岛素合用，可增加胰岛素的降血糖作用，减少胰岛素用量，防止低血糖发生；

本品与磺酰脲类口服降糖药合用，具有协同作用，如 2015 年药典新增品种二甲双胍格列本脲片（胶囊），适应证为对于饮食控制和运动加服二甲双胍或磺酰脲类药物，未能满意控制血糖水平的Ⅱ型糖尿病患者，作为二线治疗药物。

（四）噻唑烷二酮类

噻唑烷二酮降血糖药亦称为胰岛素增敏剂，主要是通过提高靶细胞对胰岛素的反应来改善胰岛素的敏感性，减少外周组织和肝脏对胰岛素的抵抗，增加依赖胰岛素对葡萄糖的处理，减少肝糖的输出，从而有效地控制血糖。

该类药物主要有 1999 年上市的罗格列酮（Rosiglitazone）和吡格列酮（Pioglitazone）等，单一服用，辅以饮食控制和运动，可有效控制Ⅱ型糖尿病患者的血糖，水肿和体重增加是此类药物最为常见的不良反应，故心功能不全者慎用，为此 2012 年 FDA 在吡格列酮药品标签中附带一项加框警告，接受该药的患者应严密监测心力衰竭。

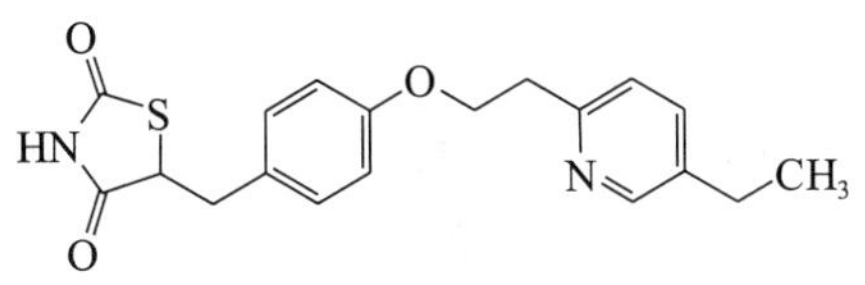

吡格列酮 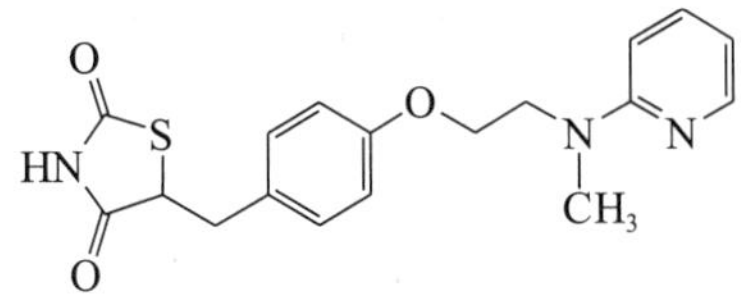　　　　　　　　　　　罗格列酮

（五）α-葡萄糖苷酶抑制剂

α-葡萄糖苷酶抑制剂通过抑制双糖分解为单糖的 α-葡萄糖苷酶（双糖水解酶），延缓碳水化合物在小肠上部的吸收，从而降低餐后血糖，适用于以碳水化合物为主食的亚洲患者。

我国上市的 α-葡萄糖苷酶抑制剂主要有阿卡波糖（Acarbose）、伏格列波糖（Voglibose）及米格列醇（Miglitol）等；其中，阿卡波糖为 2015 年版药典新增品种，适用于配合饮食控制治疗Ⅱ型糖尿病。

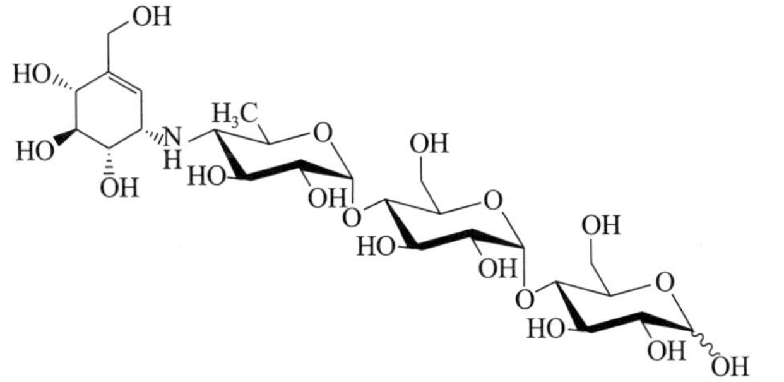

阿卡波糖

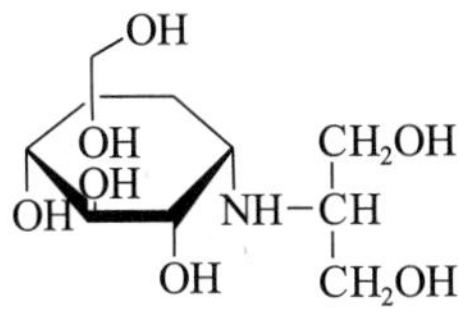

伏格列波糖 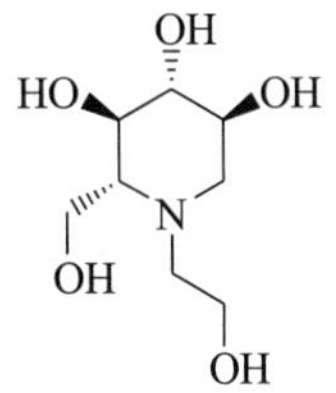　　　　　　　　　　米格列醇

（六）二肽基肽酶-4 抑制剂

现有研究推断人体肠道内可能存在一种促进胰岛素释放的激素（肠道促胰岛激素），主要包括胰高血糖素样肽-1(GLP-1) 和葡萄糖依赖性促胰岛素多肽（GIP）。二肽基肽酶-4（dipeptidyl-peptidase 4，DPP-4）抑制剂选择性抑制 DPP-4 能提高体内胰高血糖素样肽和葡萄糖依赖性促胰岛素多肽浓度，延长刺激胰岛素分泌的持续时间，进而达到降低血糖的作用。

DPP-4 抑制剂是近年研发的一种新型口服降糖药，目前在临床上的使用越来越广泛，不同的 DPP-4 抑制剂在结构和药物代谢动力学上虽存在明显差异，但所有 DPP-4 抑制剂均显示出相近的降糖效果和良好的安全性，因此这一类药物有望越来越多地应用于临床。

第一个上市的 DPP-4 抑制剂是 2006 年默克公司研发的西格列汀（Sitagliptin），单用或与传统的降血糖药联合使用治疗 II 型糖尿病，如磷酸西格列汀片、西格列汀二甲双胍片，用于改善 II 型糖尿病患者的血糖控制。其后，2007 年诺华公司的维格列汀（Vildagliptin）、2009 年施贵宝公司的沙格列汀（Saxagliptin）及 2011 年礼来公司的利格列汀（Linagliptin）分别获批准上市。其中，2013 年国家食品药品监督管理总局分别批准西格列汀二甲双胍片在国内上市、利格列汀颁发进口药品注册证，从而为中国的广大糖尿病患者提供全新的治疗选择。

西格列汀

维格列汀

沙格列汀

利格列汀

（七）钠-葡萄糖协同转运蛋白 2 抑制剂

正常人因为血糖是正常的，一般不会超过肾脏近端小管重吸收葡萄糖的限度，故尿中几乎不含葡萄糖；而糖尿病病人因为血糖偏高，致肾小球滤过液中的葡萄糖浓度超过了近端小管对葡萄糖重吸收的极限，故尿葡萄糖排除率随血糖浓度的升高而平行增加。肾小球滤过液中的葡萄糖主要由近端小管的钠-葡萄糖协同转运蛋白 2（sodium-glucose cotransporter，SGLT2）重吸收，SGLT2 抑制剂可以抑制葡萄糖的重吸收，使过量的葡萄糖直接从尿液中排出，从而直接降低血糖。SGLT2 抑制剂有望成为治疗 II 型糖尿病潜在的一支重要生力军。

第一个上市的 SGLT2 抑制剂是 2013 年分别由 FDA 和欧洲药品管理局批准上市的卡格列净（Canagliflozin）；2014 年 1 月达格列净（Dapagliflozin）和伊格列净（Ipragliflozin）分别在美

国和日本上市。此外，2014 年 5 月卡格列净/二甲双胍固定剂量复方制剂（商品名 Vokanamet）获欧盟批准上市；同年 3 月和 10 月，英国和美国分别推出达格列净与二甲双胍的复方新药（商品名为 Xigduo XR；达格列净/缓释型盐酸二甲双胍），用于治疗Ⅱ型糖尿病。

卡格列净

达格列净

伊格列净

（单静静　杨友田　於学良）

本章模拟范题

[A 型题]

1. 雌激素、雄激素、孕激素及肾上腺皮质激素等药物共同的结构特点是 13 位大都具有（　　）。
   A. 羟基　　B. 羰基　　C. 醇酮基　　D. 角甲基　　E. 甲酮基
2. 醋酸可的松命名时选用的母核应是（　　）。
   A. 雌甾　　B. 雄甾　　C. 孕甾　　D. 胆甾　　E. 麦角甾
3. 甾体激素类药物的基本母核是（　　）。
   A. 环己烷并菲结构　　　　B. 环戊烷并菲结构　　　　C. 环戊烷并多氢菲结构
   D. 环己烷并多氢菲结构　　E. 环戊烷并多氢萘结构
4. 黄体酮属于下列哪一类甾体激素药物（　　）。
   A. 雌激素　　B. 雄激素　　C. 孕激素　　D. 盐皮质激素　　E. 糖皮质激素
5. 关于黄体酮的叙述下列哪条不正确（　　）。
   A. 具有右旋光性　　　　　B. 可制成片剂供口服使用
   C. 可与盐酸羟胺生成双肟化合物
   D. 可与异烟肼缩合生成腙类化合物
   E. 临床用于先兆流产和习惯性流产
6. 下列药物中 17 位含有甲酮基结构的是（　　）。
   A. 甲睾酮　　B. 己烯雌酚　　C. 雌二醇　　D. 黄体酮　　E. 醋酸地塞米松
7. A 环为苯环、3 位有酚羟基、17 位上有 β-羟基的药物是（　　）。
   A. 甲睾酮　　B. 己烯雌酚　　C. 雌二醇　　D. 黄体酮　　E. 氢化可的松
8. 下列何种药物临床用于慢性消耗性疾病、年老体迈、早产儿及营养不良的治疗（　　）。
   A. 醋酸氢化可的松　　　　B. 醋酸地塞米松　　　　C. 苯丙酸诺龙

D. 炔雌醇　　　　　　　E. 睾酮

9. 下列药物中能与硝酸银试液反应生成白色银盐沉淀的是（　　）。
   A. 甲睾酮　　B. 己烯雌酚　　C. 炔雌醇　　D. 黄体酮　　E. 氢化可的松

10. 下列药物中19位去甲基的是（　　）。
    A. 醋酸氢化可的松　　　　B. 醋酸地塞米松　　　　C. 苯丙酸诺龙
    D. 炔雌醇　　　　　　　　E. 睾酮

11. 甲睾酮的化学名是（　　）。
    A. 17α-甲基-17β-羟基雄甾-4-烯-3-酮
    B. 17α-甲基-17α-羟基雄甾-4-烯-3-酮
    C. 17α-甲基-11α-羟基雄甾-4-烯-3-酮
    D. 17α-甲基-11β-羟基雄甾-4-烯-3-酮
    E. 17α-甲基-17β-羟基雄甾-1,4-二烯-3-酮

12. 药典上收载的胰岛素是从下列何种动物胰脏中提取得到的（　　）。
    A. 猪　　　B. 牛　　　C. 马　　　D. 羊　　　E. 狗

13. 可供口服的雌激素类药物是（　　）。
    A. 雌三醇　　B. 尼尔雌醇　　C. 雌酮　　D. 雌二醇　　E. 睾酮

14. 未经结构改造直接供药用的天然甾类药物是（　　）。
    A. 黄体酮　　　　　　　B. 甲基睾丸素　　　　　C. 炔诺酮
    D. 炔雌醇　　　　　　　E. 氢化泼尼松

15. 下列何种药物与孕激素合用可用作避孕药（　　）。
    A. 氢化可的松　　　　　B. 地塞米松　　　　　　C. 苯丙酸诺龙
    D. 炔雌醇　　　　　　　E. 睾酮

16. 下列何种药物为雌激素合成代用品（　　）。
    A. 己烯雌酚　B. 雌酮　　C. 黄体酮　　D. 炔雌醇　　E. 米非司酮

17. 胰岛素结构中含有氨基酸的种类和数目分别为（　　）。
    A. 15种、50个　　　　B. 16种、51个　　　　C. 17种、52个
    D. 18种、53个　　　　E. 19种、55个

18. 下列药物中属于盐皮质激素的是（　　）。
    A. 可的松　B. 泼尼松　C. 地塞米松　D. 醛固酮　E. 哈西奈德

19. 临床上用于人工流产的抗孕激素药物是（　　）。
    A. 黄体酮　B. 炔雌醇　C. 尼尔雌醇　D. 炔诺酮　E. 米非司酮

20. 睾酮在17α位引入甲基，其主要考虑是该药（　　）。
    A. 可以口服　　　　　　B. 雄激素作用增强　　　C. 雄激素作用降低
    D. 蛋白同化作用增强　　E. 生物利用度增加

21. 风靡全球的甾体避孕药妈富隆是由去氧孕烯与下列何种药物组成的复方制剂（　　）。
    A. 黄体酮　B. 米非司酮　C. 己烯雌酚　D. 炔雌醇　E. 达那唑

22. α-葡萄糖苷酶抑制剂降低血糖的作用机制是（　　）。
    A. 增加胰岛素分泌　　　B. 减少胰岛素清除
    C. 抑制α-葡萄糖苷酶，加快糖类吸收
    D. 增加胰岛素敏感性

E. 抑制双糖分解为单糖，延缓碳水化合物吸收
23. 胰岛素增敏剂口服降血糖药属于下列类型中的哪一种（   ）。
    A. 磺酰脲类　　　　　　B. 格列奈类　　　　　　C. 双胍类
    D. α-葡萄糖苷酶抑制剂　　E. 噻唑烷二酮类
24. 下列具有起效快、时间短"快进快出"作用特点的口服降血糖药物是（   ）。
    A. 二甲双胍　　　　　　B. 阿卡波糖　　　　　　C. 罗格列酮
    D. 格列本脲　　　　　　E. 瑞格列奈
25. 奥曲肽属于（   ）。
    A. 氨基酸类激素　　　　B. 多肽类激素　　　　　C. 蛋白质类激素
    D. 糖皮质激素　　　　　E. 盐皮质激素

[B型题]
[26～30]
    A. 磺酰脲类　　　　　　B. 格列奈类　　　　　　C. 双胍类
    D. α-葡萄糖苷酶抑制剂　　E. 噻唑烷二酮类
26. 格列本脲属于（   ）。
27. 格列喹酮属于（   ）。
28. 米格列醇属于（   ）。
29. 阿卡波糖属于（   ）。
30. 罗格列酮属于（   ）。

[31～35]
    A. 乙醇溶液遇硝酸银试液产生白色沉淀
    B. 在氢氧化钠溶液中与苯甲酰氯反应生成苯甲酸酯
    C. 经氧瓶燃烧法破坏后其吸收液显无机氟化物的鉴别反应
    D. 加乙醇制氢氧化钾试液，加热后冷却，加硫酸煮沸，即发生醋酸乙酯的香气
    E. 与亚硝酰铁氰化钠反应生成深蓝色阴离子复合物
31. 雌二醇的性质为（   ）。
32. 左旋炔诺酮的性质为（   ）。
33. 地塞米松的性质为（   ）。
34. 醋酸可的松的性质为（   ）。
35. 黄体酮的专属性反应是（   ）。

[36～40]
    A. $11\beta,17\alpha,21$-三羟基孕甾-4-烯-3,20-二酮
    B. 16α-甲基-$11\beta,17\alpha,21$-三羟基-9α-氟孕甾-1,4-二烯-3,20-二酮
    C. 雌甾-1,3,5(10)-三烯-3,17β-二醇
    D. 17β-羟基雌甾-4-烯-3-酮-3-苯丙酸酯
    E. 孕甾-4-烯-3,20-二酮
36. 雌二醇的化学名为（   ）。
37. 氢化可的松的化学名为（   ）。
38. 黄酮体的化学名为（   ）。
39. 地塞米松的化学名为（   ）。

40. 苯丙酸诺龙的化学名为（　　）。

[41～45]

　　A. 哈西奈德　　　　　　B. 炔雌醇　　　　　　C. 司坦唑醇
　　D. 氯地孕酮　　　　　　E. 甲睾酮

41. 雄激素类药物是（　　）。

42. 蛋白同化激素类药物是（　　）。

43. 雌激素类药物是（　　）。

44. 孕激素类避孕药是（　　）。

45. 肾上腺皮质激素类药物是（　　）。

[X 型题]

46. 关于雌激素药物结构特征的叙述正确的有（　　）。
　　A. A 环为芳环　　　　　B. 3 位为酚羟基　　　　C. 具有 4-烯-3-酮结构
　　D. 10 位上无角甲基　　　E. 17 位为含氧功能基

47. 在肾上腺皮质激素中为增加抗炎活性可采用的结构修饰方法有（　　）。
　　A. 1、2 位引入双键　　　B. 6α 位或 9α 位引入氟原子　　C. 6 位引入甲基
　　D. 16α 位引入羟基并与 17α 位羟基形成缩酮
　　E. 21 位羟基修饰成醋酸酯

48. 下列药物中口服无效的是（　　）。
　　A. 黄体酮　　　　　　　B. 炔雌醇　　　　　　C. 雌二醇
　　D. 甲睾酮　　　　　　　E. 睾酮

49. 下列药物可与硝酸银试液产生白色沉淀的药物是（　　）。
　　A. 黄体酮　　　　　　　B. 炔雌醇　　　　　　C. 甲地孕酮
　　D. 苯丙酸诺龙　　　　　E. 左炔诺孕酮

50. 可用作甾体避孕药的有（　　）。
　　A. 雌激素类　　　　　　B. 雄激素类　　　　　C. 孕激素类
　　D. 抗孕激素类　　　　　E. 孕激素和雌激素组成的复方制剂

参考答案

A 型题

1D	2C	3C	4C	5B	6D	7C	8C	9C	10C
11A	12A	13B	14A	15D	16A	17B	18D	19E	20A
21D	22E	23E	24E	25B

B 型题

| 26A | 27A | 28D | 29D | 30E | 31B | 32A | 33C | 34D | 35E |
| 36C | 37A | 38E | 39B | 40D | 41E | 42C | 43B | 44D | 45A |

X 型题

46ABDE　　　　47ABCD　　　　48ACE　　　　49BE　　　　50ACDE

（单静静　於学良）

第六章

化学治疗药

凡对侵袭性的病原体具有选择性抑制或杀灭作用，而对机体（宿主）没有毒性或毒性甚微的一类化学物质统称为化学治疗药（chemotherapeutic agents）。

化学治疗药可根据病原体的不同，分为抗菌药、抗病毒药、抗寄生虫药及抗肿瘤药。其中，抗菌药又可分为抗生素和合成抗菌药。本章主要讨论喹诺酮类药物、抗结核药、磺胺类药物及抗菌增效剂、抗真菌药、抗病毒药、抗寄生虫病药及抗肿瘤药等。

第一节 喹诺酮类药物

一、喹诺酮类药物的发展

喹诺酮类药物（quinolones）具有抗菌谱广、抗菌活性强、作用时间长、毒副作用小、与多数抗菌药物无交叉耐药性等显著特点，是抗菌药物研发最为活跃的领域之一，也是当今临床应用较为广泛的抗菌药物品种之一。半个世纪以来，喹诺酮类药物的发展大体历经了四个阶段。

第一阶段（1962～1969年）：以萘啶酸（Nalidixic Acid）和吡咯酸（Piromidic Acid）等为代表的第一代喹诺酮类药物。自1962年发现萘啶酸以来，人类拉开了对喹诺酮类药物研究的序幕。第一代喹诺酮类药物适用于治疗敏感革兰阴性杆菌所致的感染，但对假单胞菌属和葡萄球菌属等革兰阳性球菌无抗菌活性，且抗菌谱窄，易产生耐药性，作用时间短，副作用较大。

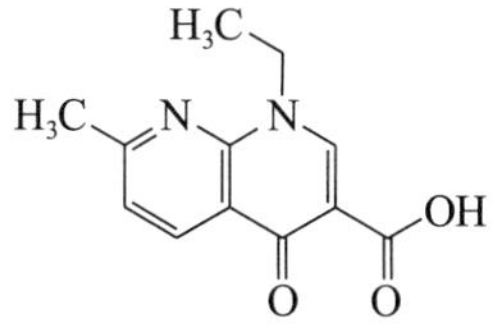

萘啶酸 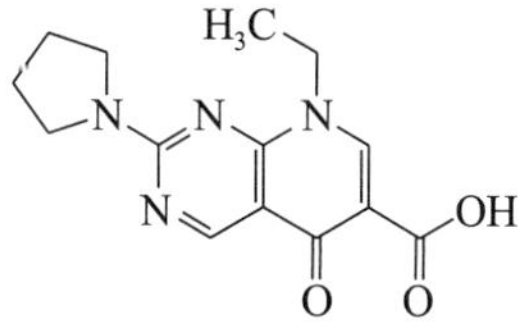　　　　吡咯酸

第二阶段（1970～1977年）：以吡哌酸（Pipemidic Acid）和西诺沙星（Cinoxacin）等为代表的第二代喹诺酮类药物，抗菌谱扩大，对变形杆菌和绿脓杆菌也有效，抗菌活性优于第一代喹诺酮类药物。

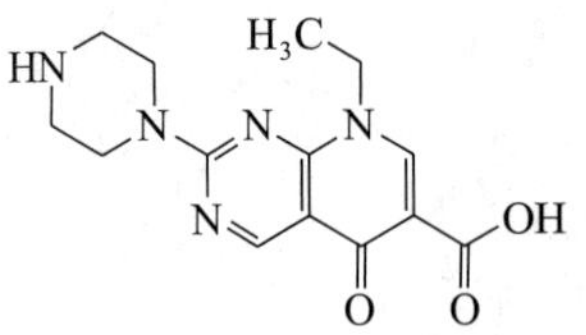

吡哌酸

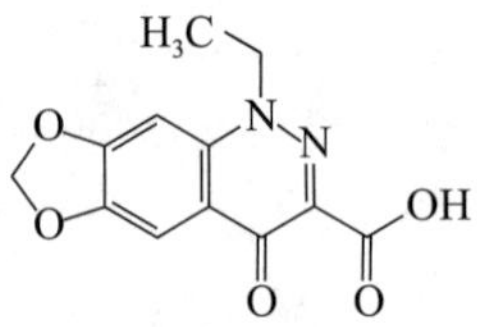

西诺沙星

第三阶段（1978～1992 年）：第三代含氟喹诺酮类药物研发的鼎盛时期。在此期间开发上市的氟代喹诺酮类药物有诺氟沙星（Norfloxacin）、环丙沙星（Ciprofloxacin）、洛美沙星（Lomefloxacin）、氟罗沙星（Fleroxacin）、氧氟沙星（Ofloxacin）及其光学活性异构体左氧氟沙星、依诺沙星（Enoxacin）及帕珠沙星（Pazufloxacin）等，具有抗菌谱广、杀菌力强、使用方便、口服吸收好、血药浓度高等诸多优点，成为临床上最为常用的抗菌药，几乎可用于全身性的细菌感染疾病的治疗，如泌尿道、呼吸道、胃肠道、皮肤、骨和关节、腹腔的感染以及伤寒、淋病及败血症等。

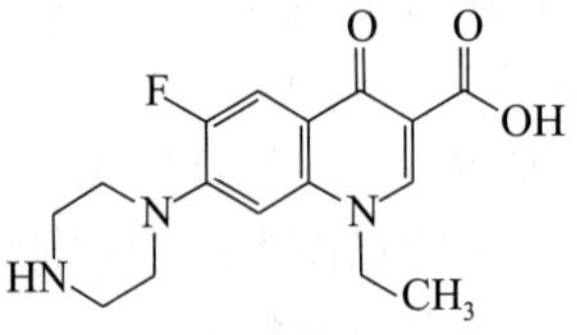

诺氟沙星

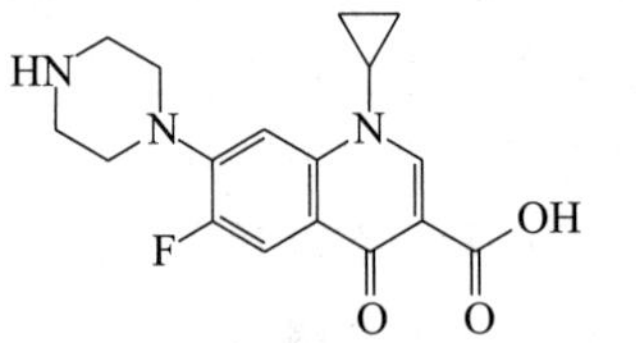

环丙沙星

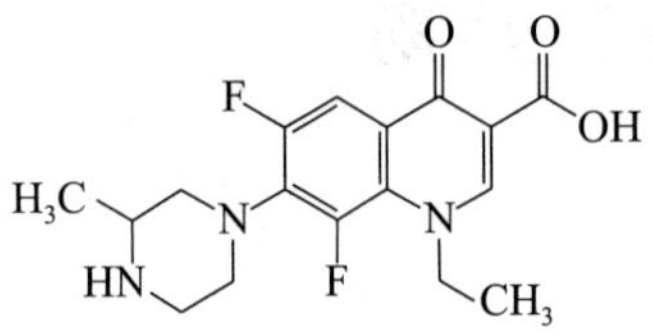

洛美沙星

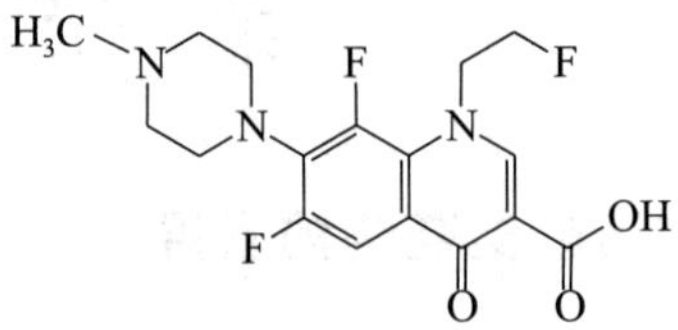

氟罗沙星

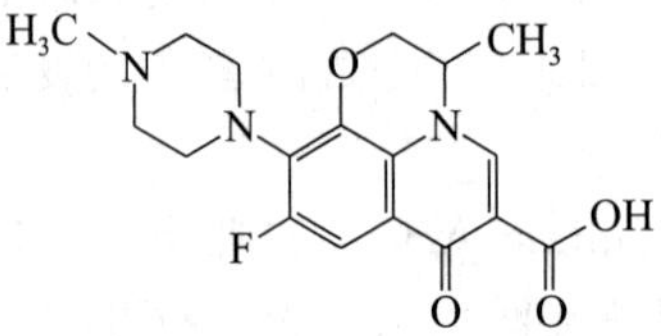

氧氟沙星

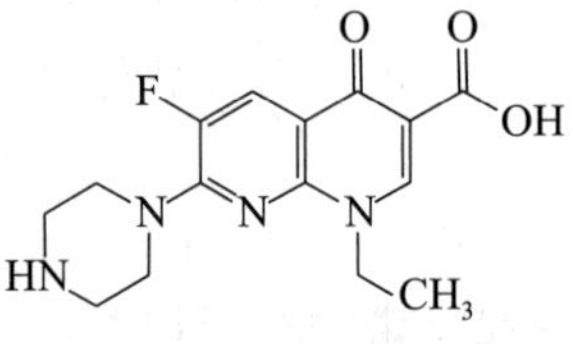

依诺沙星

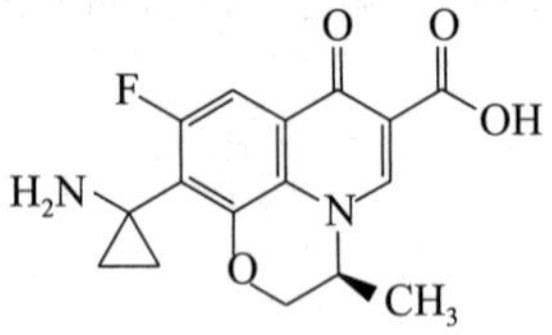

帕珠沙星

第四阶段（1993 年至今）：第四代喹诺酮类药物研究方兴未艾时期。成功开发的药物有 1993 年上市的司帕沙星、1999 年上市的加替沙星（Gatifloxacin）、2002 年上市的普卢利沙星（Prulifloxacin）、2003 年上市的吉米沙星（Gemifloxacin）、2008 年上市的西他沙星（Sitafloxacin）及 2014 年年底 FDA 批准上市的非那沙星（Finafloxacin）等。此外，安妥沙星（Antofloxacin）是由我国自主研发的第一个具有自主知识产权的氟喹诺酮类新药，2009年获得国家食品药品监督管理总局颁发的新药证书，具有抗菌谱广、抗菌活性强、吸收好、生物利用度高、毒副作用小等特点；莫西沙星（Moxifloxacin）2001 年在德国上市，2013年莫西沙星注射剂和原料分别获得国产批文进行生产和临床应用。

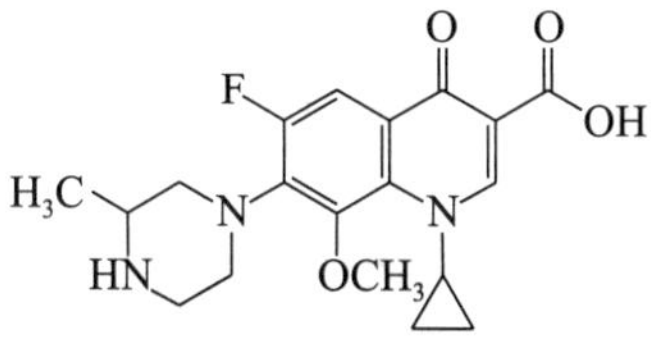

加替沙星

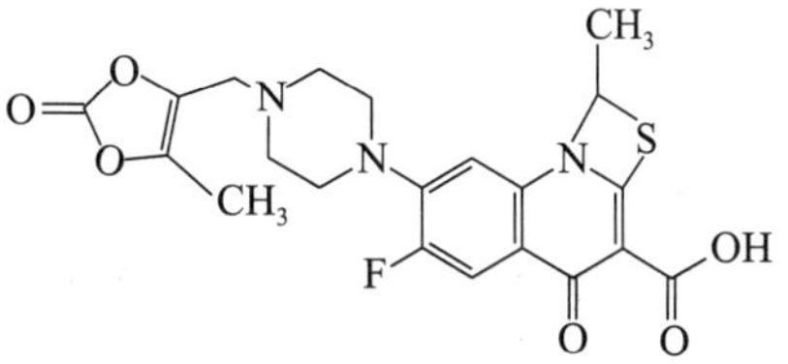

普卢利沙星

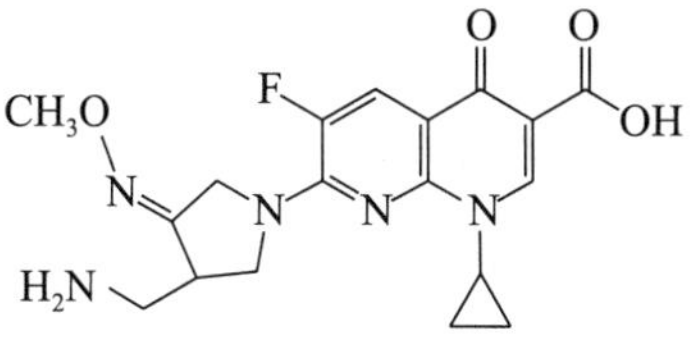

吉米沙星

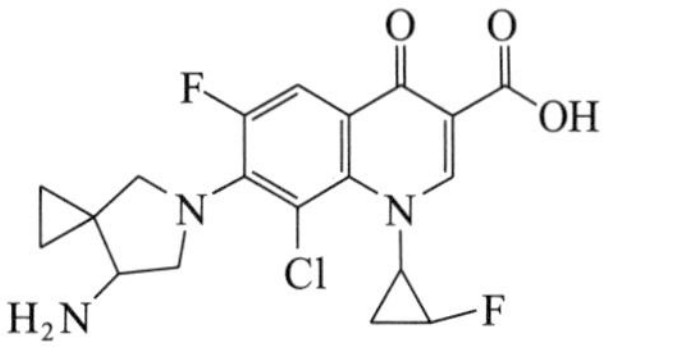

西他沙星

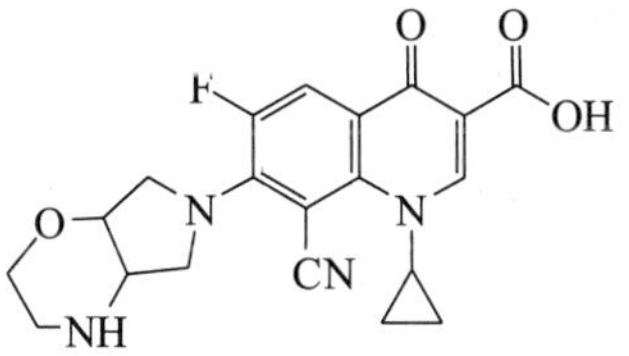

非那沙星

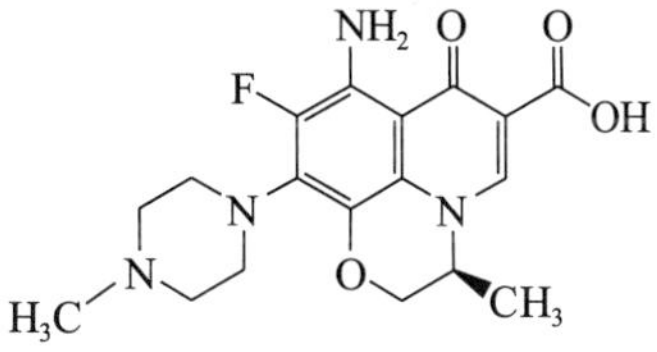

安妥沙星

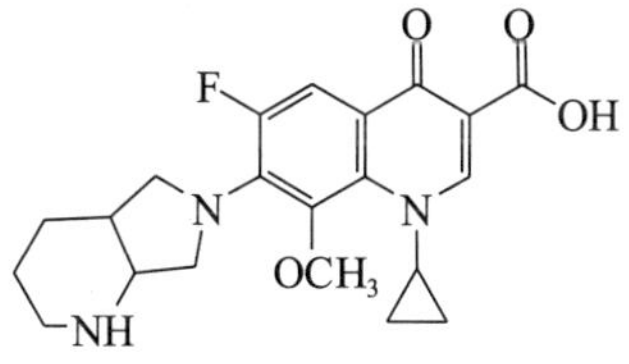

莫西沙星

左氧氟沙星　Levofloxacin

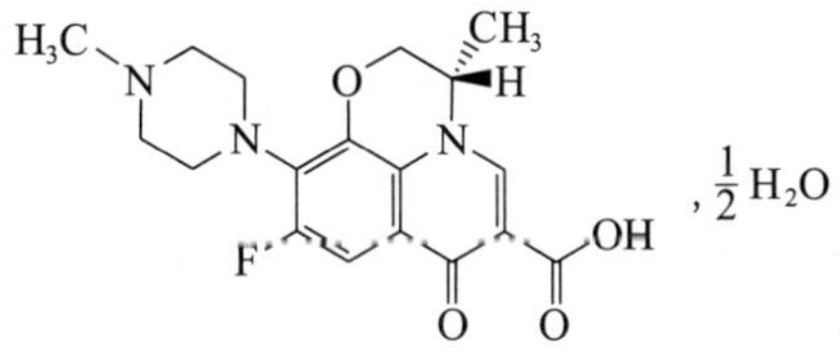

化学名为（－）-(S)-3-甲基-9-氟-2,3-二氢-10-(4-甲基-1-哌嗪基)-7-氧代-7H-吡啶并[1,2,3-de]-1,4-苯并噁嗪-6-羧酸半水合物。

本品为白色至淡黄色结晶性粉末，无臭；微溶于水，极微溶于乙醇，不溶于乙醚。

本品含有手性碳原子，具有光学异构体，药用品为左旋体，比旋度为－92°～－99°(1%甲醇溶液)；右旋体无活性，药典规定检查杂质"右氧氟沙星"（HPLC 法）。

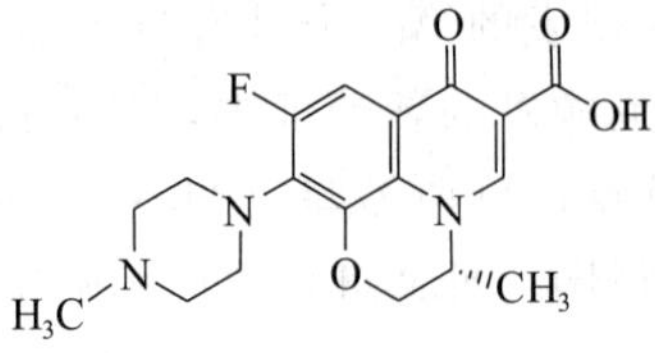

右氧氟沙星

本品结构中既含有羧基又含有哌嗪基,故具有酸碱两性,可溶于冰醋酸、盐酸和氢氧化钠溶液,药用品常用其盐酸盐或乳酸盐。

本品含有 3-羧基 4-酮基结构,易与钙、镁、铝、铁及锌等离子反应生成配合物,从而减少本品的口服吸收,故本品不宜与含铝、镁的制酸药或铁剂等联合使用。

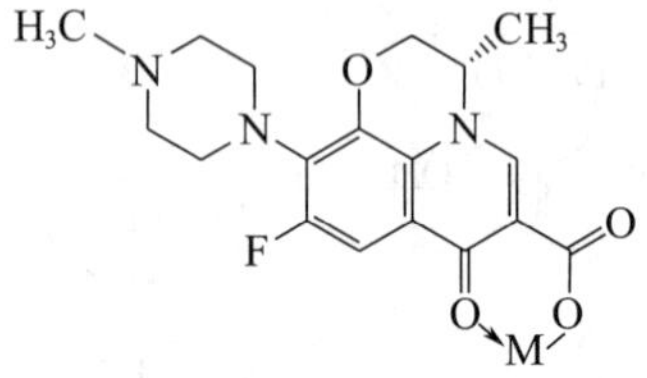

本品分子中含有叔胺结构,加丙二酸和醋酐溶液,水浴加热,溶液显红棕色。

本品与消旋体氧氟沙星相比,水溶性好,毒副作用小,光敏副反应少。

本品主要用于泌尿生殖系统感染、呼吸道感染、胃肠道感染、伤寒、骨和关节感染、皮肤软组织感染及败血症等全身感染等。本品用于数种幼龄动物时,可致关节病变,因此 18 岁以下的小儿及青少年不宜使用,孕妇禁用,哺乳期妇女应用本品时应暂停哺乳。

司帕沙星　Sparfloxacin

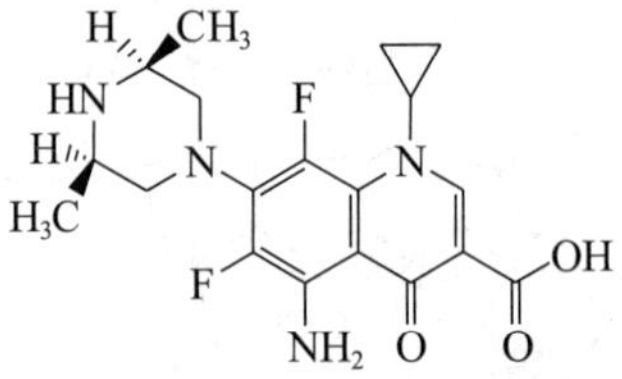

化学名为 5-氨基-1-环丙基-7-(顺-3,5-二甲基-1-哌嗪基)-6,8-二氟-1,4-二氢-4-氧代-喹啉-3-羧酸。

本品为黄色结晶性粉末,无臭;微溶于乙腈、甲醇或乙酸乙酯,极微溶于乙醇,几乎不溶于水。

本品具有酸碱两性,可溶于氢氧化钠溶液和盐酸。

本品加丙二酸和醋酐溶液,水浴加热,溶液显红棕色。

本品 7 位侧链哌嗪环上两个甲基同处环的前方,药用品为顺式异构体。

本品显有机氟化物的鉴别反应。

本品可用于由敏感菌引起的轻、中度感染。光敏毒性反应发生率较高,故用药期间,应尽可能避免接触日光和暴晒;孕妇及哺乳期妇女禁用;婴幼儿及 18 岁以下患者禁用。

二、喹诺酮类药物的作用机制及构效关系

喹诺酮类药物的作用机制为通过抑制细菌 DNA 螺旋酶,阻碍 DNA 合成而导致细菌死

亡。该类药物能穿透细菌的细胞壁，深入到细菌内部，造成细菌遗传物质不可逆的损伤，故杀菌作用强。

喹诺酮类药物具有 4-吡啶酮-3-羧酸基本结构，其构效关系归纳起来主要有：

① 3 位羧基和 4 位酮基是喹诺酮类药物与其作用靶酶（DNA 螺旋酶）相结合的重要部分，因此是产生抗菌活性的必需基团。

② 1 位为脂肪烃基或环烃基取代时，抗菌活性及药代动力学较好，其中以乙基、氟乙基、环丙基取代效果最佳，如诺氟沙星、氟罗沙星、环丙沙星等。

③ 5 位取代基以氨基取代时，抗菌作用增强，如司帕沙星和安妥沙星等。

④ 6 位以 F 原子取代时，药物脂溶性及对细菌细胞壁的穿透力均加强，药效增强；不同取代基的活性大小顺序为：—F＞—Cl＞—CN≥—NH$_2$≥—H。

⑤ 7 位为哌嗪基或哌嗪类似物取代时，抗菌谱广、药代动力学和抗菌活性增强，如依诺沙星和加替沙星等。

⑥ 8 位以氟原子取代时，体内吸收好，但光敏毒性同时增加，如氟罗沙星；引入甲氧基后，无潜在的光敏毒性，如加替沙星。

⑦ 1 位氮原子和 8 位碳原子间并合成环且引入手性碳原子时，其 S-构型的左旋体活性较好，如含有吡啶并苯并噁嗪的左氧氟沙星和珠帕沙星等。

第二节 磺胺类药物及抗菌增效剂

一、磺胺类药物

磺胺类药物（sulfonamide）是指具有对氨基苯磺酰胺结构的一类药物的总称。磺胺类药物为人工合成的抗菌药，早在 1935 年便开始应用于临床，曾对威胁人类死亡的细菌性传染疾病得以有效控制作出巨大贡献。但磺胺类药物大多表现为抑菌作用，且易产生耐药性，随着抗生素和喹诺酮类等具有强大杀菌作用药物的相继问世，目前仅有为数不多的磺胺类药物用于临床，现行版药典收载了磺胺嘧啶（Sulfadiazine）、磺胺多辛（Sulfadoxine）、磺胺醋酰钠（Sulphacetamide Sodium）、磺胺异噁唑（Sulfafurazole）及磺胺甲噁唑 5 个品种。其中，磺胺嘧啶除应用口服制剂外，药典尚收载了磺胺嘧啶银或磺胺嘧啶锌软膏，用于预防及治疗烧伤继发创面感染；磺胺多辛为长效磺胺，每 4～7 天给药 1 次，用于溶血性链球菌、肺炎球菌及志贺菌属等细菌感；磺胺醋酰钠以滴眼液供临床使用，用于眼结膜炎、睑缘炎和沙眼的治疗。

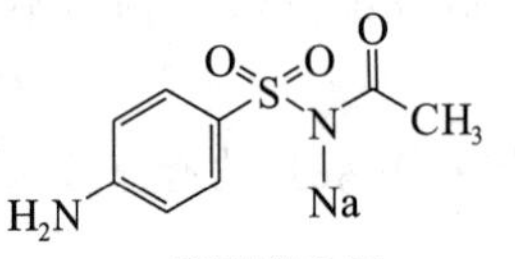

磺胺醋酰钠 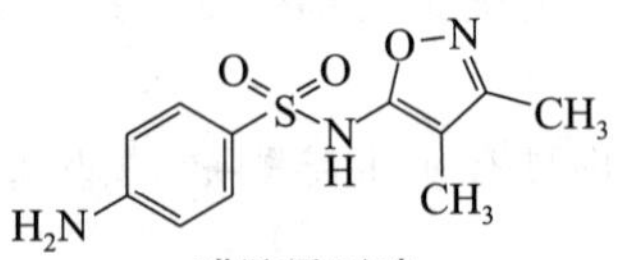　　　　　　　　磺胺异噁唑

（一）磺胺类药物的作用机制

细菌不能直接利用其生长环境中的叶酸，而是利用环境中的对氨基苯甲酸和二氢蝶啶、谷氨酸在菌体内二氢叶酸合成酶催化下合成二氢叶酸，继而在二氢叶酸还原酶的作用下形成细菌所需的四氢叶酸。磺胺类药物的化学结构与对氨基苯甲酸类似，故能与对氨基苯甲酸竞争二氢叶酸合成酶，影响了二氢叶酸的合成，从而致使细菌的生长和繁殖受到抑制。

（二）磺胺类药物的构效关系

磺胺类药物的基本结构是对氨基苯磺酰胺，其基本结构通式为：

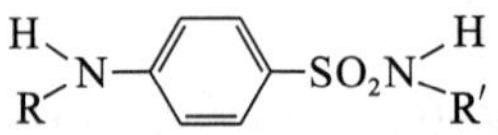

① 对氨基苯磺酰胺为必需结构，即苯环上两取代基彼此互为对位，在邻位或间位均无抑菌作用。

② 苯环若被其他芳环取代或在苯环其他位置再引入任何取代基团，则抑菌作用降低或丧失。

③ 磺酰氨基的氮原子上以单取代时抑菌作用增强，且以杂环取代疗效最好；双取代物活性丧失。

④ 芳香第一胺为抑菌作用必要基团，若有取代基则必须在体内被酶水解或还原为游离的芳香第一胺才有效。

（三）磺胺类药物的一般性质

磺胺类药物多为白色或微黄色结晶或结晶性粉末，无臭，可溶于丙酮或乙醇，难溶于水。

① 酸碱两性。大多数磺胺类药物由于磺酰氨基的存在而显较强的酸性，含氮杂环及芳香第一胺的存在使其又具有弱碱性，故该类药物大多具有酸碱两性，可溶于氢氧化钠溶液，亦可溶于稀盐酸，临床上常用其酸性制成钠盐，供注射使用。

② 与重金属离子的反应。磺胺类药物加适量氢氧化钠稀溶液至恰好形成钠盐，再被铜、银、钴等重金属离子取代，生成不同颜色的难溶性重金属盐沉淀，药典上多用其铜盐具有不同颜色的沉淀进行鉴别。

③ 重氮化偶合反应。磺胺类药物含芳香第一胺结构，可发生重氮化反应，用于该类药物的含量测定；或利用重氮化偶合反应，用于该类药物药典鉴别通法。

④ 与生物碱沉淀试剂的反应。具有含氮杂环的磺胺类药物，在酸性溶液中可与生物碱沉淀试剂反应，生成沉淀。

⑤ 自动氧化反应。磺胺类药物通常不易发生自动氧化，但其钠盐则较易被氧化，生成

偶氮化合物或氧化偶氮化合物。故磺胺类药物的钠盐注射液常制成粉针制剂，盛于遮光容器，密闭保存。

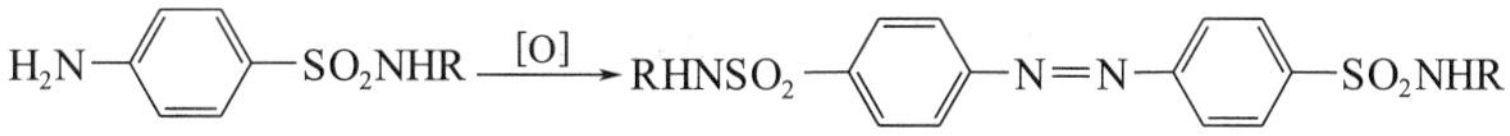

$$H_2N-\text{C}_6H_4-SO_2NHR \xrightarrow{[O]} RHNSO_2-\text{C}_6H_4-N=N-\text{C}_6H_4-SO_2NHR$$

偶氮化合物

$$\xrightarrow{[O]} RHNSO_2-\text{C}_6H_4-\underset{O}{N=N}-\text{C}_6H_4-SO_2NHR$$

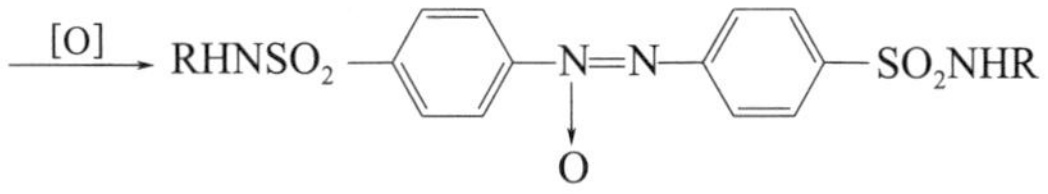

氧化偶氮化合物

磺胺甲噁唑　Sulfamethoxazole

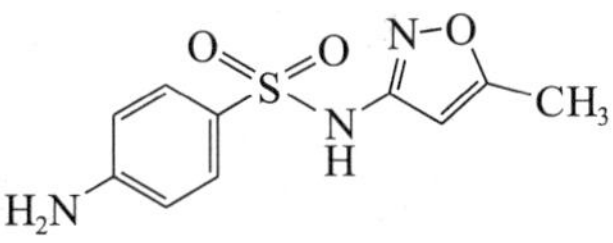

化学名为 N-(5-甲基-3-异噁唑基)-4-氨基苯磺酰胺。

本品为白色结晶性粉末，无臭；几乎不溶于水，易溶于稀盐酸、氢氧化钠试液及氨试液。

本品加氢氧化钠使溶解，加硫酸铜试液，即生成草绿色沉淀，用于药典鉴别。

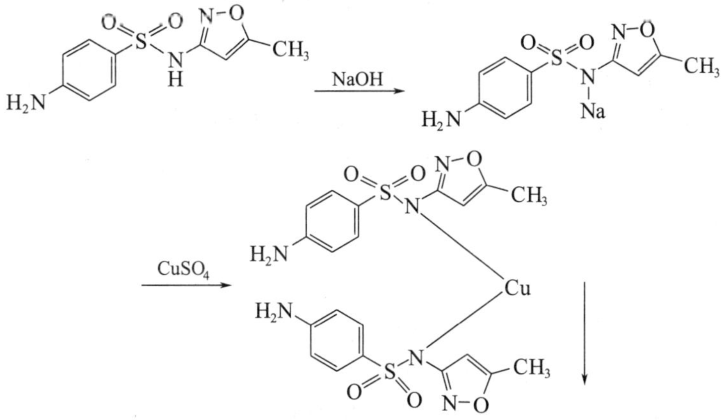

本品显芳香第一胺类的鉴别反应。

本品对大多数革兰阳性和革兰阴性菌都有抑制作用，主要用于敏感菌引起的尿路感染、呼吸系统感染、肠道感染、胆道感染及局部软组织或创面感染等。本品常与抗菌增效剂甲氧苄啶组成复方制剂复方磺胺甲噁唑片用于临床。

二、抗菌增效剂

抗菌增效剂是一类与某些抗菌药物联合使用时，以特定的作用机制增强后者抗菌活性的一类物质。甲氧苄啶本身抗菌作用较弱，单独使用无临床价值，但当与磺胺类抗菌药物合用时可使后者抗菌效力提高数十倍，甚至使某些磺胺类药物由抑菌作用变成杀菌作用；其后人们又发现甲氧苄啶与四环素、半合成青霉素、红霉素及庆大霉素等抗生素或与盐酸小檗碱（俗称黄连素）等抗菌药联合使用同样起到增效作用，故称之为抗菌增效剂。

甲氧苄啶增效的作用机制是可逆性地抑制二氢叶酸还原酶，阻碍二氢叶酸还原为四氢叶酸，因此当与阻断二氢叶酸合成酶的磺胺类药物联用时，凸显其独特的双重阻断作用，从而增强了磺胺类药物的药效。

甲氧苄啶　Trimethoprim

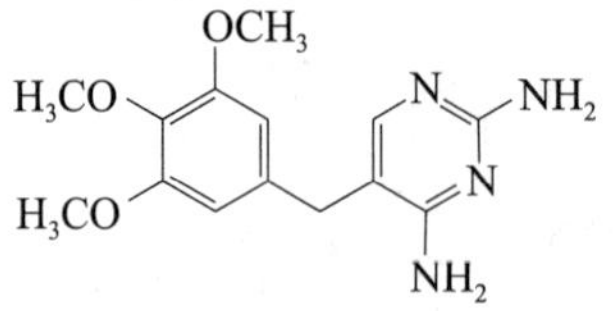

化学名为 5-[(3,4,5-三甲氧基苯基)甲基]-2,4-嘧啶二胺。

本品为白色或类白色结晶性粉末，无臭；略溶于三氯甲烷，微溶于乙醇或丙酮，几乎不溶于水，易溶于冰醋酸；熔点为 199～203℃。

本品结构中含有含氮杂环，可与生物碱沉淀试剂作用发生沉淀，如本品加稀硫酸溶解后，再加碘试液，则生成棕褐色沉淀，用于药典鉴别。

本品常与磺胺类药物联用治疗肠道感染、呼吸道感染或尿路感染等疾病。如颠茄磺苄啶片中主药即含磺胺甲噁唑、甲氧苄啶和颠茄流浸膏，临床用于治疗痢疾杆菌引起的慢性菌痢和其他敏感致病菌引起的肠炎等。

第三节　抗结核药

结核病是由结核分枝杆菌引起的慢性感染性疾病，可累及全身多器官系统，最常见的患病部位是肺脏，占各器官结核病总数的 80%～90%，也可累及肝、肾、脑、淋巴结等器官。

抗结核药（antituberculosis drugs）根据化学结构可分为抗结核抗生素和合成抗结核药。

一、抗结核抗生素

抗结核抗生素主要有氨基糖苷类的链霉素、卡那霉素和大环内酰胺类的利福霉素类抗生素等，其中链霉素及卡那霉素将在第七章中介绍。

利福霉素类抗生素是由链丝菌发酵产生的一类大环内酰胺类抗生素。天然利福霉素类含利福霉素 A、B、C、D、E 五种组分，它们均为碱性物质，其中利福霉素 A、C、D 及 E 四个组分的性质都不稳定，较难分离，仅利福霉素 B 分离得到纯结晶，但抗菌作用很弱，无应用价值，后经结构修饰得到半合成利福霉素衍生物，其中药典收载的有利福平。

利福平　Rifampicin

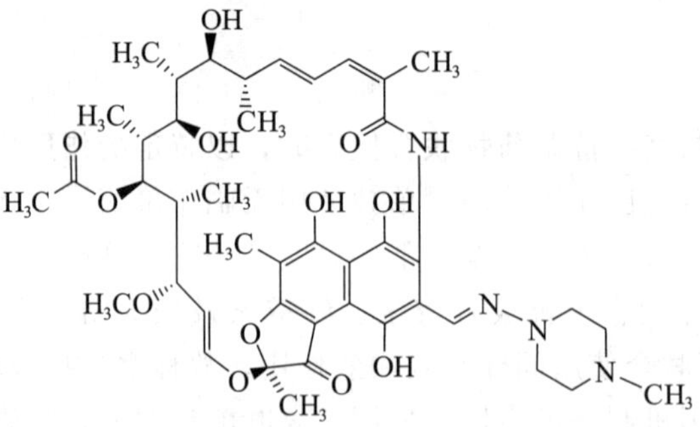

化学名为 3-[[(4-甲基-1-哌嗪基)亚氨基]甲基]-利福霉素。

本品为鲜红色或暗红色的结晶性粉末，无臭；溶于甲醇，几乎不溶于水。

本品具有多晶型现象，用不同溶剂重结晶可得到四种晶型，分别为利福平Ⅰ型、Ⅱ型、SV 型和无定形四种，其中利福平Ⅰ型和Ⅱ型为有效晶型，故药典规定检查特殊杂质"结晶性"，以控制利福平 SV 型和无定形的限量。

本品分子中含 1,4-萘二酚结构，在碱性条件下易自动氧化成醌式利福平（药典规定检查杂质"有关物质"之一；HPLC 法）而变色变质。

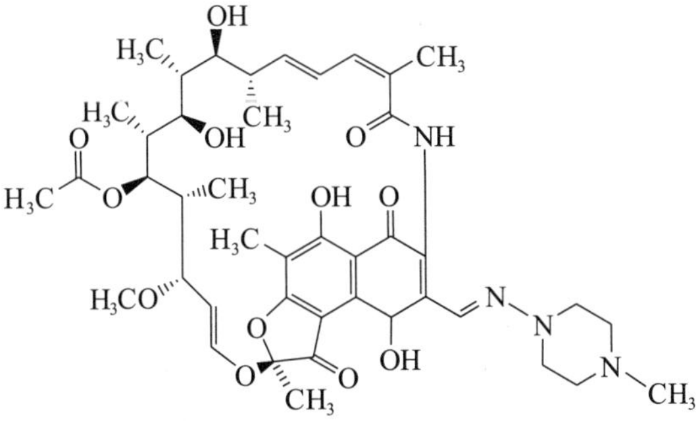

醌式利福平

本品具有醛缩氨基哌嗪结构，在强酸中碳氮键可断裂分解为氨基哌嗪和醛类衍生物 3-甲酰利福霉素 SV（药典规定检查杂质另一"有关物质"；HPLC 法），故本品 pH 值应为 4.0~6.5。

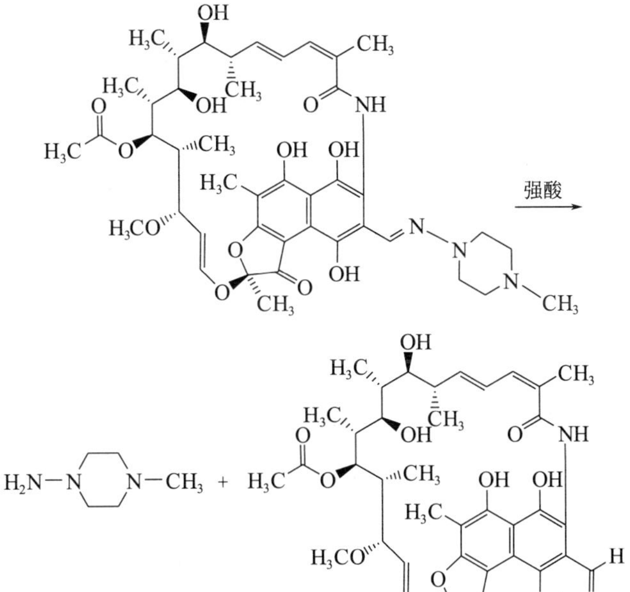

3-甲酰利福霉素 SV

本品对革兰阳性菌和结核阴性杆菌都有很强的抑制作用，尤其对耐药金黄色葡萄球菌也有较强的抑制作用。主要用于耐药的结核杆菌感染，与异烟肼或乙胺丁醇等联用可提高疗效，减少耐药性，且毒副作用少；滴眼用利福平曾用于治疗沙眼及敏感菌引起的眼部感染，2015 年版药典不再收载此药。

二、合成抗结核药

1944年，人们发现水杨酸和苯甲酸能影响结核杆菌的呼吸，根据代谢拮抗原理，1946年合成了对氨基水杨酸钠（Sodium Aminosalicylate），其作用机制与磺胺类药物类似，与对氨基苯甲酸竞争二氢叶酸合成酶，致使结核杆菌不能合成二氢叶酸而使其生长繁殖受阻，从而达到抗结核病的目的；1952年，发现异烟肼具有很强的抗结核菌作用；1961年，乙胺丁醇因有抑制杆菌的作用而被开发为抗结核药。

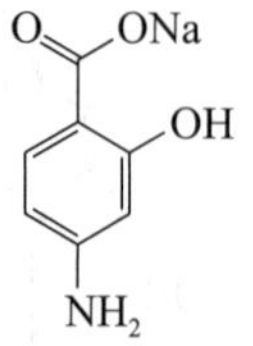

对氨基水杨酸钠

2012年，FDA批准贝达喹啉（Bedaquiline）上市，国家食品药品监督管理总局正在加速批准该药在中国上市；2014年，欧盟和日本分别批准迪拉马尼（Delamanid）上市。贝达喹啉和迪拉马尼是合成抗结核药沉寂半个世纪以来被批准的具有新机制的抗耐多药结核的新型药物。

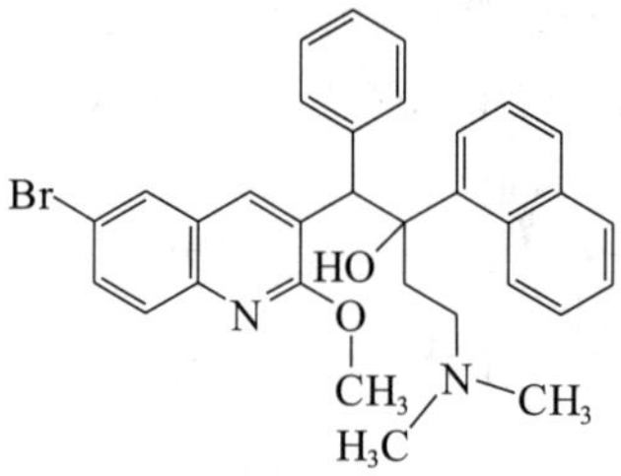

贝达喹啉

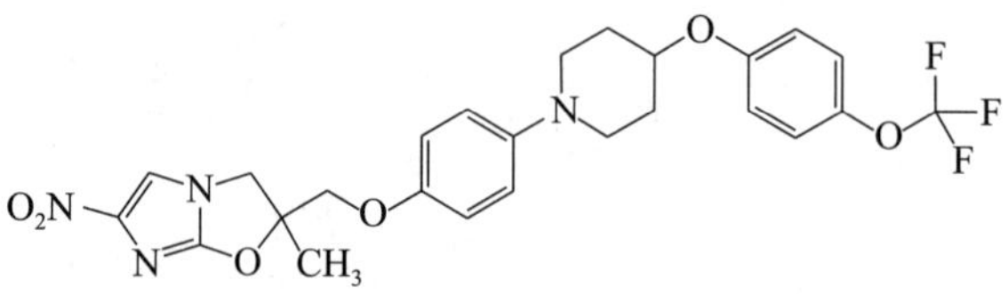

迪拉马尼

异烟肼　Isoniazid

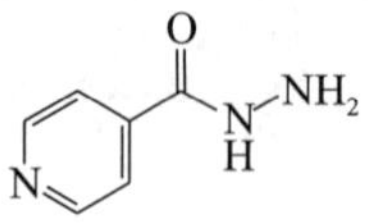

化学名为4-吡啶甲酰肼。

本品为无色结晶，白色至类白色的结晶性粉末，无臭；易溶于水，微溶于乙醇，极微溶于乙醚；熔点为170～173℃。

本品含酰肼结构，具有水解性。在酸或碱存在下易水解生成异烟酸和肼，后者毒性较大，故药典上规定检查"游离肼"（薄层色谱法）。光、重金属离子、温度、pH值等因素均可加速其水解，应遮光，严封保存。

$$\text{[异烟肼结构]} \xrightarrow{\text{H}_2\text{O}}_{\text{H}^+ \text{或 OH}^-} \text{[烟酸结构]} + \text{H}_2\text{NNH}_2$$

本品含有肼基，具有较强的还原性，可被溴、碘、硝酸银及溴酸钾等多种氧化剂氧化，如与氨制硝酸银试液作用，即发生气泡与黑色混浊，并在试管壁上生成银镜，用于药典鉴别。

$$\text{[异烟肼结构]} \xrightarrow{[\text{Ag(NH}_3)_2]\text{OH}} \text{[烟酸结构]} + \text{N}_2\uparrow + \text{Ag}\downarrow$$

本品结构中含有肼基，可与芳醛缩合生成腙，如与香草醛反应，生成黄色的异烟腙结晶；生成物异烟腙（Ftivazide）也是一个被药典收载的抗结核药，为二线抗结核药，与其他抗结核药联合，用于各型结核病的治疗。

异烟腙

本品可与铜、铝、铁、锌等金属离子反应，生成有色的配合物。如与铜离子在酸性条件下生成单分子配合物呈红色，在 pH7.5 时则生成双分子配合物，故在配制本品注射液时应避免与金属器皿接触；含铝制酸药可延缓并减少异烟肼口服后的吸收，使血药浓度减低，故应避免两者同时服用。

单分子配合物　　　　　　双分子配合物

本品与其他抗结核药联用治疗各型结核病，具有疗效佳、毒性小、价廉、口服方便等特点，为首选抗结核药。此外，2015 年版药典新增收载的帕司烟肼（Pasiniazid），为本品与对氨基水杨酸的结合物，用于治疗各型肺结核、支气管内膜结核及肺外结核等。

帕司烟肼

盐酸乙胺丁醇　Ethambutol Hydrochloride

化学名为 [2R,2[S-(R^*,R^*)]-R]-(＋)2,2′-(1,2-乙二基二亚氨基)-双-1-丁醇二盐酸盐。

本品为白色结晶性粉末，无臭或几乎无臭，略有引湿性；极易溶解于水，略溶于乙醇，极微溶于三氯甲烷，几乎不溶于乙醚。

本品含有两个相同的手性碳原子，故具有左旋体、右旋体和内消旋体 3 个旋光异构体，右旋体的活性是左旋体的 200～500 倍、内消旋体的 12 倍，药用品为右旋体，比旋度为 +6.0°～+7.0°(10% 水溶液)。

本品水溶液加碱性硫酸铜试液，生成的配合物呈显深蓝色，用于药典鉴别。

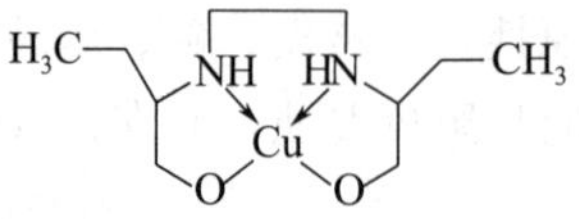

本品与其他抗结核药联合治疗结核杆菌所致的肺结核，如 2015 年版药典新增品种乙胺利福异烟片（含有盐酸乙胺丁醇、利福平、异烟肼），适用于成人各类结核病复治痰菌涂片阳性患者继续期治疗。

第四节 抗真菌药

真菌感染可分为浅表真菌感染和深部真菌感染。浅表真菌感染主要侵犯皮肤、毛发、黏膜及指（趾）甲等体表部位，是一类传染性高但危害性相对较小的常见病；深部真菌感染则可侵犯内脏、脑、骨骼及泌尿系统等重要部位引起真菌感染性疾病，传染性小但危害性大，重则可引起死亡。

抗真菌药（antifungal agents）可分为抗真菌抗生素、唑类合成抗真菌药及烯丙胺类抗真菌药。

一、抗真菌抗生素

抗真菌抗生素根据结构特点分为多烯类抗真菌抗生素和非多烯类抗真菌抗生素。

多烯类抗真菌抗生素的结构特点是含有一个 4～7 个共轭双键的大环内酯作为苷元，与氨基糖缩合形成碱性苷，其代表药物有两性霉素 B(Amphotericin B)，临床上用于治疗严重的深部真菌引起的内脏或全身感染，该药毒性大、不良反应多见，但它又常是某些致命性全身真菌感染的唯一有效的治疗药物，因此该品的使用必须从其拯救生命的效益和可能发生的不良反应的危险性两方面权衡考虑。

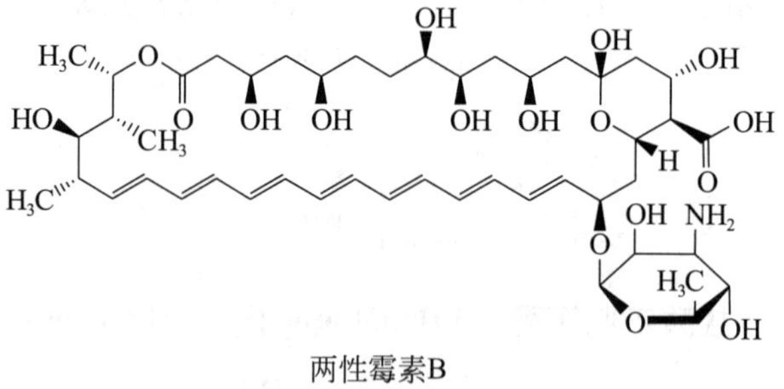

两性霉素B

非多烯类抗真菌抗生素主要用于治疗浅表性真菌感染，如灰黄霉素（Griseofulvin），适用于各种癣病的治疗，包括头癣、体癣、股癣、足癣及甲癣等。

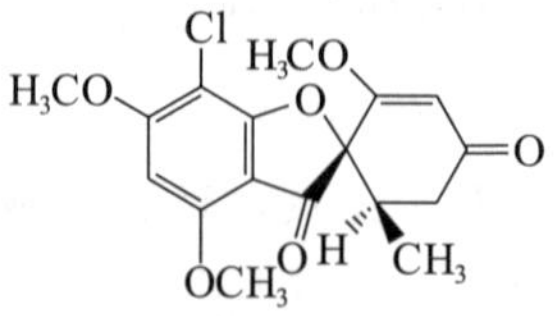

灰黄霉素

二、唑类合成抗真菌药

20 世纪 70 年代初，唑类合成抗真菌药的研制得以迅速发展，为数众多的唑类抗真菌药陆续上市。按化学结构不同，可将唑类合成抗真菌药分为咪唑类合成抗真菌药和三氮唑类合成抗真菌药。

咪唑类合成抗真菌药主要有咪康唑（Miconazole）、克霉唑（Clotrimazole）、益康唑（Econazole）及酮康唑（Ketoconazole）等，常以乳膏剂、搽剂及洗剂等外用给药。其中，酮康唑是第一个口服有效的咪唑类广谱抗真菌药，生物利用度好，体内分布广泛，血药浓度高，但因存在肝脏毒性，2013 年美国和欧盟停用酮康唑口服制剂，2015 年 6 月 25 日国家食品药品监督管理总局发布"关于停止生产销售使用酮康唑口服制剂的通知"，要求即日起停止生产、销售和使用酮康唑口服制剂，并撤销其药品批准文号，上市销售药品于 2015 年 7 月 30 日前全部召回，并予以监督销毁。2015 年版《中国药典》不再收载酮康唑片和胶囊，仅收载其乳剂和洗剂。

咪康唑

克霉唑

益康唑

酮康唑

三氮唑类合成抗真菌药的应用始于 20 世纪 90 年代，具有高效、广谱、口服、生物利用度高等特点。主要药物有氟康唑（Fluconazole）、伊曲康唑（Itraconazole）及伏立康唑（Voriconazole）等，其中氟康唑于 1990 年经 FDA 批准上市；伊曲康唑对鼠的研究证明饲用大剂量时会增加动物胎儿畸形的发生率，故孕妇禁用；伏立康唑为 2015 年版药典新增品种。2007 年，伊曲康唑的氟代衍生物泊沙康唑（Posaconazole）上市，该药适用于对两性霉素不能耐受或难治性成人侵袭性真菌感染的治疗，能更有效地预防侵袭性曲霉菌感染并可降低侵袭性真菌感染相关的病死率。2014 年，首个外用三氮唑类抗真菌药物艾氟康唑（Efinaconazole）上市，临床上用其 10% 的溶液治疗灰指甲。2015 年 3 月，FDA 批准艾沙康唑（Isavuconazole）上市，药用品为其硫酸盐，可口服或静脉注射，用于治疗侵袭性曲霉菌病和侵袭性毛霉菌病，这两种真菌感染多发于白血病患者，为罕见、棘手、病死率极高的真菌病。

氟康唑

伊曲康唑

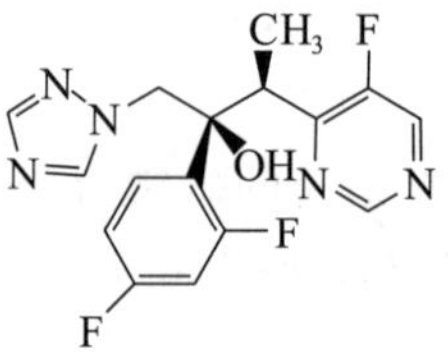

伏立康唑

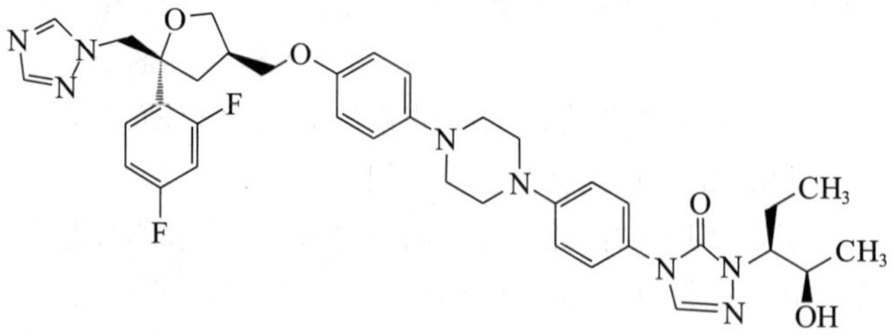

泊沙康唑

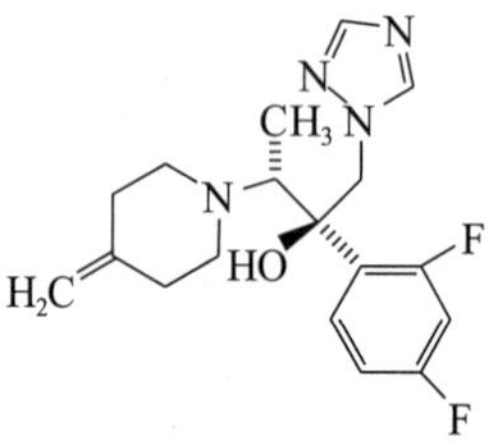

艾氟康唑 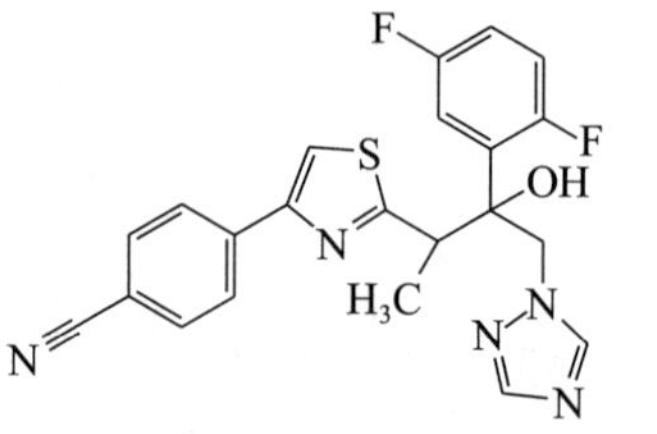　　　　艾沙康唑

三、烯丙胺类抗真菌药

烯丙胺类抗真菌药主要有萘替芬（Naftifine）和特比萘芬（Terbinafine），其中萘替芬可单用也可与酮康唑组成复方乳膏制剂用于敏感真菌所致的皮肤真菌病；特比萘芬为2015年版药典新增品种，通常制成乳膏剂用于治疗手癣、足癣、股癣及体癣等。此外，布替萘芬（Butenafine）为异丙胺类衍生物，外用治疗由皮肤癣菌所致的浅表皮肤真菌感染。

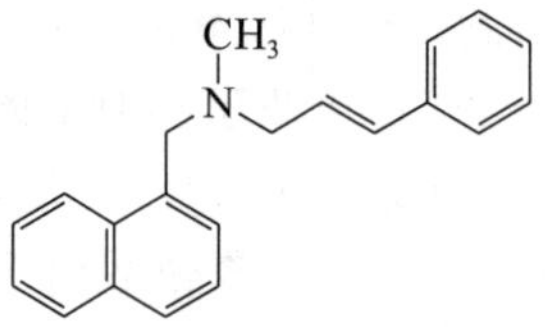

萘替芬 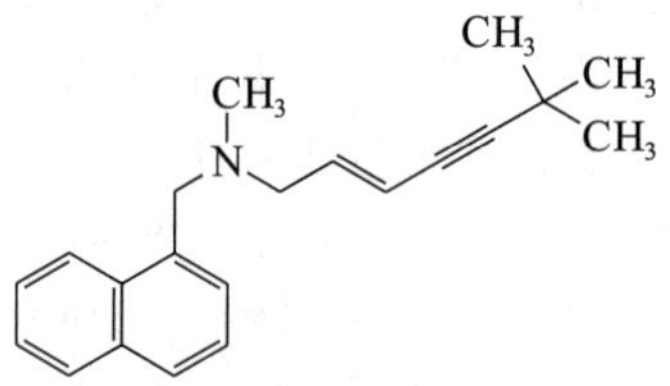　　　　特比萘芬

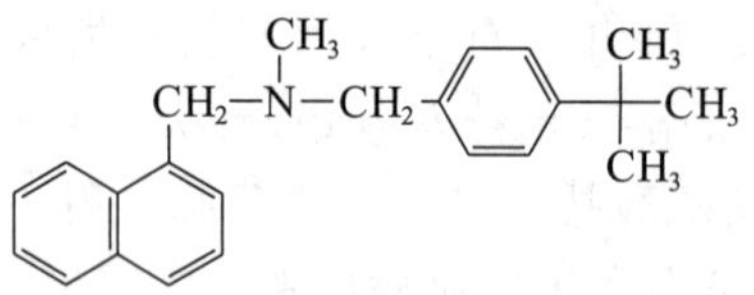

布替萘芬

第五节　抗病毒药

病毒性感染疾病是严重危害人类健康的传染病，在人类传染病中，病毒性疾病高达60%左右。由病毒引起的疾病通常有流行性感冒、水痘、腮腺炎、麻疹、带状疱疹、狂犬病、口蹄疫、手足口病、病毒性肝炎、病毒性心肌炎、脊髓灰质炎以及艾滋病等。

病毒是病原微生物中最小的一种，为一类非细胞型微生物，主要由核酸和蛋白质两部分组成。核酸位于中心，蛋白质包裹在外（衣壳），核酸为核糖核酸（RNA）或脱氧核糖核酸（DNA）；1981 年，美国首次发现人类免疫缺陷病毒（human immunodeficiency virus，HIV），该病毒感染人的免疫系统，属于逆转录病毒，因此 1995 年国际病毒分类委员会将病毒分为 RNA 病毒、DNA 病毒、RNA 或 DNA 逆转录病毒三种。

抗病毒药（antiviral agents）是一类用于预防和治疗病毒感染的药物，其分类方法可按病毒种类、病毒所致疾病、化学结构、作用机制或靶点等进行，本章主要根据抗病毒药的化学结构将其分为核苷类抗病毒药和非核苷类抗病毒药。

一、核苷类抗病毒药

核苷类抗病毒药是基于代谢拮抗原理设计的药物，是目前抗病毒药中数量最多、发展最快、临床应用最广的一类药物。核苷由碱基和糖两部分组成，其中碱基是嘌呤或嘧啶的衍生物，糖是核糖或脱氧核糖。由腺嘌呤（adenine，A）、胞嘧啶（cytosine，C）、胸腺嘧啶（thymine，T）、尿嘧啶（uracil，U）或鸟嘌呤（guanine，G）五种天然碱基中的一种与核糖或脱氧核糖所形成的各种核糖核苷或脱氧核糖核苷称为天然核苷，通过化学修饰改变天然碱基或核糖基结构形成的核苷则称为人工合成核苷。

腺嘌呤　　胞嘧啶　　胸腺嘧啶　　尿嘧啶　　鸟嘌呤

第一个用于临床的核苷类抗病毒药是 1959 年上市的碘苷（Idoxuridine），其化学结构与胸腺嘧啶脱氧核苷相似，为胸腺嘧啶 5 位上的甲基被碘取代得到，该药沿用至今，药典仍然收载，但因毒性较大，临床主要用其滴眼液，用于单纯疱疹性角膜炎、牛痘病毒性角膜炎和带状疱疹病毒感染；阿糖胞苷（Cytarabine）是胞苷的结构类似物，临床上主要用于急性白血病的诱导缓解期及维持巩固期；利巴韦林为人工合成的三氮唑核苷类广谱抗病毒药。

碘苷　　阿糖胞苷

核苷类 HIV 逆转录酶抑制剂是 20 世纪 80 年代末发展起来的抗病毒药物，主要用于治疗由 HIV 感染的艾滋病及相关综合征，可延长患者存活期，但不能治愈艾滋病，不良反应较重。齐多夫定是 1987 年上市的治疗 HIV 感染的药物，其化学结构为脱氧胸腺嘧啶核苷类似物；1994 年司他夫定（Stavudine）上市，用于不能耐受齐多夫定或对齐多夫定疗效欠佳的患者，也可用于治疗儿童艾滋病患者；1995 年和 2006 年分别上市的拉米夫定（Lamivudine）和替比夫定（Telbivudine）的作用机制则为抑制乙肝病毒的 DNA 多聚酶，并对病毒

DNA 链的合成和延长具有竞争抑制作用。其中，齐多夫定和拉米夫定为 2015 年版药典新增品种，替比夫定于 2007 年获国家食品药品监督管理总局批准上市，用于治疗成人慢性乙型肝炎和失代偿期肝硬化。

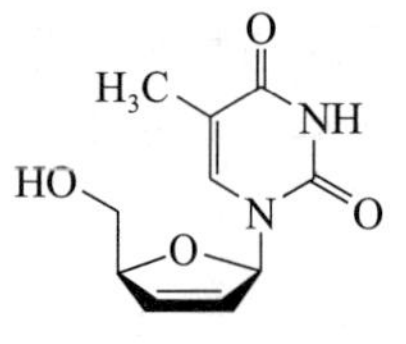

司他夫定 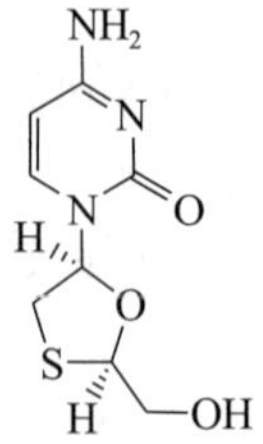　　　　拉米夫定 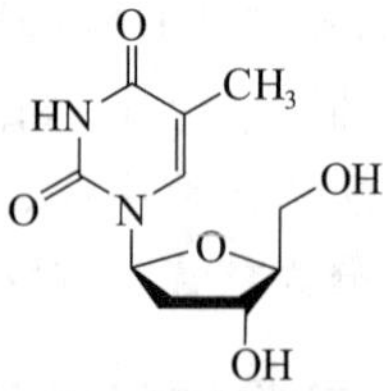　　　　替比夫定

开环核苷类是一类具有新型结构、研究进展较快的非糖类核苷类似物，先后有阿昔洛韦（Acyclovir）、更昔洛韦（Ganciclovir）、伐昔洛韦、喷昔洛韦（Penciclovir）、泛昔洛韦（Famciclovir）及缬更昔洛韦（Valganciclovir）等药物陆续面世，成为治疗疱疹病毒的令人瞩目的首选药物。其中，阿昔洛韦是 1981 年第一个上市的非糖苷类核糖类似物，为广谱抗病毒药；伐昔洛韦是一种前药，在体内转化为阿昔洛韦；更昔洛韦用于巨细胞病毒性视网膜炎、妊娠合并巨细胞病毒感染、带状疱疹及艾滋病的预防和治疗；喷昔洛韦用于口唇或面部单纯疱疹、生殖器疱疹；泛昔洛韦是喷昔洛韦的 6-脱氧衍生物的二乙酰化物，在体内转化为活性化合物喷昔洛韦；缬更昔洛韦亦属前药，在体内转化为更昔洛韦活性代谢物而显效。

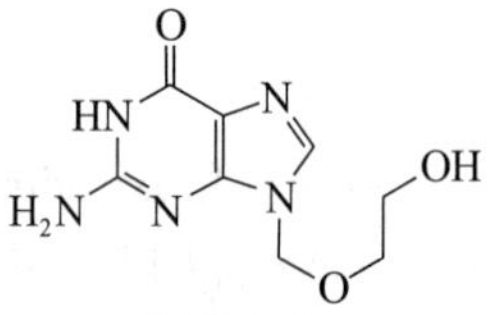

阿昔洛韦 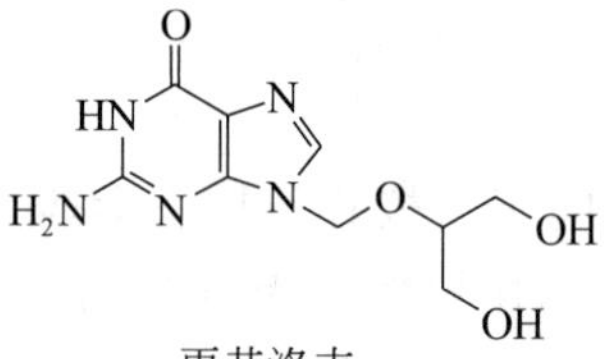　　　　更昔洛韦

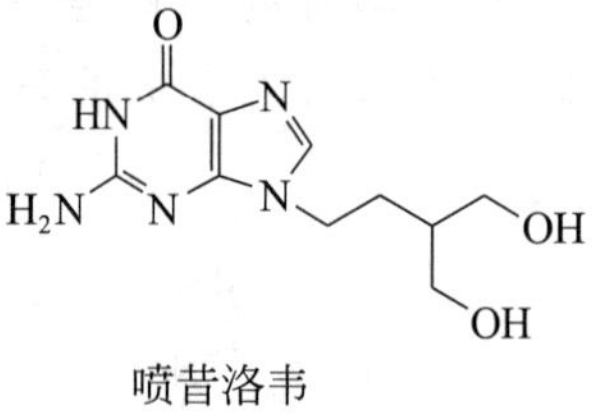

喷昔洛韦 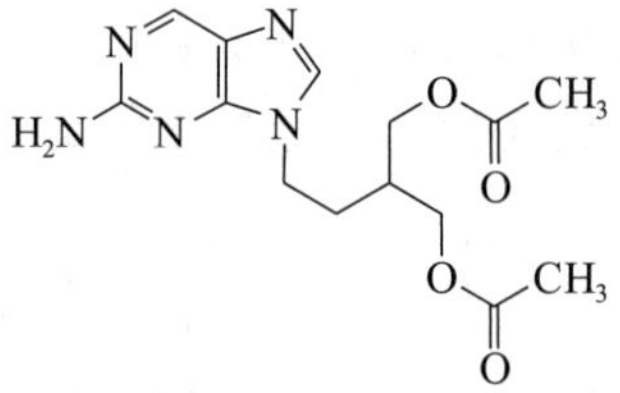　　　　泛昔洛韦

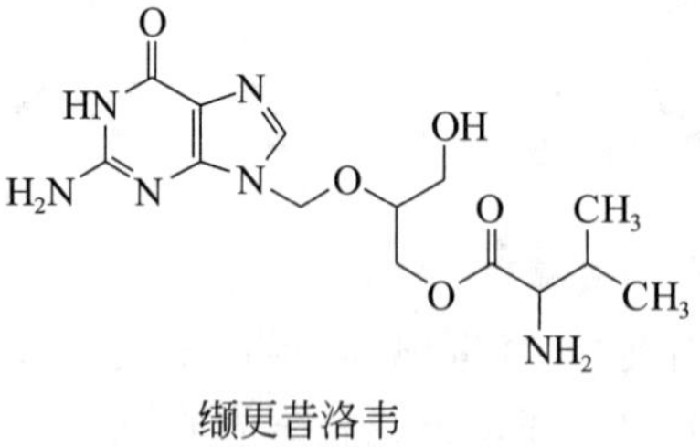

缬更昔洛韦

阿德福韦酯（Adefovir Dipivoxil）为可供口服的开环核苷单膦酸酯的前药，口服后迅速转化成具有抗病毒活性的腺嘌呤核苷类似物阿德福韦，后者可与腺苷酸竞争性掺入病毒 DNA 链，抑制 DNA 聚合酶，使病毒的复制受到抑制。2002 年 FDA 批准阿德福韦酯用于治疗慢性乙型肝炎，尤其适合于需长期用药或对拉米夫定耐药者，成为继拉米夫定之

后乙肝市场中的又一个重磅药物，该药于 2005 年获准在我国上市，为 2015 年版药典新增品种。

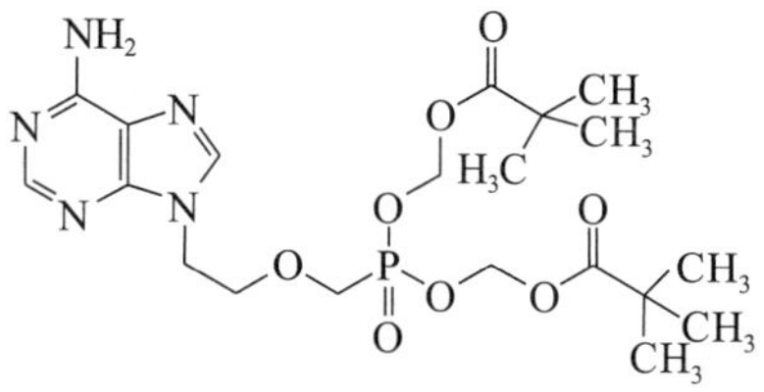

阿德福韦酯

神经氨酸酶抑制剂是新近研制的另一类抗流感病毒药，能有效抑制各种流感病毒株的复制和传播过程，具有耐受性好、不良反应少及不易出现耐药性等优点。1999 年，分别在瑞士和澳大利亚上市奥司他韦（Oseltamivir）和扎那米韦（Zanamivir），其中磷酸奥司他韦于 2001 年 10 月在我国上市，商品名为达菲（Tamiflu），是一种非常有效的流感治疗用药，并且可以大大减少呼吸系统并发症的发生和抗生素的使用，因而是目前治疗流感的最常用药物之一，也是公认的抗禽流感、甲型 H_1N_1 病毒最有效的药物之一，为 2015 年版药典收载品种；扎那米韦用于治疗成年和 7 岁以上儿童由甲型和乙型流感病毒所致的单纯性急性疾病。帕拉米韦（Peramivir）于 2009 年经 FDA 紧急批准用于治疗 H_1N_1 型流感，2014 年正式在美国上市，我国对帕拉米韦注射液的研发历时 8 年，2011 年前完成了所有临床研究，2012 年年底通过国家审评，2013 年获准上市，为 H_7N_9 人禽流感患者提供新的治疗手段。

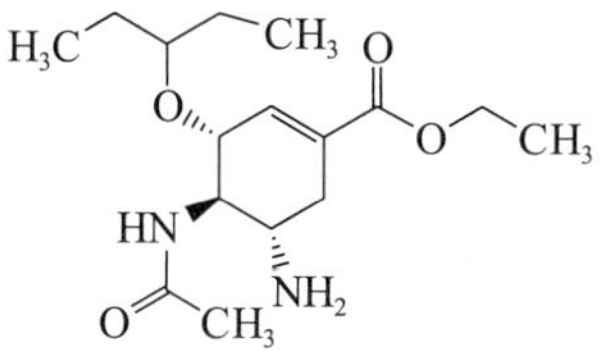

奥司他韦 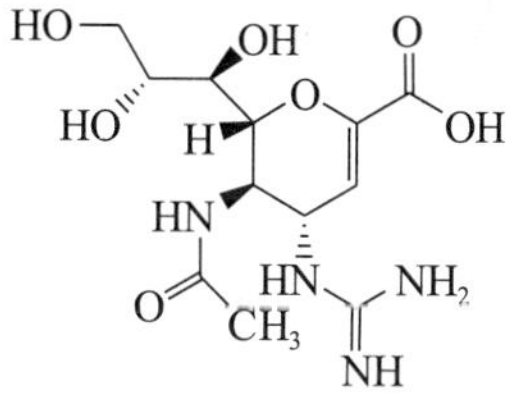　　扎那米韦

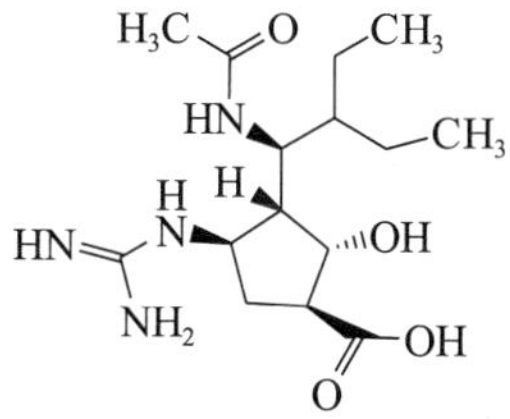

帕拉米韦

利巴韦林　Ribavirin

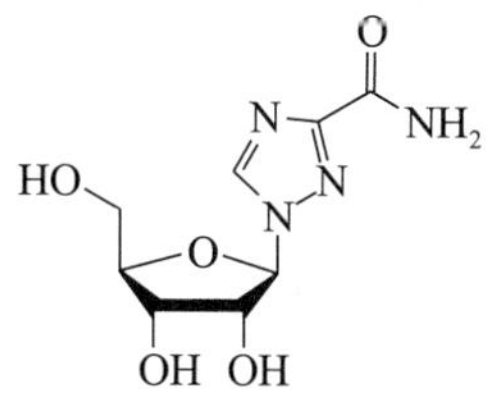

化学名为 1-β-D-呋喃核糖基-1H-1,2,4-三氮唑-3-羧酰胺。

本品为白色或类白色结晶性粉末，无臭；易溶于水，微溶于乙醇，不溶于乙醚或二氯甲烷；比旋度为-35.0°～-37.0°(4%水溶液)。

本品常温下稳定，但光照下易变质，应避光，密封保存。

本品具有酰胺结构，水溶液加氢氧化钠试液，加热至沸，即水解产生氨臭，能使湿润的红色石蕊试纸变成蓝色，用于药典鉴别。

本品为临床上应用广泛的广谱强效抗病毒药，主要用于幼儿呼吸道合胞病毒性肺炎、甲型或乙型流感、副流感病毒感染、流行性出血热、单纯疱疹、麻疹、腮腺炎、水痘及带状疱疹等。本品应用广泛，药典收载剂型多达12种。

齐多夫定　Zidovudine

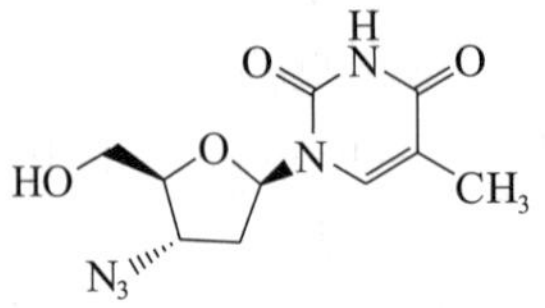

化学名为1-(3-叠氮-2,3-双脱氧-β-D-呋喃核糖基)-5-甲基嘧啶-2,4(1H,3H)-二酮。

本品为白色至浅黄色结晶性粉末；易溶于甲醇、N,N-二甲基甲酰胺或二甲基亚砜，溶于乙醇，略溶于水；熔点为122～126℃。

本品遇光易分解，应避光，密封保存。

本品为胸苷结构类似物，其中脱氧核糖3位以叠氮基取代，是FDA批准的第一个用于艾滋病及其相关症治疗的核苷类HIV逆转录酶抑制剂。本品进入人体后在受病毒感染的细胞内被细胞胸苷激酶磷酸化为三磷酸齐多夫定，进而选择性抑制HIV逆转录酶，导致HIV链合成终止和阻止HIV复制。

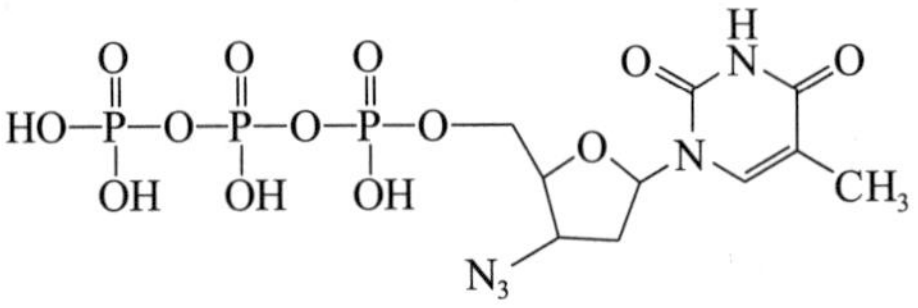

三磷酸齐多夫定

本品疗效确切，临床上常与其他抗逆转录病毒药物联合使用，成为"鸡尾酒"疗法（通过三种及三种以上抗病毒药物联合疗法）的基本组合成分。

本品主要毒副作用是骨髓抑制，用药期间应定期检查血象，必要时调整剂量、停药或输血。

盐酸伐昔洛韦　Valacyclovir　Hydrochloride

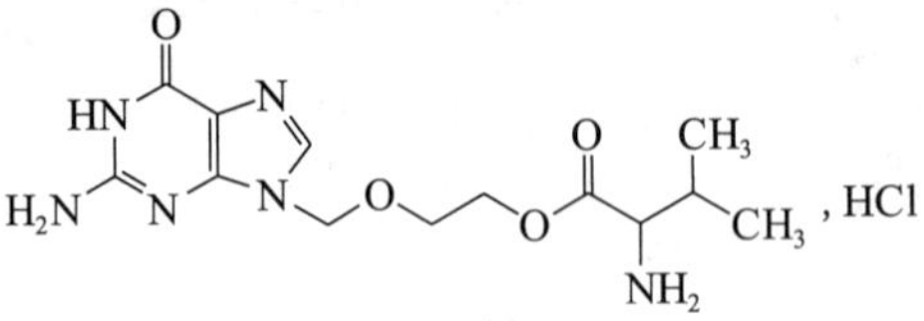

化学名为L-缬氨酸-2-[(6-氧代-2-氨基-1,6-二氢-9H-嘌呤-9-基)甲氧基]乙酯盐酸盐。

本品为白色或类白色结晶性粉末，无臭；有引湿性；易溶于水，微溶于甲醇，极微溶于乙醇，不溶于二氯甲烷。

本品结构中L-缬氨酸部分含有手性碳原子，具有光学异构体，药用品为左旋体，比旋

度为 $-8.5°\sim-11.5°$（4%水溶液）。

本品结构中含有酯键，干燥品稳定，其水溶液能缓缓水解，生成阿昔洛韦和缬氨酸，故药典规定本品 pH 应为 4.0～6.0，严封，在干燥处保存；本品为一前药，口服吸收后在肝脏几乎定量迅速被酯酶水解成阿昔洛韦，以至血浆中测不出本品，水解生成的阿昔洛韦血浆浓度可与静脉注射阿昔洛韦相当，比口服阿昔洛韦高出 3～5 倍，食物不影响本品的生物利用度。

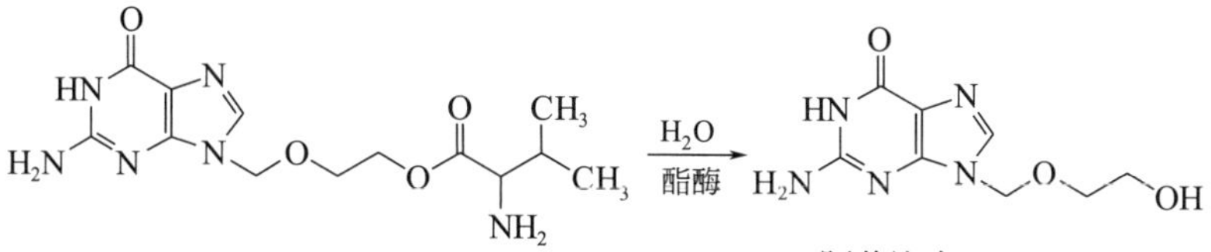

本品用于病毒性感染的疾病，如单纯疱疹、水痘及病毒性脑膜炎等。

二、非核苷类抗病毒药

非核苷类逆转录酶抑制剂的作用机制与逆转录酶抑制剂不同，无需在体内经磷酸酶活化，而是直接作用于病毒逆转录酶的催化活性部分，使酶蛋白构象改变而失活，从而抑制 HIV 的复制。代表药物有 2015 年版药典新增收载的奈韦拉平（Nevirapine），常与其他抗逆转录病毒药物合用治疗 HIV 感染。

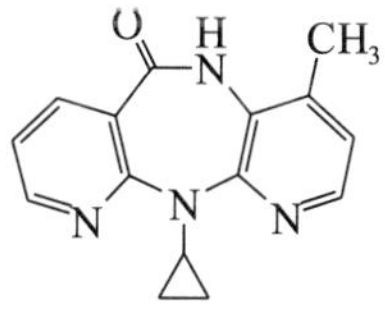

HIV 蛋白酶抑制剂是新近开发的另一类抗艾滋病药物，该类药物的特点是不需经代谢激活，直接作用于病毒靶酶，具有高效、高选择性特点，是"鸡尾酒"疗法的重要组成部分。沙奎那韦（Saquinavir）是 FDA 于 1995 年获准上市的第一个 HIV 蛋白酶抑制剂；1999 年和 2003 年安普那韦（Amprenavir）和阿扎那韦（Atazanavir）分别上市，可单独应用或与抗逆转录病毒的核苷类药物联合应用；2010 年，利托那韦（Ritonavir）和茚地那韦（Indinavir）经国家食品药品监督管理总局批准在我国生产，用于治疗成人和儿童艾滋病。

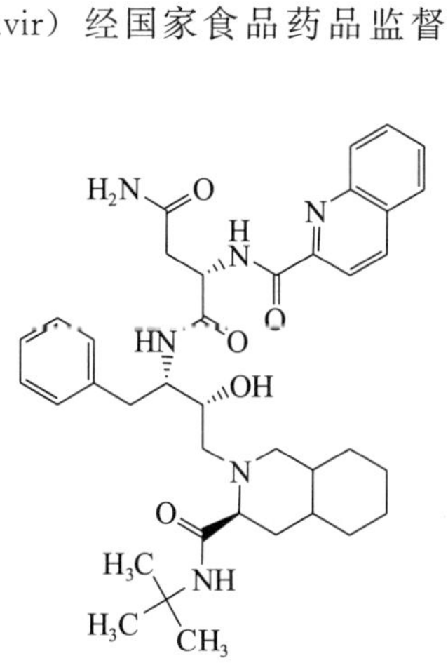

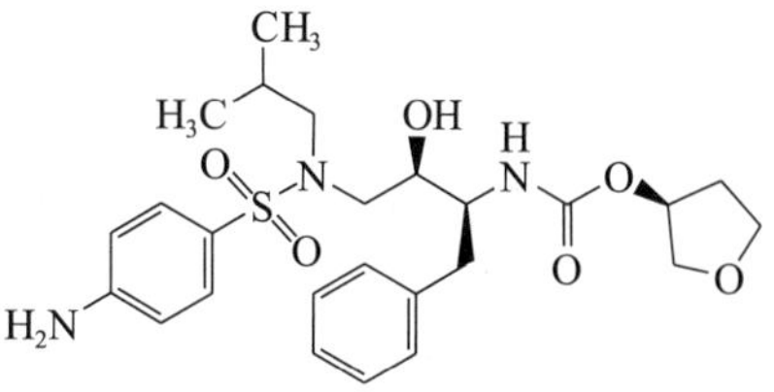

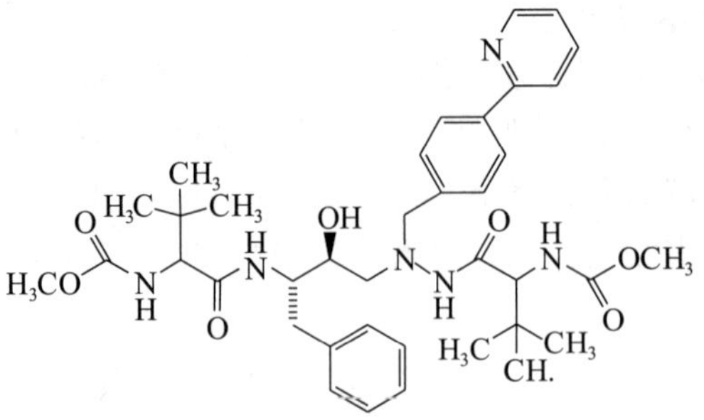

阿扎那韦

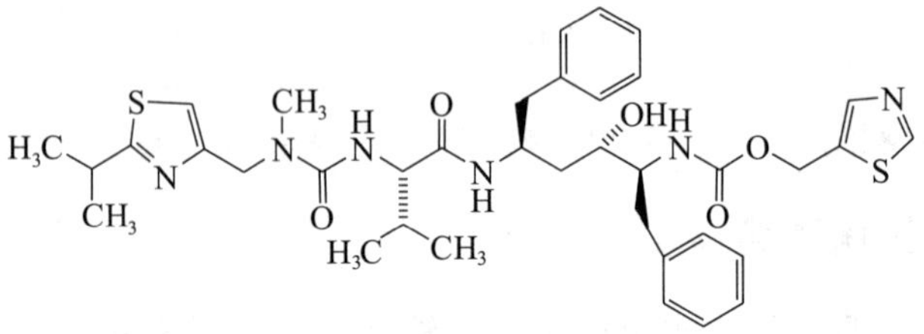

利托那韦

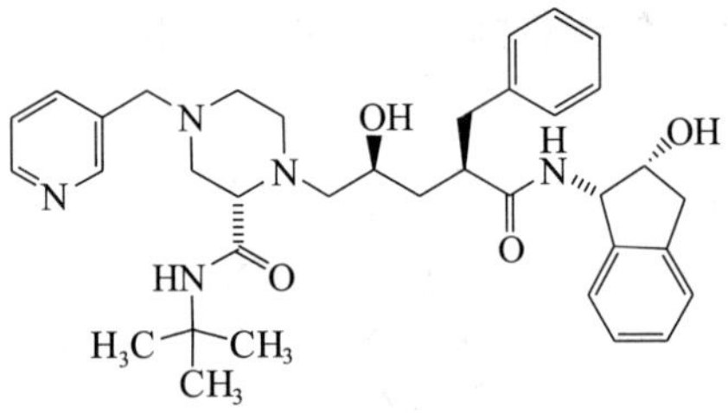

茚地那韦

第六节 抗寄生虫病药

抗寄生虫病药（antiparasitic drugs）是指能预防、驱除或杀灭寄生于人体内各种寄生虫的一类药物。

抗寄生虫病药数目种类繁多，结构类型迥异。本节介绍抗疟药、驱肠虫药、抗血吸虫病药及抗滴虫病药。

一、抗疟药

疟疾是由疟原虫侵入人体引起的传染病，以已受疟原虫感染的雌性蚊虫叮咬为传播媒介。临床以间歇性寒战、出汗、高热、贫血及脾肿大等为主要特征。抗疟药（antimalarial drugs）根据化学结构可分为喹啉类、2,4-二氨基嘧啶类和萜内酯类等。

喹啉类是具有喹啉环结构的衍生物，抗疟药的早期研究始于金鸡纳树皮提取的奎宁（Quinine），其为茜草科植物金鸡纳树及其同属植物的树皮中的主要生物碱，其右旋体为奎尼丁，具有抗心律失常作用（见第三章），奎宁的毒副作用较大，为寻找高效、速效、低毒的抗疟药，通过对奎宁的构效关系研究，合成了喹啉衍生物如伯氨喹（Primaquine）、氯喹（Chloroquine）及哌喹（Piperaquine）等。

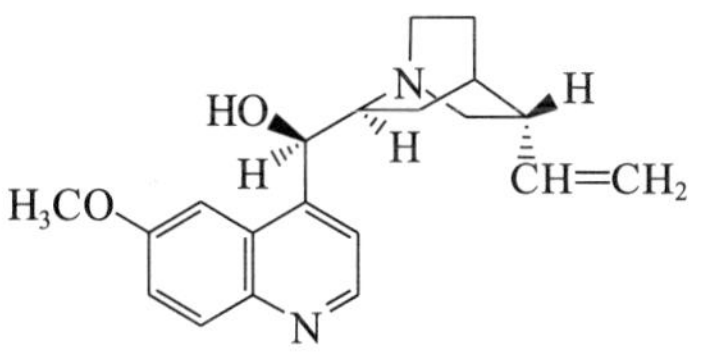

奎宁

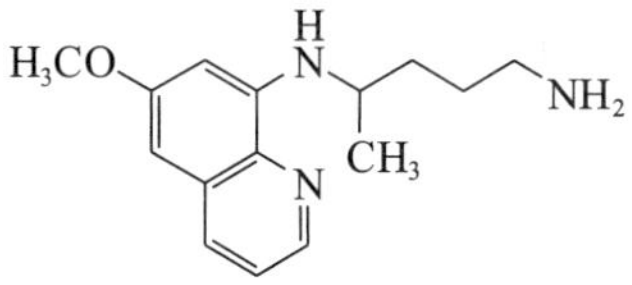

伯氨喹

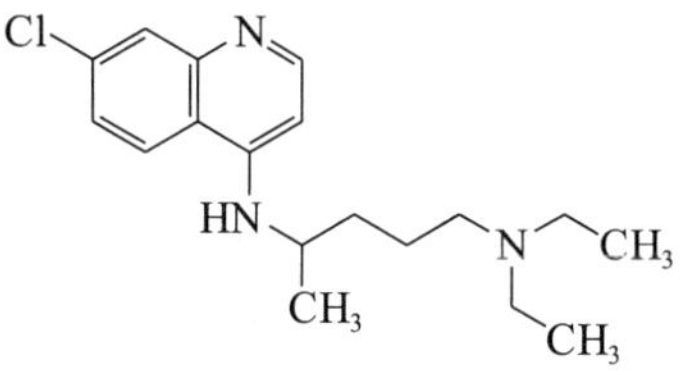

氯喹

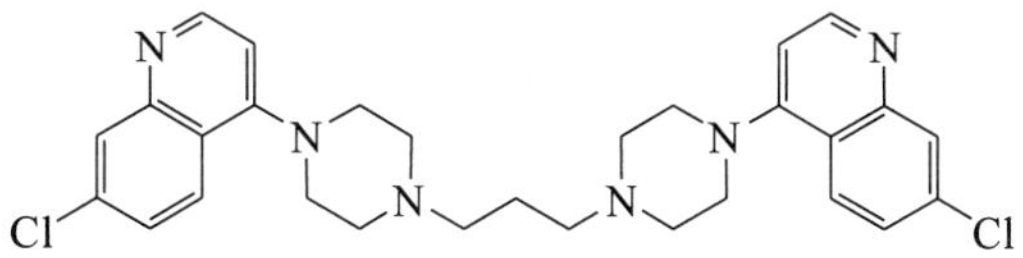

哌喹

2,4-二氨基嘧啶类能抑制疟原虫二氢叶酸还原酶，致使叶酸合成受阻，从而使疟原虫的生长繁殖得以抑制，主要代表药物有乙胺嘧啶（Pyrimethamine），用于疟疾的预防，或与伯氨喹合用预防疟疾或疟疾复发。

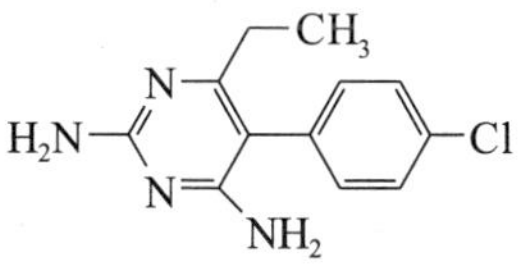

乙胺嘧啶

萜内酯类抗疟药的研究始于1972年青蒿素的发现。青蒿素为我国首次从黄花蒿中提取得到的高效、速效抗疟药，含有过氧桥倍半萜内酯结构。但由于存在不溶于水及复发率高等缺点，国内外竞相合成了大量青蒿素的衍生物，如将10位羰基还原成羟基得到双氢青蒿素（Dihydroartemisinin），再将此羟基进一步制成醚类衍生物如蒿甲醚（Artemether），或制成酯类衍生物如青蒿琥酯（Artesunate）等，适用于脑型疟疾及各种危重疟疾的抢救。

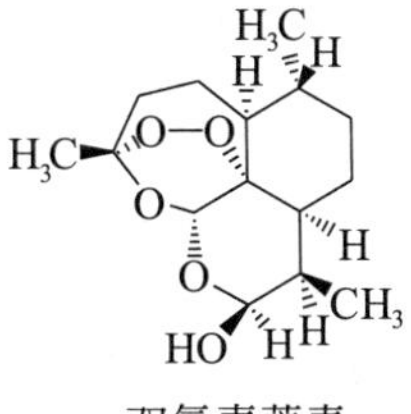

双氢青蒿素

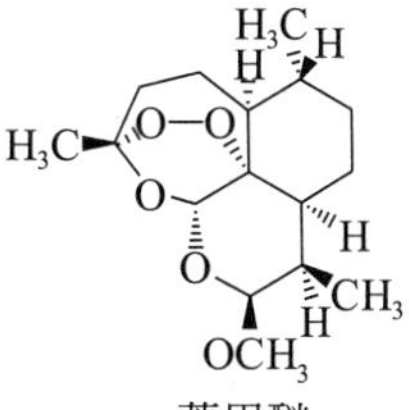

蒿甲醚

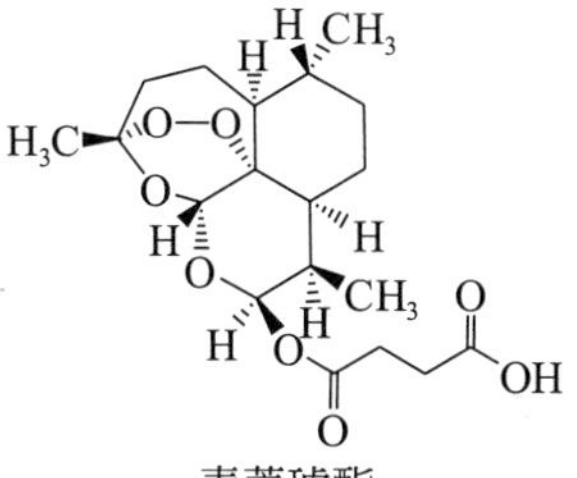

青蒿琥酯

值得一提的是我国科学家在青蒿素及其衍生物方面潜心研究取得了令世人瞩目的骄人成绩，2000 年我国自行研制的双氢青蒿素收载于《国际药典》；2009 年，我国某制药企业收到 FDA 信函，其生产的蒿甲醚原料通过了 FDA 论证，从而获得了进入美国市场的通行证；2010 年，我国生产的青蒿琥酯入选《美国药典》。2011 年，为表彰"发现青蒿素为治疗疟疾的药物，在全球挽救了数百万人的生命"所作出的贡献，中国中医科学院终身研究员屠呦呦获得了具有诺贝尔奖风向标之称的国际医学大奖美国拉斯克奖；2015 年 10 月，屠呦呦与另外两位科学家分享 2015 年诺贝尔生理学或医学奖，同年 12 月 10 日在瑞典首都斯德哥尔摩音乐厅举行的 2015 年诺贝尔奖颁奖仪式上，屠呦呦从瑞典国王手中接过了诺贝尔生理学或医学奖证书。

青蒿素　Artemisinin

化学名为 (3R,5aS,6R,8aS,9R,10S,12R,12aR)-八氢-3,6,9-三甲基-3,12-桥氧-12H-吡喃[4,3-j]-1,2-苯并二塞平-10(3H)-酮。

本品为无色针状晶体；易溶于丙酮、乙酸乙酯及三氯甲烷，溶于甲醇和乙醇、稀乙醇、乙醚及石油醚，几乎不溶于水；熔点为 150～153℃；比旋度为 +75°～+78°(1% 无水乙醇溶液)。

本品结构中含有过氧键，具有氧化性，遇碘化钾试液和稀硫酸，则氧化析出碘，加淀粉指示剂，立即显紫色，用于药典鉴别。

本品具有内酯结构，在碱性条件下水解，继而与盐酸羟胺试液反应生成异羟肟酸盐，再在弱酸性条件下遇三氯化铁试液生成深紫红色的异羟肟酸铁，药典用于鉴别。

本品 10 位羰基具有还原性，可被硼氢化钠还原成羟基，生成抗疟作用更强的双氢青蒿素，这是工业上采用非催化还原法和相转移催化法制备双氢青蒿素的主要方法。

本品为高效、速效抗疟药，主要用于间日疟、恶性疟的治疗，但复发率稍高；对氯喹有抗药性的疟原虫，使用本品有效。本品是 WHO 推荐的一线抗疟药。

本品可与哌喹组成复方制剂，青蒿素哌喹片为 2015 年版药典新增品种；与甲氧苄啶联用可增加青蒿素及其衍生物的疗效，且可降低复发率，如临床应用的复方双氢青蒿素片（含双氢青蒿素、哌喹和甲氧苄啶）。

二、驱肠虫药

凡能作用于肠寄生虫（蛔虫、蛲虫、钩虫、鞭虫及绦虫等）并将其杀灭或驱出体外的药物称为驱肠虫药（anthelmintic drugs）。驱肠虫药按化学结构可分为哌嗪类、咪唑类及其他类。

哌嗪类驱肠虫药主要有枸橼酸哌嗪（Piperazine Citrate）或磷酸哌嗪（Piperazine Phosphate），前者常用糖浆剂，后者可制成磷酸哌嗪宝塔糖，用于儿童蛔虫和蛲虫感染。

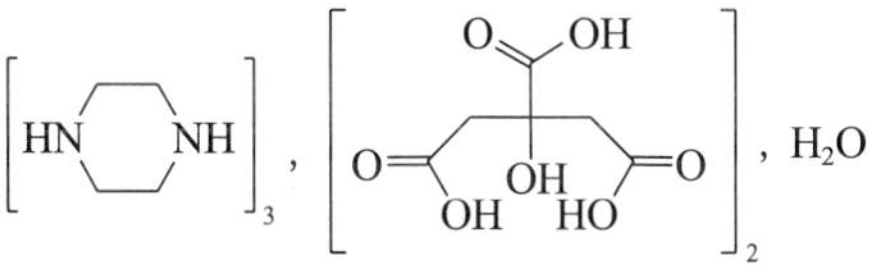

枸橼酸哌嗪 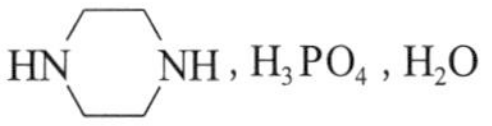   磷酸哌嗪

咪唑类驱肠虫药有咪唑并噻唑类药物，如左旋咪唑（Levamisole）用于驱除蛔虫和钩虫，兼有免疫调节作用；苯并咪唑类药物如甲苯咪唑（Mebendazole）和阿苯达唑等，均为广谱驱肠虫药。

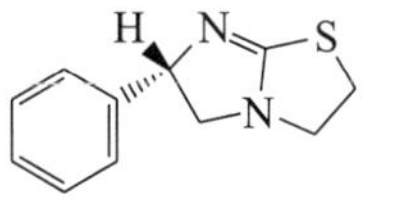

左旋咪唑 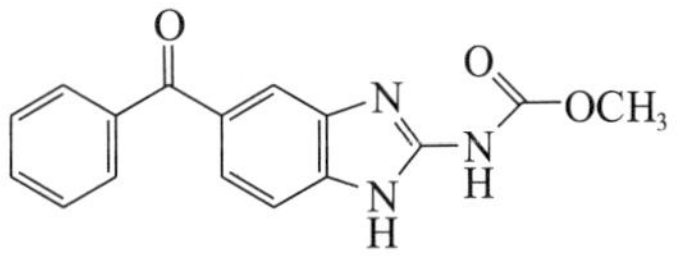   甲苯咪唑

其他类驱肠虫药主要有嘧啶类如噻嘧啶（Pyrantel）和酚类如氯硝柳胺（Niclosamide），前者为四氢嘧啶衍生物，药用品为双羟萘酸盐，为高效广谱驱肠虫药；后者为窄谱驱肠虫药，用于驱除绦虫，对猪肉和牛肉绦虫有较好的杀灭作用。

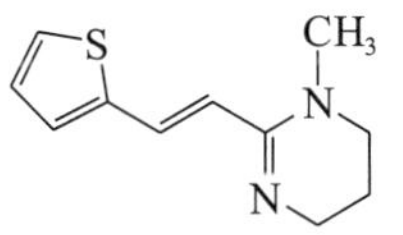

噻嘧啶 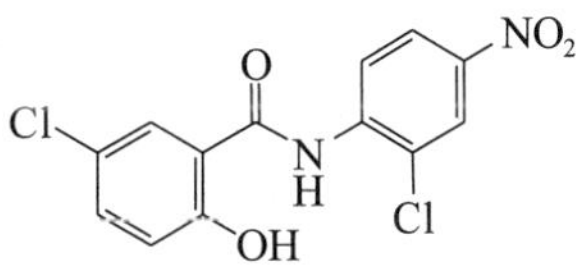   氯硝柳胺

阿苯达唑   Albnedazole

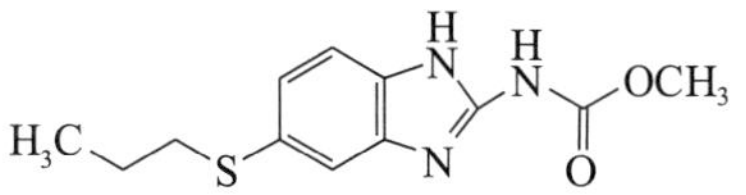

化学名为 N-(5-丙硫基-1H-苯并咪唑-2-基)氨基甲酸甲酯。

本品为白色或类白色粉末，无臭；微溶于丙酮或三氯甲烷，几乎不溶于乙醇，不溶于水；熔点为 206～212℃（熔融时同时分解）。

本品含有苯并咪唑的含氮杂环结构，能与生物碱沉淀试剂反应，如本品溶于微温稀硫酸溶液，滴加碘化铋钾试液，即产生红棕色沉淀，用于药典鉴别。

本品具有丙硫基，灼烧时分解产生的硫化氢气体，能使湿润的醋酸铅试纸显黑色，用于药典鉴别。

本品为高效广谱驱肠虫药，用于驱除蛔虫、蛲虫、钩虫和鞭虫等。治疗剂量的本品有致畸和胚胎毒性作用，故孕妇禁用。

三、抗血吸虫病药

血吸虫病是人或动物感染血吸虫所引起的一种慢性寄生虫病，是寄生虫病中流行最广、对人类健康及生命危害最大的病种之一。

新中国成立初期，我国长江流域及其南部省份近亿人口受到血吸虫的感染威胁，患病人数千余万，一度成为血吸虫病的重灾区。血吸虫病的主要传播途径是钉螺，因此当时钉螺被视为瘟神。新中国成立后，我国对血吸虫病开展了大规模"灭钉螺、送瘟神"的群防群治工作，灭螺面积占有螺总面积80%以上，1958年7月1日当毛主席得知江西余江县消灭血吸虫病后，欣然赋诗一首，抒发了从"华佗无奈小虫何"、"万户萧疏鬼唱歌"的忧虑到"借问瘟君欲何往，纸船明烛照天烧"的欣喜之情。

抗血吸虫病药（antichistosomals）一般分为锑剂和非锑剂两类。由于锑剂类对心脏、肝脏及肾脏均有毒性，故已停用。非锑剂药物有呋喃丙胺（Furapromide），是1963年我国自行研制成功的药物，成为国际上第一个口服非锑剂类治疗日本血吸虫病的药物，1964年获得国家科委颁发的创造发明一等奖，该药曾被1997年版《中国药典》收载；1975年广谱抗血吸虫病药吡喹酮用于临床。

呋喃丙胺

吡喹酮　Praziquantel

化学名为2-(环己基羰基)-1,2,3,6,7,11b-六氢-4H-吡嗪并[2,1-a]异喹啉-4-酮。

本品为白色或类白色结晶性粉末；易溶于三氯甲烷，溶于乙醇，不溶于乙醚或水；熔点为136～141℃。

本品含有手性碳原子，具有光学异构体，药用品为消旋体。

本品口服后可使虫体肌肉发生强直性收缩而产生痉挛性麻痹，虫体皮质损害和表皮糜烂溃破导致虫体死亡或抑制虫体核酸及蛋白质的合成而发挥作用。

本品对血吸虫病及绦虫病均有效，具有广谱、疗效高、疗程短、代谢快、毒性低等优点。本品哺乳期妇女服用后，其乳汁中药物浓度相当于血药浓度的25%，故服用本品期间及停药后72h内不宜喂乳。

四、抗滴虫病药

滴虫病是由阴道毛滴虫感染所致的一种常见的传播病，该病累及阴道、尿道及前列腺等泌尿生殖系统，可由性传播，也可通过公用浴池、马桶及衣物等间接传染。

抗滴虫病药（drug resistant trichomoniasis）临床应用的主要是5-硝基咪唑类。甲硝唑应用最早，20世纪60年代初其作为放射增敏剂用于临床；1982年替硝唑（Tinidazole）在瑞士和德国上市，作用与甲硝唑相同，但半衰期长，可每日给药1次，两药均兼有抗厌氧菌的作用；1998年，塞克硝唑（Secnidazole）由法国引入我国，该药半衰期更长、强效、低毒；其后上市的还有奥硝唑（Ornidazole）及其左旋体左奥硝唑（Levornidazole）等广谱抗滴虫药和抗厌氧菌药。其中，奥硝唑和左奥硝唑均为2015年版药典新增品种。

替硝唑　　塞克硝唑　　奥硝唑　　左奥硝唑

甲硝唑　Metronidazole

化学名为 2-甲基-5-硝基咪唑-1-乙醇。

本品为白色至微黄色的结晶或结晶性粉末，有微臭；略溶于乙醇，微溶于水或三氯甲烷，极微溶于乙醚；熔点为 159~163℃。

本品含有咪唑杂环，加硫酸溶解后，加生物碱沉淀剂三硝基苯酚试液，即生成甲硝唑三硝基苯酚复盐黄色沉淀，用于药典鉴别（替硝唑、塞克硝唑、奥硝唑及左奥硝唑具有相同的鉴别反应）。

本品含有芳香硝基结构，加氢氧化钠试液，温热后即显紫红色，滴加稀盐酸成酸性后即变成黄色，再滴加过量氢氧化钠试液，则变成橙红色，用于药典鉴别。

本品为抗滴虫病药和抗厌氧菌药，对几乎所有致病的专性厌氧菌具有明显的抗菌活性，被 WHO 遴选为抗厌氧菌的首选药。

本品与质子泵抑制剂、抗生素（或加胃黏膜保护剂）等联用组成幽门螺杆菌三联疗法（或四联疗法），是杀灭幽门螺杆菌最有效的根治方法；与人工牛黄制成人工牛黄甲硝唑胶囊，广泛用于治疗急性智齿冠周炎、局部牙槽脓肿、牙髓炎及根尖周炎等。

第七节　抗肿瘤药

抗肿瘤药物（antineoplastic drug）是指抗恶性肿瘤的药物，又称抗癌药。理想的抗肿瘤药是对肿瘤细胞具有杀灭作用、对正常组织细胞影响要小，但遗憾的是目前临床上使用的抗肿瘤药物在杀死肿瘤细胞的同时也对正常组织细胞具有不同程度的杀伤作用，因此它们产生的近期毒性反应或远期毒性反应往往是限制其剂量或应用的直接原因。

抗肿瘤药物根据作用机制或药物来源通常分为生物烷化剂、抗代谢抗肿瘤药、抗肿瘤植物药及抗肿瘤抗生素、金属铂配合物抗肿瘤药等。

一、生物烷化剂

生物烷化剂（bioalkylating agents）是一类应用最早的抗肿瘤药，其作用机制是在体内能形成碳正离子或其他具有活泼的亲电性基团的化合物，进而与细胞中的生物大分子（DNA、RNA 或酶）中含有丰富电子的基团（如氨基、巯基、羟基、羧基及磷酸基等）发生共价结合，使生物大分子失活，导致肿瘤细胞死亡。生物烷化剂属细胞毒作用，因此在对抑制增生活跃的肿瘤细胞的同时，对增生较快的正常细胞例如骨髓细胞、肠上皮细胞等也同样产生抑制，因此这类药物通常具有骨髓抑制和胃肠道反应等较为严重的副作用。

生物烷化剂根据化学结构类型可分为氮芥类、亚乙基亚胺类、甲磺酸酯类及卤代多元醇类、亚硝基脲类。

（一）氮芥类

氮芥类是含双 β-氯乙胺类化合物的总称。其结构可分为烷基化部分和载体部分，烷基化部分是抗肿瘤活性的功能基团，载体部分则主要与药物体内的吸收、分布及药物稳定性等药代动力学性质相关，通过选择不同的载体，可以达到提高药物选择性和疗效、降低毒性的目的。

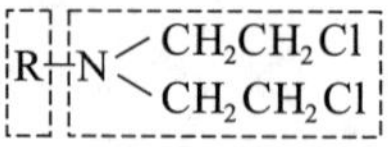

$$R-N{\begin{matrix}CH_2CH_2Cl\\CH_2CH_2Cl\end{matrix}}$$

载体部分　烷基化部分

氮芥类药物根据载体结构的不同又可分为脂肪氮芥类、芳香氮芥类、氨基酸氮芥类、甾体氮芥类及杂环氮芥类等。

脂肪氮芥类系载体部分为脂肪烃基的药物，最早用于临床的脂肪氮芥类为盐酸氮芥（Chlormethine Hydrochloride），该药仅对淋巴瘤有效，但选择性差，毒性较大。

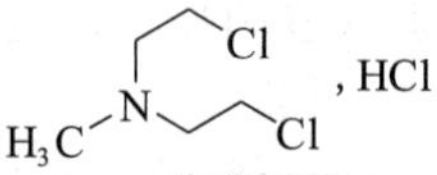

盐酸氮芥

芳香氮芥类是以芳环取代盐酸氮芥的甲基得到的药物，如苯丁酸氮芥（Chlorambucil）用于治疗慢性淋巴白血病和卵巢癌等，口服有效；苯达莫司汀（Bendamustine）于2008年经FDA批准上市，单独或与其他抗肿瘤药物联合用药治疗慢性淋巴细胞白血病。

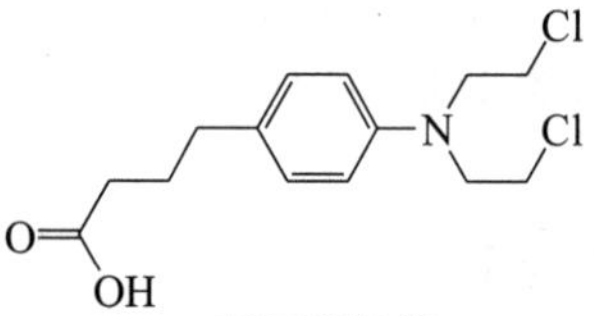

苯丁酸氮芥 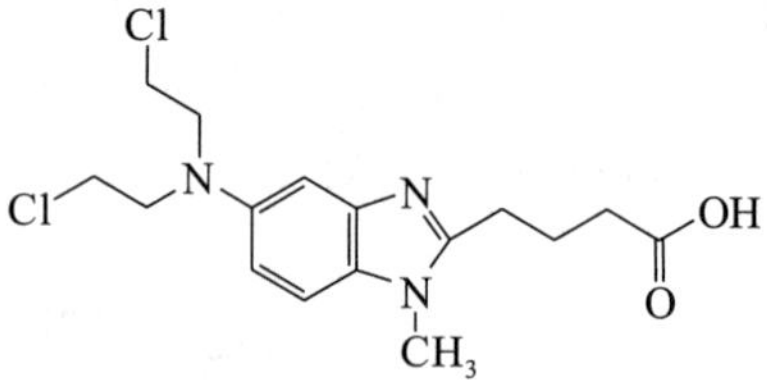　　　　　　苯达莫司汀

氨基酸氮芥类药物的设计是基于将肿瘤细胞生长所需的苯丙氨酸作为载体引入氮芥分子中，旨在浓集药物浓度于肿瘤组织中及提高抗肿瘤作用的选择性，如美法仑（Melphalan；苯丙氨酸氮芥）和氮甲（Formylmerphalan），美法仑适用于治疗多发性骨髓瘤及晚期卵巢腺癌，氮甲为我国科学家研制，毒性低于美法仑，且可口服。

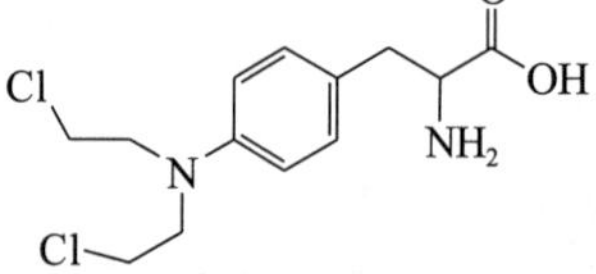

美法仑 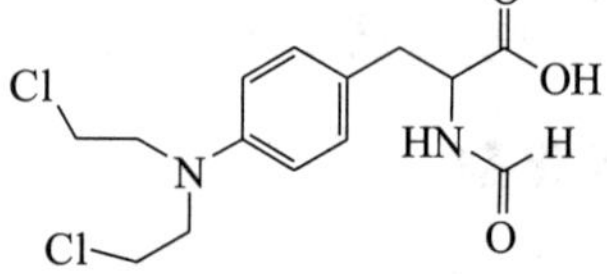　　　　　　氮甲

甾体氮芥类是选用甾体激素作为载体，具有烷化剂和激素双重作用的一类药物，如雌莫司汀磷酸钠（Estramustine Phosphate Sodium），是以雌二醇磷酸酯为载体的一种氮芥烷化剂，用于晚期前列腺癌，尤其是对雌激素治疗无效的患者。

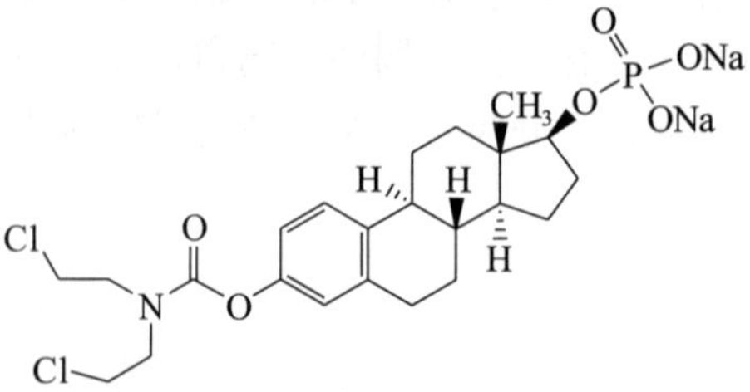

雌莫司汀磷酸钠

杂环氮芥类是载体部分含有杂环的一类药物，如环磷酰胺和异环磷酰胺（Ifosfamide）等，其中异环磷酰胺较环磷酰胺的治疗指数高、毒性小，与其他烷化剂无交叉耐药性。两者抗瘤谱广，且皆为前药，分别在肝脏初步代谢活化为4-羟基环磷酰胺或4-羟基异环磷酰胺而发挥细胞毒活性作用。

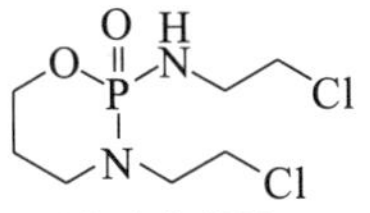

异环磷酰胺

环磷酰胺　Cyclophosphamide

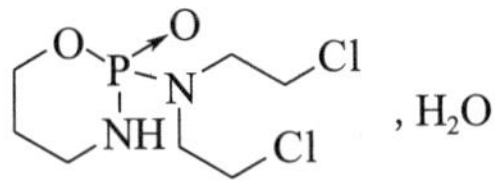

化学名为 P-[N,N-双（β-氯乙基）]-1-氧-3-氮-2-磷杂环己烷-P-氧化物一水合物。

本品为白色结晶或结晶性粉末，失去结晶水即液化；易溶于乙醇，溶于水或丙酮；熔点为 48.5～52℃。

本品含有磷酰氨基，水溶液不稳定，受热更易分解失效，故制作片剂或粉针剂，密封（供口服用）或严封（供注射用），在 30℃ 以下保存。

本品结构中含有磷酰氨基和有机氯原子，加无水碳酸钠加热熔融后，放冷，加水，滤过，滤液加硝酸使成酸性后，分别显磷酸盐和氯化物的鉴别反应，用于药典鉴别。

本品在体外几乎无抗肿瘤活性，进入体内经肝脏活化发挥作用。本品首先被肝脏内细胞色素 P450 氧化酶氧化生成 4-羟基环磷酰胺，通过互变异构生成开环的醛类化合物，进而在肿瘤细胞通过非酶途径代谢为丙烯醛、磷酰氮芥，后者可水解生成去甲氮芥。丙烯醛、磷酰氮芥及去甲氮芥都是较强的烷化剂，皆可与肿瘤细胞 DNA 或 RNA 的碱基结合产生细胞毒作用。

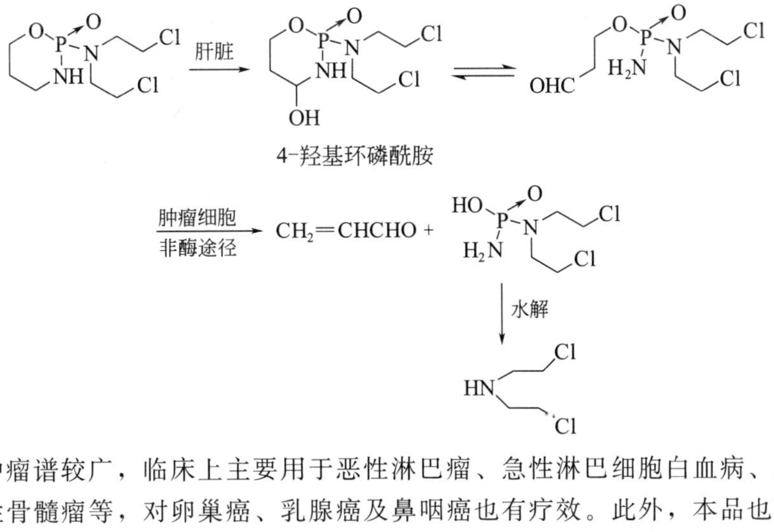

本品抗肿瘤谱较广，临床上主要用于恶性淋巴瘤、急性淋巴细胞白血病、肺癌、神经细胞瘤及多发性骨髓瘤等，对卵巢癌、乳腺癌及鼻咽癌也有疗效。此外，本品也可用作免疫抑制剂治疗非肿瘤疾患。

（二）亚乙基亚胺类

亚乙基亚胺类的作用原理与氮芥类类似，在体内产生活性的烷化基团，与肿瘤细胞

DNA 碱基结合，产生细胞毒作用。该类药物口服吸收不完全，多采用注射给药，代表药物为塞替派（Thiotepa），临床用于乳腺癌、卵巢癌、肺癌、宫颈癌、鼻咽癌、喉癌及消化道癌症等。

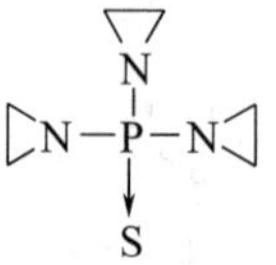

塞替派

（三）甲磺酸酯类及卤代多元醇类

甲磺酸酯类药物如白消安（Busulfan），用于治疗慢性粒细胞白血病，也可用于治疗原发性血小板增多症、骨骼纤维化等；卤代多元醇类药物如二溴卫矛醇（Dibromidulcitol），在体内脱去卤化氢形成双环氧化物而产生烷化作用，用于治疗胃癌、肝癌、乳腺癌及直肠癌等多种实体瘤。

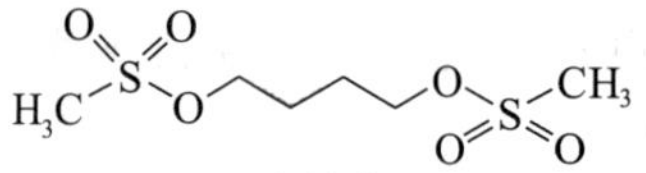

白消安 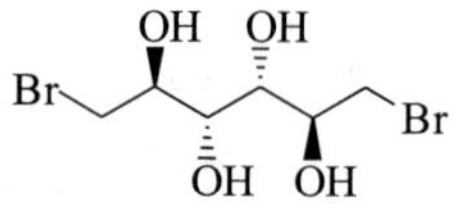　　　　二溴卫矛醇

（四）亚硝基脲类

亚硝基脲类是一类含有 β-氯乙基脲结构的烷化剂，具有广谱抗肿瘤活性，临床常用药物有卡莫司汀（Carmustine）、洛莫司汀（Lomustine）、尼莫司汀（Nimustine）及雷莫司汀（Ranimustine）等。其中，卡莫司汀主要用于治疗脑瘤、淋巴肉瘤及肺癌等，与其他抗肿瘤药物合用时可增强疗效；洛莫司汀治疗实体瘤，如与氟尿嘧啶合用治疗胃癌及直肠癌，与甲氨蝶呤、环磷酰胺合用治疗支气管肺癌；尼莫司汀用于治疗脑肿瘤、消化道癌、肺癌、恶性淋巴瘤及慢性白血病等，雷莫司汀与氟尿嘧啶联用治疗消化道癌及白血病等。

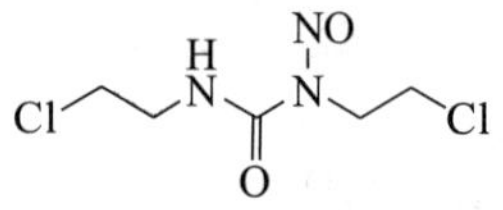

卡莫司汀 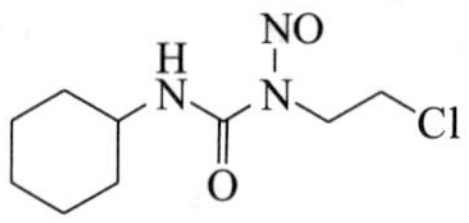　　　　洛莫司汀

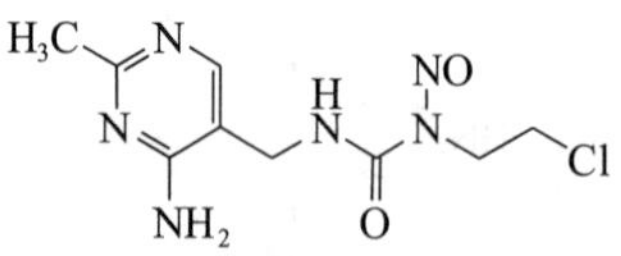

尼莫司汀 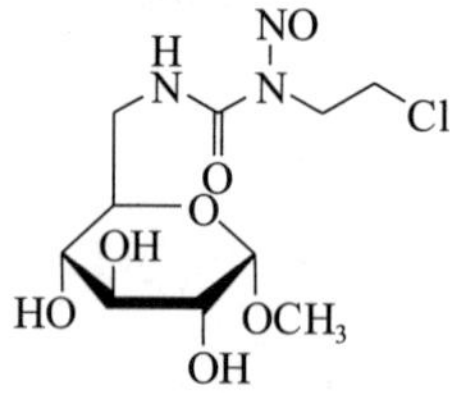　　　　雷莫司汀

二、抗代谢抗肿瘤药

抗代谢抗肿瘤药（antimetabolic antitumor agents）是应用代谢拮抗原理设计的一类抗肿瘤药。这类药物的化学结构与正常代谢物类似，是将正常代谢物的结构稍做细微改变而得，通常以嘧啶或嘧啶核苷、嘌呤及叶酸等拮抗物的形式掺入到肿瘤细胞的 DNA 合成过程

中，从而抑制肿瘤细胞的生存和复制所必需的代谢途径，最终使肿瘤细胞发生致死合成而凋亡。

常用的抗代谢抗肿瘤药物有嘧啶类拮抗物、嘌呤类拮抗物及叶酸类拮抗物等。

（一）嘧啶类拮抗物

嘧啶类拮抗剂主要有尿嘧啶和胞嘧啶衍生物。

利用生物电子等排原理，以氟原子代替尿嘧啶 5 位上的氢原子，得到氟尿嘧啶（5-FU）广泛应用于临床。为降低其毒性，继而研制得到替加氟（Tegafur）、去氧氟尿苷（Doxifluridine）及卡莫氟（Kamofur）等尿嘧啶类衍生物，三者都属于前药，在体内转变为 5-FU 显效，与 5-FU 相比，抗瘤谱广，毒性降低，化疗指数增加；其中，去氧氟尿苷为 2015 年版药典新增品种。

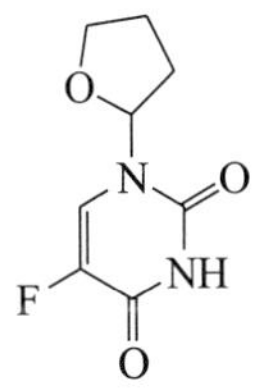

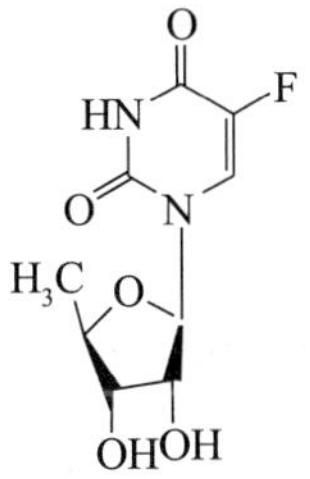

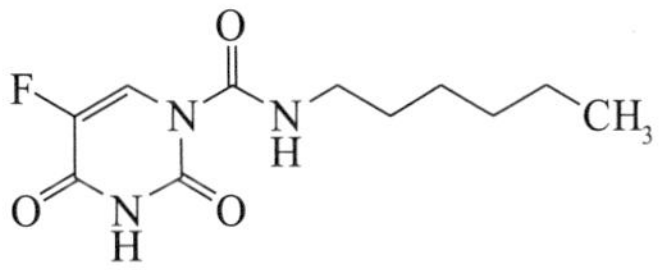

胞嘧啶衍生物是将尿嘧啶的 4 位氧用氨基取代、同时以阿拉伯糖替代正常核苷中的核糖或去氧核糖，如临床上用于治疗白血病的阿糖胞苷（Cytarabine）和安西他滨（Ancitabine），其中安西他滨在体内转化为阿糖胞苷，作用时间长、副作用小。

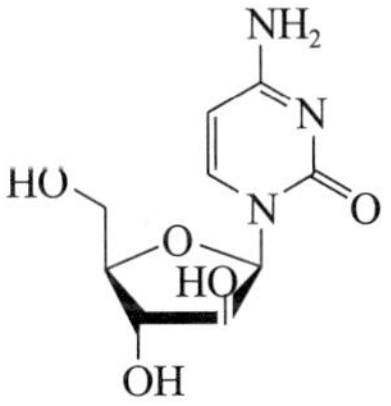

氟尿嘧啶　Fluorouracil

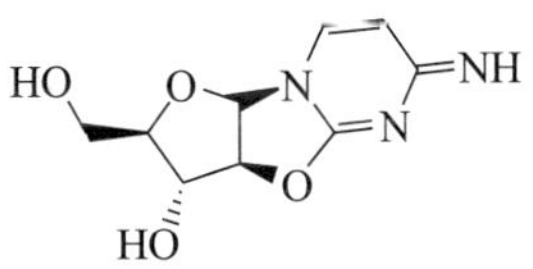

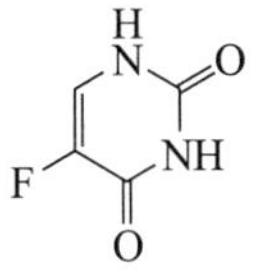

化学名为 5-氟-2,4(1H,3H)-嘧啶二酮。

本品为白色或类白色的结晶或结晶性粉末；略溶于水，微溶于乙醇，几乎不溶于三氯甲烷，可溶解于稀盐酸或氢氧化钠溶液。

本品水溶液加溴试液，振摇，溴液的颜色即消失；加氢氧化钡试液，则生成紫色沉淀，用于药典鉴别。

本品显有机氟化物的鉴别反应。

本品为第一个根据拮抗原理设想并成功合成得到的抗代谢物，抗瘤谱较广，对治疗消化道肿瘤、卵巢癌、肝癌、膀胱癌及皮肤癌等实体瘤有显著疗效。

（二）嘌呤类拮抗物

腺嘌呤和鸟嘌呤是 DNA 和 RNA 的重要组分，次黄嘌呤是腺嘌呤和鸟嘌呤生物合成的重要中间体，嘌呤类拮抗物主要是次黄嘌呤和鸟嘌呤的衍生物。用巯基取代次黄嘌呤 6 位氧得到巯嘌呤（6-MP），但水溶性差，为此我国科学家在其结构中引入了磺酸钠盐得到了水溶性的巯嘌呤前药磺巯嘌呤钠（Tisopurine Sodium），供注射使用，在体内代谢为巯嘌呤而发挥作用；硫唑嘌呤（Azathioprine）早期用于治疗白血病，现用作免疫抑制剂，与其他药物联合用于器官移植病人的抗排斥反应；利用生物电子等排原理用硫原子代替鸟嘌呤的氧原子则得到硫鸟嘌呤（Tioguanine），临床用于治疗各种类型的白血病。

磺巯嘌呤钠　　　　　硫唑嘌呤　　　　　硫鸟嘌呤

巯嘌呤　Mercaptopurine

化学名为 6-嘌呤巯醇一水化合物。

本品为黄色结晶性粉末，无臭；极微溶于水或乙醇，几乎不溶于乙醚。

本品加硝酸，水浴蒸干，残留物显黄色，放冷，加氢氧化钠试液，即变为棕黄色，用于药典鉴别。

本品具有巯基，加氨试液可生成铵盐而溶解，再加硝酸银试液，即生成巯嘌呤银的白色絮状沉淀，此沉淀在热硝酸中不溶，用于药典鉴别。

本品加乙醇微温溶解后，加醋酸铅乙醇溶液，生成黄色的巯嘌呤铅盐沉淀，用于药典鉴别。
本品用于治疗急性白血病、绒毛膜上皮癌及恶性葡萄胎等。

（三）叶酸类拮抗物

叶酸为核酸生物合成所需的重要代谢物，也是红细胞发育生长的重要因子，临床可用作抗贫血药。当体内叶酸缺乏时，会导致白细胞减少，因此叶酸类拮抗剂可用于缓解急性白血病，主要代表药物有甲氨蝶呤（Methotrexate；MTX），能不可逆地与二氢叶酸还原酶结合，使二氢叶酸不能转化为四氢叶酸，阻碍肿瘤细胞的生长，用于治疗白血病、乳腺癌及骨肿瘤等。普拉曲沙（Pralatrexate）是一新型叶酸类代谢物靶向抑制剂，能完全抑制二氢叶酸还原酶，阻断胸腺嘧啶生物分子合成，通过干扰肿瘤细胞 DNA 合成达到治疗目的，该药为 2009 年 FDA 批准的第一个用于治疗外周 T 细胞淋巴瘤的药物。

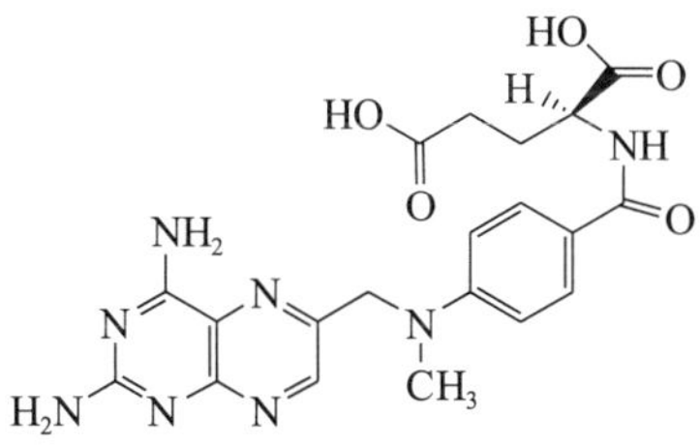

甲氨蝶呤

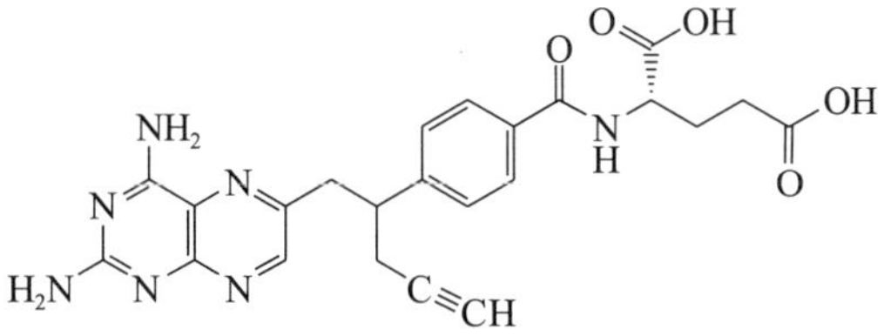

普拉曲沙

三、抗肿瘤植物药及抗肿瘤抗生素

从植物和微生物中寻找抗肿瘤活性成分，并对天然活性成分进行结构修饰已成为国内外开发抗肿瘤药物的重要途径之一。

（一）抗肿瘤植物药

喜树生物碱是20世纪80年代后期发现的一类抗肿瘤植物药。天然喜树碱（Camptothecin）和羟基喜树碱（Hydroxycamptothecin）是从我国特有的珙桐科植物喜树（*Camptotheca acuminata* decne）中分离得到的具有五环内酯结构的生物碱，临床用于治疗白血病和消化系统肿瘤。伊立替康（Irinotecan）和拓泊替康（Topotecan）分别为1994年和1996年在日本和美国上市的半合成喜树碱衍生物，两者都具有碱性，其盐酸盐具有水溶性，可供注射用，前者用作成人转移性大肠癌、对于已用5-Fu失败患者的二线治疗，后者用于治疗小细胞肺癌及晚期转移性卵巢癌经一线治疗失败的患者。

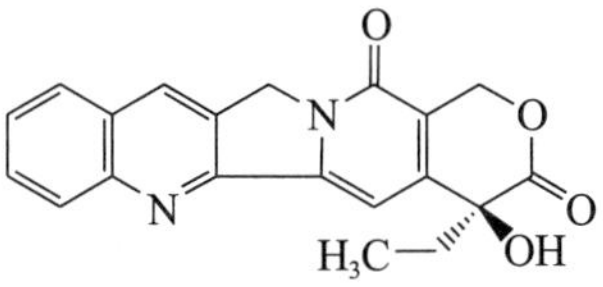

喜树碱

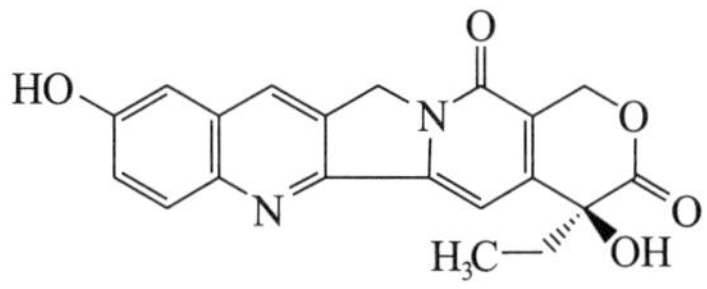

羟基喜树碱

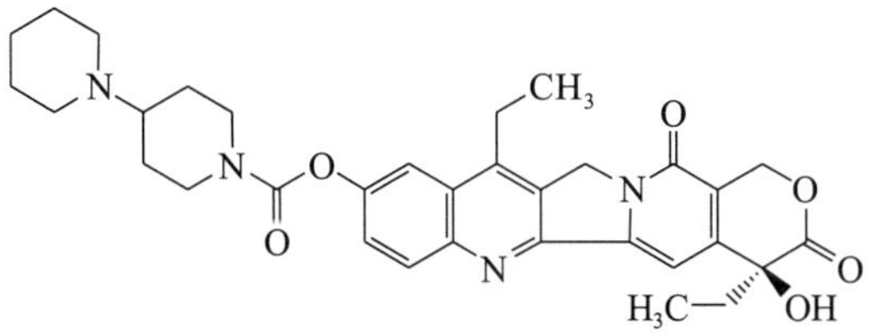

伊立替康

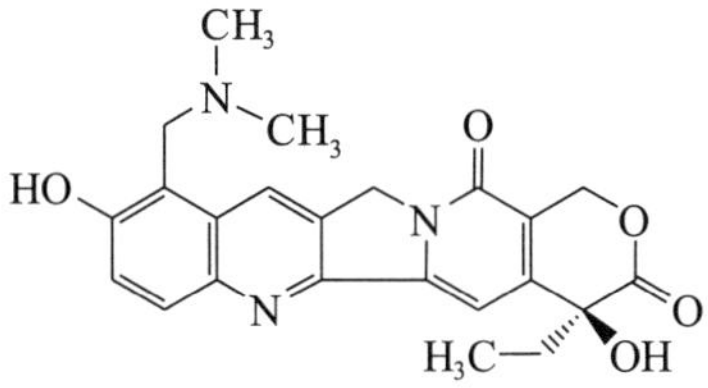

拓泊替康

长春花生物碱类系由夹竹桃科植物长春花（Catharanthus roseus）中分离得到的具有抗肿瘤活性的药物。主要药物有长春碱（Vinblastine）和长春新碱（Vincristine），分别用于治疗实体瘤和儿童急性白血病。将长春碱结构中的一个羧酸甲酯修饰为酰胺则得到半合成衍生物长春地辛（Vindesine），疗效明显优于长春碱；长春瑞滨（Vinorelbine）为 1991 年法国上市的又一个半合成长春碱的衍生物，该药对肺癌尤其是小细胞肺癌及乳腺癌疗效较好。

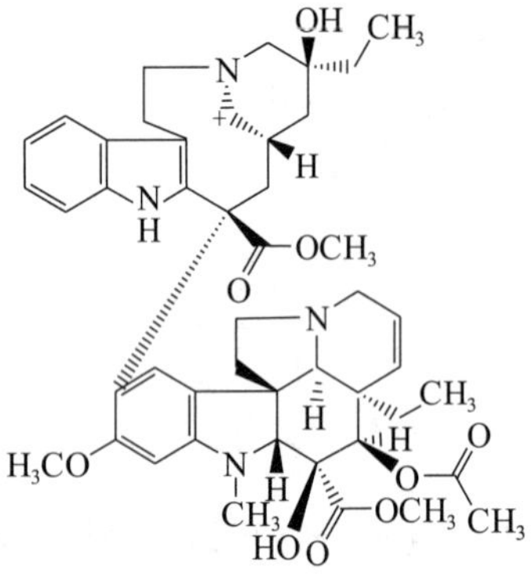

长春碱

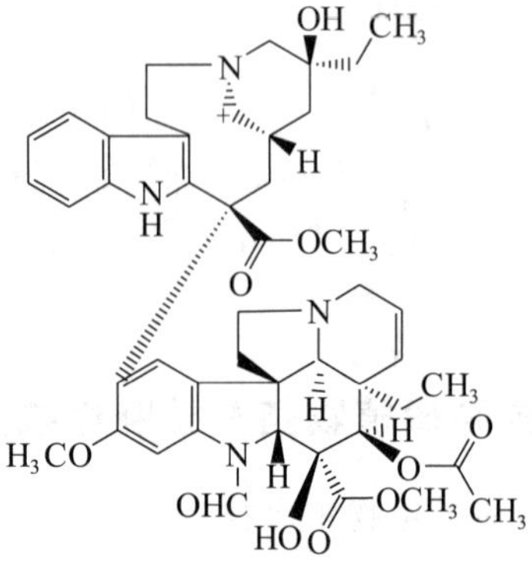

长春新碱

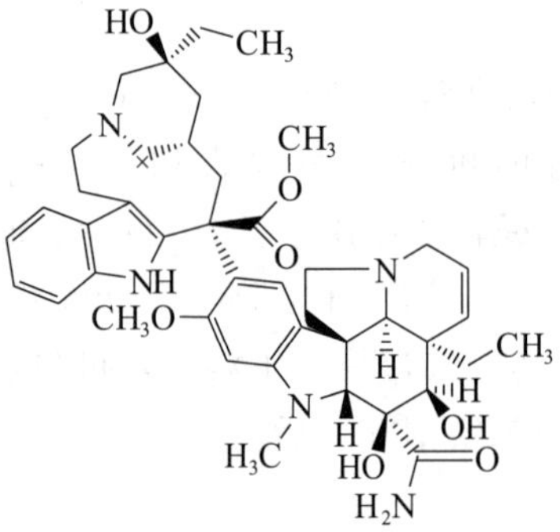

长春地辛

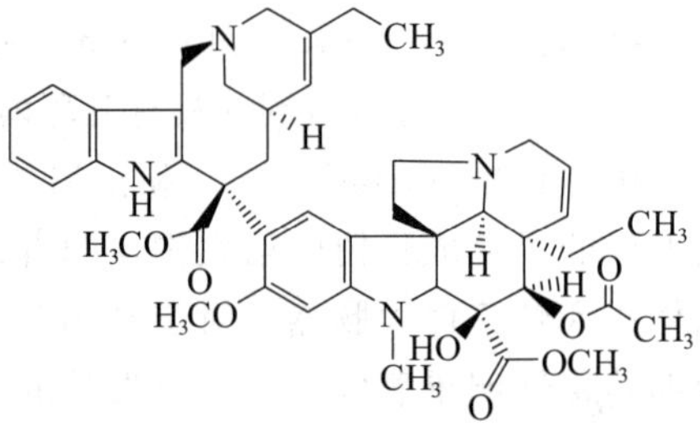

长春瑞滨

鬼臼生物碱类提取物鬼臼毒素（Podophyllotoxin）具有抗肿瘤活性，但毒性较大，主要以酊剂或软膏剂外用治疗男性或女性生殖器及肛门部位的尖锐湿疣。将鬼臼毒素结构修饰得到半合成衍生物依托泊苷（Etoposide）和替尼泊苷（Teniposide），分别成为治疗小细胞肺癌和脑瘤的首选药。

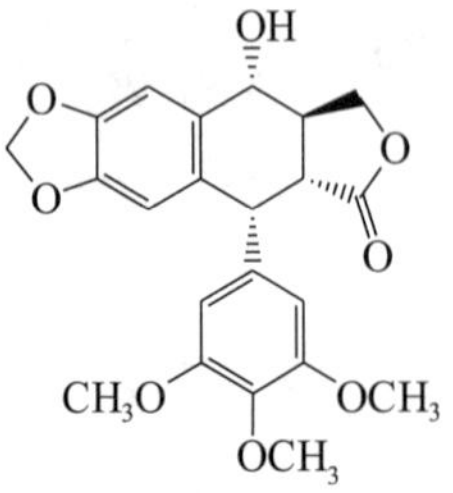

鬼臼毒素

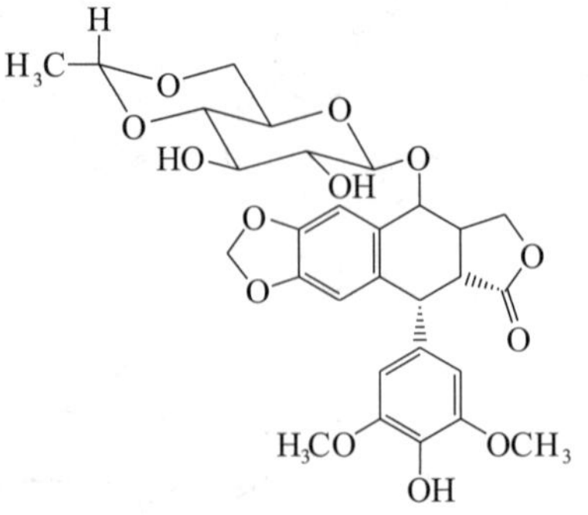

依托泊苷

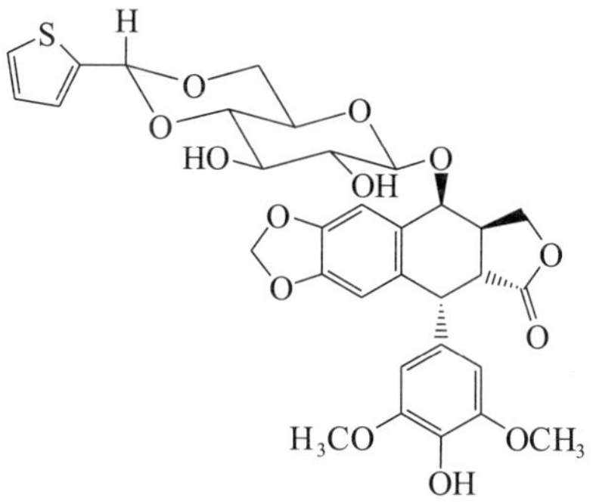

替尼泊苷

紫杉烷类生物碱最先用于临床的是从美国西海岸的短叶红豆杉（*Taxus brevifolia*）的树皮中提取得到的二萜类化合物紫杉醇（Paclitaxel），该药 1983 年进入临床研究，1993 年上市，主要用于治疗乳腺癌、卵巢癌及非小细胞肺癌，但水溶性差、来源受限、树皮中含量极低，半合成衍生物紫杉特尔（Taxotere）于 1996 年上市，与紫杉醇相比，该药水溶性好，毒性较小，抗瘤谱广，对除肾癌、结直肠癌以外的其他实体瘤几乎都有效。

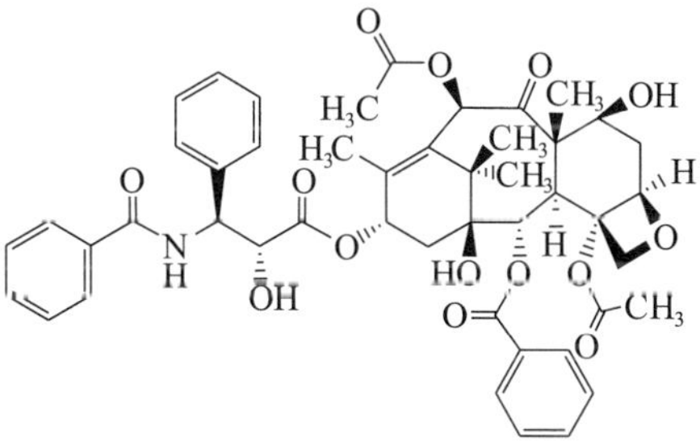

紫杉醇 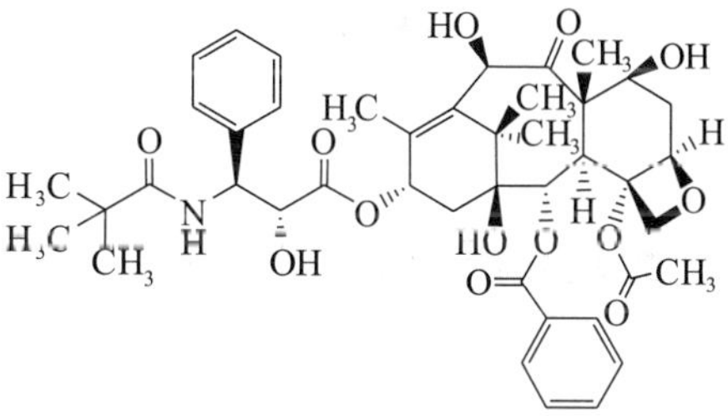　　　　　　　　　　　紫杉特尔

（二）抗肿瘤抗生素

抗肿瘤抗生素是指由微生物产生的具有抗肿瘤活性的化学物质。在化学结构上主要分为多肽类和醌类两大类。

多肽类抗肿瘤抗生素主要药物有平阳霉素（Bleomycin A5），临床用于皮肤癌、食管癌、宫颈癌及阴茎癌等。

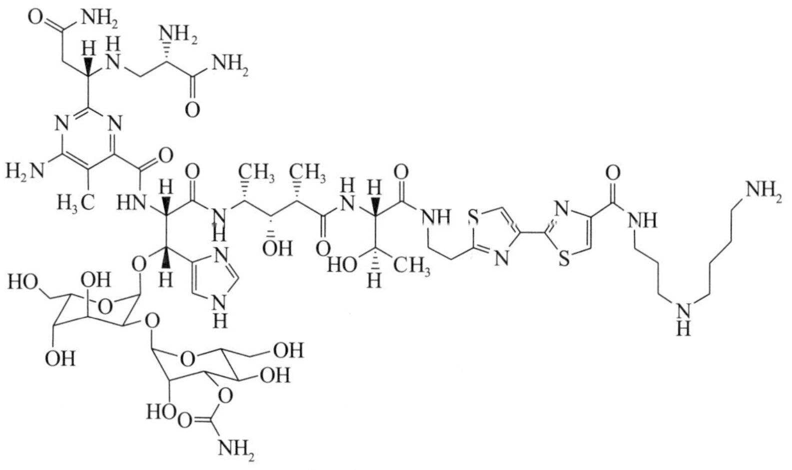

平阳霉素

醌类抗肿瘤抗生素主要有丝裂霉素（Mitomycin）、米托蒽醌（Mitoxantrone）、柔红霉素（Daunorubicin）及表柔比星（Epirubicin）等。

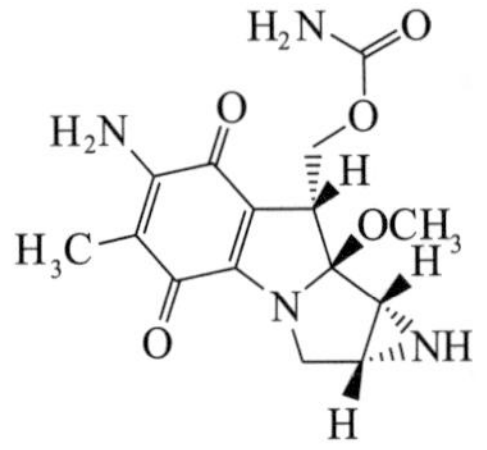

丝裂霉素

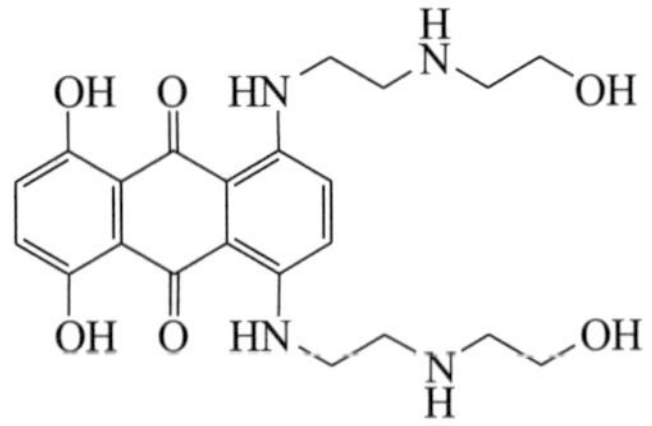

米托蒽醌

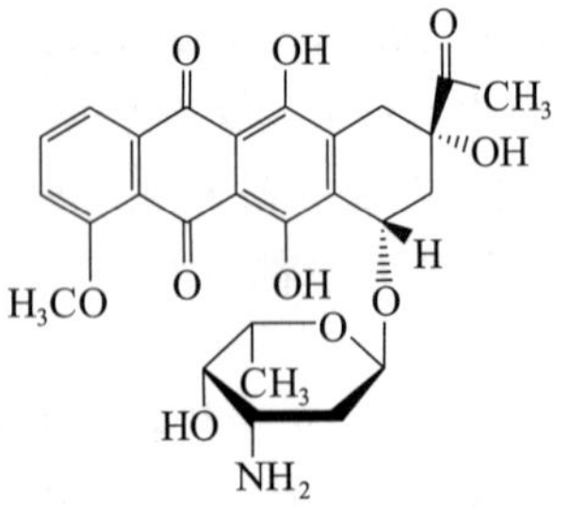

柔红霉素

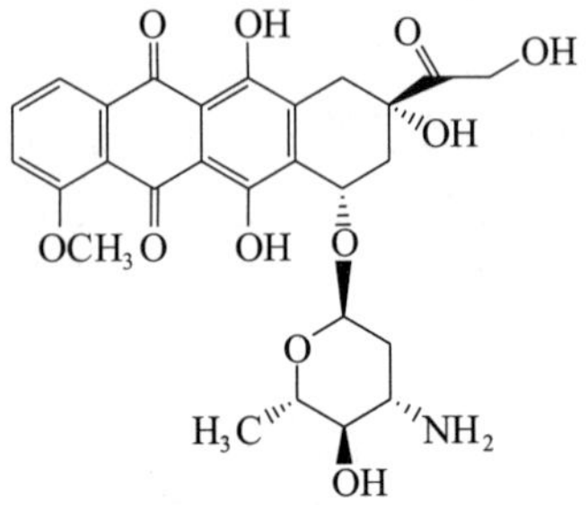

表柔比星

四、金属铂配合物抗肿瘤药

1978年，顺铂（Cisplatin）成为第一个用于临床的金属铂配合物抗肿瘤药，对膀胱癌、前列腺癌、肺癌等都有较好的疗效，但毒性较大，为此人们试用不同的胺类和酸根与铂配合，结果得到了多个铂金属配合物抗肿瘤药，如分别在1986年和1995年上市的卡铂和奈达铂（Nedaplatin）；1996年上市的奥沙利铂（Oxaliplatin），2003年我国从德国引进专利技术并率先上市的洛铂（Lobaplatin）等，其中奥沙利铂为2015年版药典新增品种。

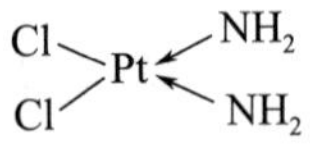

顺铂

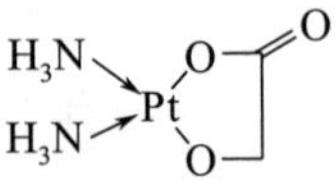

奈达铂

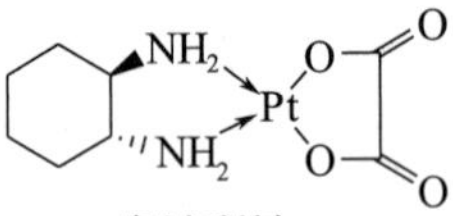

奥沙利铂

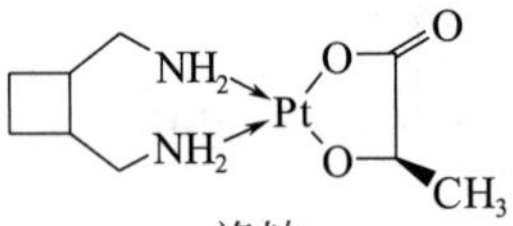

洛铂

卡铂　Carboplatin

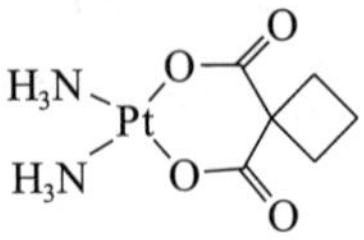

化学名为顺式-1,1-环丁烷二羧酸二氨铂。

本品为白色粉末或结晶性粉末；无臭；略溶于水，不溶于乙醇、丙酮、三氯甲烷或乙醚。

本品加硫脲，加热，溶液显黄色，用于药典鉴别。

本品主要用于小细胞肺癌、卵巢癌、睾丸肿瘤及头颈部鳞癌等实体瘤，肾毒性、耳毒性及胃肠道副反应显著低于顺铂。

（单静静　杨友田）

本章模拟范题

[A 型题]

1. 下列有关喹诺酮类药物构效关系的叙述不正确的是（　　）。
   A. 1 位为脂肪烃基或环烃基取代，抗菌活性及药代动力学较好
   B. 2 位上引入氟原子取代基后活性增加
   C. 3 位羧基和 4 位酮基是产生抗菌活性的必需基团
   D. 5 位以氨基取代抗菌作用增强
   E. 7 位为哌嗪基或哌嗪类似物取代时抗菌谱广，抗菌活性强
2. 在喹诺酮类抗菌药的构效关系中必要基团是（　　）。
   A. 1 位为脂肪烃基　　B. 5 位有氨基　　C. 3 位是羧基和 4 位是酮基
   D. 6 位氟原子取代　　E. 7 位为哌嗪基
3. 第一个用于临床的铂配合物抗肿瘤药是（　　）。
   A. 奈达铂　　B. 奥沙利铂　　C. 顺铂　　D. 卡铂　　E. 洛铂
4. 下列何种药物的钠盐水溶液与硫酸铜试液作用产生草绿色铜盐沉淀（　　）。
   A. 利巴韦林　　B. 磺胺甲噁唑　　C. 甲氧苄啶　　D. 司帕沙星　　E. 环磷酰胺
5. 用于艾滋病患者"鸡尾酒疗法"组成部分中的药物之一为（　　）。
   A. 齐多夫定　　B. 伐昔洛韦　　C. 帕拉米韦　　D. 奥司他韦　　E. 阿德福韦
6. 属于抗代谢抗肿瘤药的是（　　）。
   A. 巯嘌呤　　B. 喜树碱　　C. 氮甲　　D. 表柔比星　　E. 紫杉醇
7. 属于抗肿瘤抗生素的药物是（　　）。
   A. 表柔比星　　B. 阿米卡星　　C. 阿糖胞苷　　D. 阿奇霉素　　E. 阿莫西林
8. 生物烷化剂的临床用途是（　　）。
   A. 解热镇痛药　　B. 抗癫痫病药　　C. 抗高血压药　　D. 抗肿瘤药　　E. 抗心绞痛药
9. 不宜与含铝、镁制酸药同时服用且 18 岁以下的小儿及青少年不宜使用的药物是（　　）。
   A. 缬更昔洛韦　　B. 伊曲康唑　　C. 异烟肼　　D. 左氧氟沙星　　E. 磺胺嘧啶
10. 含有四种晶型、药典规定检查"结晶性"杂质的抗结核药是（　　）。
    A. 对氨基水杨酸钠　　B. 异烟肼　　C. 利福平　　D. 乙胺丁醇　　E. 链霉素
11. 下列药物结构中不含有氮原子的是（　　）。
    A. 枸橼酸哌嗪　　B. 阿苯达唑　　C. 吡喹酮　　D. 乙胺嘧啶　　E. 青蒿素
12. 异烟肼水解产物中毒性较大、药典规定检查的特殊杂质是（　　）。
    A. 异烟酸　　B. 烟酸　　C. 游离肼　　D. 吡啶　　E. 吡嗪酰胺
13. 不属于生物烷化剂类抗肿瘤药的是（　　）。
    A. 白消安　　B. 氮甲　　C. 塞替派　　D. 甲氨蝶呤　　E. 卡莫司汀
14. 应用代谢拮抗原理设计得到的抗肿瘤药是（　　）。

A. 卡莫司汀　　　B. 巯嘌呤　　　C. 环磷酰胺　　　D. 紫杉醇　　　E. 顺铂
15. 利用生物电子等排原理得到的药物是（　　）。
   A. 卡莫司汀　　　B. 环磷酰胺　　　C. 白消安　　　D. 美法仑　　　E. 氟尿嘧啶
16. 含有丙巯基结构，经灼烧后产生的气体能使醋酸铅试纸显黑色的药物是（　　）。
   A. 益康唑　　　B. 阿苯达唑　　　C. 酮康唑　　　D. 氟康唑　　　E. 伊曲康唑
17. 吡喹酮临床应用于（　　）。
   A. 驱肠虫药　　　B. 抗血吸虫病药　　C. 抗疟药　　　D. 抗滴虫病药　　　E. 抗真菌药
18. 氟康唑临床应用于（　　）。
   A. 驱肠虫药　　　B. 抗肿瘤药　　　C. 抗疟药　　　D. 抗病毒药　　　E. 抗真菌药
19. 具有抗滴虫作用且被WHO遴选为抗厌氧菌首选药的是（　　）。
   A. 噻嘧啶　　　B. 乙胺嘧啶　　　C. 吡喹酮　　　D. 阿苯达唑　　　E. 甲硝唑
20. 用于治疗禽流感有效药物的是（　　）。
   A. 奥司他韦　　　B. 阿德福韦　　　C. 阿昔洛韦　　　D. 泛昔洛韦　　　E. 更昔洛韦

[B型题]

[21~25]
   A. 抑制细菌二氢叶酸还原酶　　　　B. 抑制细菌二氢叶酸合成酶
   C. 抑制细菌DNA螺旋酶　　　　　　D. 抑制HIV逆转录酶
   E. 抑制病毒神经氨酸酶
21. 磺胺嘧啶（　　）。
22. 甲氧苄啶（　　）。
23. 奥司他韦（　　）。
24. 司他夫定（　　）。
25. 环丙沙星（　　）。

[26~30]
   A. 生物烷化剂类抗肿瘤药　　　B. 合成抗真菌药　　　C. 喹诺酮类抗菌药
   D. 抗乙肝病毒药　　　　　　　E. 抗菌增效剂
26. 阿德福韦酯（　　）。
27. 卡莫司汀（　　）。
28. 泊沙康唑（　　）。
29. 甲氧苄啶（　　）。
30. 加替沙星（　　）。

[31~35]
   A. 钠盐水溶液与硫酸铜盐反应为黄绿色沉淀
   B. 与氨制硝酸银试液作用有银镜生成
   C. 遇丙二酸及醋酐加热后显红棕色
   D. 加氢氧化钠加热至沸即产生氨臭
   E. 含有2个相同手性碳原子具有3个光学异构体
31. 异烟肼（　　）。
32. 磺胺嘧啶（　　）。
33. 乙胺丁醇（　　）。

34. 利巴韦林（   ）。
35. 司帕沙星（   ）。

[X 型题]
36. 用于抗结核病的药物有（   ）。
    A. 异烟肼   B. 更昔洛韦   C. 乙胺丁醇   D. 利福平   E. 对氨基水杨酸钠
37. 用于治疗疟疾的药物有（   ）。
    A. 奎尼丁   B. 氯喹   C. 乙胺嘧啶   D. 青蒿琥酯   E. 甲氨蝶呤
38. 化学结构上属于生物烷化剂的抗肿瘤药物有（   ）。
    A. 美法仑   B. 塞替派   C. 环磷酰胺   D. 白消安   E. 巯嘌呤
39. 关于青蒿素化学结构特点的叙述正确的是（   ）。
    A. 属于倍半萜类化合物   B. 含有内酯键   C. 含有过氧桥键
    D. 含有羰基   E. 含有含氮杂环
40. 下列属于抗肿瘤天然植物药的有（   ）。
    A. 长春新碱   B. 喜树碱   C. 青蒿素   D. 蒿甲醚   E. 紫杉醇

参考答案

A 型题

| 1B | 2C | 3C | 4B | 5A | 6A | 7A | 8D | 9D | 10C |
| 11E | 12C | 13D | 14B | 15E | 16B | 17B | 18E | 19E | 20A |

B 型题

| 21B | 22A | 23E | 24D | 25C | 26D | 27A | 28B | 29E | 30C |
| 31B | 32A | 33E | 34D | 35C | | | | | |

X 型题

36 ACDE   37 BCD   38 ABCD   39 ABCD   40 ABE

（单静静）

第七章 抗生素

抗生素（antibiotics）一般系指由细菌、霉菌或其他微生物的次级代谢产物或人工合成的类似物，这些物质通常以极低浓度对其他病原微生物具有选择性抑制或杀灭作用，而对宿主不产生严重毒副作用。

自1941年青霉素应用于临床以来，人类揭开了应用抗生素时代的序幕，抗生素的应用领域不断拓宽，从起初作为抗菌药，发展到具有抗肿瘤、抗病毒、抗立克次体甚至具有特异性酶抑制和免疫抑制作用。然而，随着社会人群对抗生素的滥用，抗生素的耐药性和超级细菌的出现等一系列严重问题日趋严重，在经历了辉煌的抗生素时代后，人们只有合理使用抗生素这把双刃剑，才能延缓或防止面对耐药菌感染肆虐、人类束手无策的"后抗生素时代"的真正来临。

抗生素的来源包括从微生物培养液中提取、人工半合成或全合成方法等。按化学结构分类，抗生素可分为 β-内酰胺类、氨基糖苷类、大环内酯类、四环素类、氯霉素及其衍生物以及其他类抗生素等。

第一节 β-内酰胺类抗生素

β-内酰胺类抗生素（β-lactam antibiotics）是指分子结构中含有 β-内酰胺环的一类抗生素的总称，主要包括青霉素及半合成青霉素、单环 β-内酰胺类、碳青霉烯类及头孢菌素类等。此外，β-内酰胺酶抑制剂从药理作用来说并不属于抗生素类，但鉴于其临床应用是与半合成 β-内酰胺类抗生素组成复方制剂配伍使用，故在本节一并介绍。

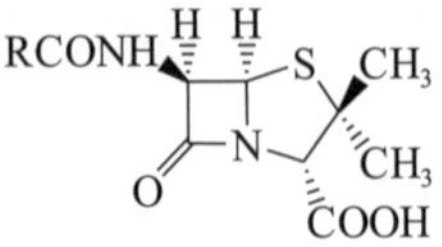

青霉素类

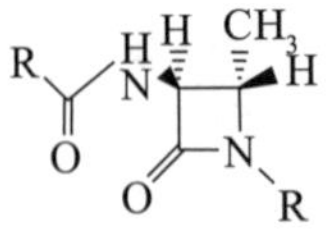

单环 β-内酰胺类

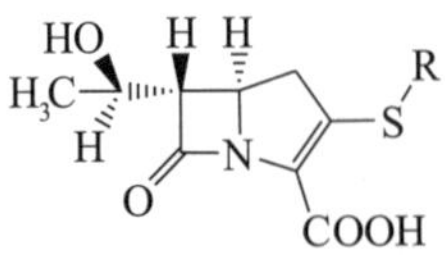

碳青霉烯类

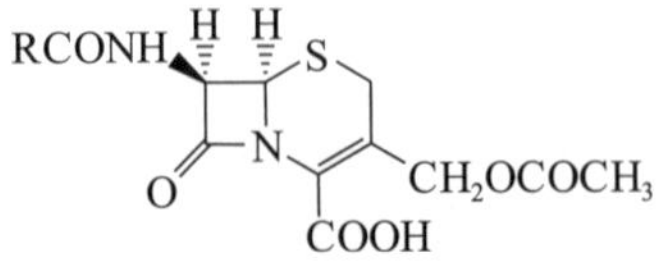

头孢菌素类

β-内酰胺类抗生素的作用机制主要是抑制黏肽转肽酶的活性而抑制细菌细胞壁的合成，从而导致细胞壁缺损而死亡。由于人体和哺乳动物细胞没有细胞壁，故此类抗生素对人和动物的毒性很小。

少数病人使用 β-内酰胺类抗生素时可出现过敏反应，严重时会导致死亡。研究认为引起过敏反应的物质有外源性过敏原和内源性过敏原。外源性过敏原主要来自于 β-内酰胺类抗生素生物制备时带入的残留蛋白多肽和青霉噻唑蛋白等；内源性过敏原则主要来自于 β-内酰胺类抗生素在生产、贮存和使用过程中 β-内酰胺环开环后自身聚合，生成具有致敏性的高聚物，且聚合度越高，过敏反应越强。因此，在临床应用该类抗生素时要严格按规定进行皮试，一旦出现青霉素类药物过敏性休克，应立即皮下注射盐酸肾上腺素进行施救。

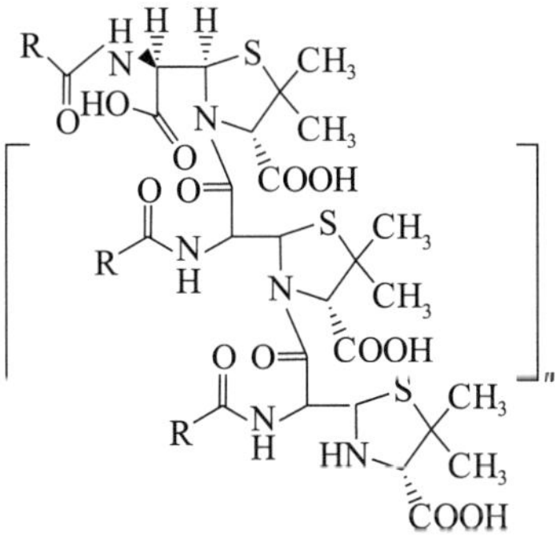

致敏性高聚物

一、青霉素及半合成青霉素类

（一）青霉素

天然青霉素类（penicillins）共有 7 种，其中仅青霉素 G（俗称青霉素）的活性最强、含量最高，自 1929 年亚历山大·弗莱明（Alexander Fleming）意外发现青霉素、1941 年正式应用于临床以来一直沿用至今。

青霉素类药物的基本结构为 β-内酰胺环与五元氢化噻唑环并合的双杂环。

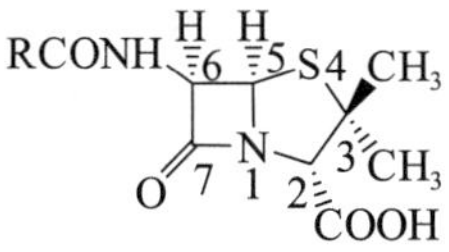

青霉素钠　Benzylpenicillin　Sodium

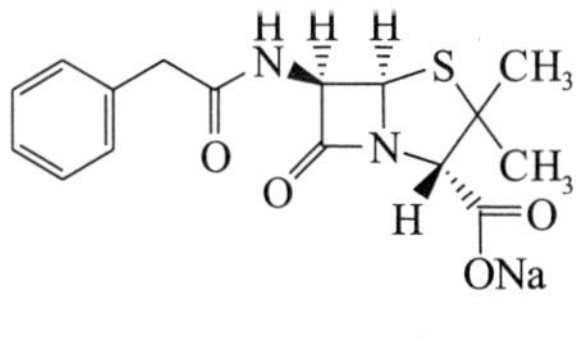

化学名为 (2S,5R,6R)-3,3-二甲基-6-(2-苯乙酰氨基)-7-氧代-4-硫杂-1-氮杂双环[3.2.0]庚烷-2-甲酸钠盐。

本品为白色结晶性粉末，无臭或微有特异性臭；极易溶于水，溶于乙醇，不溶于脂肪油或液状石蜡。

本品为有机弱酸的碱金属盐，具有较强的有引湿性，应严封，在阴凉干燥处保存。

本品干燥品较稳定，可在室温下保存。但水溶液稳定性差，即便室温下放置也容易失效；遇酸、碱或氧化剂等即迅速失效，故常制成粉针剂，临用前用灭菌注射用水配制。

本品在酸性条件下发生的反应比较复杂。在强酸加热或氯化汞存在条件下，发生裂解反应生成青霉酸和青霉醛酸；青霉酸不稳定，可进一步分解为青霉醛和 D-青霉胺，故本品不能口服，应肌内注射使用。

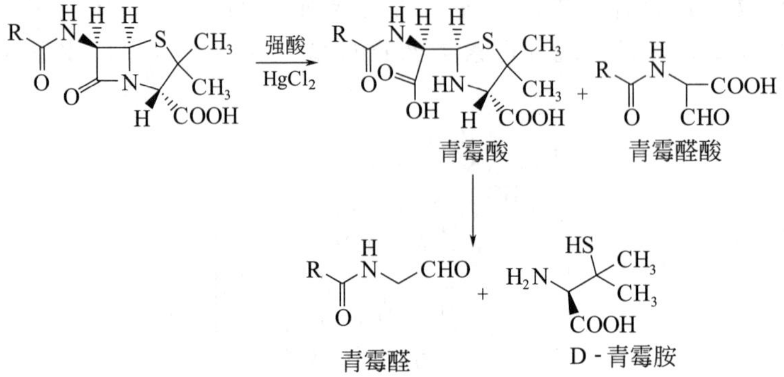

本品在 pH4 左右及室温条件下，β-内酰胺环开环，经分子重排生成青霉二酸，再进一步分解生成青霉醛和青霉胺（Penicillamine）；青霉胺含有巯基，可与重金属离子形成配合物，故药典收载的青霉胺为重金属解毒药。

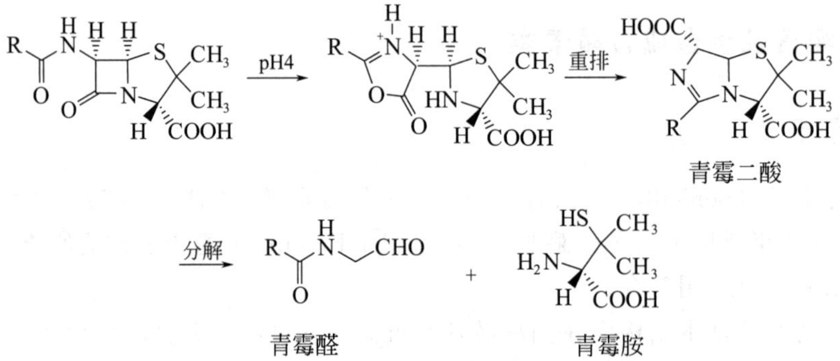

本品在碱性条件或在 β-内酰胺酶的作用下，β-内酰胺环亦易迅速开环，生成无效的青霉酸。其中，在 β-内酰胺酶的作用下开环，是细菌对本品产生耐药性的机制所在。

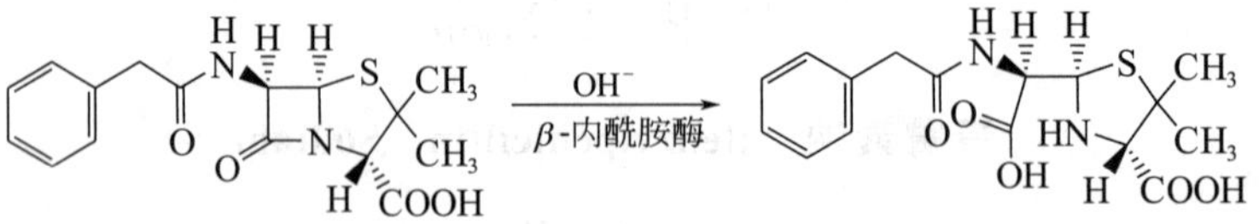

本品在碱性条件下与羟胺反应，β-内酰胺环破裂生成羟肟酸，后者在酸性溶液中与三氯化铁试液反应，生成红色的异羟肟酸铁配合物。

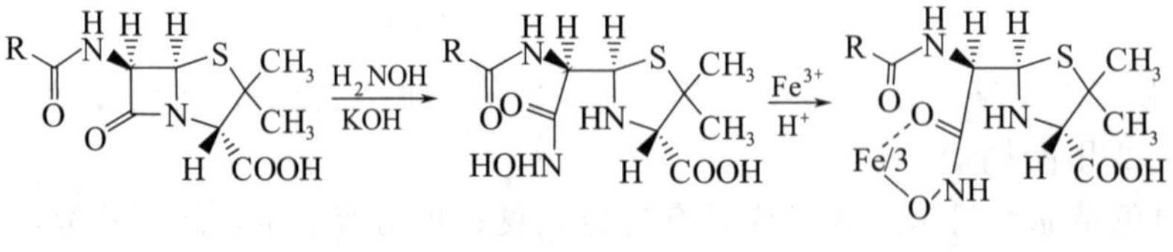

本品显钠盐的鉴别反应。

本品用于敏感细菌所致的各种感染，如脓肿、菌血症、肺炎和心内膜炎等，是治疗咽炎、扁桃体炎、肺炎、中耳炎、梅毒、破伤风等多种疾病的首选药。

（二）半合成青霉素类

青霉素G对酸不稳定，不能口服，抗菌谱窄，不耐酶，易产生耐药性，为克服这些缺点，人们通过发酵获取的青霉素在偏碱性条件下经青霉素酰化酶酶解得到6-氨基青霉烷酸（6-APA），然后以6-APA为原料与相应的酰氯（或酸酐）在低温、中性或近中性条件下缩合，从而得到了一系列耐酸、耐酶及广谱的半合成青霉素，例如氨苄西林的制备：

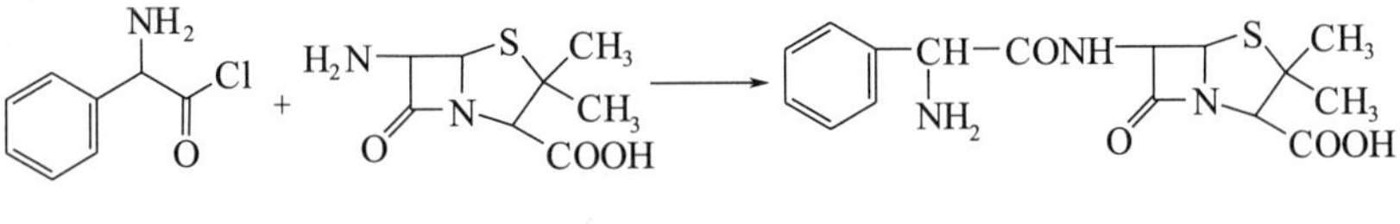

6-APA

耐酸青霉素的结构特点是在侧链酰胺α碳原子上含有吸电子基，由于吸电子诱导效应，阻碍了青霉素在酸性条件下的电子转移而产生的酸性裂解反应，从而不易被胃酸破坏，可供口服，如含有苯氧甲基吸电子基的青霉素V（Penicillin V），药用品为其钾盐，常以片剂、胶囊剂或分散片等口服制剂供药用。

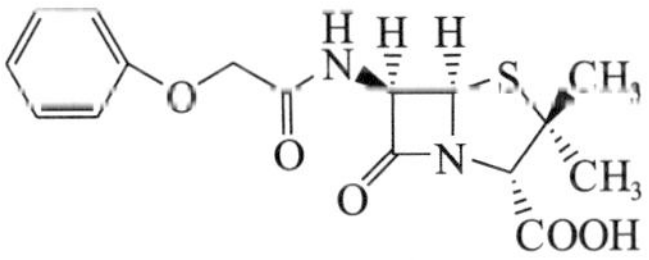

青霉素V

耐酶青霉素的结构特点是在侧链酰胺上都有较大体积的取代基团，通过空间位阻保护了β-内酰胺环，使其不易被青霉素酶水解，如苯唑西林（Oxacillin）、双氯西林（Dicloxacillin）及氟氯西林（Flucloxacillin）等，其中氟氯西林钠为2015年版药典新增品种。

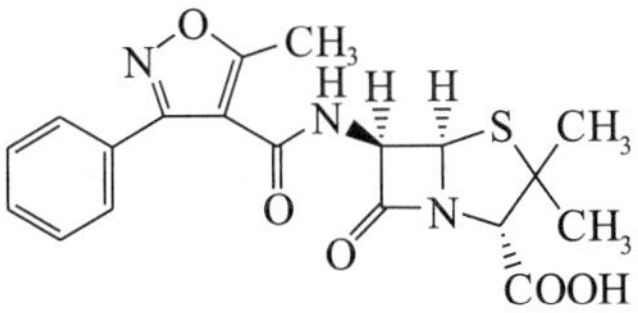

苯唑西林 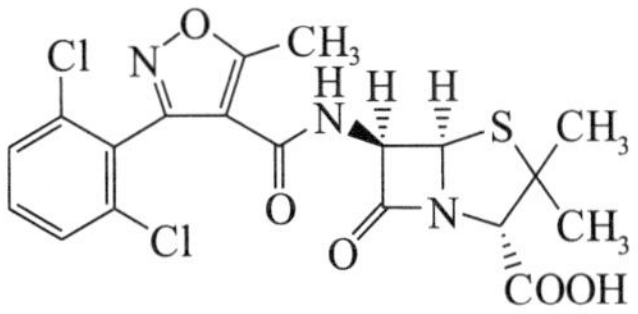　　　　　　　双氯西林

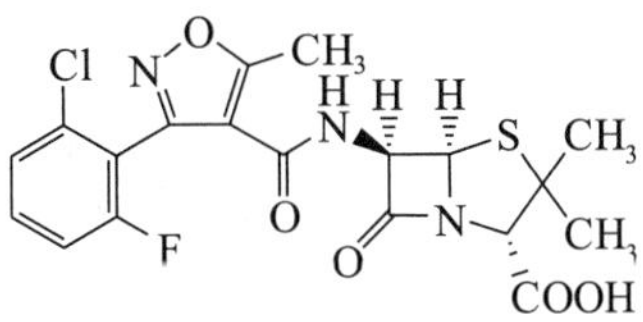

氟氯西林

广谱青霉素的结构特点是在侧链酰胺α碳原子上连有氨基、羧基或磺酸基等亲水性基团，如氨苄西林、羧苄西林（Carbenicillin）及磺苄西林（Sulbenicillin）等。阿洛西林（Azlocillin）和哌拉西林（Piperacillin）为氨苄西林结构改造得到的衍生物，阿洛西林钠主要用于敏感的革兰阴性菌及阳性菌所致的各种感染，尤其是对铜绿假单胞菌感染有效，哌拉西林常与β-内酰胺酶抑制剂联合使用。

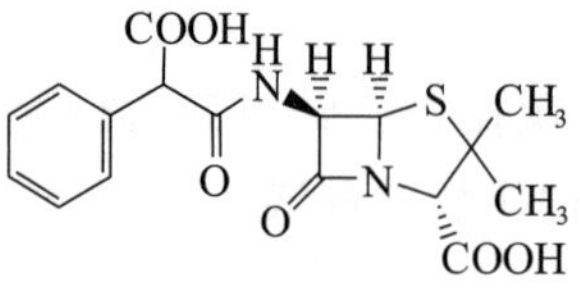

羧苄西林

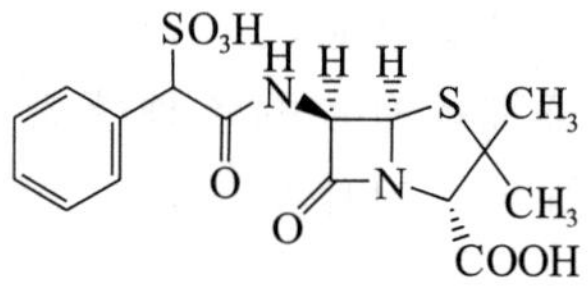

磺苄西林

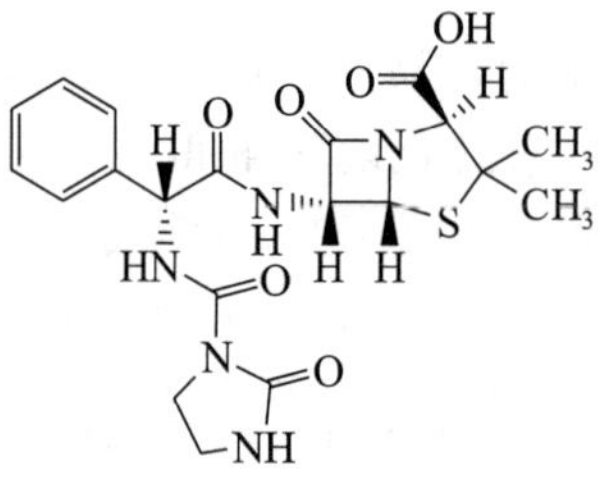

阿洛西林

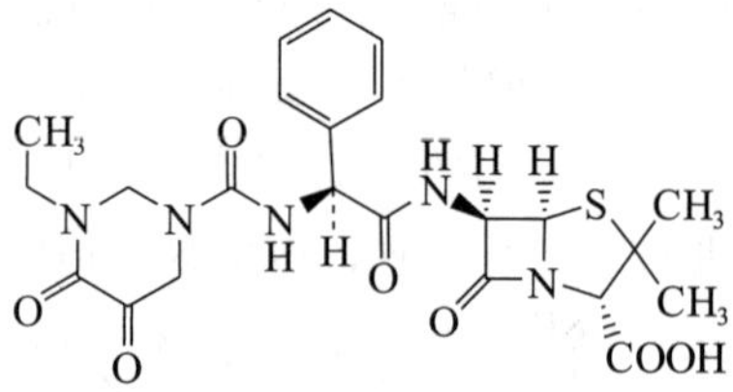

哌拉西林

氨苄西林 Ampicillin

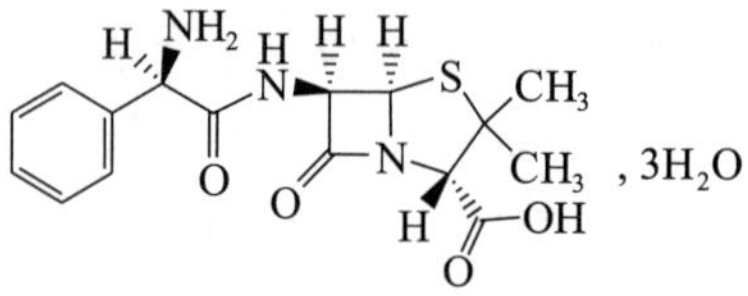

化学名为 (2S,5R,6R)-3,3-二甲基-6-[(R)-2-氨基-2-苯乙酰氨基]-7-氧代-4-硫杂-1-氮杂双环[3.2.0]庚烷-2-甲酸三水化合物。

本品为白色结晶性粉末，味微苦；微溶于水，不溶于乙醇或乙醚。

本品分子中含有 4 个手性碳原子，具有光学异构体，药用品为右旋体，比旋度为 +280°～+305°(0.25%水溶液)。

本品具有羧基和氨基，故呈酸碱两性，可溶于稀酸溶液或稀碱溶液。

本品具有潜在的 α-氨基酸结构，可与茚三酮试液反应生成蓝紫色化合物，加热后显红色，用于药典鉴别（薄层色谱法，茚三酮作为显色剂）。

本品侧链含有苯甘氨酸结构，可发生类似于蛋白质的双缩脲反应，与碱性酒石酸铜试液反应生成紫色配合物。

本品适用于敏感菌所致的呼吸道感染、胃肠道感染、尿路感染、软组织感染、心内膜炎、脑膜炎及败血症等。

阿莫西林 Amoxicillin

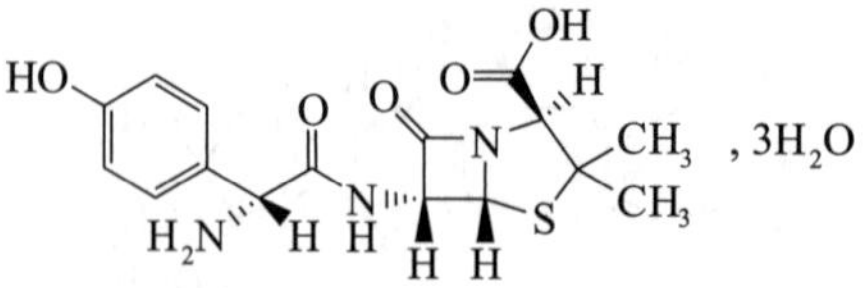

化学名为 (2S,5R,6R)-3,3-二甲基-6-[(R)-(−)-2-氨基-2-(4-羟基苯基)乙酰氨基]-7-氧代-4-硫杂-1-氮杂双环[3.2.0]庚烷-2-甲酸三水合物。

本品为白色或类白色结晶性粉末；微溶于水，几乎不溶于乙醇。

本品分子含有手性碳原子，临床用其右旋体，比旋度为 +290°～+315°(0.2%水溶液)。

本品分子中含有羧基和酚羟基，使其呈酸性；氨基的存在又使其呈碱性，因此本品显酸碱两性。

本品在碱性、糖类和多元醇等存在条件下能引起 β-内酰胺环的开环,继而发生分子内的环合反应,生成 2,5-吡嗪二酮衍生物,因此本品不宜用葡萄糖溶液作为稀释剂,应以注射用水或生理盐水配制。

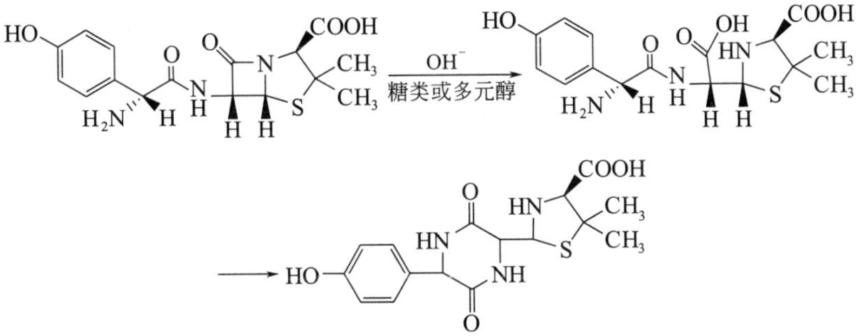

本品为广谱半合成青霉素,对革兰阳性菌的作用与青霉素相当,对革兰阴性菌作用较强,临床上主要用于尿路感染、呼吸道感染、伤寒、副伤寒和败血症等,口服吸收较好。本品易产生耐药性,故常与 β-内酰胺酶抑制剂组成复方制剂用于临床,如阿莫西林钠舒巴坦钠注射液、阿莫西林克拉维酸钾分散片等。

二、单环 β-内酰胺类

单环 β-内酰胺类抗生素的结构较其他 β-内酰胺类抗生素而言相对简单,利于人工合成,对青霉素酶稳定,与青霉素类及头孢菌素类抗生素不发生交叉过敏反应。

氨曲南（Aztreonam）是第一个成功用于临床全合成的单环 β-内酰胺类抗生素,其主要优点为对革兰阴性菌作用强大,对 β-内酰胺酶稳定,毒性低,主要用于呼吸道感染、尿路感染、软组织感染和败血症等。

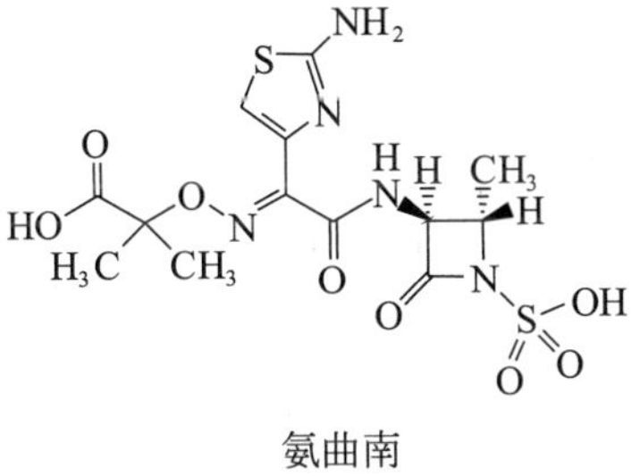

氨曲南

三、碳青霉烯类

碳青霉烯类抗生素的结构特征是 β-内酰胺环与二氢吡咯环并合,与青霉素类的结构差异是 4 位以亚甲基取代硫原子,2,3 位连有双键。

20 世纪 70 年代中期,Merck 公司研究人员从链霉菌 *Streptomyces cattleya* 发酵液中分离得到第一个碳青霉烯类抗生素沙纳霉素（Thienamycin）,但由于水溶液稳定性差,极易开环失活,因而未能用于临床。

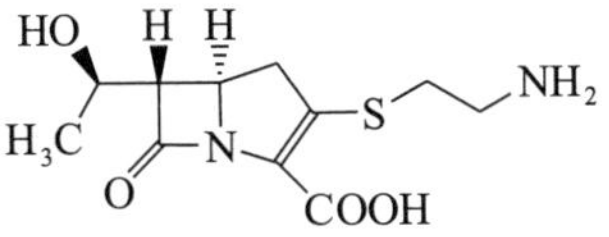

沙纳霉素

1985 年，Merck 公司完成对沙纳霉素的结构改造，开发了第一个用于临床的碳青霉烯类抗生素亚胺培南（Imipenem），该药至今仍是临床评价较高的品种之一。其后，相继研发并成功上市的有帕尼培南（Panipenem）、美罗培南（Meropenem）、比阿培南（Biapenem）、多尼培南（Doripenem）、法罗培南（Faropenem）及泰比培南酯（Tebpenem）等一系列培南（-penem）类碳青霉烯类抗生素。其中，法罗培南钠为 2015 年版药典新增品种，2009 年日本上市的泰比培南酯为第一个口服碳青霉烯类抗生素的前药，在体内代谢为泰比培南发挥药效。

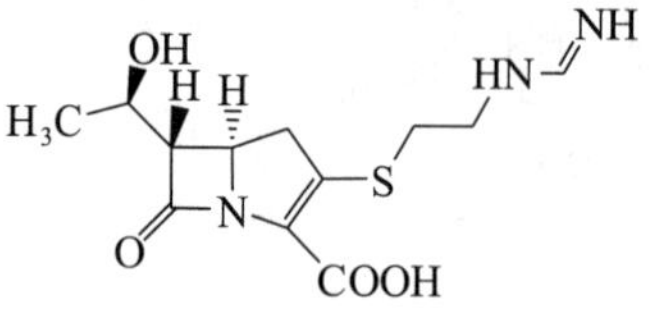

亚胺培南 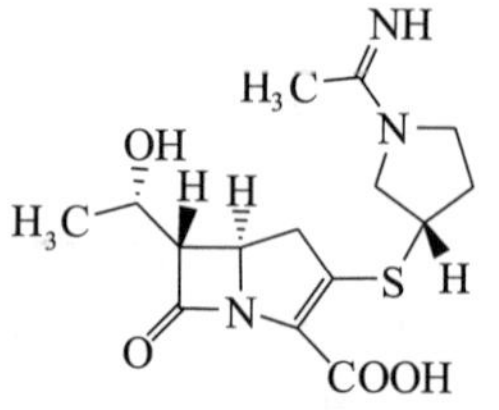　　　　　　　　　　帕尼培南

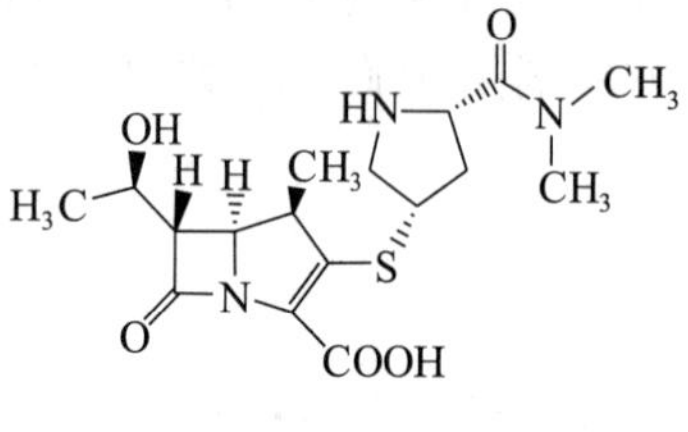

美罗培南 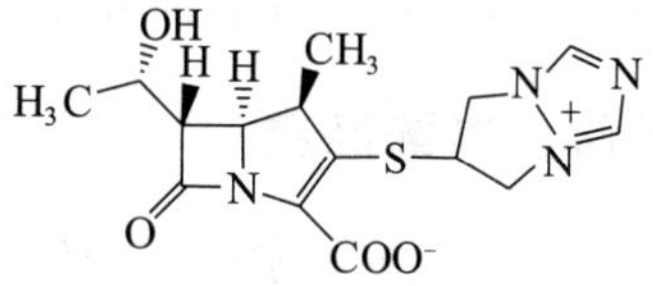　　　　　　　　　　比阿培南

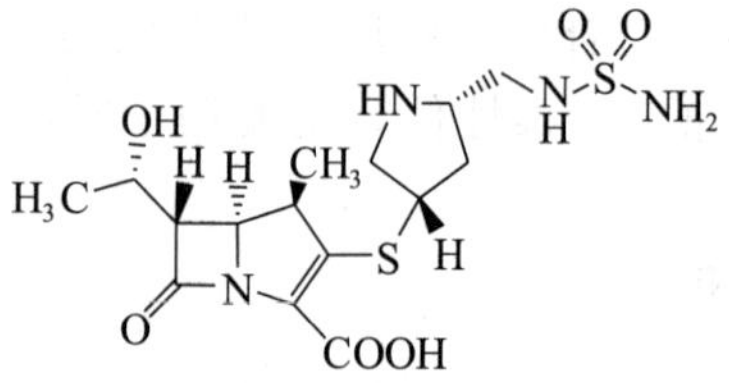

多尼培南 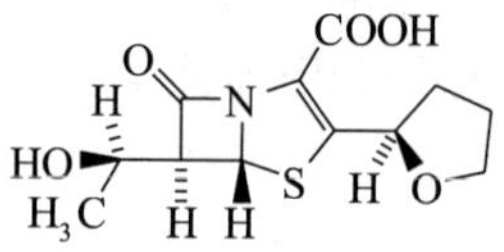　　　　　　　　　　法罗培南

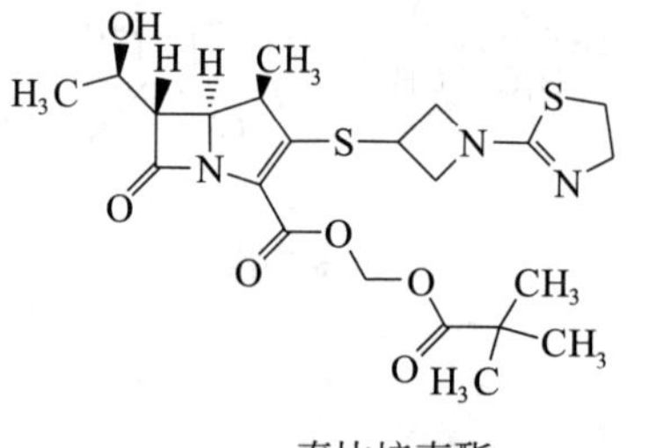

泰比培南酯

该类抗生素具有稳定性好、高效、广谱等特点，临床主要用于革兰阳性菌、阴性菌、厌氧菌所致的多种感染的治疗，可单用也可组成复方制剂应用。如日本三共药株式会社研制的帕尼培南与有机离子运送抑制剂倍他米隆（Betamipron）以 1∶1 组成的复方制剂——注射用帕尼培南倍他米隆，2002 年该药在我国注册商品名为"克倍宁"（Carbenin）；美国默沙东公司研发的亚胺培南与肽酶抑制剂西司他丁钠（Cilastatin Sodium）以 1∶1 组成的注射用亚胺培南西司他丁钠，2006 年在我国注册商品名为"泰能"（Tienam）。泰能可谓是目前临床上对众多抗生素产生耐药性的细菌仍然有效的"王牌"药之一，但正因泰能的杀菌作用过于强大、抗菌谱非常之广，且价格相对昂贵，为防止用药后出现菌群失调，保证患者今后在发生一般细菌感染时常规抗生素能够奏效，故建议非无奈之举时则慎用该药。

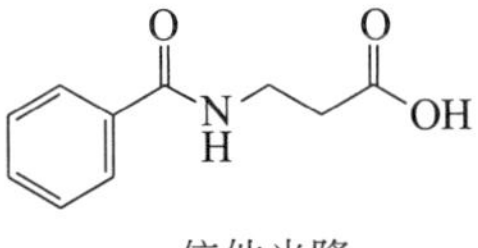

倍他米隆 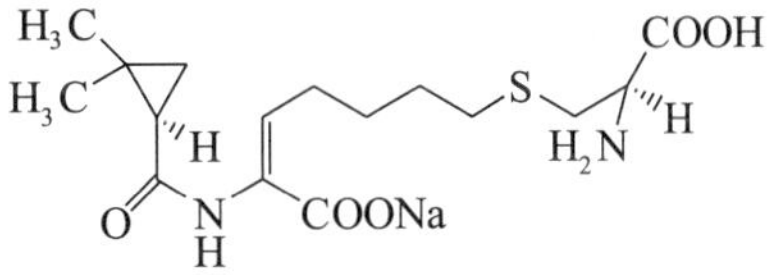　　　　　　西司他丁钠

四、β-内酰胺酶抑制剂

β-内酰胺酶是某些细菌产生的一种保护性酶，它能使 β-内酰胺类抗生素在没有发挥抗菌作用之前将 β-内酰胺环开环水解，生成没有抗菌活性的物质，从而使细菌对所用药物幸免于难而使机体产生耐药性。为避免 β-内酰胺酶对 β-内酰胺类抗生素结构的破坏，β-内酰胺酶抑制剂应运而生。

克拉维酸（Clavulanic Acid）是第一个用于临床的 β-内酰胺酶抑制剂，它与多种 β-内酰胺类抗生素联合使用时，能与 β-内酰胺酶上的活性中心的羟基、巯基或氨基发生不可逆转的酰化反应，导致 β-内酰胺酶失去活性，从而确保 β-内酰胺类抗生素得以发挥应有的抗菌作用。如阿莫西林与克拉维酸钾配伍制成多种复方制剂，用于治疗耐阿莫西林细菌引起的感染。

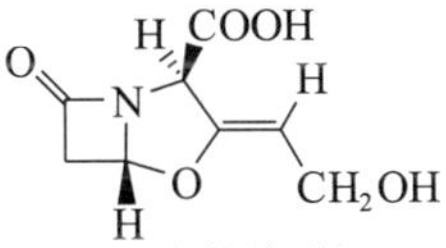

克拉维酸

舒巴坦（Sulbactam）为又一新型结构的 β-内酰胺酶抑制剂，临床上常将其与氨苄西林制成双酯结构的前药舒他西林（Sultamicillin），具有抗菌和抑制 β-内酰胺酶的双重作用，口服吸收快，经体内特定酯酶的催化代谢水解，生成氨苄西林与舒巴坦发挥协同作用。

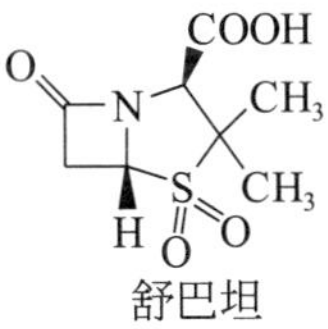

舒巴坦 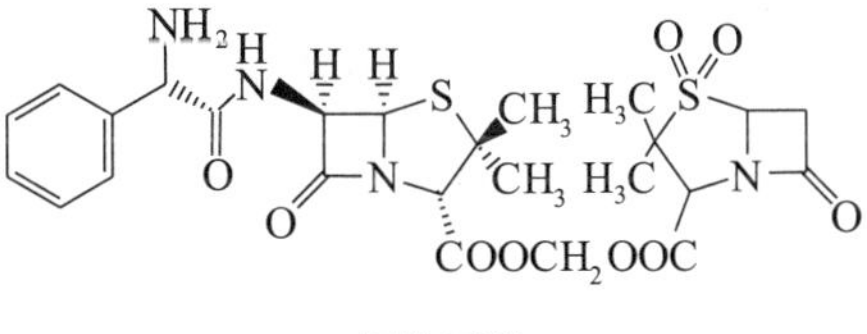　　　　　　舒他西林

他唑巴坦（Tazobactam）为舒巴坦的类似物，与哌拉西林组成复方制剂注射用哌拉西林钠/他唑巴坦钠于 1992 年首次在法国上市，国内 2009 年用于临床，用于对哌拉西林耐药，但对哌拉西林/他唑巴坦敏感的产生 β-内酰胺酶的细菌引起的中、重度感染。

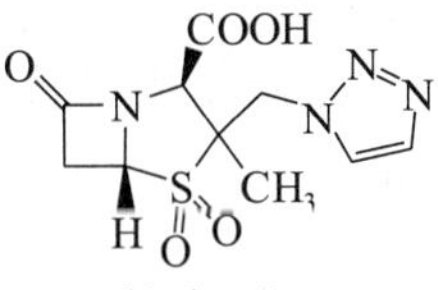

他唑巴坦

五、头孢菌素类

头孢菌素类曾被称为先锋霉素类，是从青霉菌近缘的头孢菌属（*Cephalosporium*）真菌分离出含有基本结构为 β-内酰胺环与氢化噻嗪环并合的一类抗生素。

天然头孢菌素含有三种，即头孢菌素 C、头孢菌素 N 和头孢菌素 P，三者因抗菌活性差或耐药性强均未供临床使用。其中，相对抗菌活性较好的头孢菌素 C(Cephalosporin C) 是由 D-α-氨基己二酸和 7-氨基头孢烷酸（7-ACA）缩合而成。

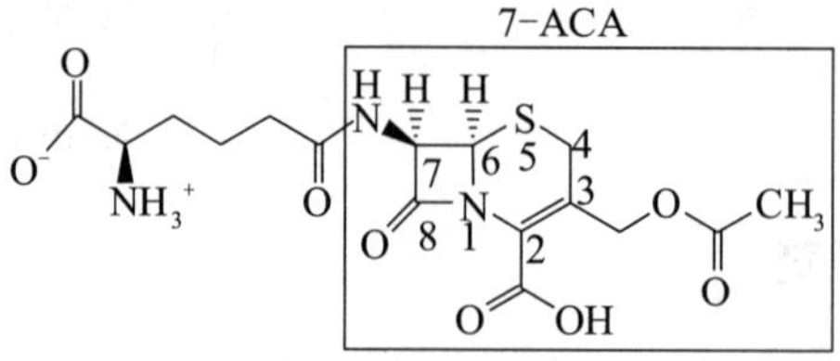

头孢菌素C

经对头孢菌素 C 进行结构改造，得到了一系列抗菌能力强、抗菌谱广、耐酸及耐酶等不同作用特点的半合成头孢菌素类药物。

将头孢菌素 C 的 7 位侧链 D-α-氨基己二酸用亲脂性的杂环取代或 3 位上乙酰氧基同时用杂环取代，得到头孢噻吩（Cephalothin）和头孢唑啉（Cefazolin），抗菌活性大大增强。

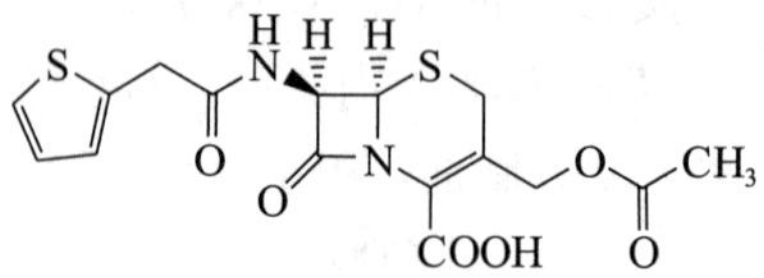

头孢噻吩

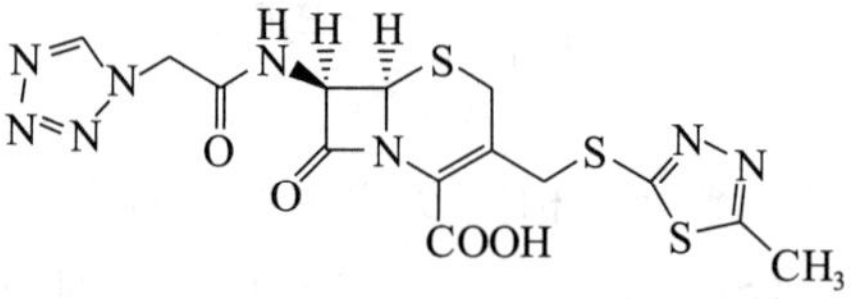

头孢唑啉

受半合成广谱青霉素结构改造的启发，在头孢菌素 7 位酰胺的 α 位引入氨基得到头孢氨苄（Cefalexin）、头孢羟氨苄及头孢拉定（Cefradine），均具有广谱、可供口服的特点。

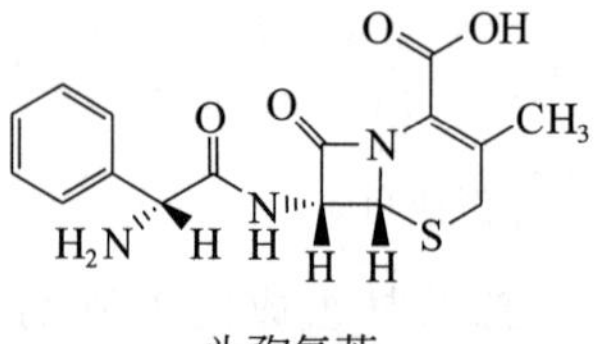

头孢氨苄 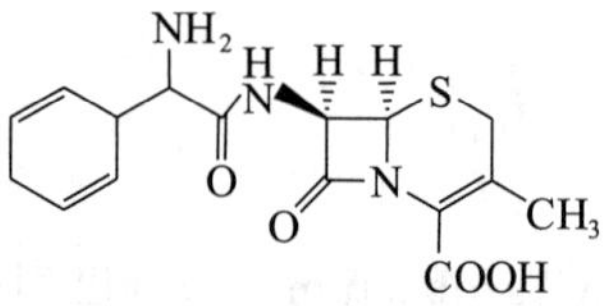　　　　　　　　头孢拉定

将 7 位侧链引入的氨基再制成 2-氨基噻唑肟（或甲氧肟）结构得到头孢地尼（Cefdinir）、头孢噻肟钠、头孢曲松（Ceftriaxone）及头孢匹罗（Cefpirome）等，具有抗菌谱广、抗菌作用强、临床疗效高、毒性低、过敏反应少、方便使用等特点；研究尚发现，由于肟类结构的引入，使其存在顺反异构体，顺式异构体的侧链与 β-内酰胺环接近，对多数细菌 β-内酰胺酶进攻 β-内酰胺环时形成类似空间位阻效应，故通常顺式异构体作用强于反式异构体。

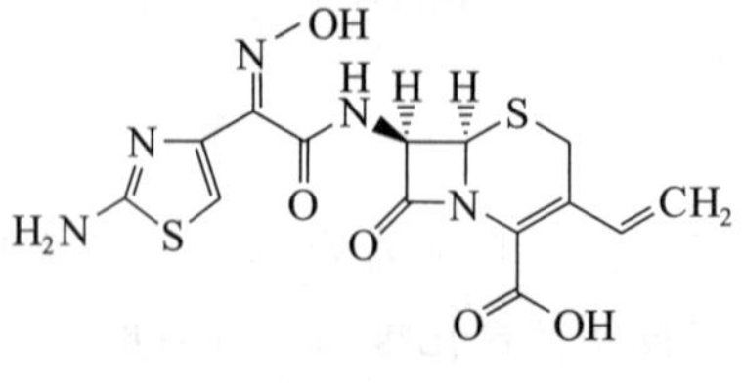

头孢地尼

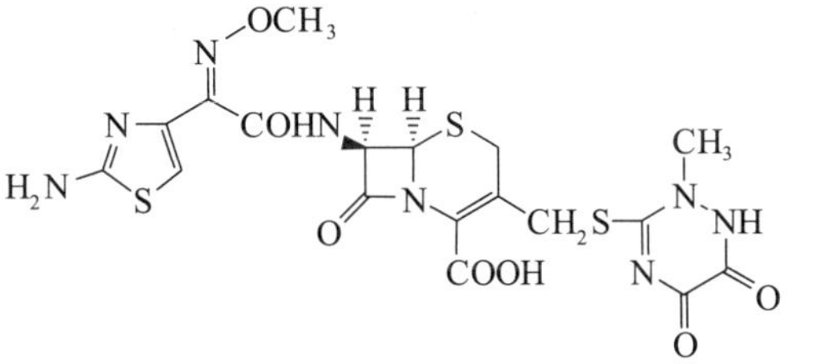

头孢曲松

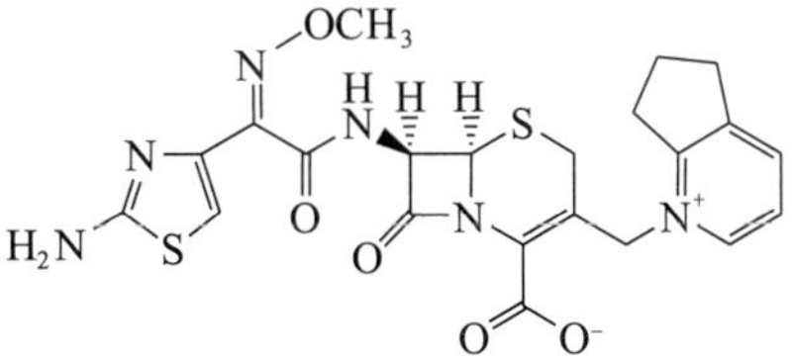

头孢匹罗

若进一步将肟型结构中的甲氧基修饰成羧酸结构，如头孢克肟（Cefixime）和头孢他啶（Ceftazidime），则可用于治疗由敏感细菌所引起的单一感染或两种以上敏感菌引起的混合感染。

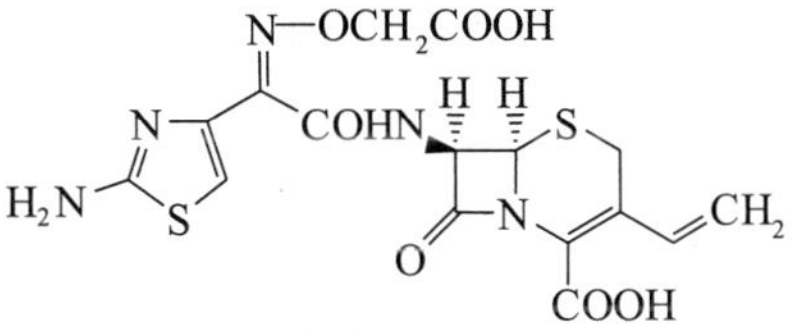

头孢克肟

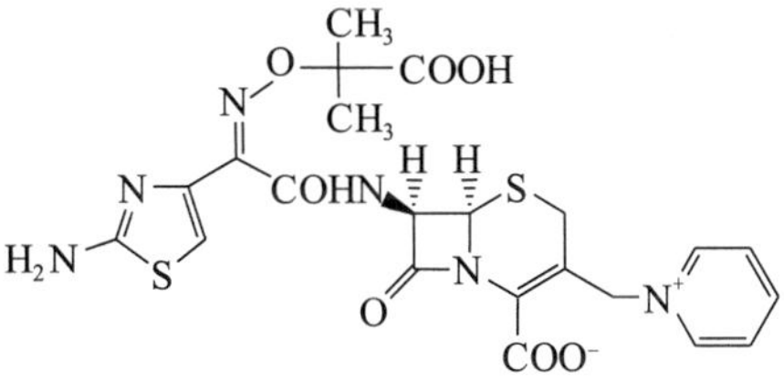

头孢他啶

近年上市的一些头孢菌素类药物主要有 2008 年加拿大批准上市的头孢托罗（Ceftobiprole）注射剂，主要用于治疗包括糖尿病脚感染在内的复杂性皮肤和皮肤软组织感染；2010 年和 2012 年分别由 FDA 和欧盟获准上市的头孢洛林酯（Ceftaroline Fosamil），该药是前药，进入体内被血液中的磷酸酯酶迅速水解为活性的头孢洛林代谢物，用于治疗成人社区获得性细菌性肺炎、急性细菌性皮肤和软组织感染，同时该药也是第一个被 FDA 批准具有抗耐甲氧西林金黄色葡萄球菌感染的头孢菌素类抗生素；2014 年 12 月，FDA 批准默沙东公司研制的复方新品 Zerbaxa 上市，该药是由新型头孢类抗生素 Ceftolozane 与 β-内酰胺酶抑制剂他唑巴坦组成，用于成人患者治疗由易感革兰阴性菌导致的复杂性尿路感染和复杂性腹腔内感染。

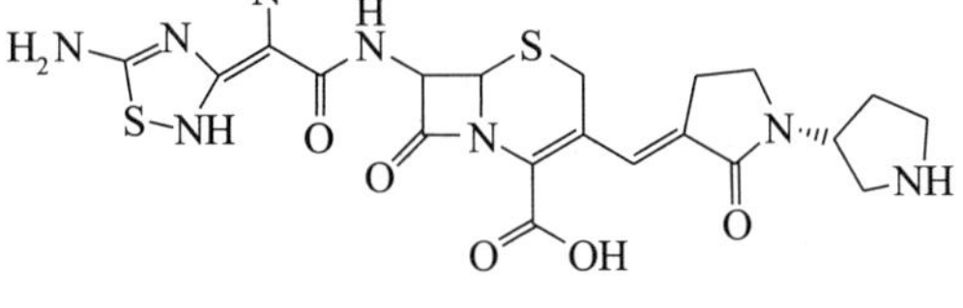

头孢托罗

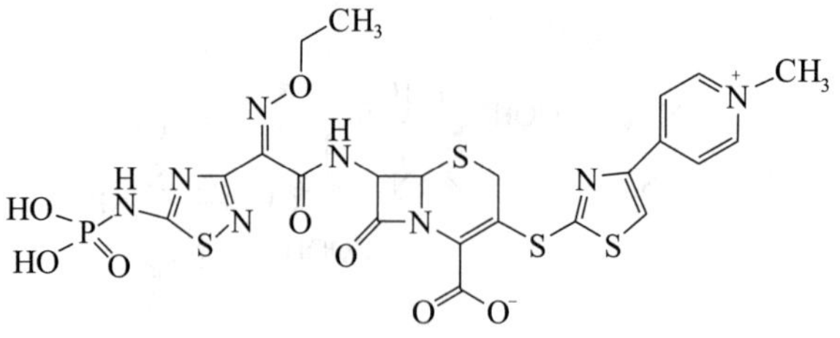

头孢洛林酯

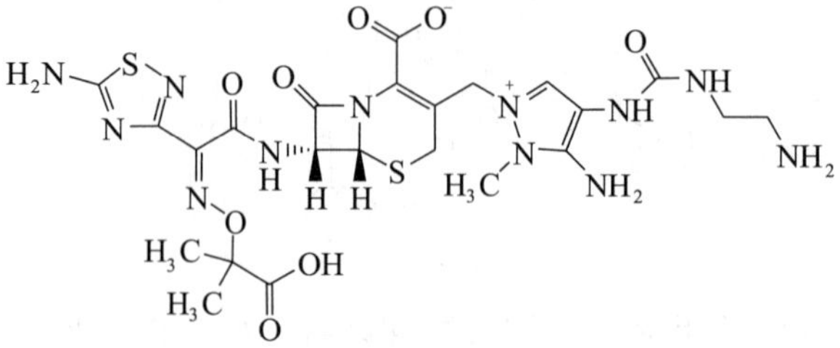

Ceftolozane

2015年版《中国药典》新增该类品种有头孢甲肟（Cefmnoxime）、头孢米诺（Cefminox）及头孢美唑（Cefmetazole）的盐酸盐或钠盐。

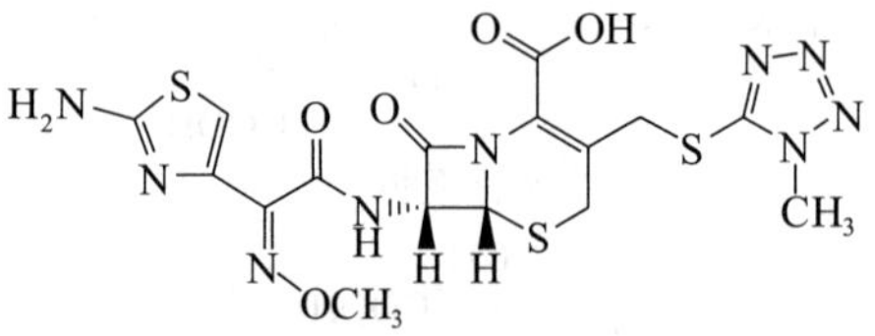

头孢甲肟

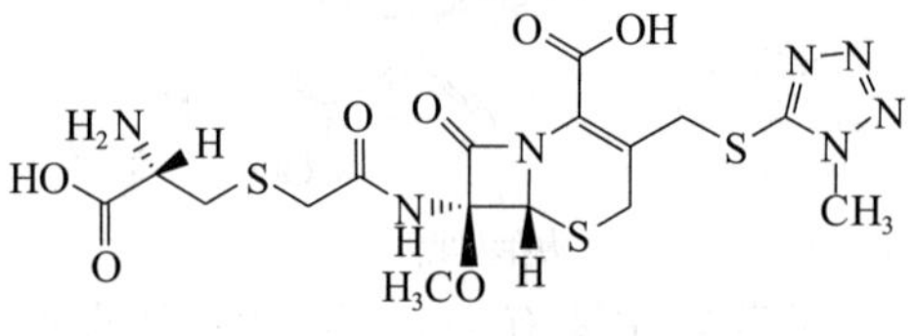

头孢米诺

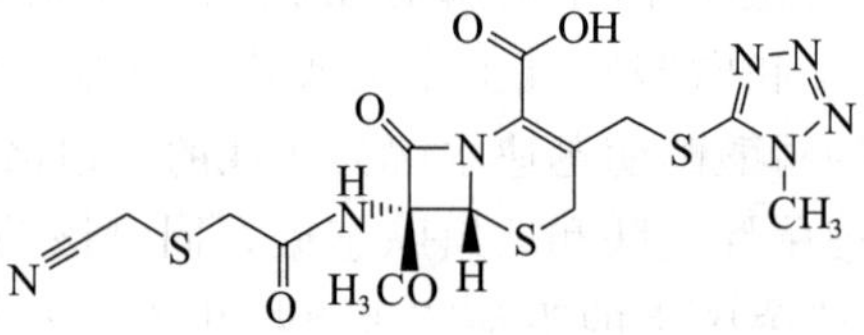

头孢美唑

头孢羟氨苄　Cefadroxil

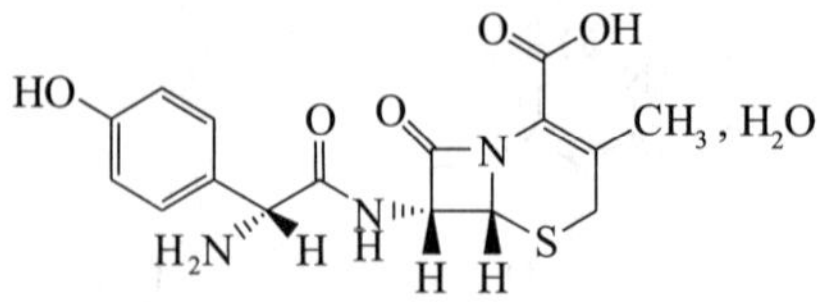

化学名为（6R，7R）-3-甲基-7-[（R）-2-氨基-2-（4-羟基苯基）乙酰氨基]-8-氧代-5-硫杂-1-氮杂双环[4.2.0]辛-2-烯-2-甲酸一水合物。

本品为白色或微类白色结晶性粉末,有特异性臭味;微溶于水,几乎不溶于乙醇或乙醚。

本品分子中含有手性碳原子,临床用其右旋体,比旋度为+165°～+178°(0.6%水溶液)。

本品加三氯化铁试液,即显棕黄色,用于药典鉴别。

本品对葡萄球菌、肺炎链球菌及大肠杆菌等有效,对耐青霉素的葡萄球菌也有效,主要用于泌尿道、胆道及呼吸道等感染,口服吸收良好。

头孢噻肟钠　Cefotaxime　Sodium

化学名为(6R,7R)-3-[(乙酰氧基)甲基]-7-[(2-氨基-4-噻唑基)-(甲氧亚氨基)乙酰氨基]-8-氧代-5-硫杂-1-氮杂双环[4.2.0]辛-2-烯-2-甲酸钠盐。

本品为白色至微黄色结晶或粉末,无臭或微有特殊臭;易溶于水,微溶于乙醇。

本品分子中含有手性碳原子,具有光学异构体,药用品为右旋体,比旋度为+58°～+64°(1%水溶液)。

本品结构中的甲氧肟结构为顺式异构体,其抗菌活性比反式异构体强40～100倍,光照可使其逐渐向反式异构体转化。如本品水溶液在紫外光照射45min后,约有50%转化为反式异构体;照射4h后,转化率则高达95%,故需在阴凉干燥处保存。

本品主要用于治疗敏感菌所致的全身性和局部感染、呼吸道感染及泌尿道感染等。

第二节　氨基糖苷类抗生素

氨基糖苷类抗生素(aminoglycoside antibiotics)是指由链霉菌、小单孢菌及放线菌产生的一类抗生素,用于临床的主要有天然氨基糖苷类抗生素和半合成氨基糖苷类抗生素。

天然氨基糖苷类抗生素有链霉菌、庆大霉素(Gentamycin)及卡那霉素(Kanamycin)等。其中,链霉素是1944年从链霉菌中分离得到的第一个氨基糖苷类抗生素;庆大霉素是从小单孢菌发酵液中得到的混合物,药典收载的硫酸庆大霉素是庆大霉素 C_1、C_{1a}、C_2、C_{2a}等组分为主的混合物;卡那霉素是从放线菌产生的抗生素,已分离出卡那霉素 A、B、C 三种,卡那霉素 A 是卡那霉素的主要成分,药典收载的卡那霉素即为卡那霉素 A。

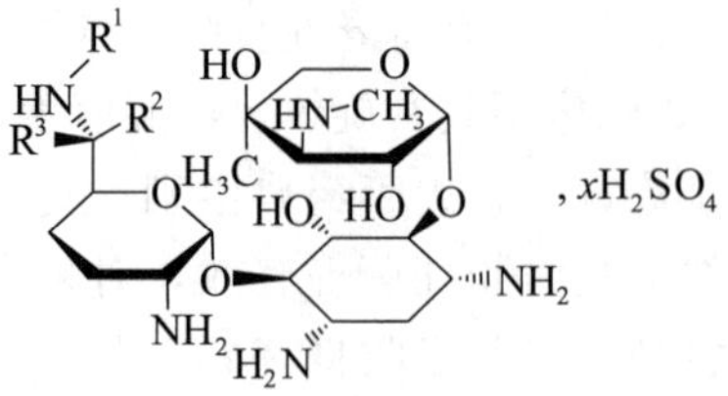

硫酸庆大霉素

庆大霉素	分子式	R^1	R^2	R^3
C_1	$C_{21}H_{43}N_5O_7$	CH_3	CH_3	H
C_{1a}	$C_{19}H_{39}N_5O_7$	H	H	H
C_2	$C_{20}H_{41}N_5O_7$	H	CH_3	H
C_{2a}	$C_{20}H_{41}N_5O_7$	H	H	CH_3

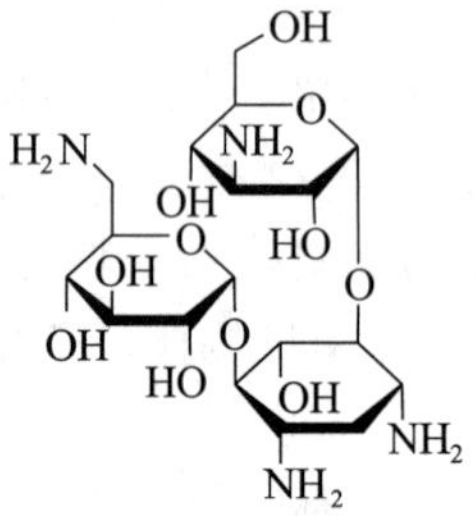

卡那霉素A

半合成氨基糖苷类抗生素有阿米卡星、奈替米星（Netilmicin）、依替米星（Etimicin）及异帕米星（Isepamicin）等。其中，依替米星为我国研制并拥有自主知识产权的半合成的氨基糖苷类抗生素，具有安全、高效、广谱及交叉耐药性少等特点；异帕米星为2015年版药典新增品种。

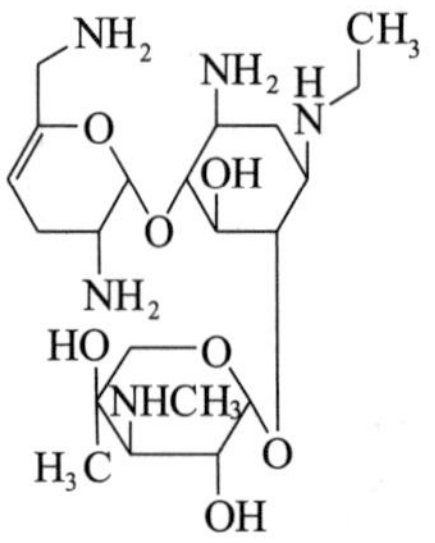

奈替米星 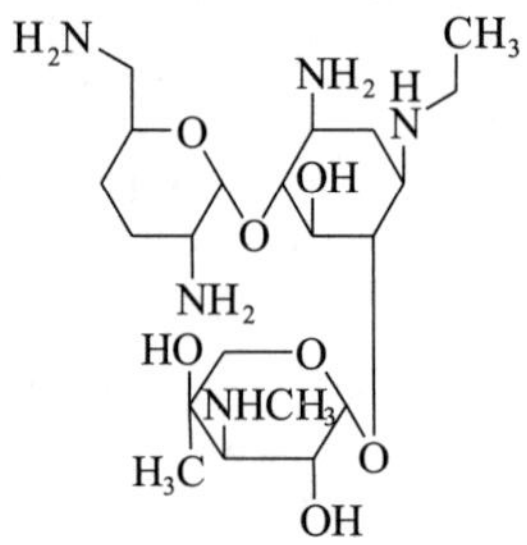　　　　　依替米星

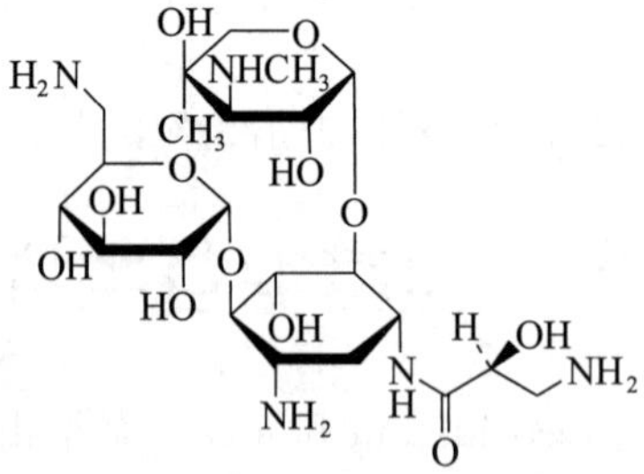

异帕米星

氨基糖苷类抗生素均为碱性环己多元醇与氨基糖（通常为双糖）通过苷键缩合形成的苷。分子中氨基和多个羟基的存在，使得本类药物多为极性化合物，水溶性大，口服后在胃肠道不吸收或极少吸收，故一般需要注射给药。该类药物分子中含有氨基，呈现碱性，可与酸形成水溶性的盐，临床常用其硫酸盐；含有苷键，在酸性条件下可水解为原来的苷元和氨基糖。

氨基糖苷类抗生素的作用机制是抑制细菌蛋白质的合成，作用点在细胞30S核糖体亚单位的 16S rRNA 解码区的 A 部位，损坏细菌细胞膜，使其细胞膜通透性增加导致一些生理物质外漏，从而引起细菌死亡。

氨基糖苷类抗生素在体内主要分布于细胞外液，组织中药物含量较低，肾皮质内药物浓度较高，故对肾脏有毒性，尤其是老年人用药需酌情减量并定期检查肾功能；新生儿及早产儿的肾脏组织尚未发育完全，药物易在体内积蓄而产生毒性反应，故在儿科中同样慎用；该类药物可穿过胎盘屏障进入胎儿组织，有引起对胎儿听力损害的可能（药物性耳聋），故孕妇慎用。

硫酸链霉素　Streptomycin Sulfate

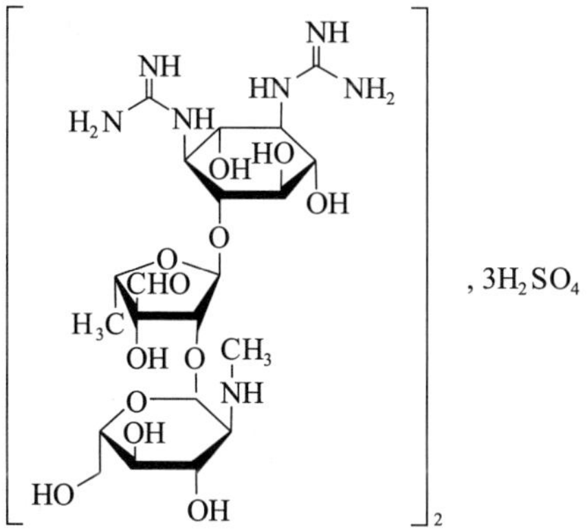

化学名为 O-2-甲氨基-2-脱氧-α-L-葡吡喃糖基-(1→2)-O-5-脱氧-3-C-甲酰基-α-L-来苏呋喃糖基-(1→4)-N^1，N^3-二脒基-D-链霉胺硫酸盐。

本品为白色或类白色粉末，无臭或几乎无臭；有吸湿性；易溶于水，不溶于乙醇。

链霉素由链霉胍、链霉糖和 N-甲基葡萄糖组成，含有三个碱性中心，可以与酸成盐，临床用其硫酸盐。

本品的干燥品在室温下稳定，潮解后易变质。其水溶液在 pH4.5～7.0 时最稳定，在强酸性或强碱性环境中均能水解失效。

本品在酸性条件下苷键水解生成链霉胍和链霉双糖胺，后者可进一步水解为链霉糖和 N-甲基葡萄糖胺。

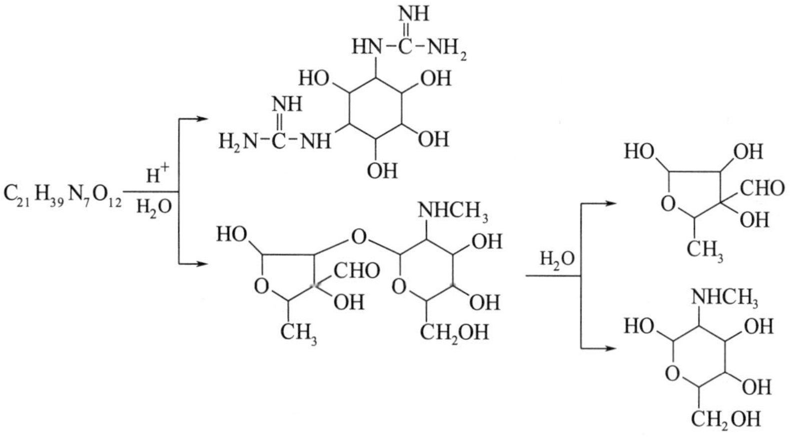

本品加氢氧化钠试液，水浴加热水解生成链霉糖，再经脱水重排生成麦芽酚，在酸性溶液中与硫酸铁铵试液反应形成紫红色配合物，这一反应称为麦芽酚反应（Maltol reaction），为链霉素的专属性反应，用于药典鉴别。

本品加氢氧化钠试液水解生成的链霉胍，加 8-羟基喹啉乙醇溶液，放冷，加次溴酸钠试液，即显橙红色，这一反应称为坂口反应（Sakaguchi reaction），用于药典鉴别。

本品的水溶液显硫酸盐的鉴别反应。

本品分子中含有醛基，使得本品既有还原性又有氧化性。当遇维生素 C 等强还原剂时能还原为双氢链霉素（曾用于临床，1982年因毒性较大而被淘汰）；遇高锰酸钾、氯酸钾等氧化剂则被氧化生成链霉素酸而失效。

本品主要用于治疗各种结核病，但易产生耐药性，多与其他合成抗结核药联合使用作为抗结核病的一线药物。

硫酸阿米卡星　Amikacin Sulfate

（n=1.8 或 2）

化学名为 O-3-氨基-3-脱氧-α-D-葡吡喃糖基-(1→4)-O-[6-氨基-6-脱氧-α-D-葡吡喃糖基-(1→6)]-N^3-(4-氨基-2-羟基-1-氧丁基)-2-脱氧-L-链霉胺硫酸盐。

本品为白色或类白色粉末或结晶性粉末，几乎臭味；极易溶于水，几乎不溶于甲醇、丙酮或乙醚；比旋度为+76°～+84°(1％水溶液)。

本品与 0.2％茚三酮水饱和的正丁醇溶液反应，加热后显紫堇色。

本品具有吡喃型己糖基结构，加蒽酮硫酸溶液，即显蓝紫色（2010年版药典本品鉴别方法；现行版药典异帕米星和卡那霉素的鉴别方法）。

本品水溶液加氢氧化钠溶液和硝酸钴溶液，即产生紫蓝色絮状沉淀。

本品水溶液显硫酸盐的鉴别反应。

本品主要用于对卡那霉素或庆大霉素耐药的革兰阴性菌所致的尿道感染、呼吸道感染及生殖系统感染等。

第三节　大环内酯类抗生素

大环内酯类抗生素是指分子中含有一个大环内酯结构的苷元与糖缩合而成的苷。

大环内酯类抗生素通常具有碱性，可与酸成盐；含有苷键，在酸性条件下易水解；含有内酯结构，在碱性条件下则易水解开环，从而降低或丧失抗菌活性。

大环内酯类抗生素可根据环的大小分为十四元环大环内酯类抗生素、十五元环大环内酯类抗生素、十六元环大环内酯类抗生素及十八元环大环内酯类抗生素。

一、十四元环大环内酯类抗生素

本类抗生素是以十四元大内酯环为苷元，通过苷键与一个或多个氨基糖相连得到的一类抗生素，其代表药物是1952年发现的第一个大环内酯类抗生素红霉素。

红霉素 Erythromycin

红霉素	分子式	相对分子质量	R¹	R²
A	$C_{37}H_{67}NO_{13}$	733.94	OH	CH_3
B	$C_{37}H_{67}NO_{12}$	717.94	H	CH_3
C	$C_{36}H_{65}NO_{13}$	719.90	OH	H

本品为含有红霉素A、B、C三组分的抗生素，其中红霉素A为抗菌的主要成分，由红霉内酯与去氧氨基糖和红霉糖缩合而成的碱性苷；红霉素C活性低；红霉素B不仅活性低，而且毒性大。通常所说的红霉素指的是红霉素A，由于红霉素B、红霉素C抗菌活性弱或毒性大，被视为杂质，药典采用HPLC法检查"红霉素组分"，要求红霉素B和红霉素C的含量不得过3%。

本品为白色或类白色结晶或粉末，无臭；微有引湿性；易溶于甲醇、乙醇和丙酮，极微溶于水。

本品含有多个手性碳原子，药用品为左旋体，比旋度为$-71°\sim-78°$（2%无水乙醇溶液）。

本品在干燥状态时稳定，水溶液在中性时稳定；过酸、过碱则苷键或内酯环均易被水解。

本品的丙酮溶液加入盐酸，显橙黄色，逐渐变成紫红色，再加三氯甲烷振摇，三氯甲烷层显蓝色。

本品含有去氧氨基糖结构，具有碱性，能与酸成盐供注射使用，如与乳糖醛酸成盐得到的乳糖酸红霉素（Erythromycin Lactobionate）；或利用去氧氨基糖2位羟基与酸形成酯得到前药，如含有丁二酸乙酯的琥乙红霉素（Erythromycin Ethylsuccinate）、含有丙酸酯十二烷基硫酸盐的依托红霉素（Erythromycin Estolate）。

乳糖酸红霉素

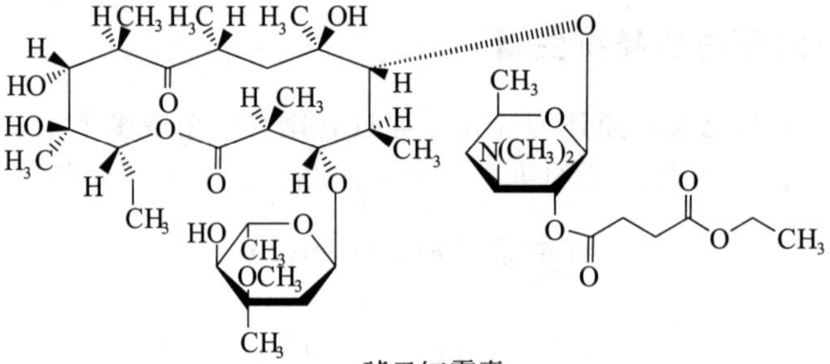

琥乙红霉素

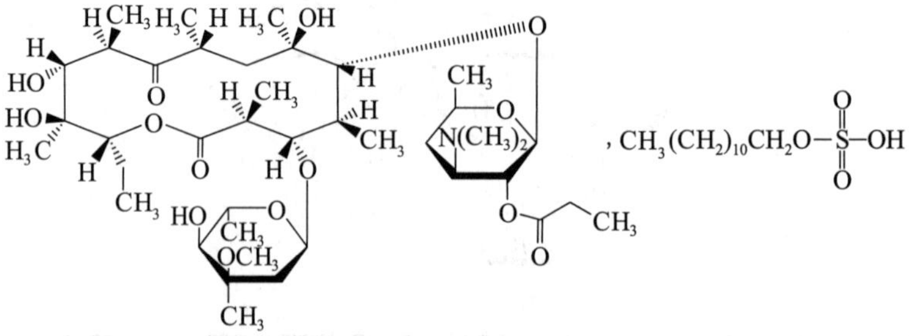

依托红霉素

本品对革兰阳性菌有较强抗菌活性，对多种革兰阴性菌也较敏感，主要用于对青霉素耐药的葡萄球菌感染，也可用于链球菌、支原体和衣原体等的感染。

由于红霉素有抗菌谱窄、水溶性小、口服吸收差、对酸不稳定等缺点，故对其结构进行改造并得到了红霉素的衍生物。如将红霉素 6 位上的羟基甲基化得到克拉霉素（Clarithromycin），抗菌活性增强；将红霉素 9 位上的羰基先制成肟再进行醚化得到罗红霉素（Roxithromycin），抗菌作用强，对酸稳定，口服吸收快，现在临床广为应用。

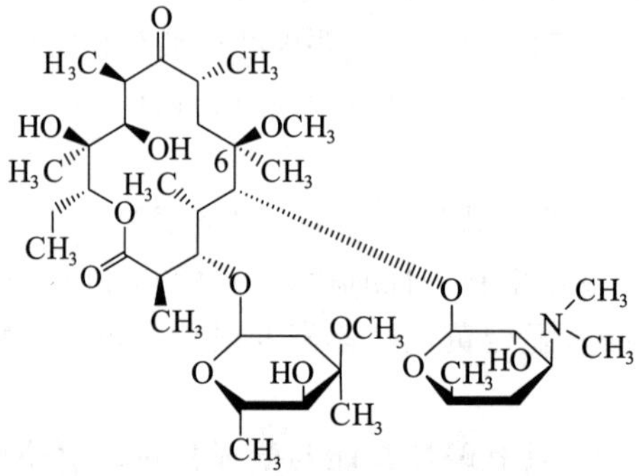

克拉霉素

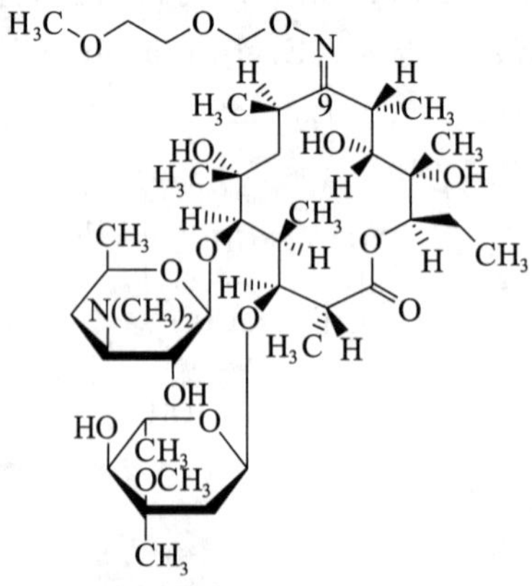

罗红霉素

二、十五元环大环内酯类抗生素

阿奇霉素（Azithromycin）是 1988 年率先在前南斯拉夫上市的十五元环的大环内酯类抗生素，由红霉素 9 位上的羰基成肟后，再经贝克曼重排扩环、还原、N-甲基化等反应制得。该药的一个突出优点是具有独特的药代动力学特性，吸收后可被转运到感染部位，达到较高的血药浓度，主要用于多种病原微生物所致的感染，如敏感细菌所引起的支气管炎、肺炎等下呼吸道感染，皮肤和软组织感染，急性中耳炎，鼻窦炎、咽炎、扁桃体炎等上呼吸道感染等。

阿奇霉素

三、十六元环大环内酯类抗生素

麦迪霉素（Midecamycin）是由米加链霉菌（*Streptomyces mycasofaciens*）产生的由十六元环内酯与碳霉胺糖和碳霉糖缩合而成的碱性苷，包括麦迪霉素 A_1、A_2、A_3、A_4 四种成分，麦迪霉素 A_1 为主要抗菌成分，药用品为 A_1、A_2、A_3、A_4 的混合物，对革兰阳性菌及某些革兰阴性菌均有抗菌活性。本品作用机制、抗菌谱、耐药性皆与红霉素相同，对大多数细菌的作用较红霉素略逊，故临床现已少用。

麦迪霉素	R	R^1
A_1	—OH	—COC_2H_5
A_2	—OH	—COC_3H_7
A_3	=O	—COC_2H_5
A_4	=O	—COC_3H_7

麦迪霉素

螺旋霉素是由螺旋杆菌新种产生的一类抗生素，1954 年在法国首次分离得到，主要含有螺旋霉素Ⅰ、Ⅱ、Ⅲ三种成分。螺旋霉素的基本结构与麦迪霉素相似，不同的是大环内酯的 9 位羟基连有一分子去氧氨基糖，临床应用的螺旋霉素是三种成分的混合物。为了改善螺旋霉素的口服吸收效果，增加其稳定性，对螺旋霉素进行乙酰化得到了乙酰螺旋霉素（Acetylspiramycin），药典收载的乙酰螺旋霉素是单乙酰螺旋霉素Ⅱ、单乙酰螺旋霉素Ⅲ、双乙酰螺旋霉素Ⅱ及双乙酰螺旋霉素Ⅲ四个组分的混合物。

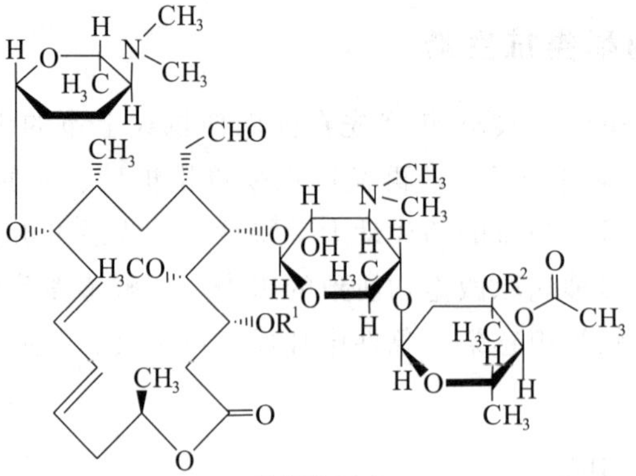

乙酰螺旋霉素

单乙酰螺旋霉素 II：$R^1 = COCH_3$　　　$R^2 = H$
单乙酰螺旋霉素 III：$R^1 = COCH_2CH_3$　$R^2 = H$
双乙酰螺旋霉素 II：$R^1 = COCH_3$　　　$R^2 = COCH_3$
双乙酰螺旋霉素 III：$R^1 = COCH_2CH_3$　$R^2 = COCH_3$

四、十八元环大环内酯类抗生素

2011年，一种新型窄谱的具有十八元环的大环内酯类抗生素非达霉素（Fidaxomicin）经 FDA 批准在美国上市。该药作用机理新颖，主要是通过抑制细菌的 RNA 聚合酶而产生迅速的抗艰难梭菌感染作用。艰难梭菌感染可使肠道菌群失调而引发炎症，引起腹泻、结肠炎或其他严重肠道疾病，严重时可导致死亡。非达霉素用于成年（≥18岁）艰难梭菌感染患者，疗效优于现有同类药物。

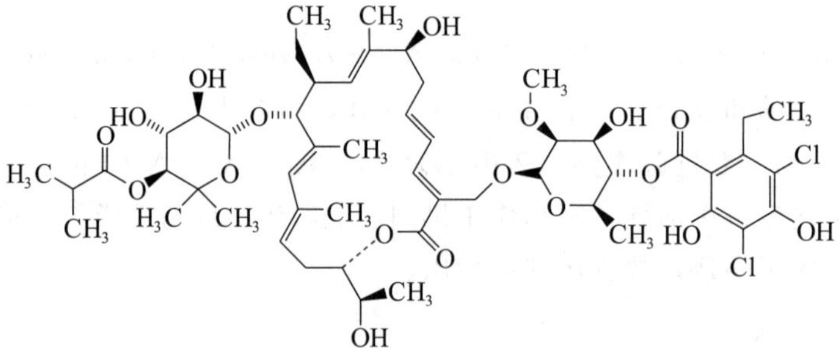

非达霉素

第四节　四环素类抗生素

四环素类抗生素（tetracycline antibiotics）是由放线菌（*Streptomyce rimosus*）产生的一类广谱抗生素，包括天然的四环素类和半合成四环素类抗生素。本类抗生素抗菌谱广，对革兰阳性菌和革兰阴性菌、立克次体、衣原体、支原体等都有抑制作用。

四环素类抗生素具有氢化并四苯的基本结构，不同四环素类药物的结构差异是母核结构上5位、6位或7位上取代基的不同。

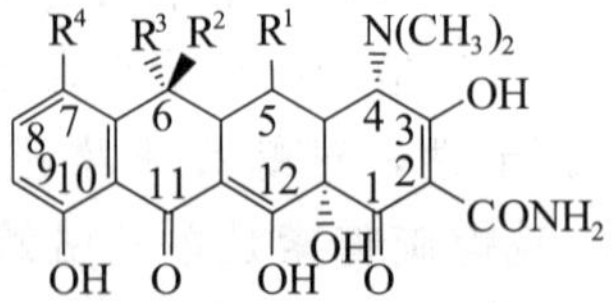

四环素类结构通式

天然四环素类抗生素有四环素（Tetracycline）、金霉素（Chlotetracycline）和土霉素（Oxytetracycline），主要用于革兰阳性菌和革兰阴性菌的感染，但易产生耐药性，作用时间短，现临床应用日趋减少。

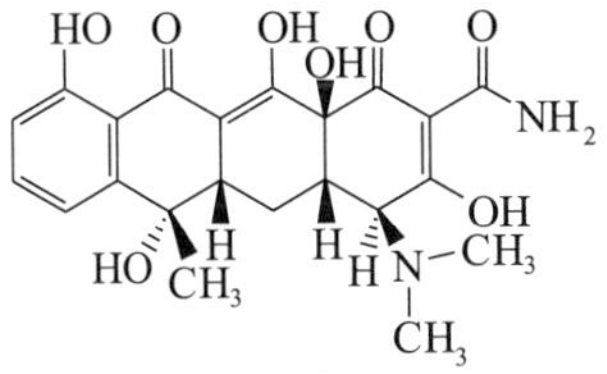

四环素 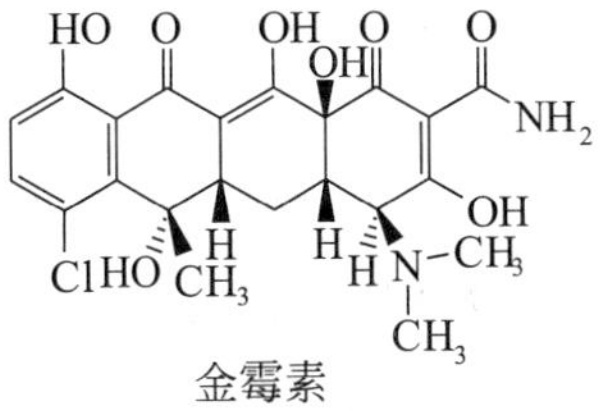　　　　　　　　　　　　金霉素

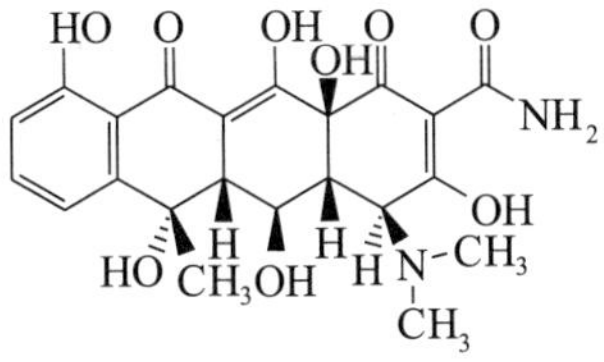

土霉素

对天然四环素的结构进行修饰，得到半合成的四环素类抗生素。如将 6 位叔醇基除去，得到多西环素（Doxycycline），抗菌活性增强，稳定性增加，继而对多西环素 6 位上的甲基进行去除、7 位引入二甲氨基则得到米诺环素（Minocycline），抗菌活性增强。

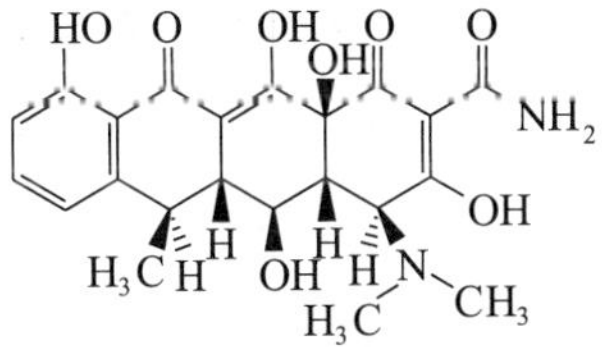

多西环素 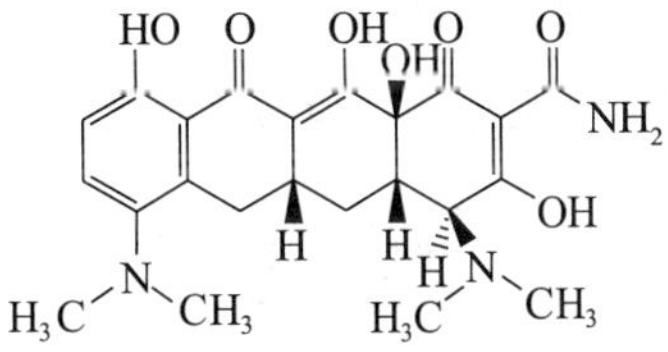　　　　　　　　　　　　米诺环素

四环素类抗生素含有共同的基本结构，因此具有类似的理化性质，均为黄色结晶性粉末，味苦，在水中溶解度很小。结构中含有酸性的酚羟基和烯醇型羟基、碱性的二甲氨基，故这类抗生素都是酸碱两性化合物，临床上常用其盐酸盐，如盐酸四环素胶囊、盐酸金霉素软膏、注射用盐酸多西环素等。

四环素类抗生素在干燥状态下比较稳定，但遇日光可变色，故需遮光保存。

在较强酸性（pH<2）条件下，四环素类抗生素易发生消除反应，脱去一分子水生成无活性橙黄色脱水异构物。

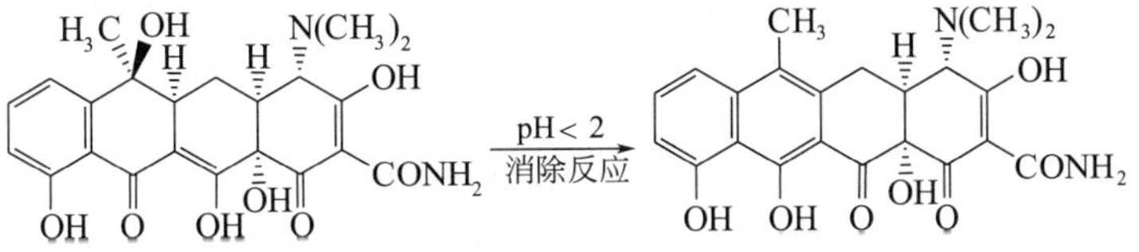

脱水异构物

在 pH2～6 条件下，四环素类抗生素 4 位上的二甲氨基可发生可逆的差向异构化生成差向异构物，抗菌活性降低，毒性增强。2001 年发生的"梅花 K"黄柏胶囊引发的中毒事件，就是因为在产品中非法添加了四环素，而所用的四环素其降解产物（特别是差向物和脱水物）远远超过国家允许的安全范围，结果患者服用后出现乏力、恶心、呕吐、消化道出血及肾小管损伤等症状。

差向异构物

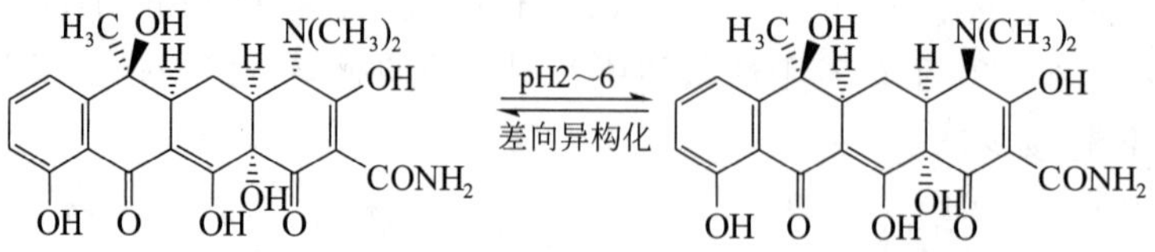

在碱性条件下，四环素类抗生素结构中的 6 位叔醇基能形成氧负离子，向 11 位上羰基发起分子内亲核进攻开环生成内酯异构物。

内酯异构物

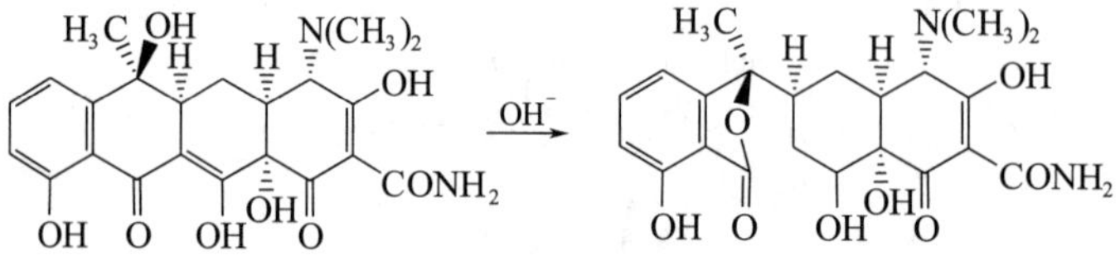

该类抗生素分子中 11 位含有羰基、12 位含有烯醇型羟基，在近中性条件下能与多种金属离子作用形成不溶性有色金属配合物。如与钙离子、镁离子形成不溶性的黄色钙盐或镁盐配合物，与铁离子形成红色配合物。因此，四环素类药物不宜与牛奶或富含微量金属离子的保健品同时服用；由于四环素类抗生素和钙离子形成的黄色配合物易沉积在牙齿上，小儿服用会发生牙齿变黄，孕妇服用后可通过胎盘影响胎儿期发育的乳牙牙色，甚至可能影响幼儿时期发育的恒牙牙色，即出现所谓“四环素牙”，因此儿童和孕妇应慎用该类药物。

不溶性有色金属配合物

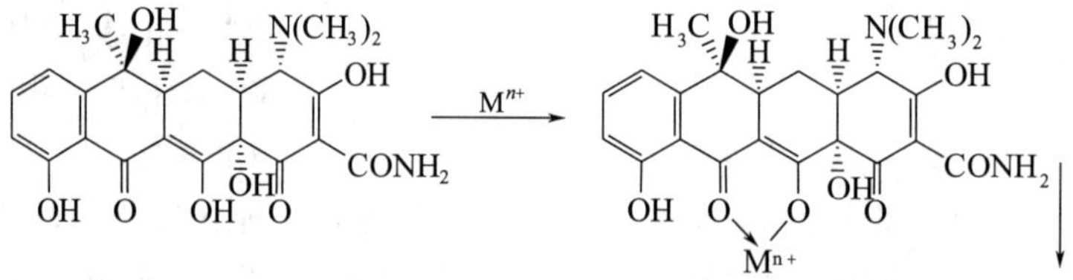

第五节　氯霉素及其衍生物

氯霉素是 1947 年由放线菌属的委内瑞拉链丝菌（*Streptomyces venezuelae*）产生的广谱抗生素，因结构相对简单，次年即用化学方法合成制得，现临床所用的氯霉素均由人工合成制得。

氯霉素　Chloramphenicol

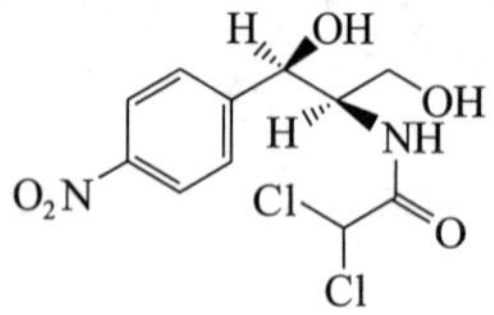

化学名为 D-苏式-(－)-*N*-[*α*-(羟基甲基)-*β*-羟基-对硝基苯乙基]-2,2-二氯乙酰胺。

本品为白色针状至微带黄绿色的针状、长片状结晶或结晶性粉末；微溶于水，易溶于甲醇、乙醇或丙二醇；熔点为 149～153℃。

本品分子中含有 2 个手性碳原子,有 4 个光学异构体,其中仅 D-苏式(－)有抗菌活性。其比旋度为+18.5°～+21.5°(5%无水乙醇溶液)。

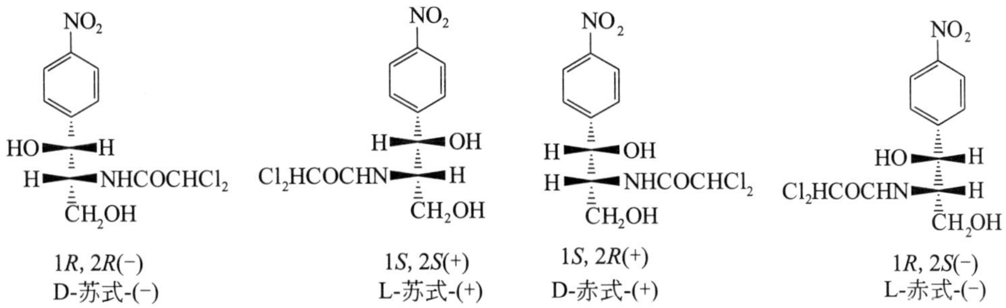

$1R, 2R(-)$
D-苏式-(-)

$1S, 2S(+)$
L-苏式-(+)

$1S, 2R(+)$
D-赤式-(+)

$1R, 2S(-)$
L-赤式-(-)

本品性质较稳定,尤其是对热稳定,干燥品存放 5 年仍可保持药效。在弱酸性和中性溶液(pH4.5～7.5)中亦较稳定,水溶液煮沸 5h 未见分解。但在强酸性(pH<2)条件下酰胺键则易水解,生成 4-硝基苯基-2-氨基-1,3-丙二醇和二氯乙酸;在醇制氢氧化钾溶液强碱性条件下加热,可水解生成 N-(2,2-二羟基乙酰基)-4-硝基苯基-2-氨基-1,3-丙二醇和无机氯化物,后者遇硝酸银试液即产生白色凝乳状沉淀。

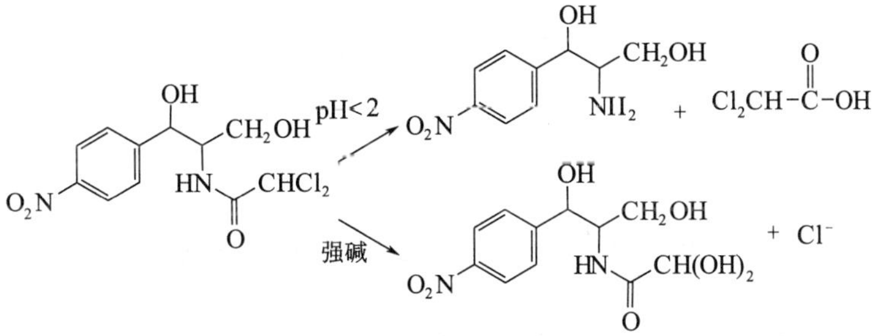

本品含有芳香硝基结构,经锌粉和氯化钙还原为羟胺化合物,在醋酸钠存在下与苯甲酰氯反应,生成的酰化物与三氯化铁试液作用,生成紫红色的配合物;按同一方法,但不加锌粉试验,应不显色,用于药典鉴别。

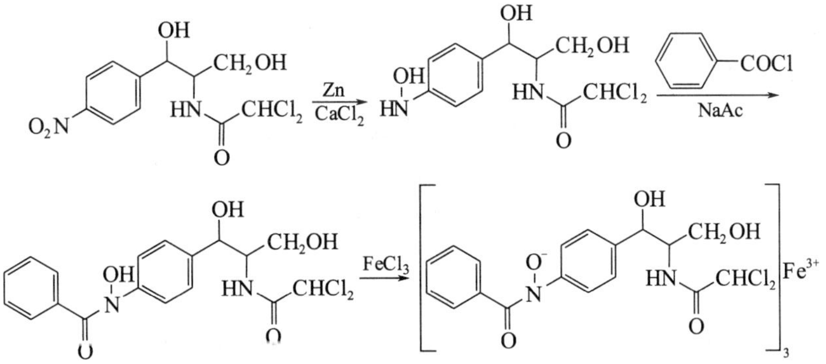

本品对革兰阳性菌和革兰阴性菌都有抑制作用,是治疗伤寒、副伤寒及斑疹伤寒的首选药,为其他抗生素无法比拟和取代的;本品有抑制骨髓造血功能,长期应用可能引起再生障碍性贫血,故用药时应定期检查血象。

为避免氯霉素的苦味,延长作用时间,减少毒性,对其进行结构修饰得到了酯类前药,如药典收载的棕榈氯霉素(Chloramphenicol Palmitate)和琥珀氯霉素(Chloramphenicol Succinate)。

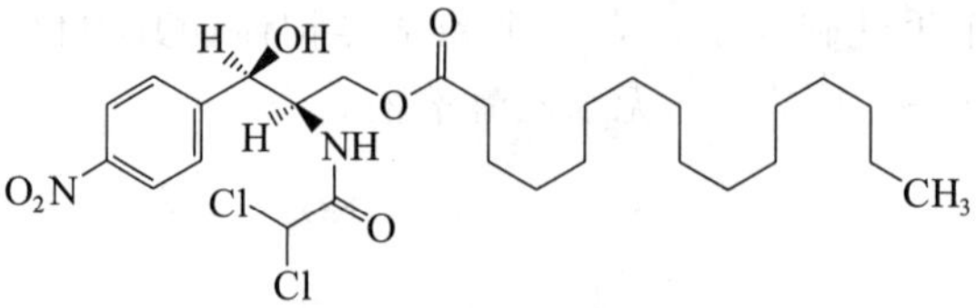

棕榈氯霉素

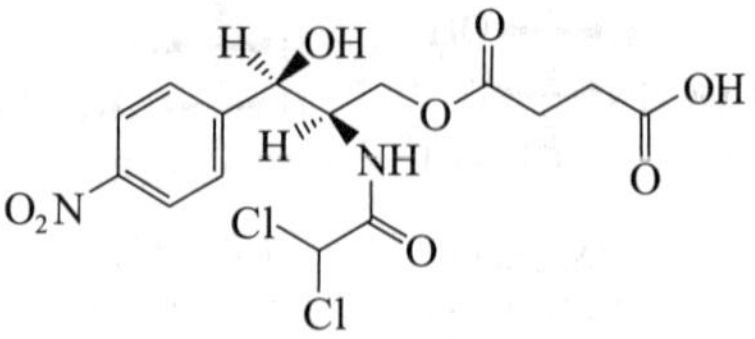

琥珀氯霉素

将氯霉素分子中的硝基用甲砜基取代即得到氯霉素的衍生物甲砜霉素（Thiamphenicol），其抗菌作用与氯霉素相同，消旋体与左旋体的抗菌作用基本一致，主要用于敏感菌所致呼吸道感染、尿路感染、败血症、脑膜炎、伤寒和副伤寒等。

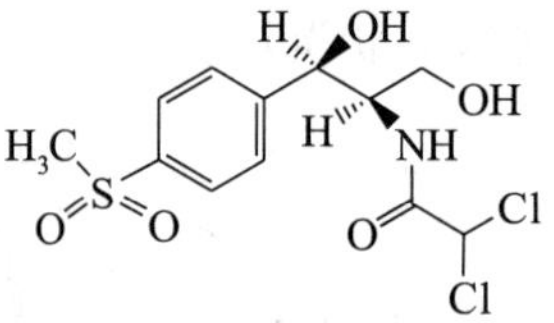

甲砜霉素

第六节　其他类抗生素

其他类抗生素种类较多，化学结构各不相同，本节仅介绍磷霉素、林可霉素及其衍生物、噁唑烷酮类抗生素。

一、磷霉素

磷霉素为链霉菌（*Streptomyces fradiae*）产生的抗生素，因结构简单已化学合成，临床用其钠盐供注射用。

磷霉素钠　Fosfomycin　Sodium

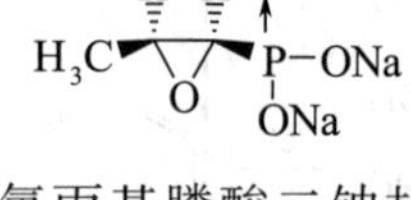

化学名为（−）-(1R,2S)-1,2-环氧丙基膦酸二钠盐。

本品为白色结晶性粉末，无臭，味咸；易溶于水，微溶于甲醇，几乎不溶于乙醇或乙醚。

本品分子中含有手性碳原子，药用品为左旋体，比旋度为 −4.2°～−5.5°（5％水溶液）。

本品的水溶液加高氯酸和高氯酸钠溶液，水浴加热，趁热加入钼酸铵和 1-氨基-2-萘酚-4-磺酸试液，摇匀，溶液即显蓝色，用于药典鉴别。

本品用于敏感的革兰阴性菌引起的皮肤软组织感染、肠道感染及泌尿道感染等；可与万古霉素合用治疗耐甲氧西林金葡菌感染；具有毒性较低、与其他抗生素无交叉耐药性等特点。

二、林可霉素及其衍生物

林可霉素（Lincomycin）是由链霉菌（*Streptomyces lincolnensis*）发酵产生，具有弱碱性，可与酸形成盐供药用；将林可霉素结构中的羟基以氯原子取代得到克林霉素，临床上用其盐酸盐供注射使用。

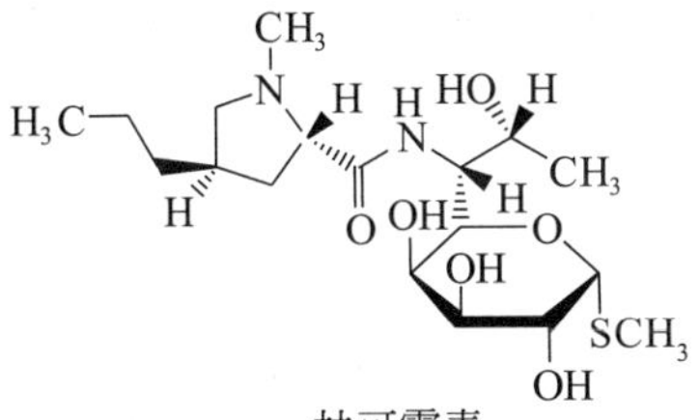

林可霉素

盐酸克林霉素 Clindamycin Hydrochloride

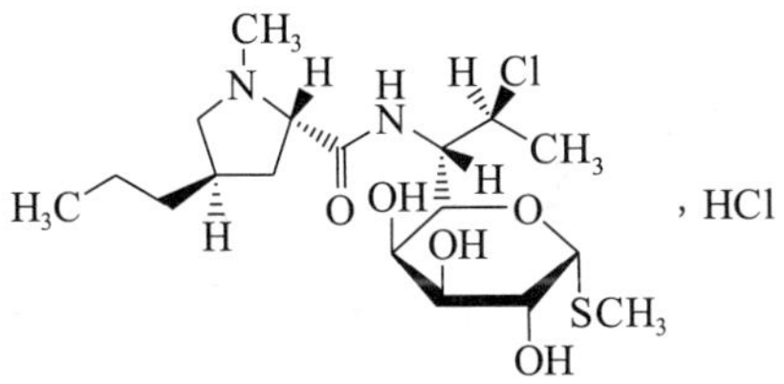

化学名为 7-氯-6，7，8-三脱氧-6-(1-甲基-反-4-丙基-L-2-吡咯烷甲酰氨基)-1-硫代-L-苏式-α-D-吡喃半乳辛糖甲苷盐酸盐。

本品为白色结晶性粉末，无臭；极易溶于水，易溶于甲醇或吡啶，微溶于乙醇，几乎不溶于丙酮。

本品具有多个手性碳原子，具有光学异构体，药用品为右旋体，比旋度为 +135°～+150°(4%水溶液)

本品化学稳定性较好，对光稳定，其水溶液稳定性与溶液 pH 相关，pH3.0～5.0 时最稳定。

本品的水溶液显氯化物的鉴别反应。

本品适用于链球菌属、葡萄球菌及厌氧菌所致的中度或重度感染。临床上除使用本品注射剂或口服制剂外，2015 年版药典新增收载克林霉素磷酸酯（Clindamycin Phosphate），该药进入机体后在血液碱性磷酸酯酶作用下水解为克林霉素发挥作用。

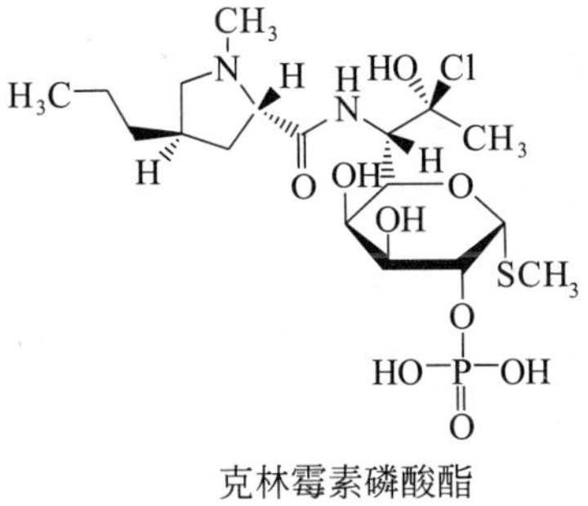

克林霉素磷酸酯

三、噁唑烷酮类抗生素

噁唑烷酮类抗生素是人工合成、新近上市的一类新型抗生素，其代表药物有利奈唑胺

（Linezolid）和磷酸泰地唑胺（Tedizolid Phosphate）。其中，利奈唑胺于 2000 年获 FDA 批准上市，2015 年 2 月，经国家食品药品监督管理总局批准利奈唑胺原料和利奈唑胺葡萄糖注射液在国内生产并用于临床，用于治疗革兰阳性球菌引起的感染，包括由耐甲氧西林金黄色葡萄球菌引起的疑似或确诊院内获得性肺炎、社区获得性肺炎、复杂性皮肤或皮肤软组织感染以及耐万古霉素肠球菌感染；磷酸泰地唑胺于 2014 年经 FDA 批准在美国上市，该药为一磷酸酯类前药，在体内可被磷酸酶迅速转化为具有生物活性的泰地唑胺，用于治疗敏感细菌引起的急性细菌性皮肤和皮肤结构感染。

利奈唑胺

磷酸泰地唑胺

（曹立群　於学良）

本章模拟范题

[A 型题]

1. β-内酰胺类抗生素的作用机制是（　　）。
   A. 干扰核酸的复制和转录　　B. 影响细胞膜的渗透性　　C. 抑制细菌细胞壁的合成
   D. 抑制二氢叶酸还原酶　　E. 抑制二氢叶酸合成酶
2. 克拉霉素属于哪种结构类型的抗生素（　　）。
   A. 大环内酯类　　B. 氨基糖苷类　　C. β-内酰胺类　　D. 四环素类　　E. 氯霉素类
3. 下列哪一类抗生素对第八对颅脑神经有损害作用可能导致药物性耳聋（　　）。
   A. 大环内酯类　　B. 四环素类　　C. 氨基糖苷类　　D. β-内酰胺类　　E. 氯霉素类
4. 治疗伤寒、副伤寒及斑疹伤寒的首选药是（　　）。
   A. 氨苄西林　　B. 氯霉素　　C. 金霉素　　D. 阿奇霉素　　E. 阿米卡星
5. 下列哪个药物属于单环 β-内酰胺类抗生素（　　）。
   A. 舒巴坦　　B. 氨曲南　　C. 克拉维酸　　D. 多尼培南　　E. 亚胺培南
6. 对于耐万古霉素的重度感染可选用的抗生素是（　　）。
   A. 氨苄西林　　B. 氯霉素　　C. 阿奇霉素　　D. 利奈唑胺　　E. 阿米卡星
7. 属于 β-内酰胺酶抑制剂的药物是（　　）。

A. 头孢拉定　　　B. 多西环素　　　C. 阿米卡星　　　D. 克拉维酸　　　E. 阿莫西林

8. 具有 [结构图] 结构的药物与下列何种药物的结构及临床用途相似（　　）。

A. 克拉霉素　　　B. 阿莫西林　　　C. 多西环素　　　D. 头孢氨苄　　　E. 甲砜霉素

9. 下列何种抗生素的水解产物能发生麦芽酚反应用于药典鉴别（　　）。

A. 庆大霉素　　　B. 链霉素　　　C. 阿米卡星　　　D. 卡拉霉素　　　E. 红霉素

10. 下列哪种药物为酸碱两性抗生素（　　）。

A. 氯霉素　　　B. 青霉素　　　C. 四环素　　　D. 庆大霉素　　　E. 头孢噻肟

11. 下列何种抗生素的水解产物能发生坂口反应用于药典鉴别（　　）。

A. 克拉霉素　　　B. 阿莫西林　　　C. 多西环素　　　D. 头孢氨苄　　　E. 链霉素

12. 属于氨基糖苷类抗生素的药物是（　　）。

A. 头孢氨苄　　　B. 阿米卡星　　　C. 红霉素　　　D. 氯霉素　　　E. 阿莫西林

13. 属于碳青霉烯类的药物是（　　）。

A. 亚胺培南　　　B. 多西环素　　　C. 氨曲南　　　D. 氯霉素　　　E. 罗红霉素

14. 舒他西林是由氨苄西林与舒巴坦以何种结构形式组成的前药（　　）。

A. 酰胺结构　　　B. 二酰亚胺结构　　　C. 内酰胺结构　　　D. 酯的结构　　　E. 双酯结构

15. 属于四环素类抗生素的是（　　）。

A. 多西环素　　　B. 庆大霉素　　　C. 苯唑西林　　　D. 克拉霉素　　　E. 氯霉素

16. 林可霉素与下列何种抗生素的化学结构相近及药理作用相同（　　）。

A. 克林霉素　　　B. 克拉霉素　　　C. 阿米卡星　　　D. 阿奇霉素　　　E. 多西环素

17. 属于β-内酰胺类抗生素的是（　　）。

A. 多西环素　　　B. 克拉霉素　　　C. 甲砜霉素　　　D. 庆大霉素　　　E. 苯唑西林

18. 不属于大环内酯类抗生素的是（　　）。

A. 阿奇霉素　　　B. 克拉霉素　　　C. 克林霉素　　　D. 氟红霉素　　　E. 麦迪霉素

19. 临床上不宜单独使用而是与其他药物联合应用产生协同作用的是（　　）。

A. 克拉维酸　　　B. 头孢拉定　　　C. 阿米卡星　　　D. 阿莫西林　　　E. 头孢氨苄

20. 含有顺反式异构体，药用品为顺式异构体，光照可使其向反式异构体转化的药物是（　　）。

A. 头孢拉定　　　B. 头孢唑啉　　　C. 头孢噻吩　　　D. 头孢磺啶　　　E. 头孢噻肟钠

[B型题]

[21~25]

A. 麦迪霉素　　　B. 阿度西林　　　C. 甲砜霉素　　　D. 庆大霉素　　　E. 土霉素

21. 属于氨基糖苷类抗生素的是（　　）。

22. 属于四环素类抗生素的是（　　）。

23. 属于大环内酯类抗生素的是（　　）。

24. 属于β-内酰胺类抗生素的是（　　）。

25. 属于氯霉素类抗生素的是（　　）。

[26~30]

A. 氯霉素　　　B. 氨苄西林　　　C. 舒巴坦　　　D. 四环素　　　E. 克拉维酸

26. 可发生聚合反应形成致敏性高聚物的是（   ）。
27. 在pH2~6酸性条件下易发生差向异构化的是（   ）。
28. 在pH<2酸性条件下易发生消除反应生成无活性橙黄色脱水物的是（   ）。
29. 孕妇服用后可通过胎盘影响胎儿期发育的乳牙牙色的是（   ）。
30. 第一个用于临床的β-内酰胺酶抑制剂是（   ）。

[31~35]
    A. 多西环素   B. 青霉素钠   C. 阿米卡星   D. 氯霉素   E. 林可霉素

31. 可抑制骨髓造血功能，用药时应定期检查血象的是（   ）。
32. 可引起过敏性休克，使用前需做皮试的是（   ）。
33. 可对肾脏产生毒性，老年患者用药应酌情减量并定期检查肾功能的是（   ）。
34. 可与金属离子形成不溶性的盐，不宜与牛奶及富含微量元素的保健品同时服用的是（   ）。
35. 在无水乙醇溶液中呈右旋性、在乙酸乙酯中则呈左旋性的是（   ）。

[X型题]
36. 属于氨基糖苷类抗生素的有（   ）。
    A. 阿米卡星   B. 四环素   C. 卡那霉素   D. 链霉素   E. 庆大霉素
37. 属于大环内酯类抗生素的有（   ）。
    A. 麦迪霉素   B. 阿奇霉素   C. 克林霉素   D. 罗红霉素   E. 乙酰螺旋霉素
38. 属于四环类抗生素的有（   ）。
    A. 金霉素   B. 土霉素   C. 多西环素   D. 米诺环素   E. 甲砜霉素
39. 结构中含有糖苷键的抗生素有（   ）。
    A. 氟红霉素   B. 阿奇霉素   C. 卡那霉素   D. 链霉素   E. 庆大霉素
40. 属于前药的抗生素有（   ）。
    A. 棕榈氯霉素   B. 舒他西林   C. 琥珀氯霉素   D. 林可霉素   E. 西司他丁

参考答案

A型题

| 1C | 2A | 3C | 4B | 5B | 6D | 7D | 8E | 9B | 10C |
| 11E | 12B | 13A | 14E | 15A | 16A | 17E | 18C | 19A | 20E |

B型题

| 21D | 22E | 23A | 24B | 25C | 26B | 27D | 28E | 29D | 30E |
| 31D | 32B | 33C | 34A | 35D |

X型题

    36ACDE   37ABDE   38ABCD   39ABCDE   40ABC

（曹立群）

第八章

维生素

维生素（vitamin）系指维持人类机体正常代谢和生理功能所必需的微量营养物质。维生素在人体生长、代谢及发育过程中发挥着极其重要的作用，一旦缺失或摄入过量，均可导致生理功能紊乱，代谢出现障碍，免疫能力失调或引发多种疾病。人体自身不能合成足以供机体需要的维生素，通常是从食物中摄取。

维生素数目繁多，化学结构迥异，且缺乏类缘性。人们通常根据发现维生素的先后顺序，将其命名为维生素 A、B 族维生素、维生素 C、维生素 D、维生素 E 及维生素 K 等；根据溶解度的不同将维生素分为脂溶性维生素和水溶性维生素两大类。

第一节 脂溶性维生素

脂溶性维生素（fat soluble vitamins）是指溶于多数有机溶剂而不溶于水的一类维生素，在食物中与脂类物质共存，并随脂类物质在肠道一同被吸收，患有肠道疾病如肠梗阻或长期腹泻者容易导致脂溶性维生素吸收减少，甚至引起脂溶性维生素缺乏症，但脂溶性维生素排泄较慢，摄入过多又容易蓄积，可能引起中毒。

脂溶性维生素主要包括维生素 A、维生素 D、维生素 E 及维生素 K 等。

一、维生素 A

维生素 A 又称为视黄醇（retinol），是人体维持视力并促进骨骼成长的一类重要的维生素。早在 1813 年，科学家就从植物中提取得到了 β-胡萝卜素（beta carotene），它可以在体内转化为维生素 A，因而被称为维生素 A 原或维生素 A 前体；1912~1914 年，科研人员从鱼肝油、蛋黄和黄油等脂溶性食物中提取得到一类能显著改善人体生理功能的脂溶性物质，该物质能促进老鼠的生长，一旦缺失老鼠体重则迅速下降，直到 1920 年该物质才被正式命名为维生素 A；1947 年，人工合成维生素 A 取得成功；1937 年和 1938 年，瑞士化学家和德国化学家因对 β-胡萝卜素和维生素 A 的研究贡献分别获得诺贝尔化学奖；1967 年，美国生物化学家因对维生素 A 及其衍生物与视觉关联的研究获得诺贝尔生理学或医学奖。

β-胡萝卜素

维生素 A 存在于动物的肝、奶、肉类及蛋黄中，尤其在鱼肝油中含量最为丰富。植物中仅含有 β-胡萝卜素，它可在小肠被酶作用得到两分子维生素 A。

维生素 A 结构是由环己烯和共轭壬四烯醇侧链两部分组成。从鱼肝油中分离得到的纯品维生素 A_1 的侧链末端为羟基，侧链上四个共轭双键均为反式；从淡水鱼肝中分离得到另一种维生素 A，即 3-脱氢视黄醇，称为维生素 A_2，较维生素 A_1 的环上多一个双键，生物活性仅为维生素 A_1 的 30%～40%；从视网膜分离得到的则为维生素 A_1 醛（retinal，视黄醛）。在体内，维生素 A_1 可以氧化成维生素 A_1 醛，活性不变，但当维生素 A_1 醛进一步氧化成维 A 酸（tretinoin，视黄酸）时，其活性及药理作用均有所变化，药典收载的维 A 酸的类别为角质溶解药和细胞诱导分化药，适用于治疗痤疮、银屑病及角化异常类的各种皮肤病，同时用于治疗急性早幼粒细胞白血病。

维生素 A_1

维生素 A_2

维生素 A_1 醛

维 A 酸

维生素 A 在化学结构上具有高度特异性。构效关系研究表明：①侧链上碳碳双键形成的顺反异构体对活性影响显著，其中以全反式构型活性最强，其他构型活性下降；②环己烯基是必需基团，环内增加双键数目或改变双键位置，活性均下降；③环己烯双键与侧链的四个双键必须共轭，否则活性消失；④侧链增长、缩短或双键氢化，活性降低或消失；⑤将侧链末端伯醇基制成酯或氧化为醛基，活性不变，但氧化变成羧基时，活性下降，部分药理作用改变。

药典收载的维生素 A 为维生素 A_1 的醋酸酯。

维生素 A 醋酸酯　Vitamin A

化学名为（全反式)-3,7-二甲基-9-(2,6,6-三甲基-1-环己烯-1-基)-2,4,6,8-壬四烯-1-醇-醋酸酯。

本品为淡黄色溶液或结晶与油的混合物（加热至 60℃应为澄明溶液），无臭；与三氯甲烷、乙醚、环己烷或石油醚混溶，微溶于乙醇，不溶于水。

本品含酯类结构，在酸或碱的催化下易水解，生成维生素 A 和醋酸；水解产物维生素

A 含有环己烯基和共轭多烯醇的侧链，对紫外线不稳定，易被空气氧化，初步氧化产物为无活性的环氧化物。为了延缓维生素 A 自动氧化反应的发生，故药典规定本品应装于铝制容器或其他适宜容器内，充氮气，密封，在凉暗处保存。

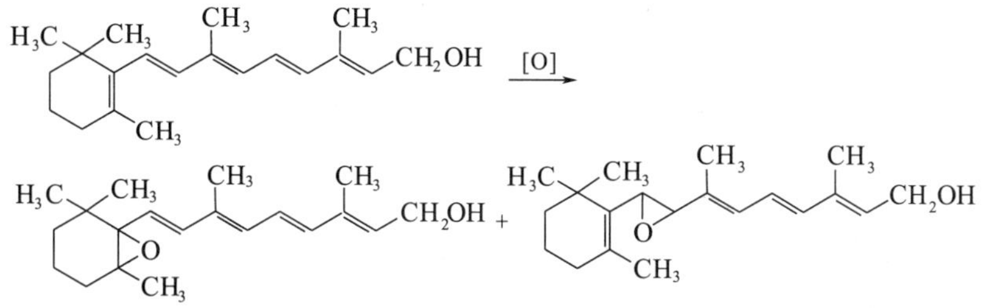

本品加三氯甲烷溶解，再加三氯化锑的三氯甲烷溶液，即显蓝色，渐变成紫红色；此反应称为 Carr-Price 反应，用于药典鉴别。

本品具有促进生长、维持上皮组织正常机能及参与视紫质合成等作用，主要用于维生素 A 缺乏症，如夜盲症、干眼病、角膜软化、皮肤粗糙等。

二、维生素 D

维生素 D 是一类具有抗佝偻病作用和促进钙磷吸收的维生素的总称。科学家最早分离出来的一种混合物曾被误认为是纯净物，并冠名为维生素 D_1，后经证实它是维生素 D_2 与光甾醇的复合物，因此与其他维生素类不同的是无维生素 D_1，临床所用的维生素 D 是指维生素 D_2 和维生素 D_3。

维生素 D 常与维生素 A 共存于鱼肝油中，此外鱼类脂肪组织、鱼子、蛋黄、乳汁、奶油等食物也富含维生素 D。植物油和酵母中含有麦角甾醇，在日光或紫外线照射下可转化为维生素 D_2；人和动物皮肤内贮存的 7-脱氢胆固醇，在日光或紫外线照射下，则可转化为维生素 D_3，因此麦角甾醇和 7-脱氢胆固醇均为维生素 D 原，日光浴和适当的户外活动可预防维生素 D 的缺乏。

麦角甾醇　　　　维生素D_2

7-脱氢胆固醇　　　　维生素D_3

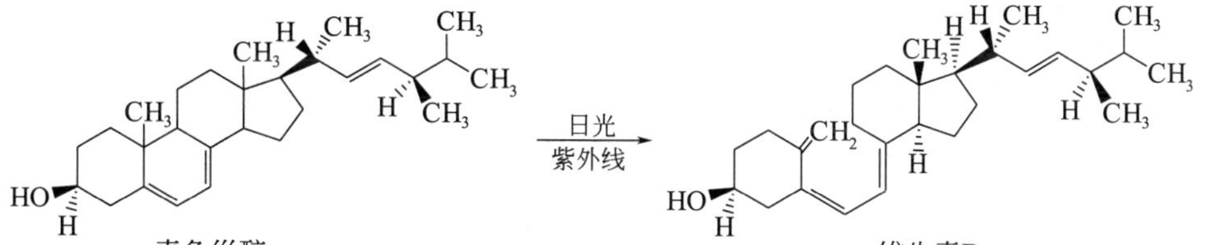

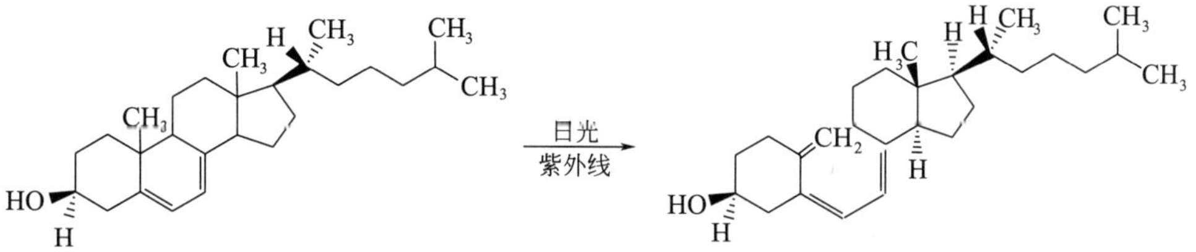

维生素 D_2 和维生素 D_3 类在化学结构上均为甾醇的开环衍生物，其中维生素 D_2 和维生素 D_3 分别为开环麦角甾和开环胆甾结构，两者差异在于维生素 D_2 比维生素 D_3 在侧链 22 位和 23 位多一个双键、24 位上多一个甲基。

维生素 D_2　Vitamin D_2

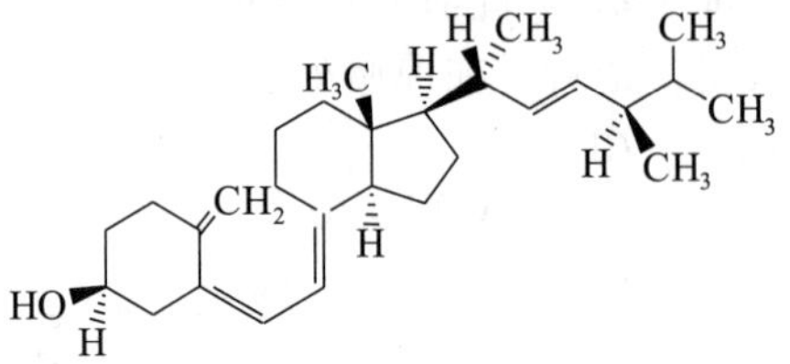

化学名为 9,10-开环麦角甾-5,7,10(19),22-四烯-3β-醇。

本品为无色针状结晶或白色结晶性粉末，无臭；极易溶于三氯甲烷，易溶于乙醇、乙醚或丙酮，略溶于植物油，不溶于水。

本品分子中含有多个手性碳原子，具有光学异构体，药用品为右旋体，比旋度为 $+102.5°\sim+107.5°$（4％无水乙醇溶液；应于容器开启后 30min 内取样，并在溶液配制后 30min 内测定）。

本品分子中含有多个双键，遇光及空气均易变质，生成无活性的超甾醇，故本品应遮光、充氮、密封，在冷处保存。

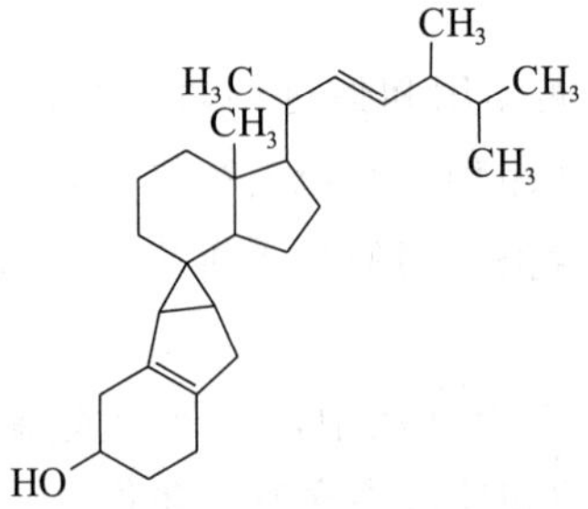

超甾醇

本品加三氯甲烷溶解后，加酸酐和硫酸振摇，初显黄色，渐变红色，迅即变为紫色，最后成绿色，用于药典鉴别。

本品能促进钙、磷代谢，调节小儿牙齿和骨骼的生长发育，主要用于预防和治疗佝偻病、骨质软化病及老年骨质疏松症等。本品除单独给药外，药典还收载本品与维生素 A 制成的复方制剂，如维生素 AD 滴剂、维生素 AD 胶丸或维生素 AD 软胶囊等，用于需要补充维生素 A 及维生素 D 的儿童。

维生素 D_3　Vitamin D_3

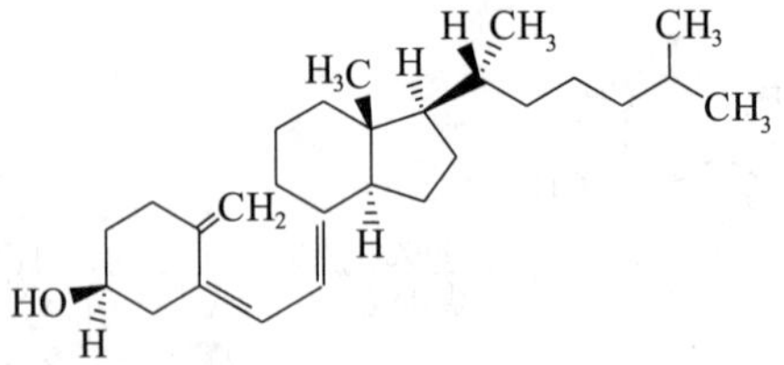

化学名为 9,10-开环胆甾-5,7,10(19)-三烯-3β-醇。

本品为无色针状结晶或白色结晶性粉末，无臭；极易溶于三氯甲烷、乙醇、乙醚或丙酮，略溶于植物油，不溶于水。

本品分子中含有多个手性碳原子，具有光学异构体，药用品为右旋体，比旋度为 $+105°\sim+112°$（5％无水乙醇溶液；应于容器开启后 30min 内取样，并在溶液配制后 30min 内测定）。

本品与维生素 D_2 化学结构的差别是其比维生素 D_2 在侧链上少一个甲基和一个双键，所以稳定性相对高于维生素 D_2，但由于仍有双键，遇光或空气易变质，故应遮光、充氮、密封，在冷处保存。

本品的三氯甲烷溶液加酸酐和硫酸振摇，溶液初显黄色，渐变红色，迅即变为紫色、蓝绿色，最后变为绿色，用于药典鉴别。

本品在人体内经肝脏首先被羟基化为骨化二醇（calcifediol，25-羟基维生素 D_3），再经肾脏羟基化代谢为活性较强的骨化三醇（calcitriol，$1\alpha,25$-二羟基维生素 D_3）。其中，骨化三醇以多种剂型直接用于临床，用于绝经后骨质疏松、低血磷性维生素 D 抵抗型佝偻病或维生素 D 依赖性佝偻病等。

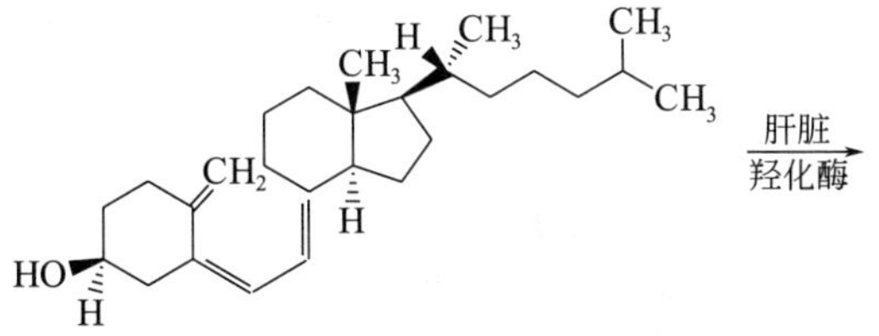

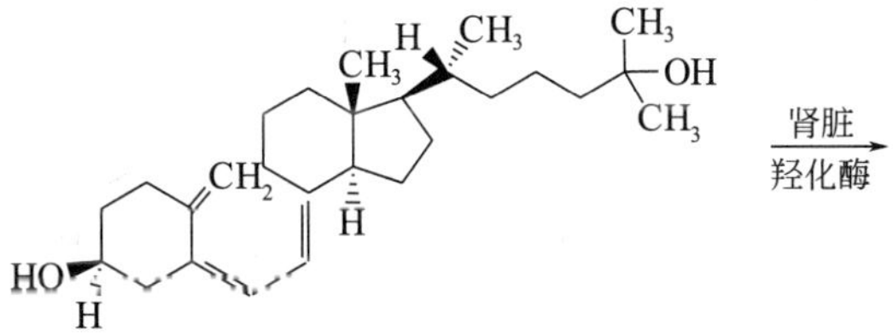

骨化二醇

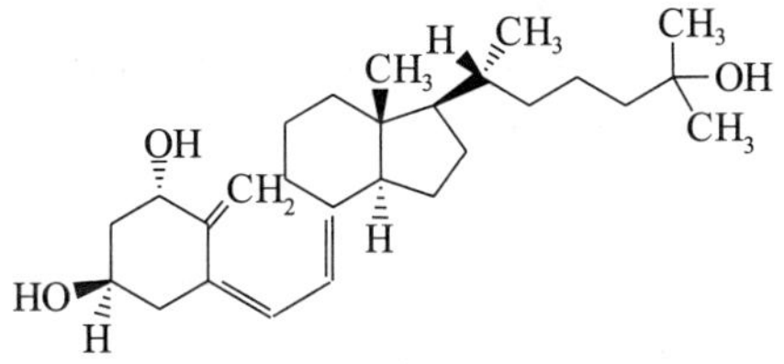

骨化三醇

受维生素 D_3 代谢得到活性产物的启示，科学家直接以维生素 D_2 为原料合成得到了骨化三醇，以维生素 D_3 为原料合成得到了阿法骨化醇（alfacalcidol），其中阿法骨化醇被中国药典收载。

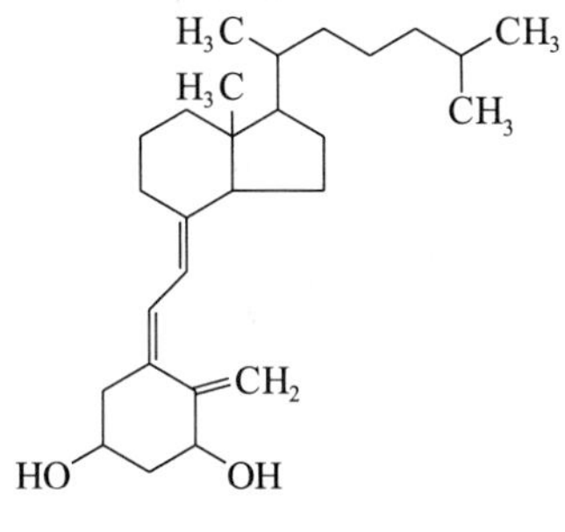

阿法骨化醇

本品临床用途与维生素 D_2 相同，能提高机体对钙和磷的吸收，促进机体生长和骨骼钙化，促进牙齿健全。成人和儿童体内的肝脏和肾脏羟化酶活性较大，服用维生素 D_3 即能产生活性代谢物而显效；老年人肝脏和肾脏羟化酶活性小，故宜给予骨化三醇或阿法骨化醇，两者常以胶丸、片剂或软胶囊剂用于临床。

三、维生素 E

维生素 E 是与生育功能相关的一类维生素总称,其基本结构为苯并二氢吡喃衍生物,因结构中都含有酚羟基,故亦称生育酚。

自然界存在的维生素 E 共有 8 种同系物。按化学结构可分为生育酚和生育三烯酚两类。将苯并二氢吡喃衍生物 2 位含有 16 个碳原子饱和侧链的称为生育酚,含有碳碳双键不饱和侧链的称为生育三烯酚。

α-生育酚：$R^1 = CH_3$　　$R^2 = CH_3$
β-生育酚：$R^1 = CH_3$　　$R^2 = H$
γ-生育酚：$R^1 = H$　　$R^2 = CH_3$
δ-生育酚：$R^1 = H$　　$R^2 = H$

α-生育三烯酚：$R^1 = CH_3$　　$R^2 = CH_3$
β-生育三烯酚：$R^1 = CH_3$　　$R^2 = H$
γ-生育三烯酚：$R^1 = H$　　$R^2 = CH_3$
δ-生育三烯酚：$R^1 = H$　　$R^2 = H$

天然维生素 E 以 α-生育酚活性最强,为右旋体,人工合成品为消旋体,其生物活性仅为右旋体的 40%,由于维生素 E 易被空气氧化,故多制成维生素 E 醋酸酯使用,药典上收载的维生素 E 为合成型或天然型维生素 E 醋酸酯。

维生素 E 醋酸酯　Vitamin E　Acetate

合成型

天然型

合成型维生素 E 化学名为（±）-2,5,7,8-四甲基-2-(4,8,12-三甲基十三烷基)-6-苯并二氢吡喃醇醋酸酯或 dl-α-生育酚醋酸酯；天然型维生素 E 的化学名为（+）-2,5,7,8-四甲基-2-(4,8,12-三甲基十三烷基)-6-苯并二氢吡喃醇醋酸酯或 d-α-生育酚醋酸酯。

本品为微黄色至黄色或黄绿色的澄清的黏稠液体,几乎无臭；遇光色渐变深；天然型放置会固化，25℃左右熔化。

本品易溶于无水乙醇、丙酮、乙醚或植物油，不溶于水；折射率为 1.494～1.499。

本品具有醋酸酚酯结构，当与氢氧化钾溶液共热时，水解生成的 α-生育酚与三氯化铁试液作用，生成红色的对生育醌和 Fe^{2+}，Fe^{2+} 再与 2,2'-联吡啶作用，生成血红色配合物。

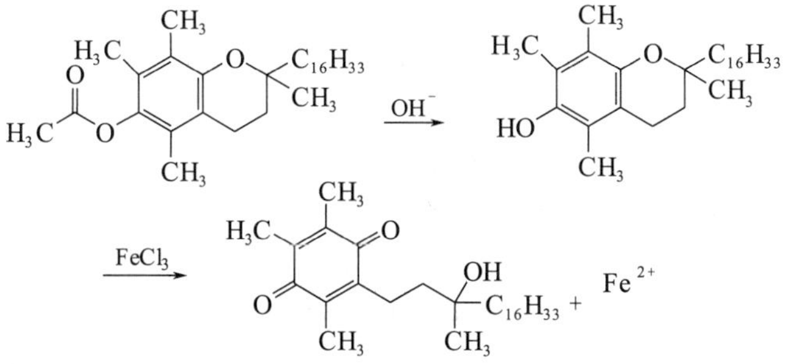

生育醌

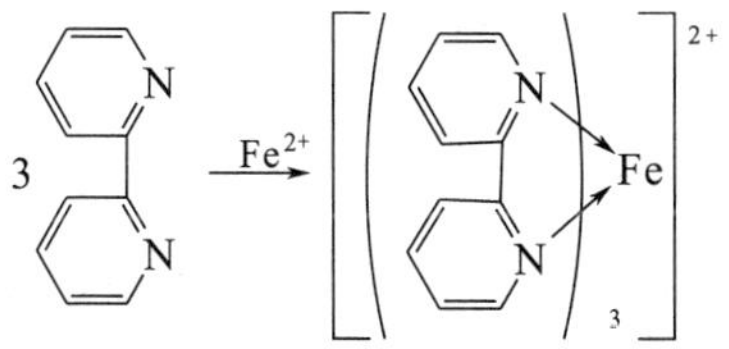

本品水解产物 α-生育酚极易被氧化，生成生育红呈显红色。如本品加无水乙醇溶解，加硝酸后 75℃加热约 15min，溶液显橙红色，用于药典鉴别。

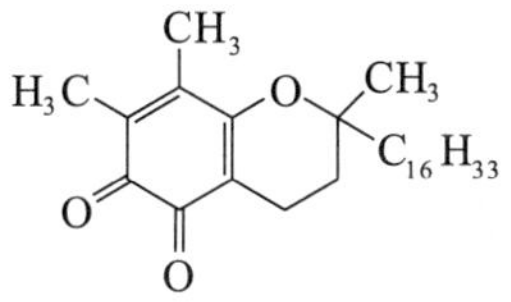

生育红

本品通常比一般药物的还原性强，且符合安全、无毒和不影响主药疗效等抗氧剂的条件，故可用作这些易还原的脂溶性药物的抗氧剂。

维生素 E 与另一种人体必需的维生素——烟酸制成酯类前药维生素 E 烟酸酯（Vitamin E Nicotinicate），为一种微循环活化剂，进入体内在酯酶的作用下，水解释放出维生素 E 和烟酸，用于高脂血症及动脉粥样硬化的防治。

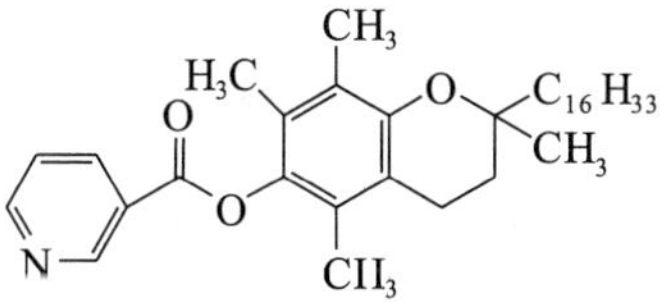

维生素E烟酸酯

本品具有抗氧化作用，保护细胞膜上不饱和脂肪酸免受自由基的攻击，维持细胞的完整性，故有"细胞保护因子"和"美容骄子"等美誉，具有延缓衰老和美容一说，不过尚待进一步研究予以证实。

本品主要用于习惯性流产和不孕症的辅助治疗。本品软胶囊多用于老年人心脑血管疾病的预防。

四、维生素 K

维生素 K 是一类具有凝血功能的维生素总称。目前发现的共有 7 种,即维生素 K_1 ~维生素 K_7。维生素 K_1 广泛存在于绿色植物中,维生素 K_2 可由人体肠道细菌产生,并被机体吸收利用,所以成人一般不易出现维生素 K 缺乏,但若长期应用广谱抗菌药导致肠内菌群失调,细菌合成维生素 K 减少,成人也可能出现维生素 K 缺乏症,新生儿肠道无细菌,则易发生维生素 K 缺乏而引起新生儿出血。

在化学结构上,维生素 K_1 ~维生素 K_7 都具有 2-甲基萘的基本结构。其中,维生素 K_1 ~维生素 K_3 为 2-甲基-1,4-萘醌的衍生物,维生素 K_4 为甲萘酚双醋酸酯结构,维生素 K_5 ~维生素 K_7 则是甲萘胺的衍生物。具有临床应用价值的主要是维生素 K_1、维生素 K_2、维生素 K_3 及维生素 K_4,其中维生素 K_1 的作用同于维生素 K_3,但作用较维生素 K_3 迅速,且较持久;维生素 K_3 因结构中含有磺酸钠盐,故其是脂溶性维生素中的一个特例,易溶于水,常制成注射剂用于维生素 K 缺乏所引起的出血性疾病;维生素 K_4 则通常制成片剂供口服。药典上收载的是维生素 K_1 及其注射剂。

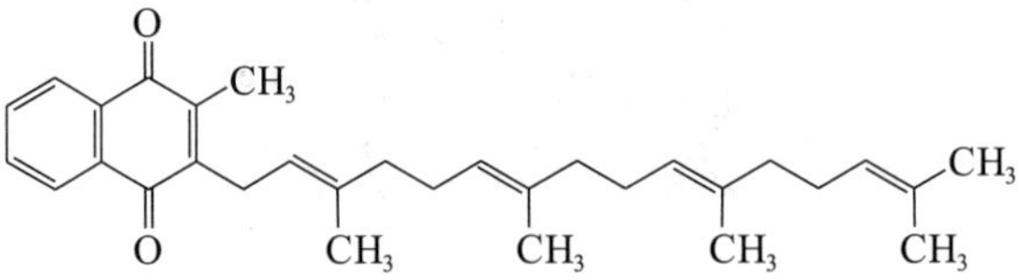

维生素 K_2

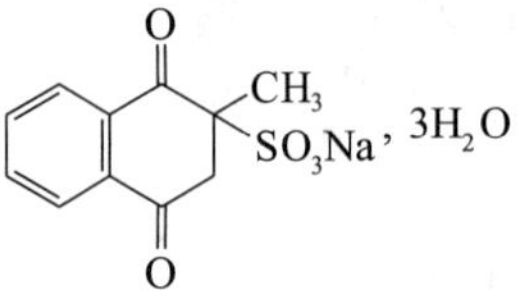

维生素 K_3

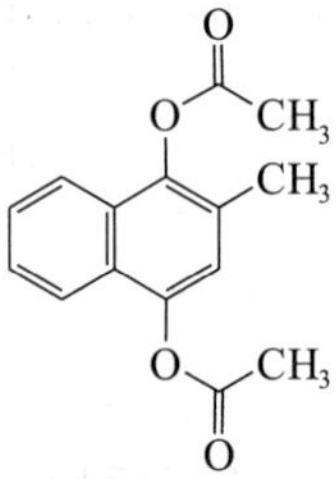

维生素 K_4

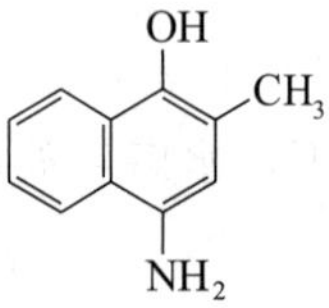

维生素 K_5

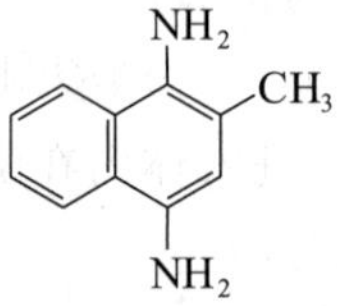

维生素 K_6

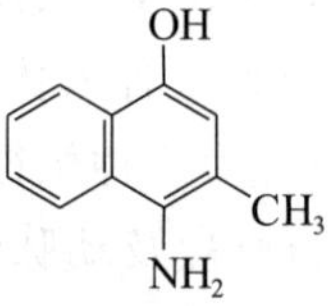

维生素 K_7

维生素 K_1 Vitamin K_1

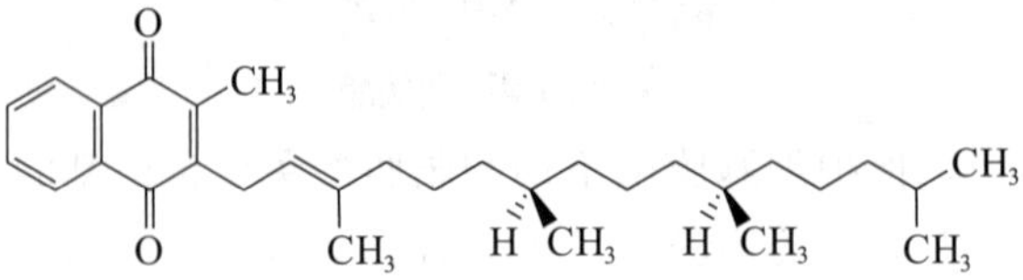

化学名为 2-甲基-3-(3,7,11,15-四甲基-2-十六碳烯基)-1,4-萘二酮的反式和顺式异构体的混合物。

本品为黄色至橙色澄清的黏稠液体,无臭或几乎无臭;易溶于三氯甲烷、乙醚或植物油，略溶于乙醇，不溶于水；折射率为 1.525～1.528。

本品侧链结构 2,3 位上有一双键，存在几何异构。天然维生素 K_1 为反式构型，合成品为顺式和反式异构体的混合物，因顺式异构体几乎没有生理活性，故药典将其视为特殊杂质，规定“顺式异构体”的含量不得超过 21.0%（HPLC 法）。

本品在空气中较稳定，遇热也稳定，但易受紫外线照射破坏，故应遮光，密封保存。

本品的甲醇溶液遇氢氧化钾甲醇溶液变为绿色，置热水浴中加热后变为深紫色，放置后显红棕色，用于药典鉴别。

本品能参与肝内凝血酶原等凝血因子的合成，用于维生素 K 缺乏引起的出血，如梗阻性黄疸、胆瘘、慢性腹泻等所致出血，香豆素类、水杨酸钠等所致的低凝血酶原血症，新生儿出血以及长期应用广谱抗生素所致的体内维生素 K 缺乏等。

第二节　水溶性维生素

水溶性维生素（water soluble vitamins）是指在水中能够溶解的一类维生素。相对脂溶性维生素而言，大多数水溶性维生素在体内代谢快、易排泄，偶尔摄取过量并不易积蓄中毒，一旦缺失则易引发疾病。水溶性维生素主要包括 B 族维生素和维生素 C 等。

一、B 族维生素

B 族维生素主要包括维生素 B_1、维生素 B_2、烟酸（Nicotinic Acid，维生素 B_3）、维生素 B_4（Vitamin B_4，旧称腺嘌呤）、泛酸（Pantothenic acid，维生素 B_5）、维生素 B_6、生物素（Biotin，维生素 B_7）、叶酸（Folic Acid）及维生素 B_{12}（Vitamin B_{12}）等。

烟酸

维生素B_4

泛酸

生物素

叶酸

维生素B_{12}

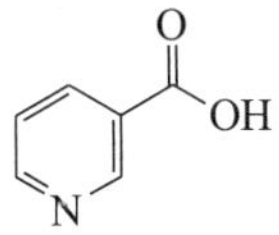

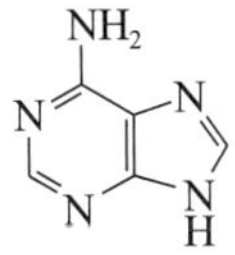

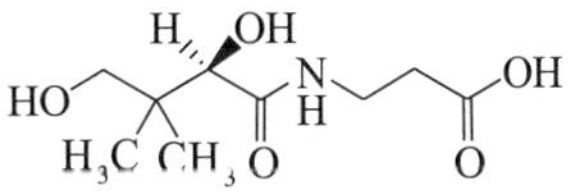

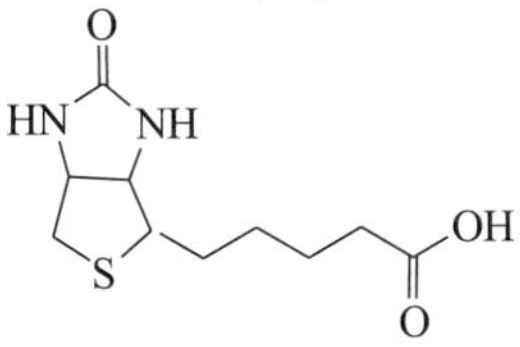

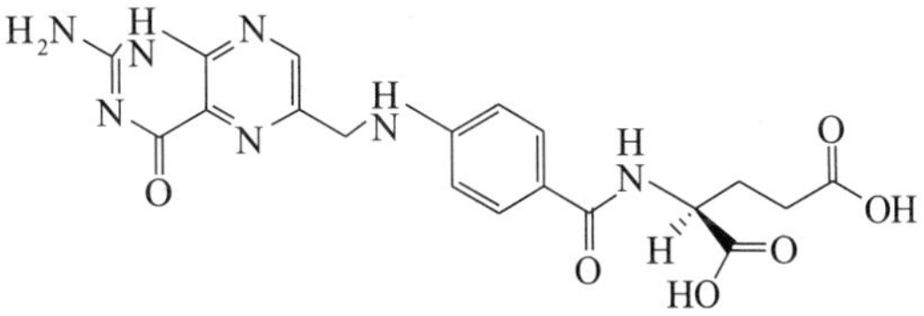

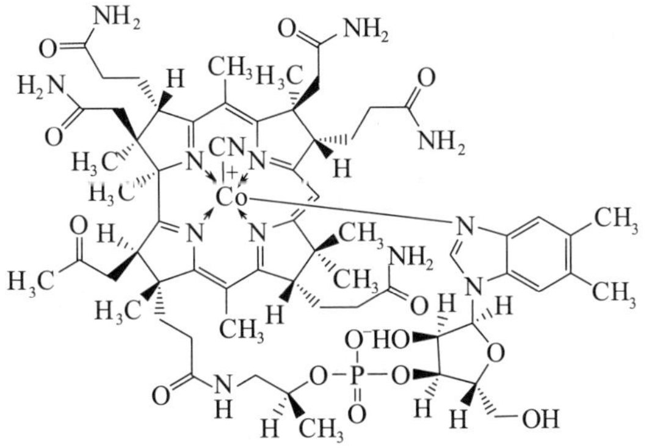

大多数水溶性维生素在体内都作为辅酶或辅基的组成部分发挥作用。烟酸又称维生素PP，是人体必需的13种维生素之一，在体内转化为烟酰胺，烟酰胺是辅酶Ⅰ和辅酶Ⅱ的组成部分，参与体内脂质代谢、组织呼吸的氧化过程和糖类无氧分解的过程；维生素 B_4 是核酸的组成成分，参与遗传物质的合成，促进白细胞增生，用于防治各种原因引起的白细胞减少症，特别是用于肿瘤化学治疗时引起的白细胞减少症；泛酸是辅酶A的组成部分，在维护头发、皮肤及血液健康方面扮演重要角色；生物素又叫维生素H或辅酶R，是脂肪和蛋白质正常代谢不可或缺的物质，也是秃头一族的救星，可防止落发和预防现代人常见的少年白发；叶酸又称维生素M，具有制造抗体的功能，缺乏叶酸则易造成核酸合成障碍，快速分裂的细胞易受影响，可导致巨红细胞贫血；维生素 B_{12} 又称钴胺素或氰钴胺，是一种含钴卟啉类结构的B族维生素，参与体内甲基转换及叶酸代谢，用于防治维生素 B_{12} 缺乏造成的恶性贫血和其他营养性巨细胞型贫血。

维生素 B_1 Vitamin B_1

化学名为氯化4-甲基-3-[(2-甲基-4-氨基-5-嘧啶基)甲基]-5-(2-羟基乙基)噻唑鎓盐酸盐，又名盐酸硫胺。

本品为白色结晶或结晶性粉末，有微弱的特臭，味苦；易溶于水，微溶于乙醇，不溶于乙醚。

本品具有很强的吸湿性，其干燥品在空气中迅即吸收约4%的水分；药典规定检查本品"干燥失重"不得超过5%。

本品固体在干燥环境中性质稳定，如在密闭容器中长期放置或于100℃加热24h均无明显变化。水溶液在酸性环境下也相对稳定，药典规定本品pH应为2.8～3.3；在碱性条件下，噻唑环则易开环生成硫醇型钠盐化合物而失效，故本品忌与碱性药物配伍使用。

本品水溶液在pH5.0～6.0时，遇亚硫酸氢钠或碳酸氢钠可发生分解反应，故本品注射液不能用碳酸氢钠或亚硫酸氢钠作为稳定剂。

本品的碱性溶液可被铁氰化钾试液氧化，生成的硫色素溶于正丁醇中显强烈的蓝色荧光，加酸酸化后荧光即消失，加碱碱化后荧光复现，用于药典鉴别。

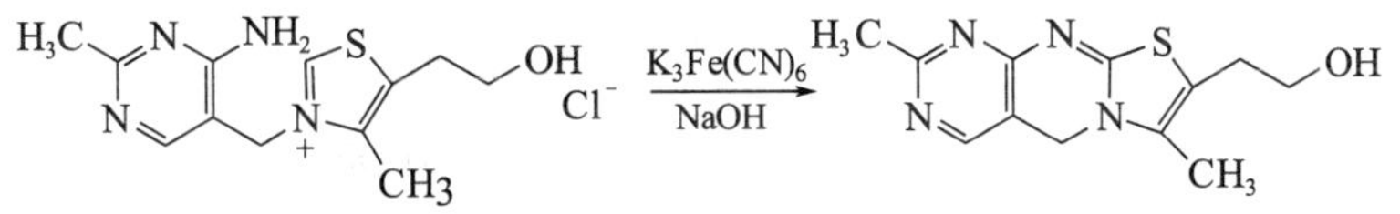

本品结构中具有含氮杂环，可与某些生物碱沉淀剂作用生成有色沉淀或产生特殊晶体，如与碘化汞钾试液反应生成淡黄色沉淀；与碘试液反应生成红色沉淀；与三硝基苯酚试液作用则生成扇形结晶。

本品口服吸收相对较慢、体内易被酶破坏失效，因此人们合成了一些硫胺类代用品并用于临床，如呋喃硫胺（Fursutiamine），又称为长效硫胺，作用同维生素 B_1，但疗效较持久，毒性较低。苯磷硫胺（Benfotiamine）是维生素 B_1 的脂溶性衍生物，微溶于水，改善了水溶性维生素 B_1 生物利用度低的缺点，苯磷硫胺已在美国、日本及欧洲等地广泛上市，且国外相继报道该药还可防止由于糖尿病并发的心力衰竭和视网膜病变及治疗阿尔茨海默病等。

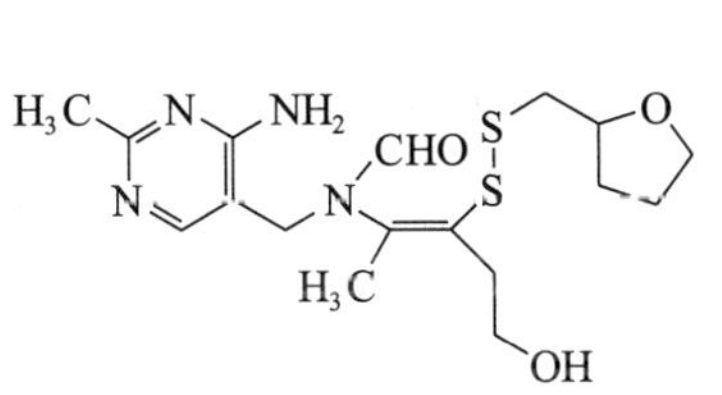

本品具有维持糖代谢、神经传导和消化系统功能的作用，主要用于防治因维生素 B_1 缺乏所致的脚气病、多发性神经炎及消化不良等疾病。

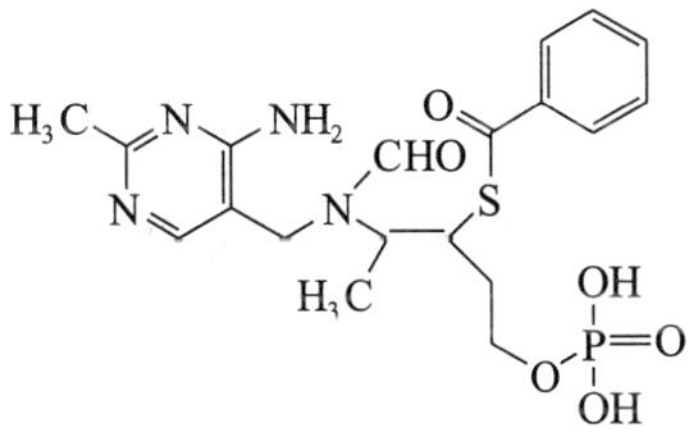

维生素 B_2 Vitamin B_2

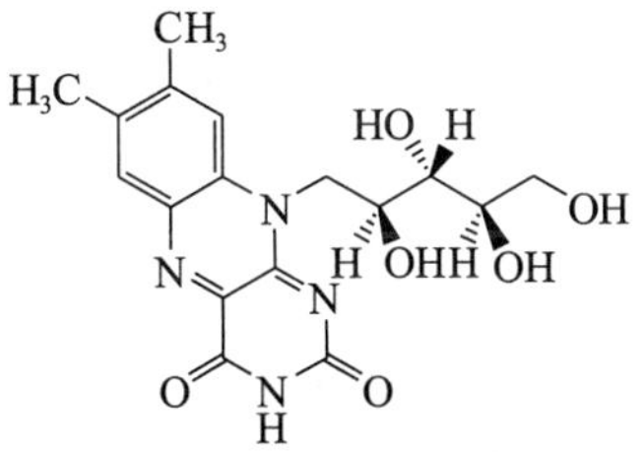

化学名为 7,8-二甲基-10[(2S,3S,4R)-2,3,4,5-四羟基戊基]-3,10-二氢苯并蝶啶-2,4-二酮，又名核黄素。

本品为橙黄色结晶性粉末，微臭；几乎不溶于水、乙醇、三氯甲烷或乙醚。

本品含有手性碳原子，具有光学异构体，药用品为左旋体，比旋度为 $-115°\sim-135°$（0.05mol/L 氢氧化钠溶液，于溶液配制后 30min 内依法测定）。

本品为两性化合物，可溶于酸和碱，其饱和水溶液的 pH 约为 6。

本品水溶液在透射光下显淡黄绿色并伴有强烈的黄绿色荧光；分成两份，一份加无机酸或碱溶液，荧光即消失；另一份加连二亚硫酸钠结晶少许，摇匀后，黄色即消退，荧光亦消失，用于药典鉴别。

本品对光极不稳定，在中性或酸性溶液中分解为光化色素，在碱性溶液中则分解为感光黄素；药典规定检查特殊杂质"感光黄素"（紫外-可见分光光度法）。

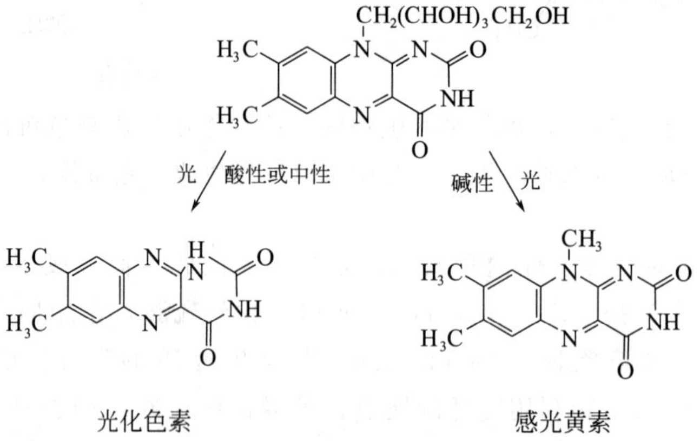

光化色素

感光黄素

本品具有氧化还原性，即本品遇铬酸或高锰酸钾等强氧化剂时能被氧化；遇连二亚硫酸钠、维生素 C 等强还原剂时则被还原，生成无荧光的二氢核黄素，此还原产物在空气中又可自动氧化生成核黄素而呈显荧光。

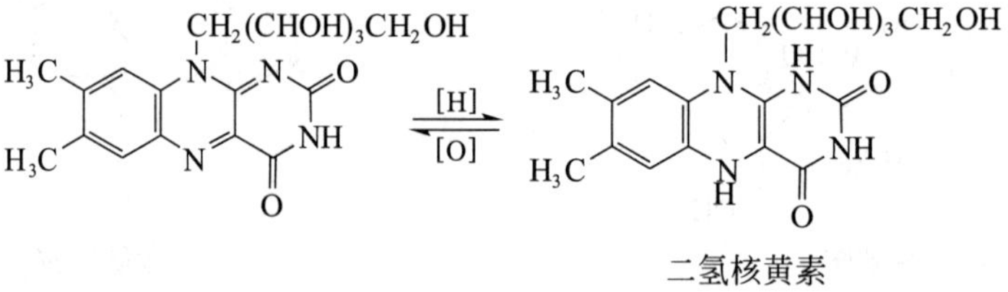

二氢核黄素

本品虽隶属水溶性维生素类，但几乎不溶于水，常加入烟酰胺作为助溶剂或制成衍生物核黄素磷酸钠（Riboflavin Sodium Phosphate），供注射使用。

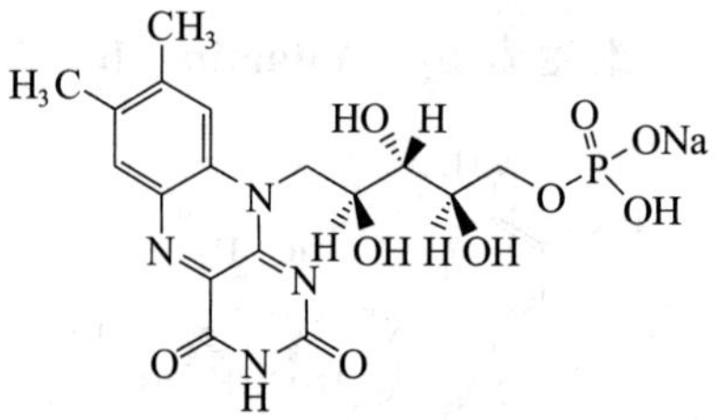

核黄素磷酸钠

本品主要用于黏膜及皮肤炎症，如唇炎、脂溢性皮炎、结膜炎及阴囊炎等维生素 B_2 缺乏症。

维生素 B_6 Vitamin B_6

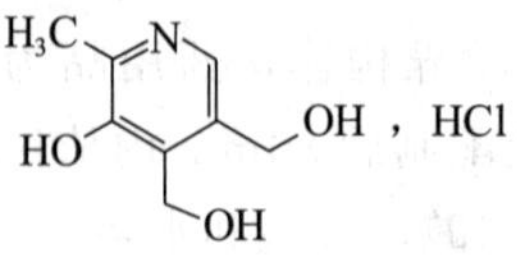

化学名为 6-甲基-5-羟基-3,4-吡啶二甲醇盐酸盐，又名盐酸吡多辛。

在自然界存在的维生素 B_6 除吡多辛外，还有吡多醛和吡多胺，三者在体内可以相互转化，由于最初分离得到的是吡多辛，故现一般以吡多辛作为维生素 B_6 的代表。

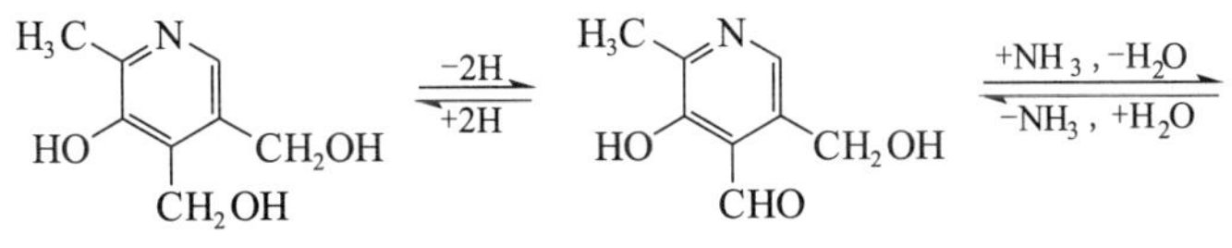

$$\text{吡多辛} \underset{+2H}{\overset{-2H}{\rightleftharpoons}} \text{吡多醛} \underset{-NH_3, +H_2O}{\overset{+NH_3, -H_2O}{\rightleftharpoons}}$$

$$\text{(席夫碱中间体)} \underset{-2H}{\overset{+2H}{\rightleftharpoons}} \text{吡多胺}$$

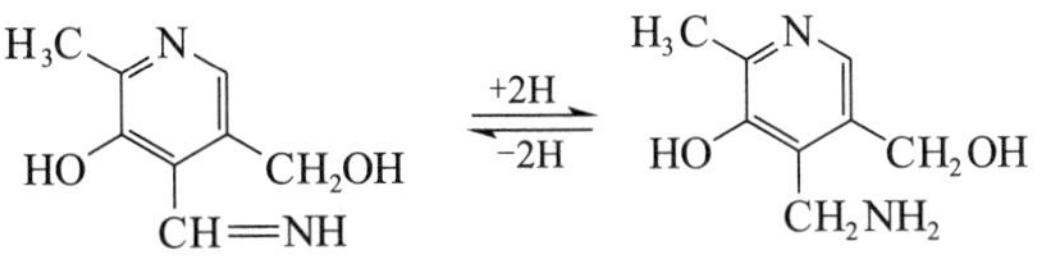

本品为白色或类白色的结晶或结晶性粉末,无臭;易溶于水,微溶于乙醇,不溶于三氯甲烷或乙醚。

本品具有升华性;干燥品对空气和日光稳定,水溶液在酸性溶液中较稳定,但在碱性溶液中遇光则渐变质,故应遮光,密封保存。

本品遇三氯化铁试液呈红色,所以在制备本品注射液时,不能用含微量铁盐的砂芯过滤。

本品与氯亚氨基-2,6-二氯醌试液作用生成蓝色化合物,几分钟后蓝色消失,并转变为红色;此外,本品亦能与硼酸反应,但形成的配合物不再与氯亚氨基-2,6-二氯醌试液作用,药典借此反应用于本品鉴别。即将本品的水溶液分置甲、乙两支试管中,各加硼酸钠溶液,甲管中加水,乙管中加硼酸溶液,混匀,两管迅速各加氯亚氨基-2,6-二氯醌试液,甲管中显蓝色,几分钟后变为红色,乙管中不显蓝色。

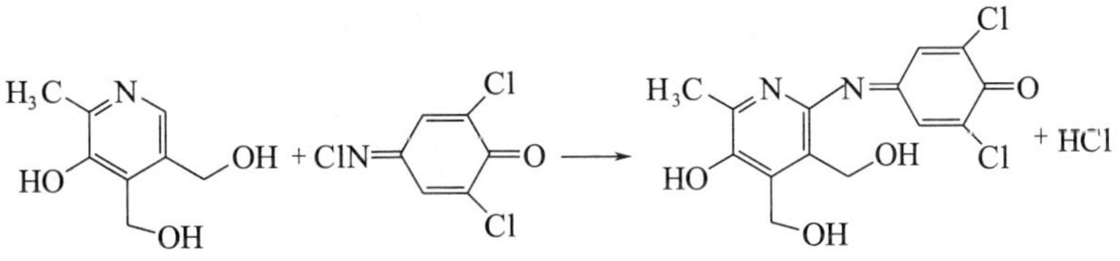

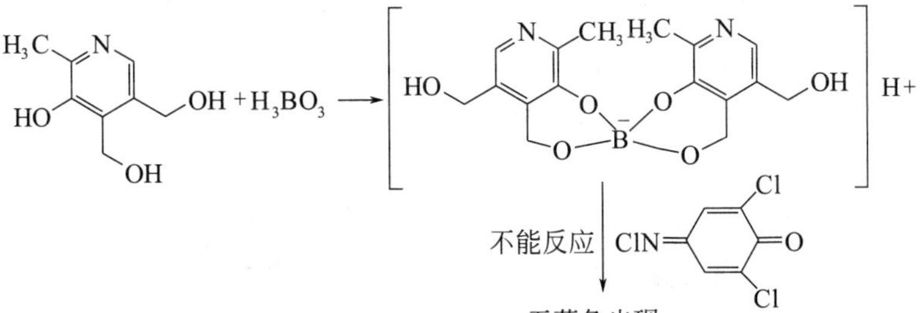

吡多醛和吡多胺都不与硼酸反应形成如上配合物,因此在硼酸存在下,吡多醛和吡多胺均与氯亚氨基-2,6-二氯醌试液反应显蓝色。

本品主要用于治疗妊娠呕吐、放射治疗所致的恶心及脂溢性皮炎等。

二、维生素 C

维生素 C 具有抗坏血酸的生物活性,在氧化还原代谢反应中起调节作用,富含维生素 C 的食物主要有苹果、西红柿、山楂、猕猴桃、草莓、菜花等新鲜蔬菜和水果。

维生素 C　Vitamin　C

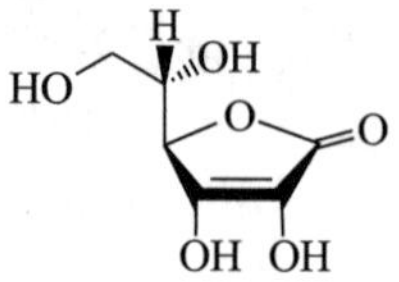

化学名为 L-抗坏血酸。

本品用生物发酵法制得，以 D-山梨醇为原料，经黑醋酸菌生物氧化，生成 L-山梨糖，经假单胞菌生物氧化，生成 2-酮-L-古罗糖酸，再经烯醇化及内酯化即得。

L-山梨糖　　2-酮-L-古罗糖酸

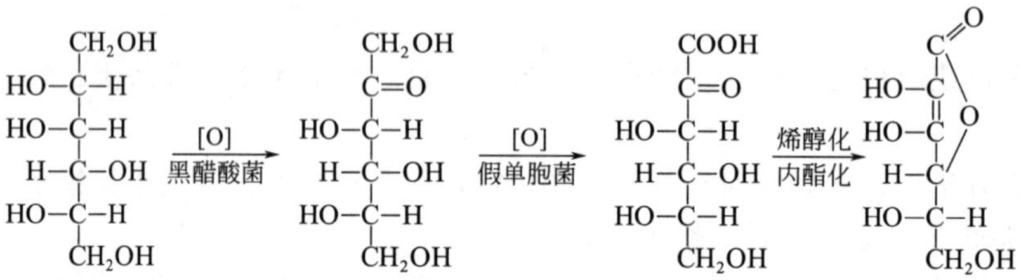

本品为白色结晶或结晶性粉末，无臭，味酸；久置色渐变微黄；易溶于水，略溶于乙醇，不溶于乙醚或三氯甲烷。熔点为 190～192℃（熔融时同时分解）；比旋度为＋20.5°～＋21.5°(10％水溶液)。

本品结构中含有 2 个手性碳原子，故具有 4 个光学异构体，其中以 L-(＋）抗坏血酸活性最强，D-(－）异抗坏血酸的活性仅为其 1/20，其余两种几无活性。

L- (+)抗坏血酸

D- (−)抗坏血酸

D- (−)异抗坏血酸

L- (+)异抗坏血酸

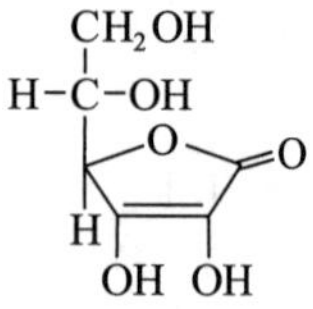

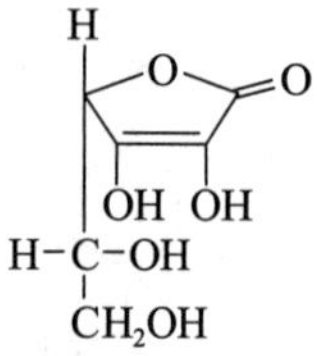

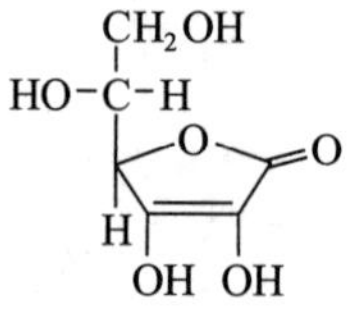

本品分子中含有连二烯醇结构，呈较强的酸性。因 C2 上的羟基易与 C1 的羰基形成分子内氢键，故 C2 羟基的酸性较 C3 上的羟基弱，C3 上羟基的酸性较强，可与碳酸氢钠、氢氧化钠或氢氧化钙溶液成盐供药用，如药典上收载有维生素 C 钠、维生素 C 钙。

维生素C钠

维生素C钙

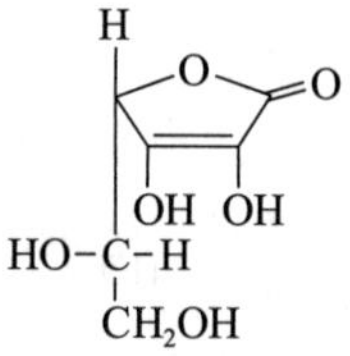

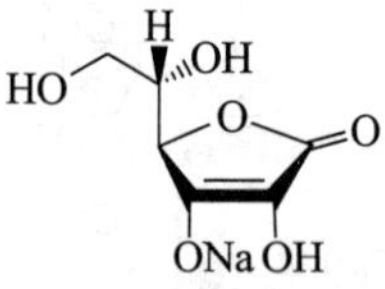

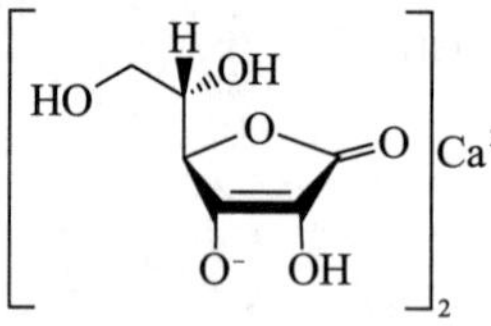

本品含有内酯结构，在浓氢氧化钠强碱溶液中，能水解开环生成酮酸钠盐。

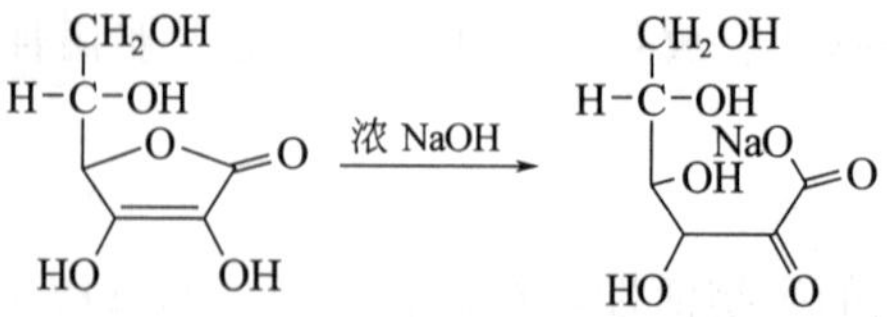

本品分子中的连二烯醇结构赋予其具有较强的还原性。本品水溶液能发生自动氧化，亦

易被硝酸银、三氯化铁、碱性酒石酸铜、碘、碘酸盐及二氯靛酚钠等氧化剂氧化，生成去氢抗坏血酸。本品的水溶液分成两等份，在一份中加硝酸银试液，即生成银的黑色沉淀；在另一份中，加二氯靛酚钠试液，试液的颜色即消失，用于药典鉴别。

此外，药典还借助于其较强还原性，采用直接碘量法进行本品的含量测定。

为延缓本品注射液自动氧化反应的发生，在配制注射液时应使用二氧化碳饱和的注射用水，控制 pH 在 5.0～6.0，加入焦亚硫酸钠或 L-半胱氨酸抗氧剂，加金属离子配合剂 EDTA-2Na，通氮气或二氧化碳等气体置换安瓿液面上的空气。

本品主要用于坏血病的防治、冠心病的预防、急慢性传染病及病后恢复期的辅助治疗等。

（曹立群）

本章模拟范题

[A 型题]

1. 下列脂溶性维生素中哪个药物可溶于水（　　）。
   A. 维生素 A　　B. 维生素 D_2　　C. 维生素 D_3　　D. 维生素 K_1　　E. 维生素 K_3

2. 下列水溶性维生素中哪个药物几乎不溶于水（　　）。
   A. 维生素 B_1　　B. 维生素 B_2　　C. 维生素 B_6　　D. 维生素 C　　E. 烟酸

3. 药用品为反式和顺式异构体混合物，药典规定检查几无活性的"顺式异构体"的含量不得过 21.0% 的药物是（　　）。
   A. 维生素 A　　B. 维生素 D_2　　C. 维生素 E　　D. 维生素 K_1　　E. 维生素 C

4. 维生素 C 具有较强酸性是因为其结构中含有（　　）。
   A. 羧基　　B. 羰基　　C. 酸羟基　　D. 醇羟基　　E. 连二烯醇

5. 下列维生素中哪一个本身不具有生物活性，须经体内代谢活化后才有活性（　　）。
   A. 维生素 C　　B. 维生素 K_3　　C. 维生素 D_3　　D. 维生素 A　　E. 维生素 E

6. 临床上用于妊娠呕吐的维生素是（　　）。
   A. 维生素 E　　B. 维生素 B_6　　C. 维生素 B_1　　D. 维生素 D_3　　E. 维生素 B_2

7. 临床上用于调节钙和磷代谢治疗佝偻病的维生素是（　　）。
   A. 维生素 A　　B. 维生素 B_6　　C. 维生素 B_1　　D. 维生素 D_2　　E. 维生素 B_2
8. 下列哪个药物与氯亚氨基-2,6-二氯醌试液作用生成蓝色后变为红色（　　）。
   A. 维生素 A　　B. 维生素 C　　C. 维生素 B_6　　D. 维生素 D_3　　E. 维生素 D_2
9. 化学名为 9,10-开环胆甾-5,7,10(19)-三烯-3β-醇的药物是（　　）。
   A. 维生素 A　　B. 维生素 C　　C. 维生素 B_6　　D. 维生素 D_3　　E. 维生素 D_2
10. 不能用含有微量铁盐的砂芯过滤否则会导致药物溶液呈显红色的维生素是（　　）。
    A. 维生素 B_1　　B. 维生素 B_2　　C. 维生素 B_6　　D. 维生素 C　　E. 维生素 A
11. 分子中含有甲萘醌结构的维生素是（　　）。
    A. 维生素 A　　B. 维生素 B_1　　C. 维生素 C　　D. 维生素 E　　E. 维生素 K_1
12. 可用作脂溶性药物抗氧剂的维生素是（　　）。
    A. 维生素 C　　B. 维生素 E　　C. 维生素 A　　D. 维生素 B_1　　E. 维生素 B_2
13. 维生素 A 分子中的侧链结构具有何种立体异构（　　）。
    A. 全顺式　　B. 全反式　　C. 右旋体　　D. 右旋体　　E. 消旋体
14. 受下列何种维生素在体内代谢得到活性产物的启示，科学家人工合成得到阿法骨化醇直接用于临床（　　）。
    A. 维生素 A　　B. 维生素 B_2　　C. 维生素 B_6　　D. 维生素 D_3　　E. 维生素 K_3
15. 可用作水溶性药物抗氧剂的维生素为（　　）。
    A. 叶酸　　B. 烟酸　　C. 维生素 E　　D. 维生素 K_3　　E. 维生素 C
16. 化学名为氯化 4-甲基-3-[(2-甲基-4-氨基-5-嘧啶基) 甲基]-5-(2-羟基乙基) 噻唑鎓盐酸盐的维生素是（　　）。
    A. 维生素 A　　B. 维生素 D　　C. 维生素 E　　D. 维生素 K_3　　E. 维生素 B_1
17. 化学结构中含有有机钴原子，临床用于治疗恶性贫血的维生素是（　　）。
    A. 维生素 B_1　　B. 维生素 B_2　　C. 维生素 B_6　　D. 维生素 B_{12}　　E. 叶酸
18. 既具有酸性又具有碱性的维生素是（　　）。
    A. 维生素 B_1　　B. 维生素 B_2　　C. 维生素 B_6　　D. 维生素 K_3　　E. 维生素 E
19. 结构中含有有机钴原子的维生素是（　　）。
    A. 维生素 B_1　　B. 维生素 B_2　　C. 维生素 B_{12}　　D. 维生素 B_6　　E. 维生素 K_1
20. 本身几乎不溶于水，常加入烟酰胺作为助溶剂制成注射剂的是（　　）。
    A. 维生素 B_1　　B. 维生素 B_2　　C. 维生素 B_{12}　　D. 维生素 B_6　　E. 维生素 K_1

[B 型题]

[21～25]
   A. 维生素 A　　B. 维生素 D　　C. 维生素 C　　D. 维生素 E　　E. 维生素 K
21. 具有维持人体正常视力并促进骨骼成长的维生素是（　　）。
22. 具有抗佝偻病作用和促进机体钙磷吸收的维生素是（　　）。
23. 具有与生育功能相关的维生素是（　　）。
24. 具有与凝血功能相关的维生素是（　　）。
25. 具有抗坏血酸生物活性，利用生物发酵法制取得到的维生素是（　　）。

[26～30]
   A. 开环麦角甾衍生物　　　　B. 苯并二氢吡喃衍生物

C. 2-甲基-1,4-萘醌衍生物　　　　D. 环己烯和共轭壬四烯醇侧链
E. 嘧啶环和噻唑鎓结构

26. 维生素 E 化学结构中含有（　　）。
27. 维生素 D_3 化学结构中含有（　　）。
28. 维生素 B_1 化学结构中含有（　　）。
29. 维生素 A 化学结构中含有（　　）。
30. 维生素 K_1 化学结构中含有（　　）。

[X 型题]

31. 下列维生素中溶于水的是（　　）。
    A. 维生素 C　　B. 维生素 B_1　　C. 维生素 B_2　　D. 维生素 B_6　　E. 维生素 K_3
32. 见光不稳定，药典规定比旋度测定时应在溶液配制后 30min 内完成的药物有（　　）。
    A. 维生素 B_1　　B. 维生素 B_2　　C. 维生素 D_2　　D. 维生素 D_3　　E. 维生素 K_3
33. 关于维生素 B_1 的叙述正确的是（　　）。
    A. 临床用于治疗妊娠呕吐、放射治疗所致的恶心及脂溢性皮炎
    B. 可制成前药呋喃硫胺，疗效久，毒性低
    C. 具有很强的吸湿性，其干燥品在空气中迅即吸收约 4% 的水分
    D. 其水溶液在碱性条件下易开环失效，故忌与碱性药物配伍使用
    E. 其碱性溶液可被铁氰化钾试液氧化，生成物显蓝色荧光，可用于药典鉴别
34. 下列维生素 C 的叙述正确的是（　　）。
    A. 工业上以 D-山梨醇为原料采用生物发酵法制得本品
    B. 具有 4 个光学异构体，其中以 D-(-) 抗坏血酸活性最强
    C. 含有连二烯醇结构，呈较强的酸性
    D. 含有连二烯醇结构，具有较强的还原性
    E. 含有内酯结构，在强碱溶液中能水解开环失效
35. 隶属于 B 族维生素的有（　　）。
    A. 烟酸　　　　B. 异烟酸　　　　C. 泛影酸　　　　D. 叶酸　　　　E. 生物素

参考答案

A 型题

1E　　2B　　3D　　4E　　5C　　6B　　7D　　8C　　9D　　10C
11E　　12B　　13A　　14D　　15E　　16E　　17D　　18B　　19C　　20B

B 型题

21A　　22B　　23D　　24E　　25C　　26B　　27A　　28E　　29D　　30C

X 型题

31ABDE　　　　32BCD　　　　33CDE　　　　34ACDE　　　　35ACDE

（曹立群）

第九章 药物变质反应与药物代谢反应

保证药物质量是用药安全和有效的前提。药物在生产、流通及使用等各个环节均可能由于药物的化学结构受到外界因素的影响而引起药物变质反应,因此掌握药物发生变质反应及其变化规律是非常重要的。

当药物以不同剂型和适当给药途径进入机体后,多数药物在肝脏不同酶的催化下发生代谢反应,使药物原有的结构发生变化,这种结构的变化一般发生在药物结构中活性较高的官能团。药物代谢的意义在于机体把外源性物质的活性进行化学处理,使之减弱或失活,最终排出体外。

第一节 药物变质反应

药物变质反应是指药物在生产、制剂、贮存、调配以及使用过程中,由于自身结构内因受到外界因素影响而发生的多种化学反应。药物发生变质反应的结果往往导致药物疗效降低或失效,毒副作用增加。探讨药物变质反应规律,采用适当措施防止或延缓变质反应的发生,进而保证用药的安全性和有效性。

药物的变质反应主要有水解反应、自动氧化反应、异构化反应、脱羧反应、聚合反应以及二氧化碳对药物质量的影响等,其中以水解变质反应和自动氧化变质反应最为常见。

一、药物水解变质反应

药物的水解反应是一类最为常见的药物变质反应,能够发生水解反应的药物在其化学结构中一定含有易水解的官能团。容易发生水解的药物结构类型常见的有酯类、酰胺类、苷类、酰肼类、酰脲类、缩氨类及活泼卤化物类等。其中,以酯类、酰胺类及苷类药物水解最为多见。

(一)药物发生水解变质反应的结构类型

1. 酯类药物的水解

酯类药物包括无机酸酯类、有机酸酯类及内酯类药物。酯类药物在酸性、中性或碱性条件下均可发生水解反应,尤其是在碱性条件下更容易水解,生成相应的酸和醇(酚)。

无机酸酯类药物如抗心绞痛药单硝酸异山梨酯,在酸性溶液中水解,生成硝酸和脱水山梨醇。

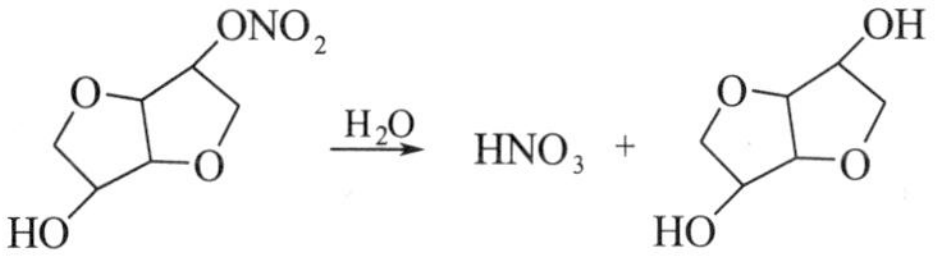

单硝酸异山梨酯

有机酸酯类药物如抗胆碱药阿托品,可水解为消旋莨菪酸和莨菪醇。

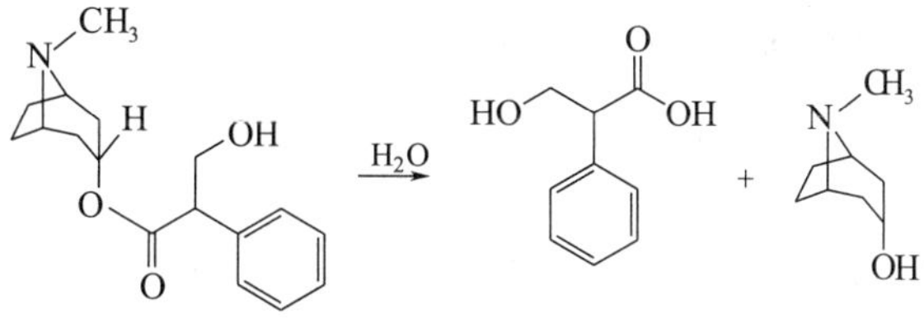

阿托品

内酯类药物如降血脂药洛伐他汀,在酸性或碱性条件下均能水解,生成具有生物活性的 β-羟基酸衍生物。

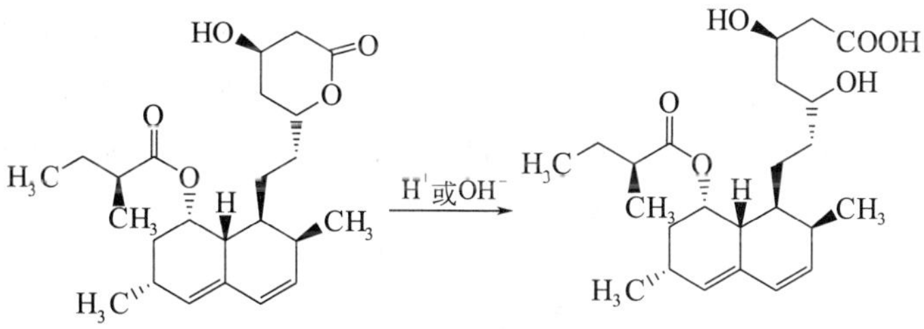

洛伐他汀

然而,当酯类药物结构中的羰基邻位有较大取代基时,则产生空间位阻的掩蔽作用而使药物不易水解。如合成镇痛药哌替啶,虽含有酯键,但由于苯环和哌啶环空间位阻效应的影响,使得该药不易发生水解变质反应。

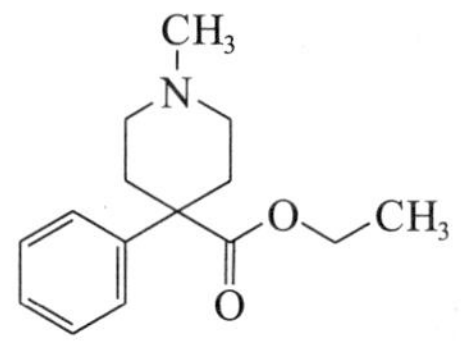

哌替啶

2. 酰胺类药物的水解

酰胺类药物主要包括脂肪酰胺类、芳香酰胺类及内酰胺类。酰胺类药物水解反应与酯类相似,生成相应的羧酸和氨(胺)。

脂肪酰胺类如解热镇痛药对乙酰氨基酚,在酸性及碱性条件下,易发生水解反应生成乙酸和对氨基苯酚。

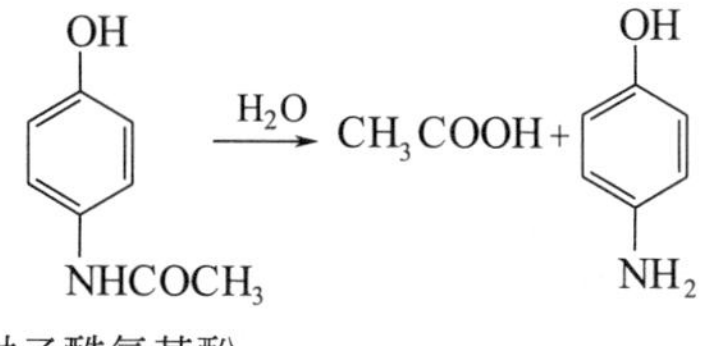

对乙酰氨基酚

芳香酰胺类药物如抗心律失常药普鲁卡因胺，长期置于潮湿空气中或在酸性溶液中，可水解为对氨基苯甲酸和二乙氨基乙胺。

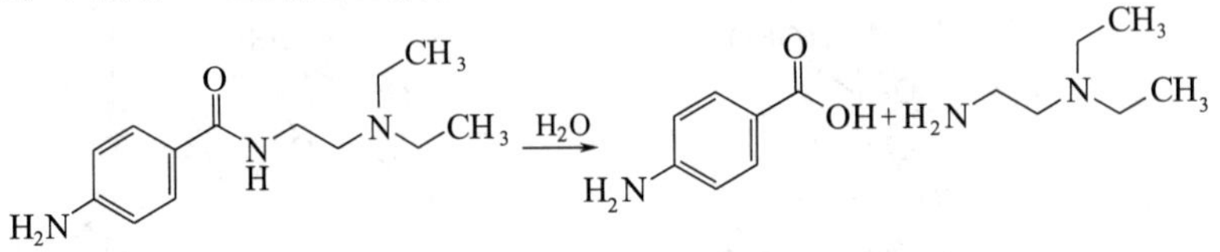

普鲁卡因胺

内酰胺类药物如镇静催眠药地西泮，遇酸、碱、热均易水解，其中，在酸性条件下发生1,2位水解，生成的初步产物为内酰胺开环的衍生物。

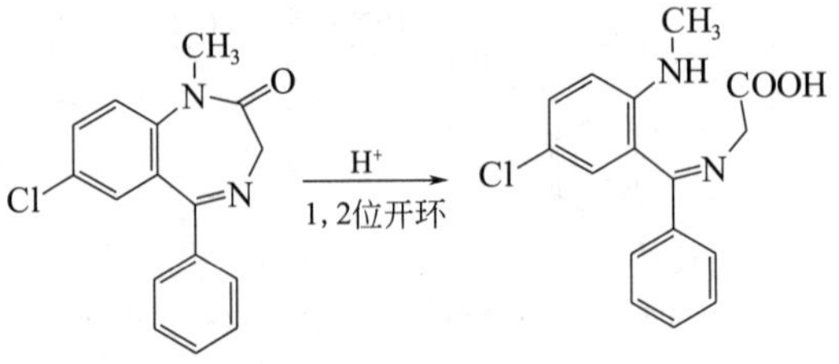

地西泮

然而，当药物结构中的酰胺键邻位有较大取代基时，则产生空间位阻的掩蔽作用，使得药物难以水解。如局部麻醉药利多卡因，虽含有酰胺结构，但对酸和碱均较稳定，这是因为酰胺结构邻位的苯环上有两个甲基，存在空间位阻，使其不易发生水解变质反应。

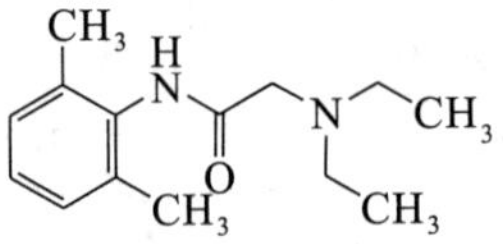

利多卡因

3. 苷类药物的水解

苷是由糖或糖的衍生物与非糖物质（苷元）通过脱水形成苷键缩合而成的一类化合物。苷类药物在酸性条件下容易发生水解。如链霉素在酸性条件下苷键水解生成链霉胍和链霉双糖胺，后者可进一步水解生成链霉糖和 N-甲基葡萄糖胺。

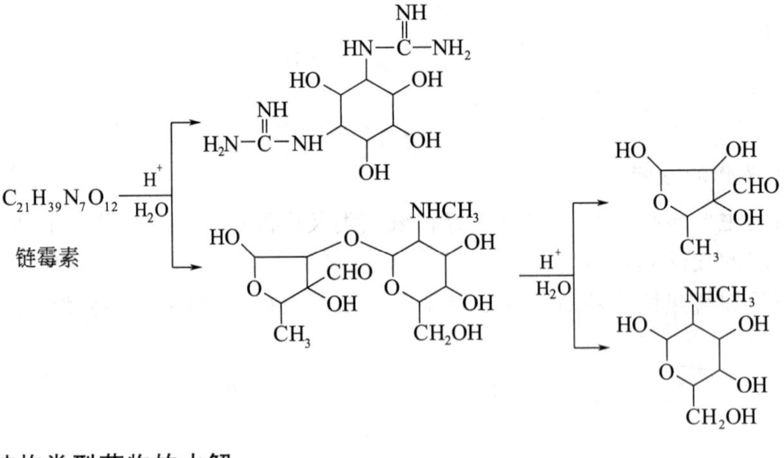

链霉素

4. 其他结构类型药物的水解

含有酰肼类、磺酰脲类、缩氨类、活泼卤化物等结构类型的药物，在一定条件下均可发生水解变质反应。

含酰肼类药物如抗结核药异烟肼,在酸或碱存在下易水解生成异烟酸和游离肼。

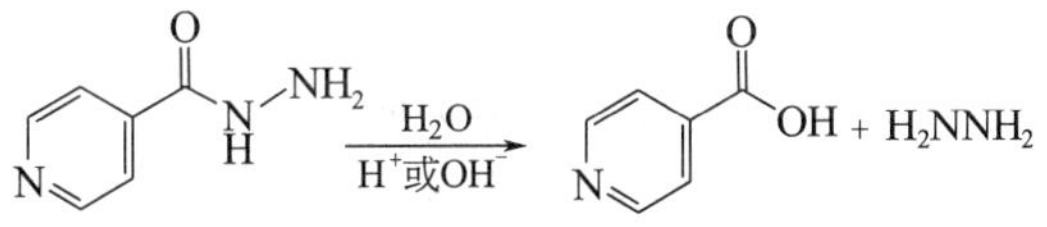

异烟肼

含磺酰脲结构药物如降血糖药格列本脲,能缓缓水解为 4-[2-(5-氯-2-甲氧基苯甲酰氨基)乙基]苯磺酰胺、环己胺及二氧化碳。

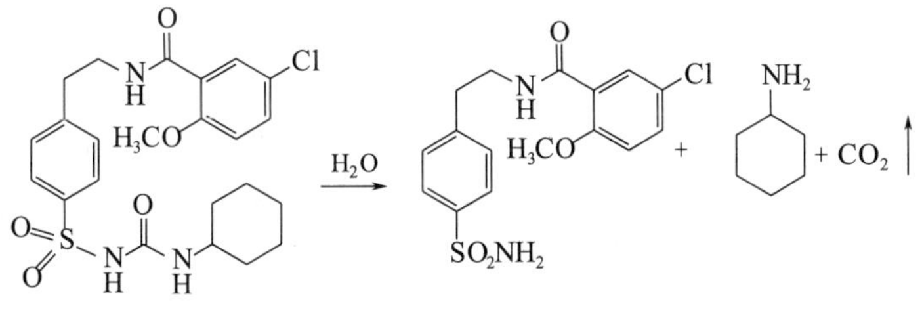

格列本脲

含缩氨类药物如镇静催眠药地西泮,在酸性条件下可发生 1,2 位不可逆的水解开环反应,也可发生 4,5 位缩氨结构的水解开环反应,或两水解过程平行进行,最终生成 2-甲氨基-5-氯-二苯甲酮。需要指出的是 4,5 位的水解开环反应是可逆反应,即口服给药后,地西泮在胃酸的作用下开环,进入肠道碱性环境下又可重新环合为原药,因此,4,5 位开环水解不影响该药的生物利用度。

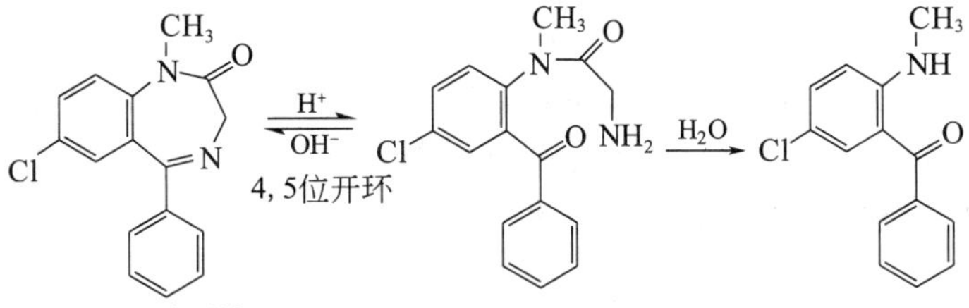

地西泮

含活泼卤化物的药物如抗肿瘤药苯丁酸氮芥,在碱性条件下可水解成相应的醇和无机氯化物。

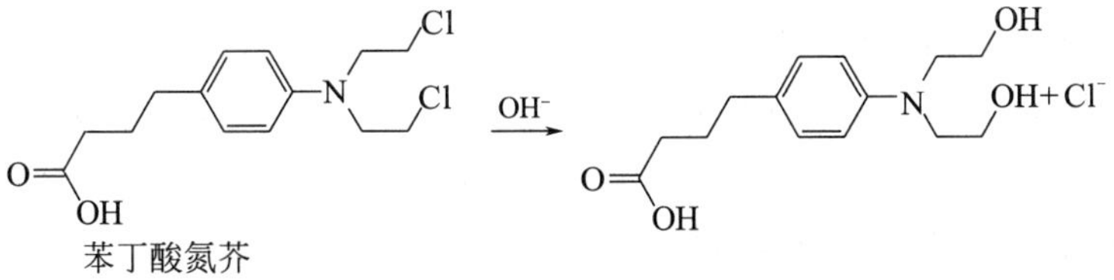

苯丁酸氮芥

(二) 影响药物水解的外界因素

影响药物水解的外界因素主要有水分、溶液的酸碱性、温度及重金属离子。

1. 水分

水分是药物发生水解的必要条件,易水解的药物在生产、贮存和使用过程中都应注意防潮,以免药物发生水解。

一般情况下,易水解的药物应尽量考虑制成固体制剂使用,如片剂、糖衣片及胶囊剂等;若要制成溶液剂,则通常制成粉针剂,密封或严封保存,并严格控制水分的量,如青霉素钠药典规定检查"干燥失重"不得超过0.5%。

2. 溶液的酸碱性

通常溶液的酸碱性对药物水解反应的影响较为明显。酯类、酰胺类和苷类药物的水解均受溶液pH值的影响,酸和碱均可以催化水解反应。一般情况下,酯类药物随着溶液的pH值增大而水解反应速率加快。

为了防止或延缓药物的水解,通常将药物溶液的酸碱度调至水解反应速率最小的pH值处,通常将此pH值称为该药物最稳定pH值。如药典规定硫酸阿托品注射液pH值应为3.5~5.5。

3. 温度

对于化学反应来说,通常温度每升高10℃,反应速率增快2~4倍,因此药物的水解反应速率大多随温度的增高而加快。对于受热容易水解的药物,制备注射剂时应严格控制灭菌温度和灭菌时间,并按药典指定温度范围进行贮存。

4. 重金属离子

重金属离子主要来自药物生产过程中的原料、辅料、容器及溶剂等,以微量杂质的形式存在于药物之中。Cu^{2+}、Fe^{3+}、Zn^{2+}等一些重金属离子可以对药物的水解反应起到催化作用,故常加入金属离子配合剂EDTA-2Na,以延缓重金属离子催化药物水解反应的发生。

二、药物自动氧化变质反应

药物的氧化还原性是药物常见的重要性质之一,药物的氧化反应一般分为化学氧化反应和自动氧化反应。

临床上一些常用的药物通常含有容易被氧化的官能团,因而具有还原性,药典上利用化学氧化剂与药物发生氧化还原反应可进行该药的鉴别或含量测定;药物的自动氧化反应则是指药物在贮存过程中遇空气中的氧自发引起的游离基链式反应。

(一) 药物发生自动氧化反应的结构类型

能够发生自动氧化反应的药物结构类型常见的有酚羟基、芳香第一胺、巯基、碳碳双键及其他类。

1. 含有酚羟基药物的自动氧化

含有酚类结构的药物一般都易发生自动氧化反应,尤其是多元酚在碱性条件下更容易被氧化,生成有色的醌类产物,如拟肾上腺素药多巴胺。

2. 含有芳香第一胺类药物的自动氧化

含有芳香第一胺类的药物易发生自动氧化反应,生成物为有色的醌类、偶氮化合物或氧化偶氮类化合物,如磺胺类药物磺胺嘧啶。

3. 含有巯基药物的自动氧化

含巯基的药物易发生自动氧化反应,生成物为二硫化合物,如抗高血压药卡托普利。

4. 含有碳碳双键药物的自动氧化

含有碳碳双键的药物易发生自动氧化反应,生成物通常为环氧化物,如维生素A。

5. 其他类药物的自动氧化

如含有醛基结构的硫酸链霉素、含有连二烯醇结构的维生素C、含有吩噻嗪环的氯丙嗪等，都可以在一定条件下发生自动氧化反应，导致药物变色变质。

（二）影响药物自动氧化的外界因素

影响药物自动氧化的外界因素主要有氧、光线、溶液的酸碱性、温度及重金属离子等。

1. 氧

氧是药物发生自动氧化反应的必要条件，因此对于容易发生自动氧化反应的药物，在其生产及贮存过程中应尽量避免与氧接触，如将药物的盛器充入惰性气体、尽量装满容器、排除容器内残留的空气或溶剂中的氧及加入抗氧剂等。

抗氧剂是指能够阻止或延缓药物因空气中的氧引起自动氧化反应致使药物变质的一类物质。显然，抗氧剂比药物的还原性要更强，且应无毒、无害、不影响药物正常疗效的发挥。常用的抗氧剂按溶解性能分为水溶性抗氧剂和脂溶性抗氧剂，分别用于水溶性药物和脂溶性药物。水溶性抗氧剂主要有亚硫酸钠、亚硫酸氢钠、焦亚硫酸钠、硫代硫酸钠及维生素 C 等；脂溶性抗氧剂主要有没食子酸丙酯（Propyl Gallate，PG）、叔丁基对羟基茴香醚（Butyl Hydroxyanisole，BHA）、叔丁基对苯二酚（tert-Butylhydroquinone，TBHQ）及维生素 E 等。

没食子酸丙酯　　　　叔丁基对羟基茴香醚　　　　叔丁基对苯二酚

2. 光线

日光由不同波长的光线组成，而不同波长的光线促进药物发生自动氧化反应发生的能力也不同。其中以波长小于 420nm 的紫外线光影响最大。如含有酚羟基结构的维生素 E、含有共轭双键的维生素 A 及含有吩噻嗪环结构的氯丙嗪等药物，均易受光线的影响发生自动氧化而变质。因此，为了避免药物受光的影响而发生自动氧化反应，故常将其贮存于棕色玻璃容器或避光容器中。

3. 重金属离子

常见的重金属离子有 Cu^{2+}、Fe^{3+}、Pb^{2+}、Mn^{2+} 等，它们对药物的自动氧化反应起到催化作用。为避免其对药物自动氧化的影响，故常加入适量的金属离子配合剂 EDTA-2Na。

4. 温度

自动氧化反应速率受温度的影响较大，对于易发生自动氧化反应的药物在制备及贮存过程中应选择适当的温度条件以防止自动氧化反应的发生。

5. 溶液的酸碱性

药物的自动氧化反应受溶液酸碱性的影响，且有些药物的自动氧化反应需要氢离子或氢氧根离子的参加。为了防止或延缓药物自动氧化反应的发生，通常将药物溶液调至合适的 pH 值。

三、药物其他变质反应

药物发生其他变质反应主要有异构化反应、脱羧反应、聚合反应以及二氧化碳与药物变质反应等。

1. 异构化反应

一些药物在制备和贮存过程中，受热、光照及溶液 pH 值改变等外界因素影响时，会发生异构化的变质反应，导致药物变质，疗效降低，甚至产生毒副作用。常见的异构化反应有几何异构、差向异构及消旋化反应。

拟胆碱药毛果芸香碱药用品为顺式异构体，受热可异构化为反式异构体，活性降低。

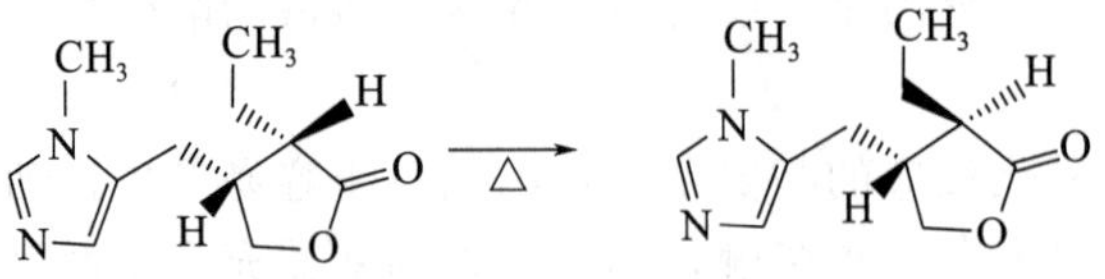

毛果芸香碱

四环素在 pH2～6 条件时，4 位二甲氨基易发生可逆的差向异构化反应，生成差向异构物，活性降低，毒性增强。

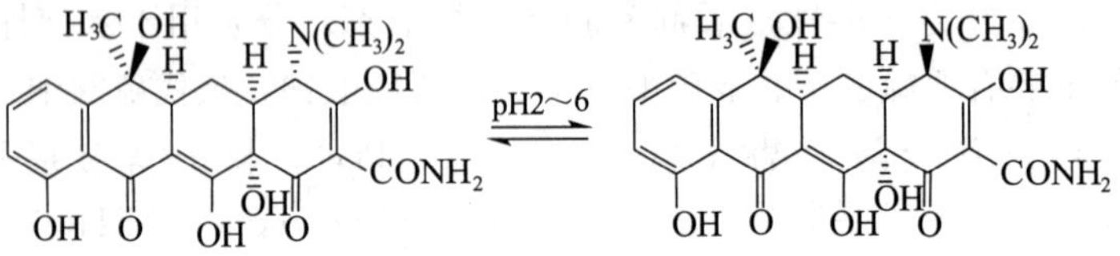

四环素

肾上腺素为左旋体，其活性强于右旋体，当其水溶液受热或室温久置时，则会发生消旋化反应，即部分左旋体转变为右旋体，导致药物活性降低。

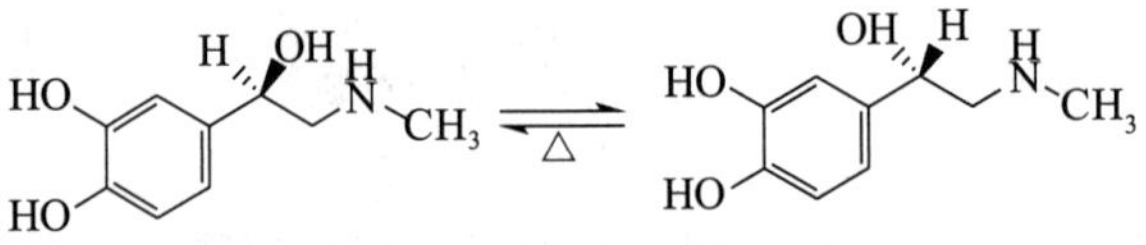

肾上腺素

2. 脱羧反应

药物发生脱羧反应通常导致药物的疗效降低或丧失，毒性增加。如普鲁卡因水解后生成对氨基苯甲酸，进一步发生脱羧反应生成毒性较大的苯胺。

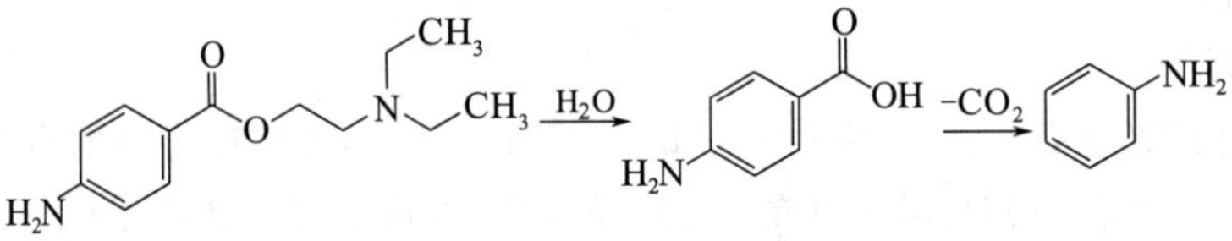

普鲁卡因

3. 聚合反应

药物发生聚合反应往往降低药物疗效或增加不良反应。如青霉素类抗生素在生产、贮存和使用过程中，可发生 β-内酰胺环开环后自身聚合，生成具有致敏性的高聚物。

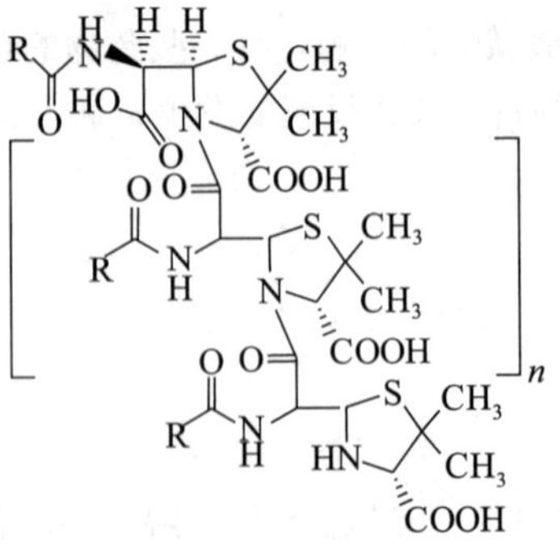

4. 二氧化碳与药物变质反应

强碱弱酸盐类药物如抗菌药磺胺嘧啶钠注射液，久置于潮湿空气中，即缓缓吸收二氧化碳而析出磺胺嘧啶；含有钙盐的一些药物如补钙药葡萄糖酸钙（Calcium Gluconate），其注射液易吸收二氧化碳析出碳酸钙沉淀。

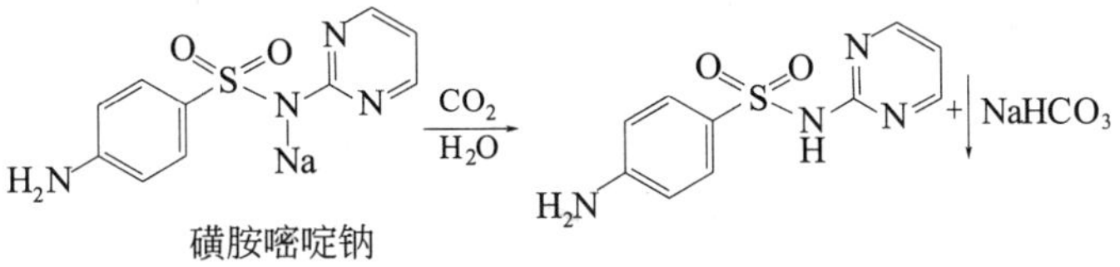

第二节　药物代谢反应

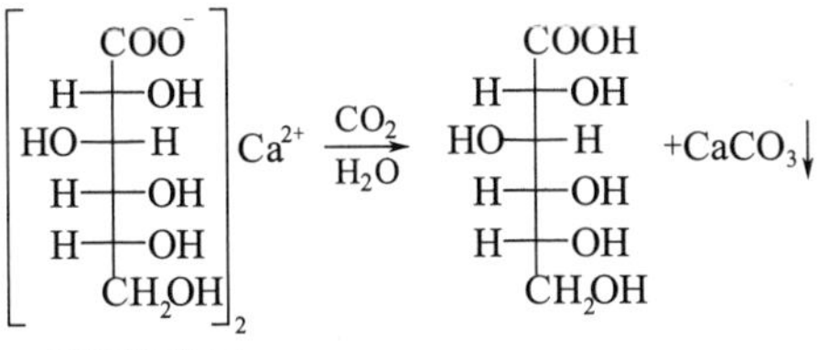

当药物进入机体后，一方面药物对机体产生诸多生理药理作用，另一方面机体也对药物进行吸收、分布、代谢和排泄等作用。药物的代谢反应是指药物分子被机体吸收后，在体内酶系的作用下所发生的一系列化学反应，生成的代谢产物往往极性和水溶性增加，最后经机体正常系统排出体外。药物的谢反应通常包括Ⅰ相代谢反应和Ⅱ相代谢反应。

一、Ⅰ相代谢反应

Ⅰ相代谢反应又称官能团反应，即药物在体内通过氧化反应、还原反应及水解反应等化学反应，在药物分子中引入或使原药物分子暴露出羟基、氨基、巯基、羧基等极性基团，从而增加水溶性，以便直接排出体外或进入Ⅱ相代谢反应。

（一）氧化反应

氧化反应是药物在体内常见的代谢反应之一，主要在体内氧化酶系的催化下进行，常见的氧化代谢反应有芳烃的氧化、脂肪烃或脂环烃的氧化、烯烃的氧化、醇或醚的氧化、含硫化合物的氧化及胺类化合物的氧化等。

1. 芳烃的氧化

含有芳环的药物在体内羟化酶催化下氧化为酚类代谢物。如非甾体抗炎药保泰松代谢为羟布宗。

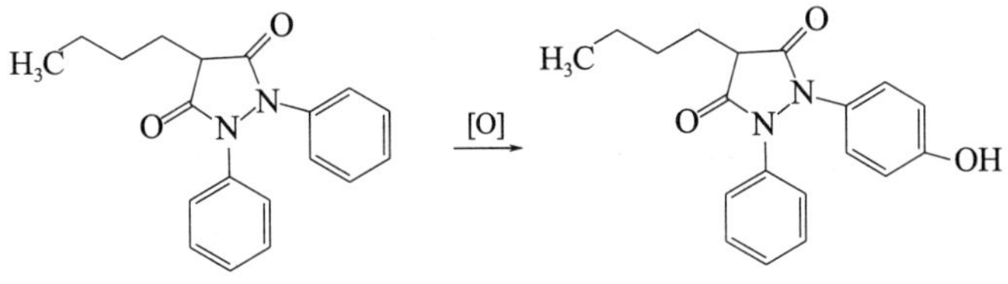

2. 脂肪烃或脂环烃的氧化

饱和脂肪烃的药物在体内一般难以被氧化代谢，氧化主要发生于空间位阻较小的侧链末端碳原子上、末端前一个碳原子或活性较大的次甲基上，如维生素 D_3 在体内经肝脏羟化酶催化氧化得到初步代谢物骨化二醇；含有脂环烃药物的氧化一般发生在苄位或烯丙位，如镇静催眠药地西泮在活性较大的 3 位次甲基上发生羟基化，且常伴 1 位脱甲基代谢为奥沙西泮。

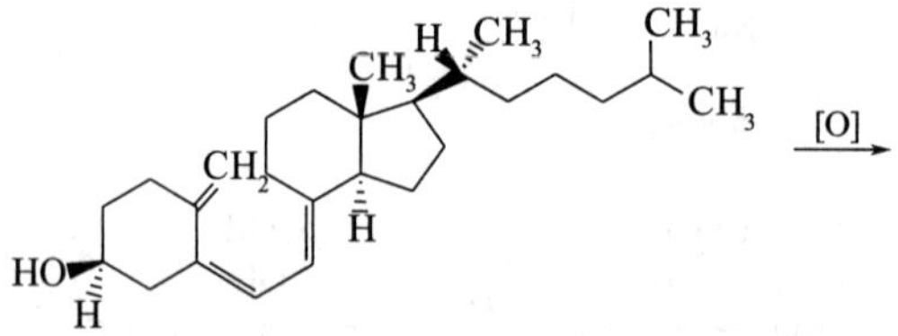

维生素D_3

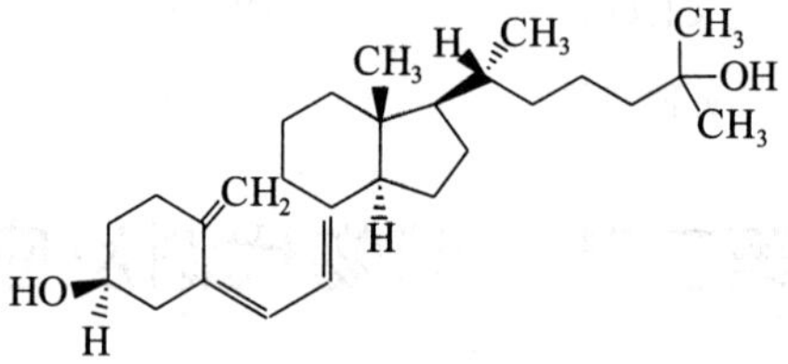

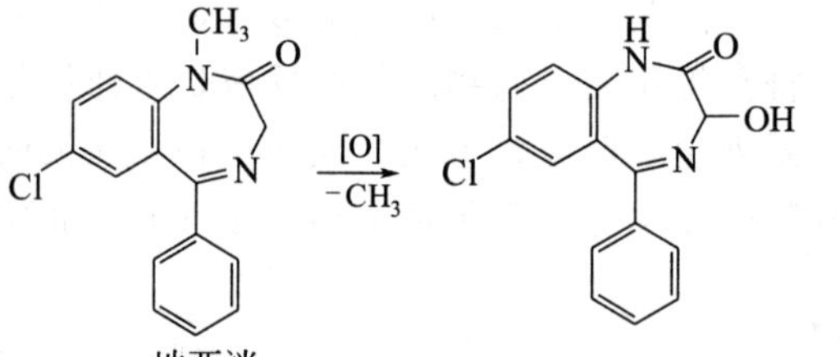

地西泮

3. 烯烃的氧化

含有烯烃的药物经环氧化酶催化作用生成环氧化物，如雌激素合成代用品己烯雌酚的代谢。

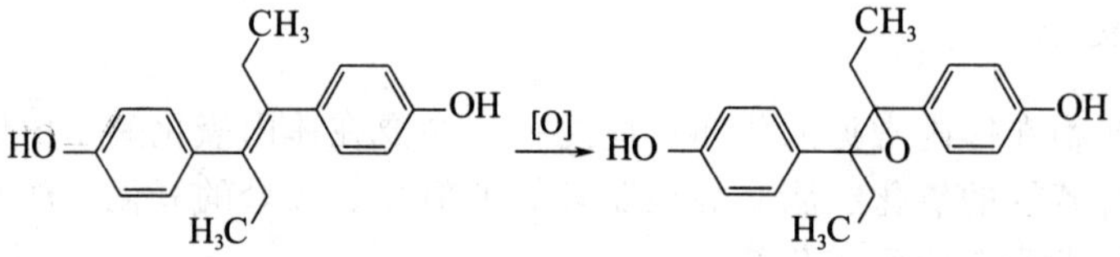

己烯雌酚

4. 醇或醚的氧化

含有伯醇基的药物在体内脱氢酶的催化下被氧化成醛，如维生素 A 代谢为维生素 A 醛；醚类药物通常发生 O-脱烷基化的代谢反应，如镇咳药可待因在肝脏约有 15％脱甲基代谢为吗啡，这正是久用可待因可能产生吗啡一样成瘾性的原因所在。

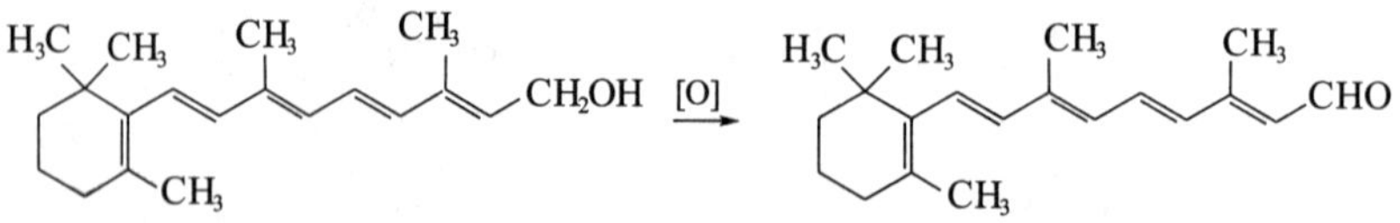

维生素A

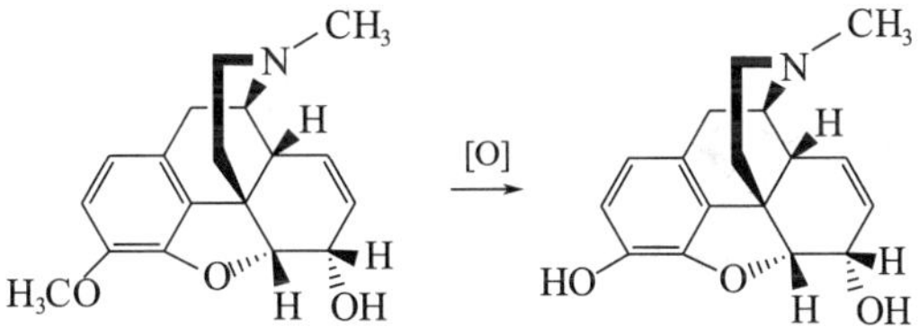

可待因

5. 含硫化合物的氧化

含硫化合物的代谢途径主要有 S-脱烃基化、S-氧化。如免疫抑制药硫唑嘌呤（Azathioprine）在体内 S-脱烃基化代谢为 6-巯基嘌呤；抗寄生虫药阿苯达唑在体内迅速发生 S-氧化代谢生成亚砜类产物；卡托普利片口服后吸收迅速，在肝内代谢为二硫化物。

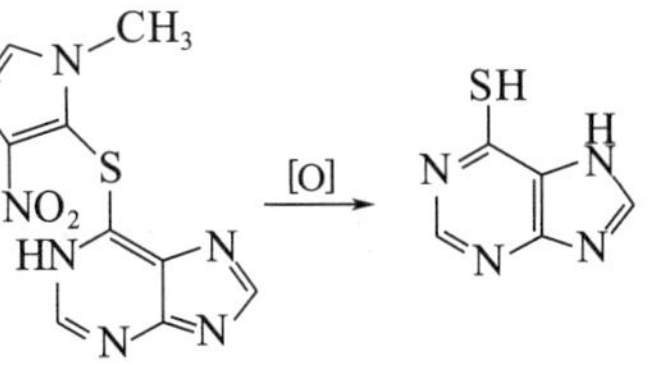

硫唑嘌呤

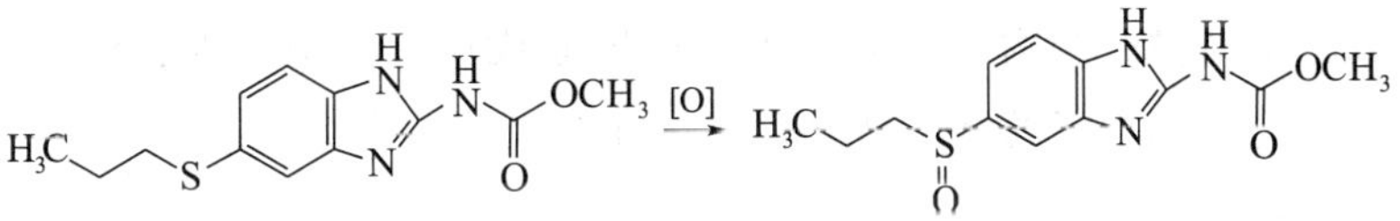

阿苯达唑

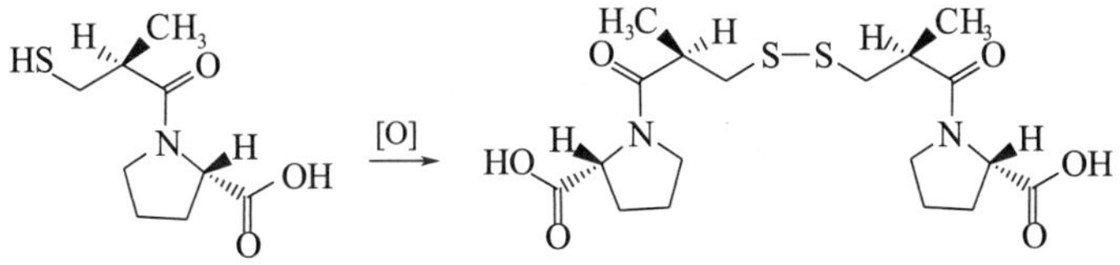

卡托普利

6. 胺类化合物的氧化

胺类药物的氧化代谢比较复杂，产物较多，主要代谢途径有 N-脱烃基化、氧化脱氨及 N-氧化作用等。如抗疟药氯喹主要代谢产物为侧链末端 N 原子上脱单乙基或脱双乙基，生成仲胺或伯胺的代谢产物；氨基酸类药谷氨酸（Glutamic Acid）代谢途径之一为在转氨酶作用下氧化脱氨代谢为 α-酮戊二酸；氯丙嗪则可代谢为 N-氧化物。

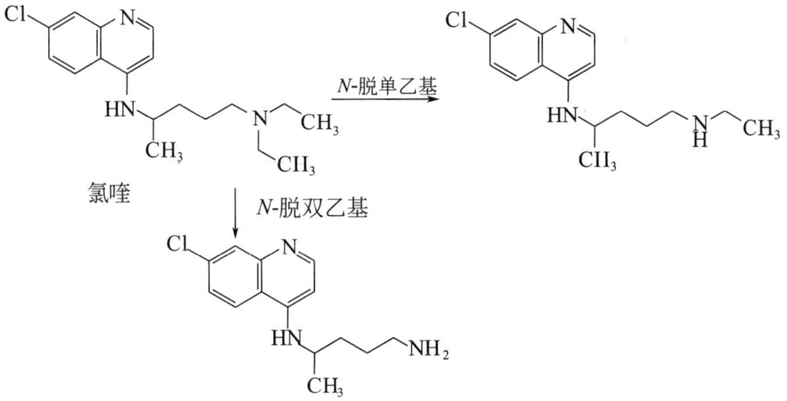

氯喹

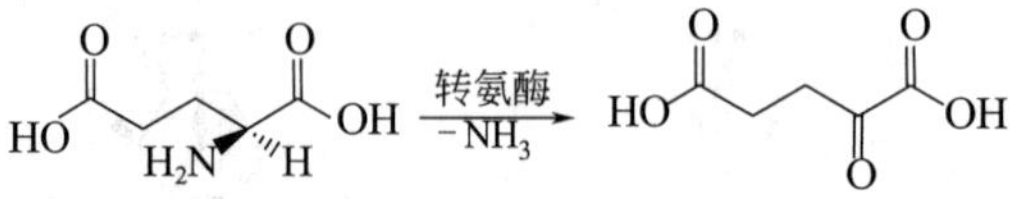

谷氨酸 转氨酶 −NH₃ →

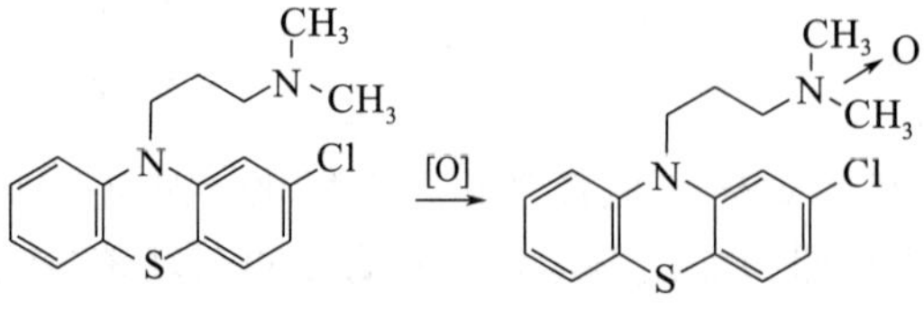

氯丙嗪 [O] →

（二）还原反应

含有羰基、硝基、偶氮基及活泼卤素化合物的药物在体内还原酶的作用下可代谢为羟基、氨基或脱卤还原产物。

1. 羰基化合物的还原

具有醛基或酮基结构的药物在酶的作用下被还原成相应的伯醇或仲醇。如维生素 B_6 在体内存在吡多醛与吡多醇之间的相互转化；非甾体抗炎药芬布芬（Fenbufen）在体内可代谢还原为苄醇代谢物。

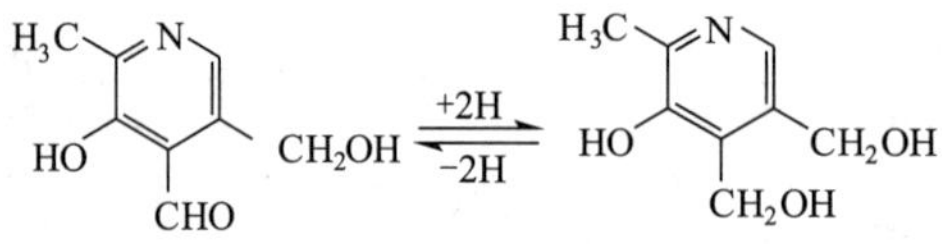

吡多醛

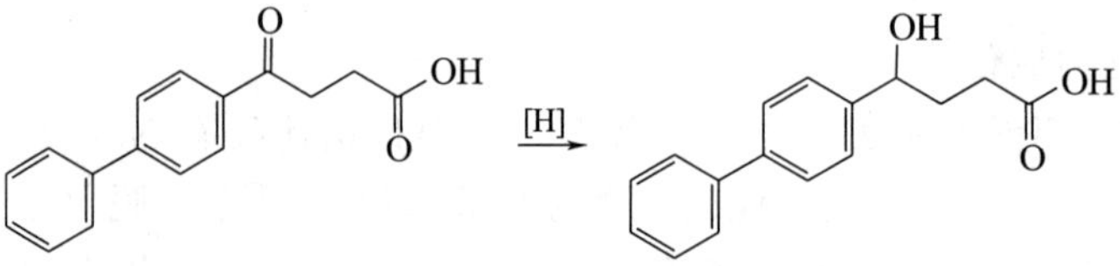

芬布芬

2. 芳香硝基及偶氮化合物的还原

含有芳香硝基及偶氮化合物结构的药物在酶的作用下可还原为相应的芳香第一胺代谢产物。如镇静催眠药硝西泮在体内代谢为 7-氨基硝西泮；磺胺类药物柳氮磺吡啶（Sulfasalazine），口服吸收后部分代谢为 5-氨基水杨酸和磺胺吡啶。

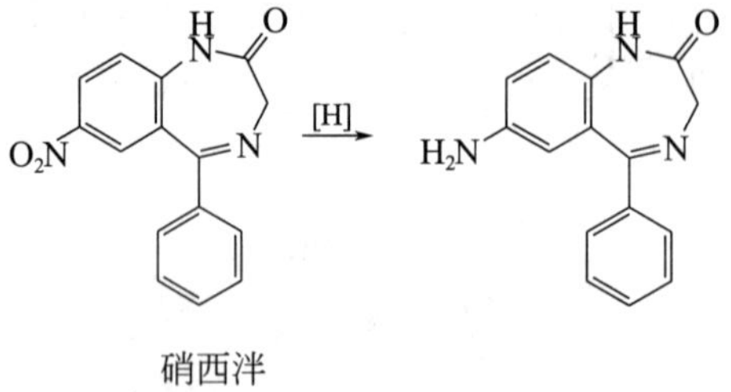

硝西泮

柳氮磺吡啶

3. 卤化物的脱卤还原

卤化物的脱卤还原一般是指脱氯或脱溴的还原，碳氟键较牢固，通常不易脱除。如同时含有有机氟、氯及溴原子的全身麻醉药氟烷，吸入后约有 20% 在肝脏内代谢为三氟乙酸。

（三）水解反应

药物进入人体后与水和脂质等一起转运，所以水解反应亦是常见的药物代谢反应。药物在体内的水解反应与体外发生的水解反应类似，不同的是体内水解反应多数是在水解酶的参与下进行。常见水解酶有酯酶、胆碱酯酶、芳磺酸酯酶、芳基磷酸二酯酶及 β-葡萄糖苷酸酶等。

水解反应是酯类、酰胺类及苷类等药物在体内代谢的主要途径。如局部麻醉药普鲁卡因和抗心律失常药普鲁卡因胺，含酯结构的普鲁卡因比含酰胺结构的普鲁卡因胺更易代谢水解。

由于水解酶在体内广泛分布于各组织中，因此人们利用药物在体内易水解这一特性，常把含有羧基、醇羟基或酚羟基的药物制成酯类前药，在体内通过酯酶水解，释放出原药发挥作用。如抗疟药双氢青蒿素几乎不溶于水，临床以片剂供药用，将其制成前药青蒿琥酯粉针剂，临用前加入该药所附的 5% 碳酸氢钠专用溶剂配制，缓慢静脉给药，在体内直接水解代谢为双氢青蒿素显效，用于不能口服给药的危重疟疾患者的抢救。

二、Ⅱ相代谢反应

Ⅱ相代谢反应又称为结合反应（cojugation reaction），是常见的内源性亲水反应物与存有极性基团的原有药物或Ⅰ相反应的代谢物在酶的作用下发生的结合反应。通过结合反应使药物失去活性，生成极性更大、更易溶于水的结合物，从尿中或胆汁中排出体外。

根据常见内源性亲水反应物的不同，可将Ⅱ相代谢反应分为葡萄糖醛酸结合、硫酸结合、氨基酸结合、乙酰化结合、甲基化结合及谷胱甘肽结合等。

1. 葡萄糖醛酸结合

具有羟基、羧基、氨基及巯基等官能基团的药物，在肝细胞微粒体葡萄糖醛酸转移酶的作用下，由尿苷二磷酸葡萄糖醛酸（uridine diphosphateglucuronic acid，UDPGA）提供葡萄糖醛酸，与药物发生结合反应生成葡糖醛酸苷结合物。结合产物中可含有多个羟基和羧基，无生物活性，易溶于水，故易排出体外。如含有酚羟基结构的对乙酰氨基酚和含有羧基结构的吲哚美辛，代谢产物分别为对乙酰氨基酚葡糖醛酸苷和吲哚美辛葡糖醛酸苷；含有氨基结构的磺胺嘧啶则形成磺胺嘧啶-N-葡糖醛酸苷代谢物；含有巯基结构用于治疗甲状腺功能亢进药丙硫氧嘧啶（Propylthiouracil）的代谢产物为丙硫氧嘧啶-S-葡糖醛酸苷。

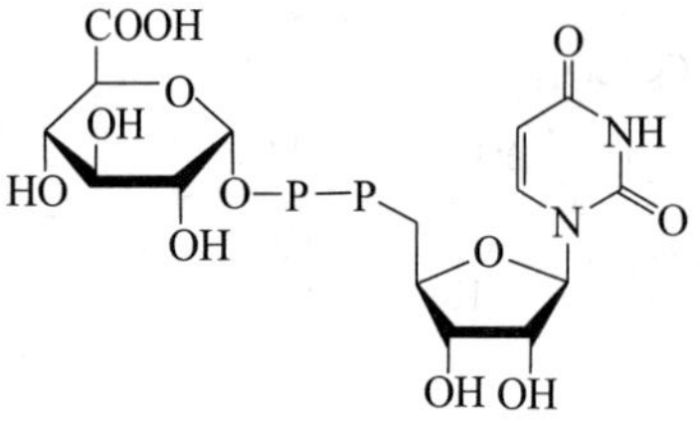

UDPGA

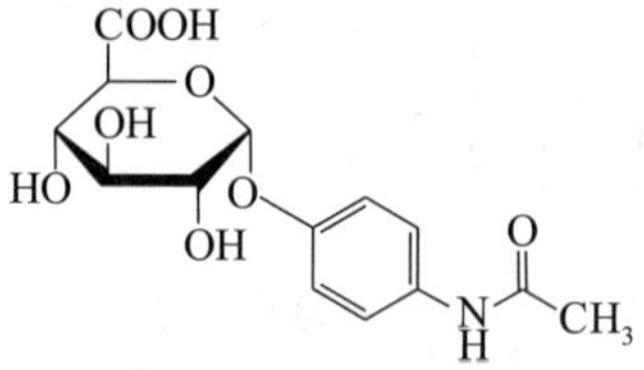

对乙酰氨基酚葡糖醛酸苷

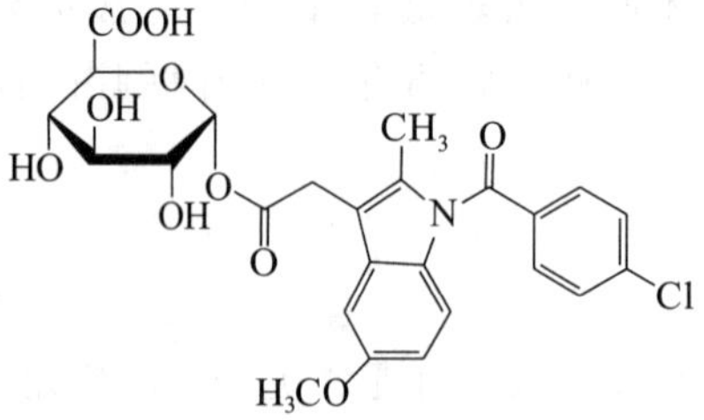

吲哚美辛葡糖醛酸苷

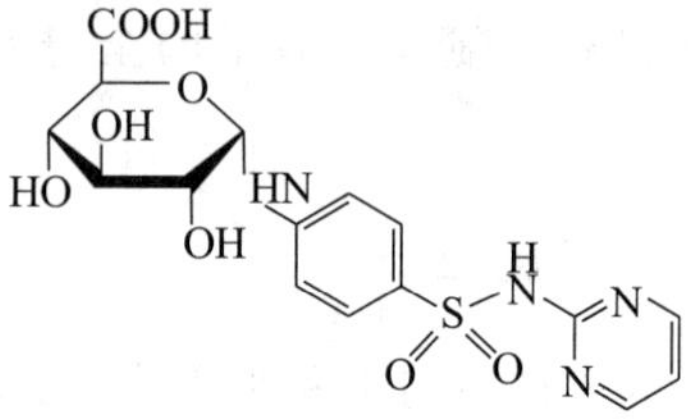

磺胺嘧啶-N-葡糖醛酸苷

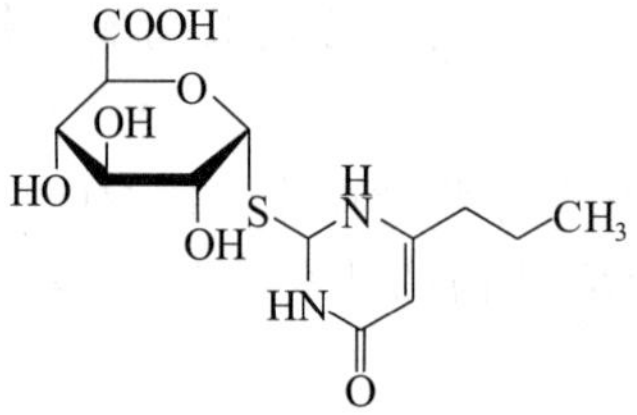

丙硫氧嘧啶-S-葡糖醛酸苷

2. 硫酸结合

一些具有酚羟基结构的药物在硫酸基转移酶的催化下，由体内活化型的硫酸化剂 3′-磷酸腺苷-5′-磷酰硫酸酯（3′-phosphoadenosine-5′-phosphosulfate，PAPS）提供硫酸基，与药物结合生成硫酸酯，水溶性增大，毒性降低，易排出体外，如沙丁胺醇与硫酸基结合代谢为沙丁胺醇硫酸酯。

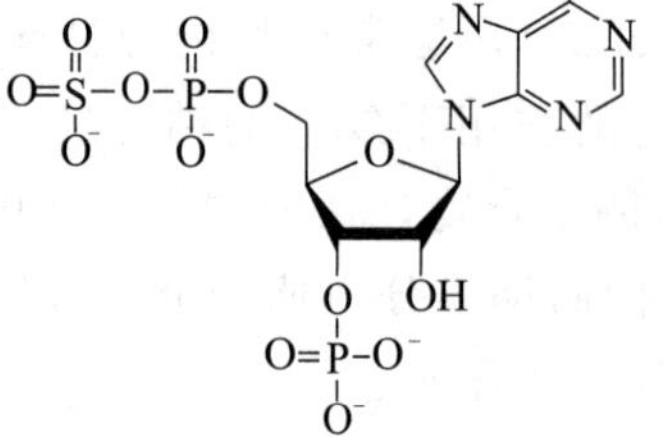

PAPS

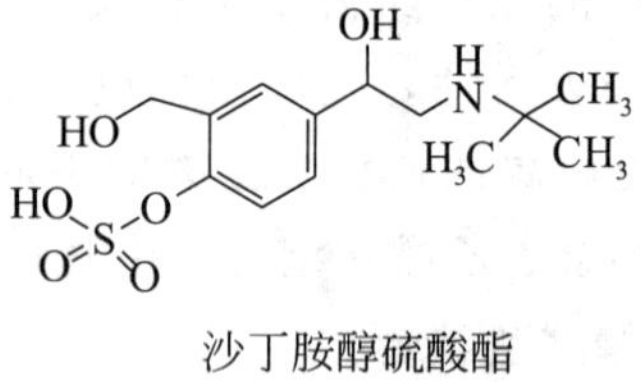

沙丁胺醇硫酸酯

3. 氨基酸结合

许多羧酸类药物在乙酰合成酶的作用下，与三磷酸腺苷（ATP）及辅酶 A(CoA) 形成活性酰基辅酶 A(RCO-S-CoA) 和单磷酸腺苷（AMP），再经 N-酰基转移酶催化将活性酰基辅酶 A 中的酰基转移到氨基酸上（最为常见的氨基酸是甘氨酸），生成甘氨酸的结合代谢物。如阿司匹林在 I 相反应水解生成水杨酸，继而进入 II 相反应与甘氨酸结合（其中有少部分与葡萄糖醛酸结合），生成水杨酸甘氨酸结合物经肾脏排泄。

$$\text{RCOOH} + \text{ATP} + \text{CoA} \xrightarrow{\text{乙酰合成酶}} \text{RCO—S—CoA} + \text{AMP}$$
活性酰基辅酶 A

$$\text{RCO—S—CoA} + \text{H}_2\text{NCH}_2\text{COOH} \xrightarrow{N\text{-酰基转移酶}} \text{RCO-NHCH}_2\text{COOH} + \text{CoASH}$$
甘氨酸

阿司匹林经 I 相反应，再经 ATP、CoA、乙酰合成酶，及 H₂NCH₂COOH、N-酰基转移酶反应的代谢过程示意如上。

4. 乙酰化结合

乙酰化结合反应是在体内 N-乙酰化转移酶的催化下，以乙酰辅酶 A 作为辅酶，进行乙酰基的转移，这是含有伯氨基、磺酰氨基、肼基、酰肼基及氨基酸类等药物的一条重要代谢途径。如含有芳伯氨基的抗心律失常药普鲁卡因胺，大约 25% 经肝脏代谢为活性产物 N-乙酰普鲁卡因胺。

普鲁卡因胺

与其他结合反应不同的是，药物经 N-乙酰化结合反应后，生成的代谢物无活性或毒性变小，这是一条有效的解毒途径，但生成的 N-乙酰化产物的水溶性减小，不利于药物的排泄。如磺胺嘧啶等磺胺类药物经肝脏大部分代谢为 4-氨基乙酰化物，易在泌尿系统析出结晶，故长期服用该类药物时，应同时服用碳酸氢钠并多饮水，以防药源性肾结石的发生。

磺胺嘧啶

5. 甲基化结合

甲基化结合反应是药物生物转化中较为少见的一种代谢途径，肾上腺素、去甲肾上腺素及多巴胺等含有酚羟基的拟肾上腺素类药，在儿茶酚-O-甲基转移酶（COMT）的催化下，3 位酚羟基甲基化生成酚醚类代谢物，如多巴胺的代谢。

多巴胺

6. 谷胱甘肽结合

谷胱甘肽（Glutathione，GSH）为谷氨酸、半胱氨酸和甘氨酸组成的三肽，其中半胱氨酸中的巯基活性较大，在谷胱甘肽-S-转移酶的作用下，能与药物结合形成 S-取代的谷胱甘肽结合物。

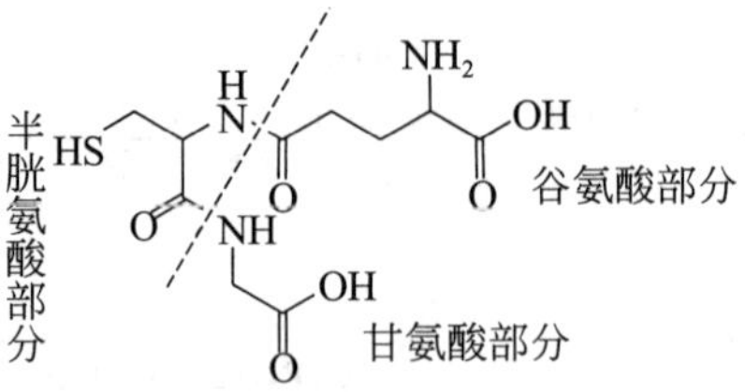

谷氨酸、半胱氨酸和甘氨酸都是药典收载的氨基酸类药物；GSH 也是药物，临床用于解毒、护肝及因使用肿瘤药物而引起的白细胞减少症等。药物发生结合反应代谢时需要消耗体内葡萄糖醛酸、活性硫酸基及氨基酸等小分子，即机体在给药后意味着药物代谢过程中需要比正常量多的内源性小分子，当内源性小分子提供不足时，药物代谢受阻，表现为药物中毒。如对乙酰氨基酚在正常剂量时，可通过葡萄糖醛酸结合、乙酰化结合或硫酸结合等将代谢物排出体外，机体不会发生蓄积中毒；但当超剂量或长期服用时，上述内源性小分子可能消耗殆尽，此时如果肝脏内 GSH 的消耗得不到补充，会使毒性代谢物 N-乙酰对苯醌亚胺在体内蓄积，导致肝脏损害；当机体产生的 GSH 耗竭时及时注射给药补充 GSH，可除去体内蓄积的 N-乙酰对苯醌亚胺，避免中毒的发生。因此，与谷胱甘肽的结合反应的代谢具有重要的解毒作用。

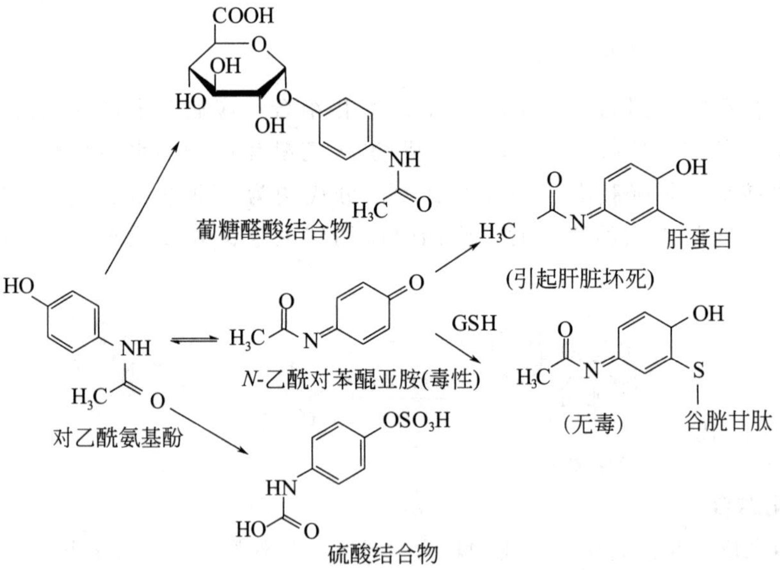

总之，药物种类繁多，化学结构迥异，体内代谢涉及的酶系复杂，因此各个药物代谢过程不一，代谢产物纷繁，有的药物在体内不被代谢直接以原型药排出，如链霉素和阿米卡星等氨基糖苷类抗生素；有的药物代谢产物众多，如氯丙嗪的代谢产物多达上百种，其中Ⅰ相代谢产物就有氯丙嗪-N-氧化物、氯丙嗪亚砜、7-羟基氯丙嗪、去二甲基氯丙嗪亚砜、去二甲基氯丙嗪及去甲基氯丙嗪等。

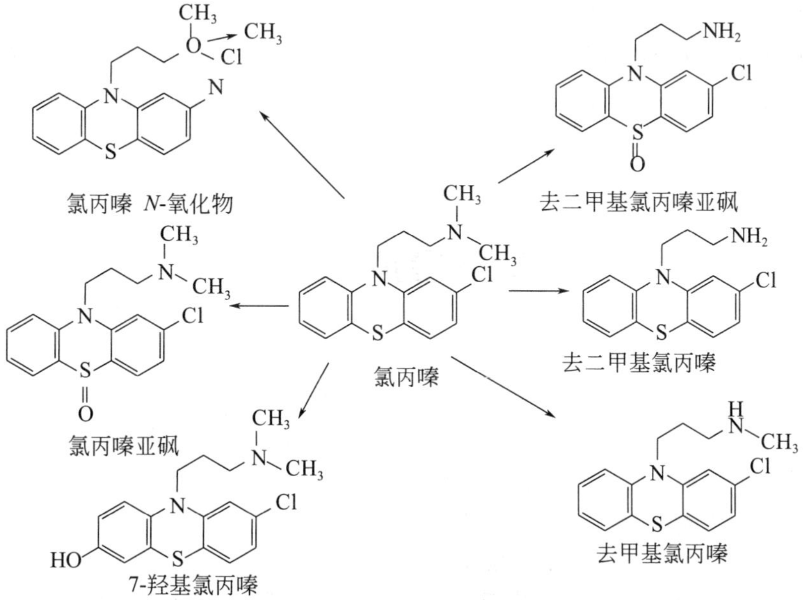

[图：氯丙嗪代谢产物示意图，包括 氯丙嗪 N-氧化物、去二甲基氯丙嗪亚砜、氯丙嗪亚砜、去二甲基氯丙嗪、7-羟基氯丙嗪、去甲基氯丙嗪]

三、药物代谢与药物活性

药物经机体代谢后，其理化性质和生物活性可发生改变，归纳起来主要有如下几种情况。

1. 由活性药物转化为无活性代谢物

该代谢反应又称为代谢灭活（metabolic inactivation），是机体为了减弱或消除外来异物对其可能产生的损害和不利影响所采取的自我保护措施。如哌替啶在肝脏内被酯酶代谢水解，生成无镇痛活性的哌替啶酸。

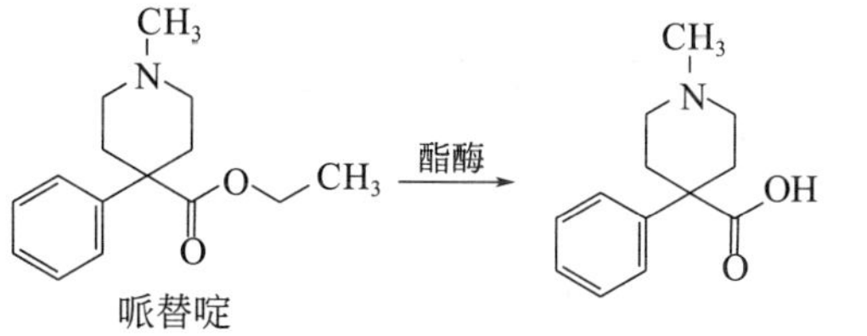

[反应式：哌替啶 —酯酶→ 哌替啶酸]

2. 由无活性药物转化成活性代谢物

该代谢反应又称为代谢活化（metabolic activation），如 ACEI 依那普利，口服后在体内水解酶的作用下代谢为依那普利拉发挥降压作用。

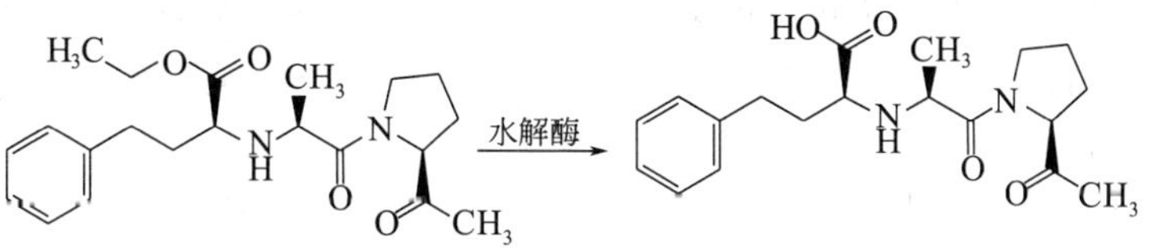

[反应式：依那普利 —水解酶→ 依那普利拉]

3. 由活性药物转化成活性的代谢物

如非甾体抗炎药保泰松抗炎作用较强，但不良反应发生率高达 10%～20%，该药在体内代谢成羟布宗，其药效虽不及保泰松，但毒副作用大为降低。

4. 由无毒性或毒性小的药物转化成毒性代谢物

此转化过程为有害代谢（harmful metabolic），可导致对机体的损伤。如对乙酰氨基酚超剂量或长期服用时，会使毒性代谢物 N-乙酰对苯醌亚胺在体内蓄积，导致肝脏损害，因此当应用这些药物时应严格控制剂量，不宜长期使用，定期进行实验室检查或改用其他药物，避免有害代谢对机体的损伤。

(杨友田)

本章模拟范题

[A 型题]

1. 化学药物结构中容易发生水解变质反应的基团是（   ）。
   A. 烃基   B. 苯环   C. 内酯   D. 羧基   E. 酚羟基
2. 化学药物结构中容易发生自动氧化变质反应的基团是（   ）。
   A. 酰肼   B. 酰胺键   C. 内酯   D. 羧基   E. 酚羟基
3. 含有下列何种结构的药物通常不易发生水解变质反应（   ）。
   A. 醚   B. 酰胺   C. 酯   D. 酰肼   E. 酰脲
4. 利多卡因不易水解是因为其结构中酰胺键的邻位两个甲基可产生（   ）。
   A. 邻助作用   B. 范德华引力   C. 空间位阻   D. 电子诱导   E. 分子间氢键
5. 对于酯类药物来说，通常当溶液的 pH 值增大时其水解速率（   ）。
   A. 不变   B. 加快   C. 减慢   D. 先慢后快   E. 先快后慢
6. 药物的水解速率与温度相关，一般来说当温度升高时其水解速率（   ）。
   A. 不变   B. 减慢   C. 加快   D. 先慢后快   E. 先快后慢
7. 在易发生水解变质的药物溶液中加入乙二胺四乙酸二钠的作用是（   ）。
   A. 增加溶液酸性   B. 增加药物碱性   C. 增加药物还原性
   D. 增加药物的氧化性   E. 掩蔽重金属离子催化药物水解反应发生
8. 下列不是药物发生自动氧化变质反应外因的是（   ）。
   A. 氧的影响   B. 光线的影响   C. 水分的影响
   D. 溶液酸碱性的影响   E. 温度的影响
9. 下列不是药物发生水解变质反应外因的是（   ）。
   A. 水分的影响   B. 氧的浓度影响   C. 溶液的酸碱性影响
   D. 温度的影响   E. 重金属离子的影响
10. 对易发生自动氧化变质的药物，可采用下列哪种方法延缓其氧化（   ）。
    A. 增加氧的浓度   B. 加入氧化剂   C. 置于空气中
    D. 紫外光照射   E. 加入抗氧剂
11. 含有芳环结构的药物在体内的代谢一般通过（   ）。
    A. 芳环的还原   B. 芳环的取代   C. 芳环的氧化
    D. 芳环的卤代   E. 芳环的烃化
12. 磺胺类药物通过下列何种结合反应生成的代谢物水溶性减小可能导致肾结石（   ）。
    A. 葡萄糖醛酸结合   B. 硫酸基结合   C. 谷胱甘肽结合
    D. 乙酰化结合   E. 甲基化结合
13. 烯烃类药物在体内氧化代谢后，其代谢物一般是（   ）。

A. N-氧化物   B. N-羟基化合物   C. 环氧化物
D. 酚类化合物   E. 醇类化合物（   ）。

14. 具有羟基或氨基的药物体内代谢时，在磺基转移酶的催化下主要发生的结合反应是（   ）。
  A. 葡萄糖醛酸结合   B. 硫酸基结合   C. 谷胱甘肽结合
  D. 乙酰辅酶 A 结合   E. 氨基酸结合

15. 含有芳酸的药物在体内代谢时，在乙酰合成酶的作用下主要发生的结合反应是（   ）。
  A. 葡萄糖醛酸结合   B. 硫酸基结合   C. 谷胱甘肽结合
  D. 甲基化反应   E. 氨基酸结合

16. 含有巯基的药物在葡醛酸转移酶的作用下，与葡萄糖醛酸结合后生成（   ）。
  A. S-葡糖醛酸苷代谢物   B. 砜类代谢物   C. 亚砜类代谢物
  D. N-乙酰基代谢物   E. O-甲基代谢物

17. 含有羰基结构的药物在体内还原酶的作用下主要生成相应的（   ）。
  A. 醇类代谢物   B. 胺类代谢物   C. 醛类代谢物
  D. 酮类代谢物   E. 苷类代谢物

18. 对机体具有重要解毒作用的代谢反应是（   ）。
  A. 与葡萄糖醛酸结合   B. 与硫酸基结合   C. 与氨基酸结合
  D. 甲基化结合反应   E. 与谷胱甘肽结合

19. 拟肾上腺素药在体内的代谢途径之一是发生（   ）。
  A. 葡萄糖醛酸结合   B. 硫酸基结合   C. 甲基化结合反应
  D. 谷胱甘肽结合   E. 氨基酸结合

20. 可待因久用可产生吗啡一样的成瘾性是由于前者在体内代谢时发生了（   ）。
  A. 芳烃的氧化代谢反应   B. 烯烃的氧化代谢反应   C. 脂环烃的氧化代谢反应
  D. 醇类药物脱氢氧化代谢反应   E. 醚类药物氧化 O-脱甲基化的代谢反应

[B 型题]

[21～25]
  A. 可发生代谢灭活的药物   B. 可发生代谢活化的药物
  C. 可发生有害代谢的药物   D. 代谢后药物的药理作用发生改变
  E. 药物代谢后代谢物毒性减小

21. 哌替啶代谢为哌替啶酸（   ）。
22. 环磷酰胺代谢为 4-羟基环磷酰胺（   ）。
23. 辛伐他汀代谢为 β-羟基酸衍生物（   ）。
24. 对乙酰氨基酚代谢为 N-乙酰对苯醌亚胺（   ）。
25. 保泰松代谢为羟基保泰松（   ）。

[26～30]
  A. 毛果芸香碱   B. 盐酸哌替啶   C. 阿托品
  D. 布比卡因   E. 对乙酰氨基酚

26. 含有酯键易发生水解反应，药用品为外消旋体的药物是（   ）。
27. 含有酯键但不易发生水解反应的药物是（   ）。
28. 含有内酯环结构易发生水解反应且受热易发生几何异构体转变的药物是（   ）。
29. 含有酰胺结构较易发生水解反应的药物是（   ）。

30. 含有酰胺结构不易发生水解反应的药物是（　　）。

[31～35]

　　A. 邻苯二酚　B. 吩噻嗪环　C. 巯基　　D. 共轭双键　E. 连烯二醇
31. 维生素 C 易发生自动氧化反应是因为其结构中含有（　　）。
32. 维生素 A 易发生自动氧化反应是因为其结构中含有（　　）。
33. 卡托普利易发生自动氧化反应是因为其结构中含有（　　）。
34. 盐酸氯丙嗪易发生自动氧化反应是因为其结构中含有（　　）。
35. 异丙肾上腺素易发生自动氧化反应是因为其结构中含有（　　）。

[X 型题]

36. 药物的变质反应主要包括（　　）。
　　A. 水解反应　B. 氧化反应　C. 异构化反应　D. 脱羧反应　E. 聚合反应
37. 药物在体内的代谢反应主要有（　　）。
　　A. 氧化反应　　　　　　B. 还原反应　　　　　　C. 水解反应
　　D. 结合反应　　　　　　E. 聚合反应
38. 属于Ⅱ相代谢反应的有（　　）。
　　A. 葡萄糖醛酸结合　　　B. 硫酸基结合　　　　　C. 氨基酸结合
　　D. 甲基化结合　　　　　E. 乙基化结合
39. 影响药物自动氧化的外界因素有（　　）。
　　A. 氧　　　　　　　　　B. 溶液的酸碱性影响　　C. 光线
　　D. 温度的影响　　　　　E. 重金属离子
40. 有机药物中易发生水解变质的基团有（　　）。
　　A. 连烯二醇　B. 磺酰脲　C. 酰肼　　D. 酰胺　　E. 苷键

参考答案

A 型题

| 1C | 2E | 3A | 4C | 5B | 6C | 7E | 8C | 9B | 10E |
| 11C | 12D | 13C | 14B | 15E | 16A | 17A | 18E | 19C | 20E |

B 型题

| 21A | 22B | 23B | 24C | 25D | 26C | 27B | 28A | 29E | 30D |
| 31E | 32D | 33C | 34B | 35A | | | | | |

X 型题

36ABCDE　　　37ABCD　　　38ABCD　　　39ABCDE　　　40BCDE

（周振华）

第十章

药物构效关系及新药研发简介

构效关系（structure-activity relationships，SAR）是指药物或其他生理活性物质的化学结构与其生理活性之间的关系。构效关系为一定性研究，表示在化学药物基本结构上引入某个官能团后生物活性增强还是减弱或毒副作用增大还是减小的趋向。

所谓新药是指第一次用作药物的新化学实体（new chemical entities，NCE）。先导化合物（lead compounds）又称原型药，是通过各种途径和手段得到的具有某种生物活性和新颖化学结构的化合物，用于进一步结构修饰或结构改造，开发出受专利保护的新药品种。

药物构效关系和新药研发两者都隶属药物化学研究的范畴，在新药研发的过程中，先导化合物寻找以及对其结构进行修饰筛选往往涉及药物的构效关系，因此现将两者列为一章进行介绍。

第一节 药物的构效关系

受体（receptor）是一种细胞膜上或细胞内能特异识别生物活性分子并与之结合，进而引起生物学效应的特殊蛋白质（少数也可是糖脂）。影响药物产生作用的因素主要包括药物与受体的作用及药物到达作用部位的浓度大小，显然这两者均与药物的化学结构和理化性质密切相关。本节讨论药物基本结构与药效关系、药物立体结构与药效关系、药物理化性质与药效关系。

一、药物基本结构与药效关系

根据药物在体内的作用方式，可将药物分为结构非特异性药物（structurally nonspecific drug）和结构特异性药物（structurally specific drug）。结构非特异性药物的生物活性主要受药物的理化性质的影响，而对化学结构无特异要求，如全身麻醉药中的吸入麻醉药，其药效主要受药物的脂水分配系数的影响。临床上使用的绝大多数药物属于结构特异性药物，药物生物活性除与理化性质相关外，主要受药物的化学结构影响，其与特异性受体相互作用形成复合物产生生物活性。化学结构的微小变化，都可能导致药物活性大为降低甚至丧失。被受体识别的药物可以与受体结合，生成药物和受体复合物，激活受体兴奋或抑制，产生一系列特定的生理生化反应，达到治疗疾病的目的。受体对药物的识别主要表现在结构互补和立体化学的选择性方面，因此凡与受体结合的药物均为结构特异性药物。

在构效关系研究中,把具有相同药理作用的药物中相同部分的化学结构称为药物的基本结构。具有基本结构的药物都是结构特异性药物,都能被受体识别并与之结合。许多药物都具有基本结构,如含有对氨基苯甲酸酯基本结构的局部麻醉药、含有对氨基苯磺酰胺基本结构的磺胺类药物、含有苯乙胺基本结构的拟肾上腺素药物及含有吩噻嗪基本结构的抗精神病药等。

药物基本结构的确定有助于该类药物的结构优化,从而得到疗效好、毒性低的药物。如在确定对氨基苯磺酰胺为磺胺类药物的基本结构后,通过嘧啶环或噻唑环等含氮杂环取代磺酰氨基氮原子上的氢,结果发现可使药物活性大为增强,进而得到 N^1-单取代且以杂环取代疗效最佳的磺胺类药物;若在苯环上再引入取代基后,抑菌作用则降低或丧失,从而提示在苯环上其余四个位置上无需引入任何取代基。

二、药物立体结构与药效关系

不同药物的基本结构产生不同的药效作用,与受体相互作用产生药效则主要取决于药物的立体结构及药物自身的理化性质。因受体的化学本质几乎都为蛋白质,所以与受体结合的药物具有严格的空间结构要求。药物要与受体结合形成复合物,在立体结构上也必须与受体相互适应,即必须在立体结构上具有互补性。药物的结构特异性越高,和受体的互补性越好,形成的复合物也越牢固,生物活性也越高。因此,药物的立体异构、药物中官能团之间的距离及药物的构象等均能影响药物与受体的互补性,从而影响药物的疗效。

(一)立体异构对药效的影响

立体异构体是指具有相同原子连接顺序、但原子在空间排列不相同的同分异构体,这种异构现象称为立体异构。立体异构对药效的影响主要包括几何异构对药效的影响和光学异构对药效的影响。

1. 几何异构对药效的影响

几何异构又称顺反异构,多指在含有碳碳双键、脂环结构或碳氮双键的药物分子中,由于与双键或脂环相连接的原子或基团的自由旋转受阻碍,存在不同空间排列而产生的立体异构现象。

药物由于几何异构体的不同,两者生物活性相同,但强度不同。如含有脂环结构的毛果芸香碱,药用品为顺式异构体,其活性比反式异构体异毛果芸香碱强 6~20 倍;含有碳氮双键的头孢噻肟钠,药用品为顺式结构,其抗菌活性为反式异构体的 40~100 倍。

药物由于几何异构体的不同,一种异构体有生物活性,而另一种异构体没有活性。如含有碳碳双键的雷尼替丁的反式体具有抗溃疡作用,而顺式体无活性;天然维生素 K_1 是反式构型,顺式异构体几乎无活性,因此药典中规定了维生素 K_1 顺式异构体的限量,以确保该药的疗效。

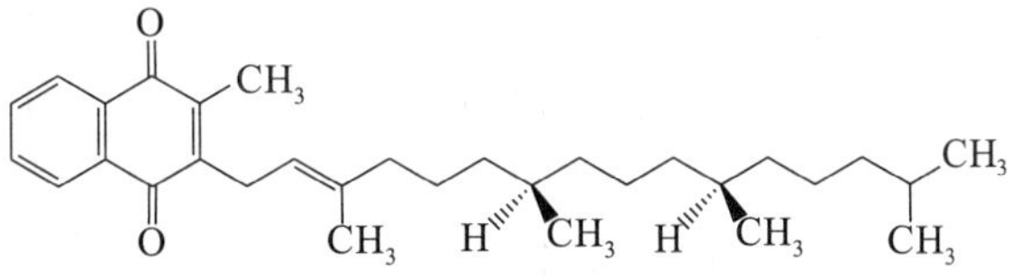

维生素K₁

2. 光学异构对药效的影响

光学异构体指分子结构完全相同、物理化学性质相近、但旋光性不同的物质。光学异构体的不同，其药效和强度也可能不同。

不同光学异构体之间药效相同、强度不同。如肾上腺素左旋体的活性比右旋体强约12倍，药用品为左旋体；乙胺丁醇结构中含有两个相同的手性碳原子，具有三个旋光异构体，右旋体的活性比左旋体和内消旋体均强，药用品为其右旋体。

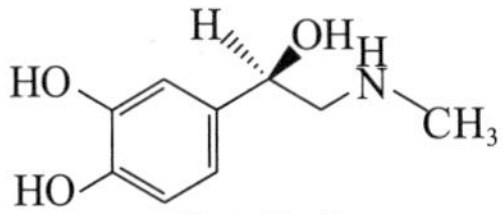

肾上腺素 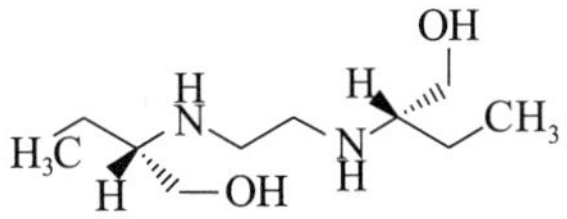　　　　　　　　乙胺丁醇

不同光学异构体之间药效相同、强度相同。如异丙嗪的左旋体和右旋体抗组胺活性及毒性几乎相同，药用品为消旋体；氯喹的左旋体、右旋体及消旋异构体三者之间抗疟活性几无差异，唯右旋体对哺乳动物毒性小于左旋体，药用品为消旋体。

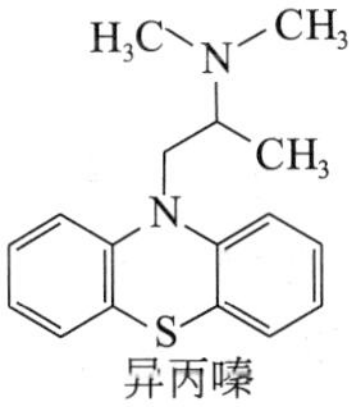

异丙嗪 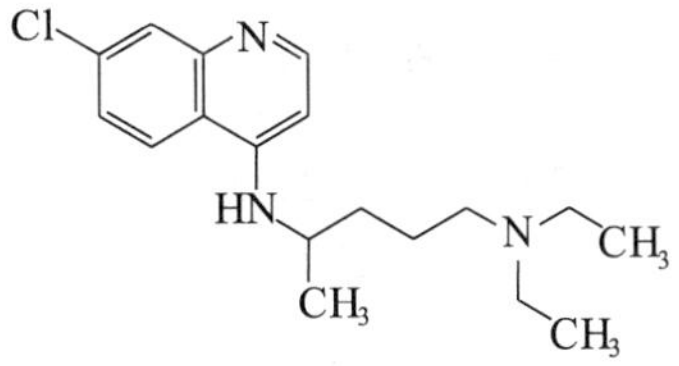　　　　　　　　氯喹

不同光学异构体之间药理作用不同。如奎宁和奎尼丁互为光学异构体，奎宁为左旋体，临床用作抗疟药；奎尼丁为右旋体，临床用作抗心律失常药。

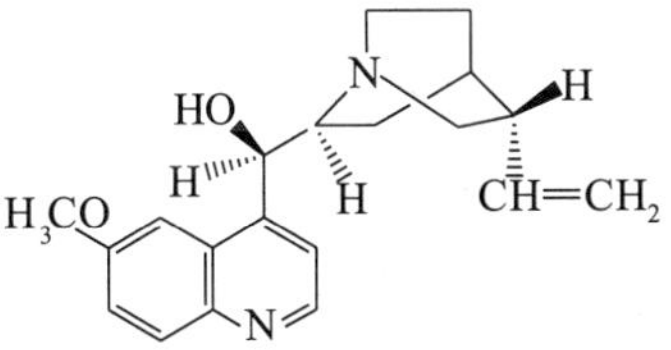

奎宁 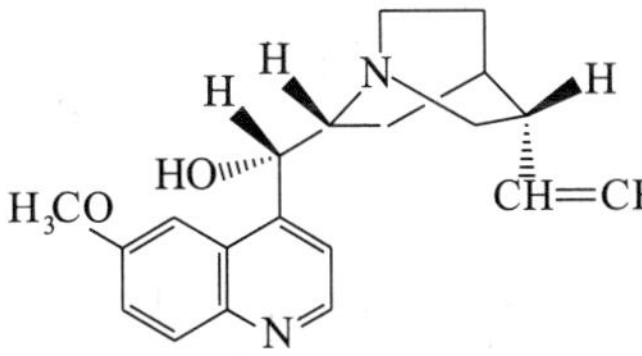　　　　　　　　奎尼丁

3. 构象对药效的影响

构象是分子中单键的旋转而造成的分子内各原子不同的空间排列状态，构象异构的产生并不破坏原有分子的化学键。药物分子的构象变化与生物活性之间同样有着重要的关系，受体通常只能与药物多种构象中的一种结合，能被受体识别并与受体结构互补产生特定药理效应的构象称为药效构象（pharmacophoric conformation）。

药物的化学结构不一、但它们共同具有与同一受体结合的药效构象，则可表现相同的药理作用。如在镇痛药的研究发展过程中发现，天然镇痛药吗啡结构中哌啶环的药效构象必须为椅式构象，且哌啶环的亚乙基（吗啡结构中为C15/C16）凸起于平面的前方，以便嵌入阿片受体中的凹槽进行疏水性结合，同时 17 位叔胺碱性中心电离为阳离子与受体阴离子部位结合从而产生镇痛活性。因此，在后来合成镇痛药的研究中，人们保留了哌啶环的椅式构象及凸起于平面前方的亚乙基和在体内能电离为阳离子的叔胺结构，大大简化吗啡结构中其他环的数目，从而得到了含有三环结构的喷他佐辛、含有单环结构的哌替啶及含有开环结构的美沙酮等，这些合成镇痛药都可通过键的旋转来符合上述药效构象的要求，从而与阿片受体结合产生镇痛作用。

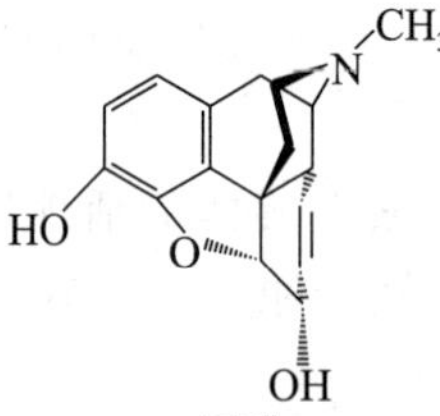

吗啡 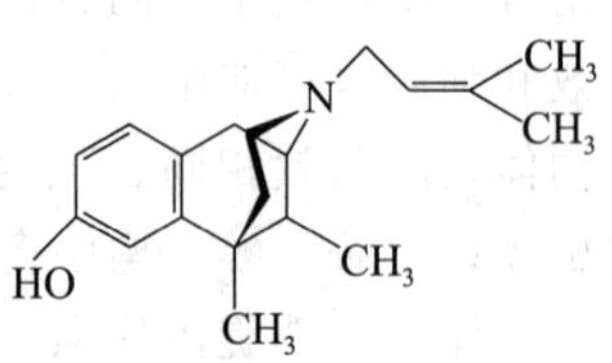　　　　　喷他佐辛

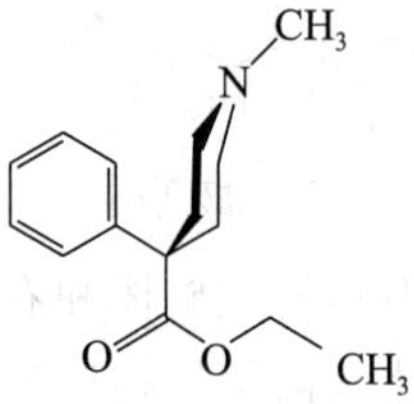

哌替啶 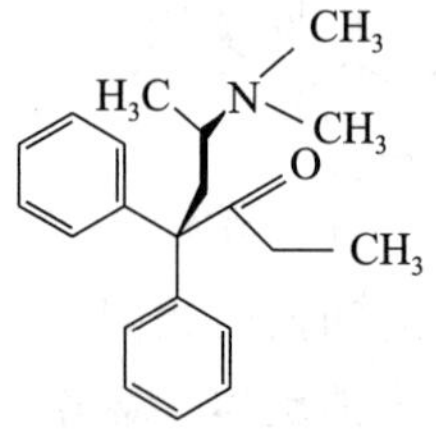　　　　美沙酮

（二）官能团之间距离对药效的影响

在雌激素的构效关系研究中发现，雌二醇 3 位和 17 位的两个羟基及其原子间的距离大小为维持生理活性所必需，而甾体母核并非必要结构。人工合成的己烯雌酚是非甾体激素，其中两个羟基的距离是 1.45nm，与雌二醇两个羟基的距离相同，表现出较强的雌激素样活性；而己烯雌酚顺式异构体两个羟基之间的距离为 0.72nm，几乎没有生物活性，故仅具有反式结构的己烯雌酚作为雌激素合成代用品用于临床。

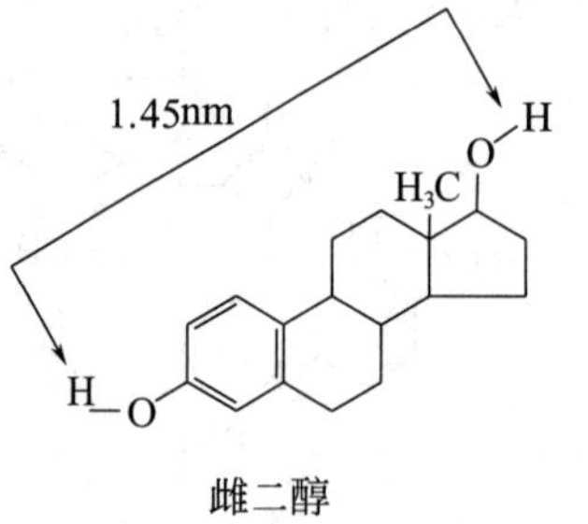

雌二醇 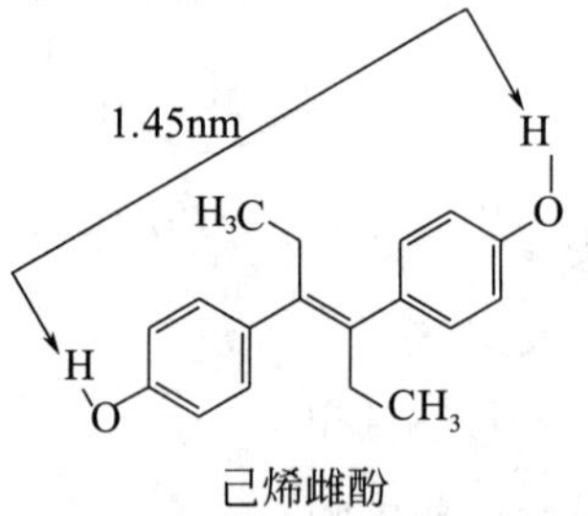　　　　己烯雌酚

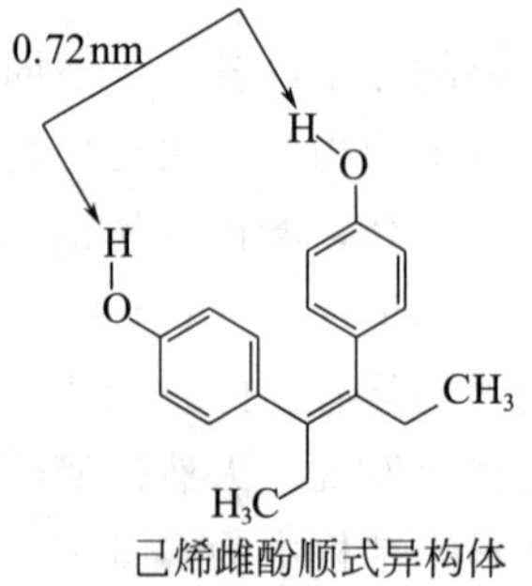

己烯雌酚顺式异构体

三、药物理化性质与药效关系

药物经过不同给药途径进入人体后,在到达作用部位发挥药效和完成治疗疾病使命排出体外整个过程中,药物或其代谢物在体内吸收、分布、转运及排泄等过程除与药物化学结构因素相关外,同时与该药的一些理化性质密不可分。现主要介绍脂水分配系数、解离度及晶型对药效的影响。

(一) 脂水分配系数对药效的影响

脂水分配系数 (P) 是指药物在互不混溶的非水相和水相中分配平衡后,在非水相中的浓度 c_o 和水相中的浓度 c_w 的比值,即 $P=c_o/c_w$。P 值的大小表示药物脂溶性的大小,P 值越大,脂溶性越大;反之,水溶性越大。因不同药物的 P 值通常相差很大,故通常取其对数 $\lg P$ 来表示。由于药物在生物相中的浓度不易测定,因此常以正辛醇为代表来模拟药物在生物相中的浓度。

水是生物系统的基本溶剂,药物要转运扩散至血液或体液,需要有一定的水溶性(亲水性),而药物要通过脂质的生物膜(包括各种细胞膜、线粒体和细胞核的外膜等),则又需要有一定的脂溶性(疏水性)。药物的水溶性和脂溶性过大或过小,都可能影响到药物的吸收、分布和转运等过程,因此药物具有适当的脂水分配系数时活性最大。

药物的化学结构影响药物的脂水分配系数。当药物分子中引入芳环、烃基、卤原子等非极性基团时,药物的亲脂性增大;当引入羟基、氨基、羧基、磺酸基等极性基团时,药物的亲水性增大。

(二) 解离度对药效的影响

药物的解离度是影响药物转运和药效的另一重要因素,药物具有适当的解离度时活性最大。

化学上的解离度是指电解质达到解离平衡时,已解离的分子数和原有分子数之比。临床上使用的绝大多数化学药物都为有机弱酸或有机弱碱的非极性分子,所以药物在体液中都以非解离的分子型和解离的离子型两种形式存在。只有脂溶性较大的非解离分子型药物才能溶入脂质膜中,易于通过生物膜;而解离的离子型药物因脂溶性小,则不易通过生物膜,并被限制在膜的一侧,形成所谓的离子障 (ion trapping)。

药物自身 pK_a 及药物所在环境的 pH 决定药物的解离度大小,pK_a 和 pH 之间的关系可用 Henderson-Hasselbalch 公式表示:

$$\lg \frac{[HA]}{[A^-]} = pK_a - pH \quad \text{(弱酸性药物)} \qquad \lg \frac{[B]}{[HB^+]} = pH - pK_a \quad \text{(弱碱性药物)}$$

式中,pK_a 是解离常数 (K_a) 的负对数,而 K_a 是指当药物解离 50% 时所在溶液的 pH。由上式可见,对弱酸性药物而言,环境 pH 越小(酸性越强),则未解离的分子型药物浓度就越大,如维生素 C 在酸性的胃液中 (pH 0.9~1.5) 几乎不解离,呈分子型,易在胃中吸收;对弱碱性药物来说,环境 pH 越大(碱性越强),则未解离分子型药物浓度就越大,如麻黄碱则易在肠液 (pH 7.8~8.4) 中被吸收。

(三) 晶型对药效的影响

有机药物晶体可因结晶条件不同而得到不同的晶型,同一药物具有两种及两种以上晶型的现象称为多晶现象（polymorphism）。

不同晶型的同一药物在溶解度、溶出速度、熔点、密度、硬度、外观以及生物活性等方面可能存在显著差异。药物的多晶型对溶解度或溶出速度的影响可直接影响到药物的吸收速度，使生物利用度产生差异而影响疗效。近 20 多年来，国内外对药物多晶型研究愈来愈重视，在新药申报资料中也有所体现。

棕榈氯霉素有 A、B、C 三种晶型及无定形，其中 B 晶型与无定形有效，而 A、C 两种晶型无效，因此多国药典都增加规定棕榈氯霉素中非活性晶型的含量限度，如《中国药典》直接收载的是棕榈氯霉素（B 型）片和棕榈氯霉素（B 型）颗粒，而棕榈氯霉素混悬液则规定检查杂质"A 晶型"，以确保药物的疗效。利福平有Ⅰ型、Ⅱ型、S 型及无定形，其中Ⅰ型为有效晶型，国外市售品曾为Ⅱ型结晶，我国制得的Ⅰ型结晶为国际采用，药典在利福平杂质检查项下规定检查"结晶性"，即控制Ⅱ型、S 型及无定形三者的限量。

第二节　新药研发简介

新药研发是指新药从实验室的发现到上市用于临床的整个过程。在新药研发过程中，第一阶段是寻找先导化合物，第二阶段是对先导化合物的结构进行优化。

一、新药研发的特点

（一）新药研发是一个艰难和漫长的过程

一个化合物从初筛到最终批准上市，通常要从成千上万个化合物中筛选出来。一类新药研究从发现苗头到最后批准投产上市平均需要 10 年时间，平均耗资 10 亿美元。新药研发的生命周期主要涵盖先导化合物的发现和甄别、临床前研究、临床研究、新药申报及后续工作等。

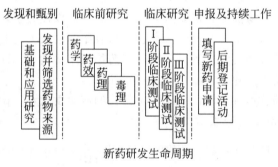

新药研发生命周期

（二）新药研发是一个高附加值和高风险的过程

新药的研发是一个高附加值的过程。1997 年 3 月，辉瑞公司（Pfizer）研制的枸橼酸西地那非（Sildenafil Citrate；Viagra，伟哥）经 FDA 批准上市，这一神奇的浅蓝色、圆菱形小小药片上市 3 个月纯利润达到 13.2 亿美元，1 个月左右全球迅即掀起并蔓延了一股"伟哥热"，该药为全世界男性勃起功能障碍（erectile dysfunction，ED）患者带来了福音，也为该公司带来了源源不断的丰厚回报。国产枸橼酸西地那非于 2014 年 11 月正式亮相用于临床。

枸橼酸西地那非

新药的研发是一个高风险的过程。20世纪50年代后期，德国格兰泰药厂生产了一种声称治疗妊娠反应的镇静药沙利度胺（Thalidomide；反应停），这是一种100%的致畸胎药，该药上市6年间，先后发现无肢、短肢、肢间有蹼、心脏畸形等先天性异常畸形胎儿12000余例，引发20世纪最大的药物灾难，这家药厂因反应停事件而声名狼藉不得不关闭。美国雅培公司研制的第三代喹诺酮类药物——替马沙星（Temafloxacin），1991年首次在瑞典上市，1992年2月在美国上市仅4个月，FDA收到了318例不良反应报告，其中8例肝损伤及低血糖休克，死亡3例，该公司被迫在1992年6月底宣布在全球范围内停止销售替马沙星。

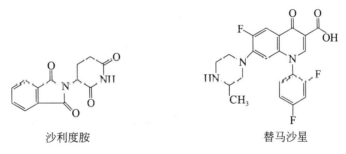

沙利度胺　　　　　　　　　替马沙星

二、先导化合物的发现

（一）从天然活性物质中筛选和发现先导化合物

1. 从植物中提取分离的有效成分发现先导化合物

如青蒿素是我国科学家从复合花序植物黄花蒿（Artemisia annua L）中提取得到的抗疟药，它被WHO评价为"继奎宁之后具有里程碑意义的又一全新抗疟特效药"，后经结构修饰得到了青蒿素的衍生物蒿甲醚和青蒿琥酯。

2. 从微生物及其代谢产物中筛选和发现先导化合物

如天然四环素类抗生素是从放线菌得到；第一个上市的羟甲戊二酰辅酶A还原酶抑制剂洛伐他汀为真菌代谢产物。

3. 从内源性活性物质结构研究中得到先导化合物

睾酮是由男性睾丸或女性卵巢分泌的内源性活性物质，但口服无效，对睾酮结构修饰得到甲睾酮，可供口服。

4. 从海洋生物中发现先导化合物

海洋是个医药宝库，具备开发新药的巨大潜力，为新药的研发提供了大量的先导化合物。在过去数十年间，在全球范围内已从海洋动物、海洋植物及海洋微生物中分离得到15000多个化合物。如1945年，意大利科学家从撒丁岛海洋沉积淤泥中分离得到一株海洋真菌 Cephalosporium Acremonium（顶头孢霉菌），牛津大学 Edward Abraham 教授从中分离获得若干头孢霉素类化合物，其代表物是头孢菌素 C，进而对其结构修饰得到第一代头孢类抗生素头孢噻吩（Cefalotin），成为从海洋微生物中发现并成功开发的第一个"海洋抗生素"。此外，第一个抗病毒海洋药物为阿糖腺苷（Vidarabine），用于疱疹病毒感染。

头孢噻吩　　　　　　阿糖腺苷

（二）从药物的代谢产物中发现先导化合物

在 3,5-吡唑烷二酮类非甾体抗炎药研究中，发现保泰松具有良好的抗炎镇痛作用，但对肝脏和造血系统的毒性使其应用日益减少，后经发现保泰松在体内氧化代谢的产物羟布宗也有抗炎抗风湿作用，且毒副作用小，故现临床上多用羟布宗。

（三）从药物临床副作用的观察中发现先导化合物

枸橼酸西地那非起初是作为治疗心绞痛的药物，在临床试验中发现该药治疗心绞痛的效果一般，却意外发现对男性志愿者有勃起的副作用，从而研究人员改对 4000 多例各种类型的 ED 病人进行了研究，这一意外发现，促使厂家干脆以治疗 ED 的药物进行申报并大获成功。

（四）从药物合成的中间体中发现先导化合物

安西他滨为抗肿瘤药阿糖胞苷的合成中间体，在药物筛选过程中，发现安西他滨不仅具有抗肿瘤活性，而且比阿糖胞苷作用时间长、副作用小，继而开发该中间体安西他滨成为治疗白血病的药物。

（五）发现先导化合物的其他方法

通过计算机辅助药物设计（computer aided drug design）和生物大分子发现先导化合物；通过组合化学（combinatorial chemistry）的方法得到先导化合物；通过普筛方法发现先导化合物。

三、先导化合物优化的一般方法

先导化合物优化是新药开发的第二阶段，旨在针对第一阶段发现的先导化合物存在的缺点进行优化，常用优化方法有生物电子等排原理、前药原理、拼合原理、硬药和软药原理。

（一）生物电子等排原理

生物电子等排原理（bioisosterism）是指在药物基本结构的可变部分，以电子等排体

（isostere）相互置换，对药物进行结构改造。经典的电子等排体是指具有相同外层电子的原子或原子团，在生物领域里表现为生物电子等排；非经典的电子等排体是指凡具有相似的物理和化学性质，又能产生相似生物活性的基团或分子，后又延伸到分子大小、形状、构象、脂水分配系数、pK_a 及化学反应性等广义上的生物电子等排体。在先导化合物的结构优化研究中，生物电子等排原理是最易行和应用最多的一种方法。

经典的生物电子等排体如—F、—Cl、—OH、—NH_2、—CH_3 等为一价生物电子等排体；—O—、—S—、—NH—、—CH_2— 等为二价生物电子等排体；—CH=、—N= 等为三价生物电子等排体。

非经典的生物电子等排体如 —CH=、—O—、—S—、—NH—、—CH_2— 等可替代性基团；环与环或环与非环结构的相互替代。

根据生物电子等排原理，用卤原子代替氢原子合成了一系列卤代尿嘧啶衍生物，其中以氟尿嘧啶（5-FU）的抗肿瘤活性最好，可作为治疗实体肿瘤的首选药。在组胺 H_2 受体拮抗剂的结构改造中，应用环内等价电子等排体，将西咪替丁的咪唑环置换为呋喃环得到雷尼替丁，无西咪替丁的抗雄激素作用的副作用，以噻唑环代替咪唑环则得到了法莫替丁和尼扎替丁。

（二）前药原理

药物经过结构修饰后得到的化合物，体外无活性或活性很低，在体内经酶促反应或非酶化学反应又转变为原来的药物而发挥药理作用，则原来的药物为原药或母药（parent drug），结构修饰后得到的化合物为前体药物，简称前药（prodrug）。应用前药原理进行结构修饰已广泛应用于现有药物的改进和新药研究。

制成前药的主要目的有：①提高药物的选择性。如治疗晚期前列腺癌药雌莫司汀磷酸钠为一前药，在肠和前列腺内能迅速去磷酸化释放雌莫司汀和雌酮氮芥，并在前列腺组织中积聚，较好地进入肿瘤组织，提高了药物的选择性。②提高药物的稳定性。维生素 E 易被氧化，制成酯类前药后，稳定性增加，如用于高脂血症及动脉粥样硬化防治的维生素 E 烟酸酯是由两种人体所必需的重要维生素——维生素 E 和烟酸缩合而成的酯类前药，进入体内在酯酶的作用下水解释放出维生素 E 和烟酸，较单用维生素 E 性质稳定，较单用烟酸副作用小。③延长药物作用时间。如氟奋乃静盐酸盐肌内注射给药只能维持药效 1 天，制成酯类前药癸氟奋乃静给药后，缓慢吸收，作用时间延长，药效可保持 2～4 周。④改善药物的溶解度。如克林霉素制成前药克林霉素磷酸酯，可溶于水，供注射使用，该药进入机体后在血液碱性磷酸酯酶作用下水解为克林霉素发挥作用。⑤消除药物的不良味觉。为避免氯霉素的苦味，制成前药棕榈氯霉素，在体内经酯酶水解，产生有抗菌活性的氯霉素。⑥发挥药物的配伍作用。如将氨苄西林与舒巴坦通过亚甲基相连形成双酯结构前药舒他西林，经口服进入机体后，水解为氨苄西林和舒巴坦发挥配伍作用。

（三）拼合原理

拼合原理（combination）主要是指将两种化合物的结构拼合在一个分子内，或者将两个药物的基本结构兼容在同一分子内，以期得到两药作用的联合效应，减小两种药物的毒副作用。

阿司匹林和对乙酰氨基酚均具有解热镇痛活性，将两者酯化缀合生成贝诺酯，既避免了阿司匹林对胃的酸性刺激，又具有协同作用，药效增强。

阿司匹林　对乙酰氨基酚　贝诺酯

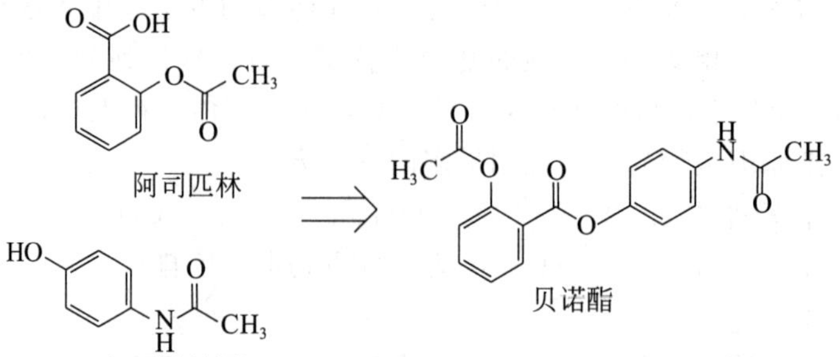

依巴斯汀也是利用拼合原理将两个 H_1 受体拮抗剂苯海拉明和特非那定的部分结构缀合而得，该药及其代谢产物都不能通过血脑屏障，故无中枢抑制的副作用。

苯海拉明　特非那定

依巴斯汀

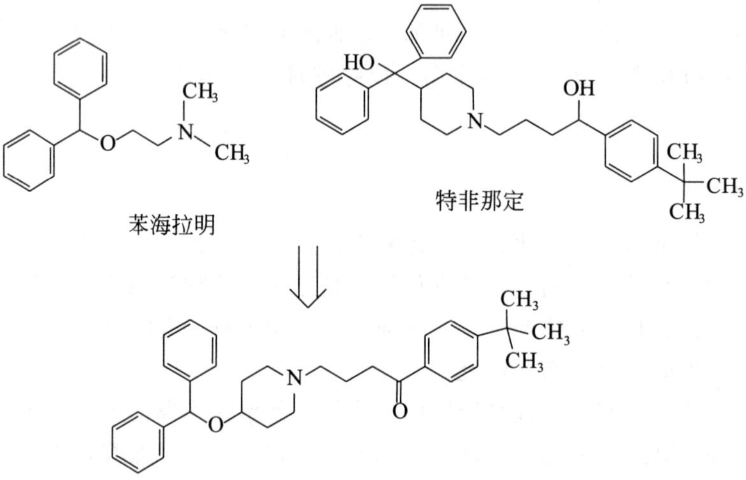

（四）硬药和软药原理

硬药（hard drug）是指具有发挥药物作用所必需的结构特征的化合物，该化合物在生物体内不发生代谢或化学转化。硬药的优点是可避免产生某些毒性代谢产物，缺点是不能代谢失活，体内难以消除而易蓄积中毒。新药设计，需尽量避免应用硬药。如双膦酸盐类骨代谢调节药依替膦酸二钠（Etidronate Disodium），在动物和人体内都不代谢，唯一的消除途径是原药经肾排泄。

依替膦酸二钠

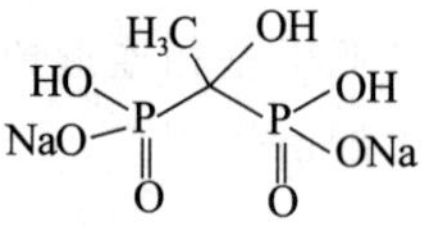

软药（soft drug）是指本身具有治疗作用的药物，在生物体内作用后转变成无活性和无毒性的化合物。软药的代谢为机体对药物灭活的主要方式，也是机体为消除或减弱外来异物对其可能产生的损害或不利影响所采取的自我保护措施，如苯巴比妥在体内经生物氧化生成无镇静催眠作用的对羟基物而排出体外。

苯巴比妥

软药和前药是相反的概念，前药是指一些无药理活性的化合物在生物体内经过代谢，转化为有活性的药物，前药是代谢活化过程；软药是代谢失活过程，软药易被代谢而排出体外，使毒副作用大大降低，治疗指数升高，因此临床上使用的绝大多数是软药，少数是前药。

（杨友田）

本章模拟范题

[A 型题]

1. 下列关于构效关系的叙述不正确的是（　　）。
   A. 构效关系是指药物的化学结构与其生理活性之间的关系
   B. 非特异性结构药物的生物活性主要受药物的理化性质的影响
   C. 特异性结构药物的生物活性仅仅取决于药物的化学结构影响
   D. 具有相同药理作用的药物中相同部分的化学结构称为药物的基本结构
   E. 具有基本结构的药物都是结构特异性药物

2. 下列关于药物的亲脂性与生物活性关系正确的是（　　）。
   A. 降低亲脂性，使作用时间延长　　B. 增强亲脂性，有利吸收，活性增强
   C. 降低亲脂性，不利吸收，活性下降　D. 适度的亲脂性和亲水性有最佳活性
   E. 增强亲脂性，作用时间缩短

3. 下列关于受体的叙述不正确的是（　　）。
   A. 受体的化学本质绝大多数是特殊蛋白质，也可以是糖脂
   B. 被受体识别的药物可以与受体结合，生成药物和受体复合物
   C. 药物和受体复合物可激活受体兴奋或抑制，产生一系列特定的生理生化反应，达到治疗疾病的目的
   D. 受体对药物的识别主要表现在结构互补和立体化学的选择性方面
   E. 凡与受体结合的药物均为结构非特异性药物

4. 具有相同药理作用的药物中相同部分的化学结构称为药物的（　　）。
   A. 基本结构　　B. 必要结构　　C. 立体结构　　D. 活性结构　　E. 几何异构

5. 关于几何异构的叙述不正确的是（　　）。
   A. 药物几何异构体的不同，其生物活性大小可能存在较大差别
   B. 药物几何异构体不同，可能一个异构体有活性而另一个无活性
   C. 毛果芸香碱顺式异构体活性强于反式异构体
   D. 天然维生素 K_1 是反式构型，而顺式异构体几乎无活性
   E. 维生素 A 全反式结构转化为全顺式异构体后活性增强

6. 关于光学异构的叙述不正确的是（　　）。
   A. 不同光学异构体的药物其旋光性和理化性质必然不同
   B. 不同光学异构体之间可能药效相同但作用强度不同
   C. 麻黄碱含有 2 个手性碳，4 个光学异物构体中以（－)-(1S,2S)-麻黄碱活性最强
   D. 氯霉素含有 2 个手性碳，4 个光学异构体中仅 D-苏式（－）有抗菌活性
   E. 维生素 C 含有 2 个手性碳，4 个光学异构体中以 L-(＋)-抗坏血酸活性最强
7. 能被受体识别并与受体结构互补产生特定药理效应的药物构象称为（　　）。
   A. 最高能量构象　　B. 最低能量构象　C. 反式构象　　　D. 优势构象　　　E. 药效构象
8. 《中国药典》收载的棕榈氯霉素片规定活性含量为该药的（　　）。
   A. A 型　　　　　B. B 型　　　　　C. C 型　　　　　D. α 型　　　　　E. β 型
9. 关于晶型对药效影响叙述错误的是（　　）。
   A. 药物晶体可因结晶条件不同而得到不同的晶型
   B. 不同晶型同一药物的物理常数或生物活性可能不同
   C. 药物凡晶型不同则必然导致药效不同
   D. 药物的多晶型可能直接影响到药物的吸收速度
   E. 药物的多晶型可能使生物利用度产生差异，继而影响该药疗效
10. 下列何种药物具有Ⅰ型、Ⅱ型、S 型及无定形四种晶体，我国制得Ⅰ型结晶为国际采用（　　）。
    A. 西咪替丁　　　B. 吲哚美辛　　　C. 尼莫地平　　　D. 法莫替丁　　　E. 利福平
11. 枸橼酸西地那非的发现是（　　）。
    A. 从植物中发现和分离的有效成分中得到
    B. 通过组合化学的方法得到
    C. 从药物合成的中间体中得到
    D. 从药物的代谢产物中得到
    E. 从药物临床副作用的观察中得到
12. 治疗实体肿瘤首选药物氟尿嘧啶的设计采用的原理是（　　）。
    A. 前药原理　　　B. 硬药原理　　　C. 软药原理　　　D. 拼合原理　　　E. 拮抗原理
13. 氟奋乃静由每天给药 1 次制成癸氟奋乃静后可每 2 周给药 1 次，其设计采用的原理是（　　）。
    A. 前药原理　　　　　　　　B. 硬药原理　　　　　　　　C. 软药原理
    D. 拼合原理　　　　　　　　E. 生物电子等排原理
14. 前药贝诺酯的设计是基于（　　）。
    A. 前药原理　　　　　　　　B. 硬药原理　　　　　　　　C. 软药原理
    D. 拼合原理　　　　　　　　E. 生物电子等排原理
15. 在测定药物脂水分配系数时，常以下列何种溶剂模拟非水生物相（　　）。
    A. 正辛醇　　　　B. 正丁醇　　　　C. 叔丁醇　　　　D. 正戊醇　　　　E. 异戊醇
16. 可使药物水溶性增加的基团是（　　）。
    A. 烷基　　　　　B. 羟基　　　　　C. 苯基　　　　　D. 酯基　　　　　E. 卤素
17. 可使药物脂溶性增加的基团是（　　）。
    A. 烃基　　　　　B. 羟基　　　　　C. 羧基　　　　　D. 巯基　　　　　E. 磺酸基

18. 含有碳氮双键存在几何异构、药用品为顺式结构的药物是（   ）。
    A. 毛果芸香碱   B. 头孢噻肟钠   C. 己烯雌酚   D. 雷尼替丁   E. 维生素 A
19. 下列药物中属于硬药的是（   ）。
    A. 依替膦酸二钠   B. 苯巴比妥   C. 贝诺酯   D. 氟尿嘧啶   E. 匹氨西林
20. 下列药物中属于软药的是（   ）。
    A. 依替膦酸二钠   B. 羟布宗   C. 贝诺酯   D. 氟尿嘧啶   E. 吲哚美辛

[B 型题]
    [21～25]
    A. 毛果芸香碱   B. 雷尼替丁   C. 氯霉素   D. 乙胺丁醇   E. 奎尼丁
21. 药用品为右旋体用作抗心律失常药，其左旋体用作抗疟药的是（   ）。
22. 既具有几何异构又有光学异构的药物是（   ）。
23. 反式异构体具有活性、顺式体无活性的药物是（   ）。
24. 分子结构中存在内消旋体的药物是（   ）。
25. 含 2 个相同的手性碳原子、具有 3 个光学异构体的药物是（   ）。
    [26～30]
    A. 蒿甲醚   B. 洛伐他汀   C. 甲睾酮   D. 安西他滨   E. 羟布宗
26. 从植物中分离的有效成分中发现先导化合物继而开发成新药的是（   ）。
27. 从微生物及其代谢产物中发现先导化合物继而开发成新药的是（   ）。
28. 从内源性活性物质结构研究中得到先导化合物继而开发成新药的是（   ）。
29. 从药物合成中间体中得到先导化合物继而开发成新药的是（   ）。
30. 从药物的代谢产物中发现先导化合物继而开发成新药的是（   ）。
    [31～35]
    A. 发挥药物配伍作用   B. 消除药物的不良味觉
    C. 提高药物的选择性   D. 延长药物作用时间
    E. 提高药物稳定性
31. 制成舒他西林前药的目的是（   ）。
32. 制成琥珀氯霉素前药的目的是（   ）。
33. 制成癸氟奋乃静前药的目的是（   ）。
34. 制成维生素 E 烟酸酯前药的目的是（   ）。
35. 制成雌莫司汀磷酸钠前药的目的是（   ）。

[X 型题]
36. 新药优化常用方法有（   ）。
    A. 生物电子等排原理   B. 前药原理   C. 拼合原理
    D. 硬药原理   E. 软药原理
37. 制成前药的主要目的有（   ）。
    A. 提高药物的选择性   B. 提高药物的生物活性
    C. 消除药物的不良味觉   D. 延长药物作用时间
    E. 发挥药物的配伍作用
38. 利用生物电子等排原理设计得到的药物有（   ）。
    A. 将尿嘧啶结构中 5 位氢原子置换为氟原子得到的氟尿嘧啶

B. 将西咪替丁结构中咪唑环置换为呋喃环得到的尼扎替丁
C. 将吲哚美辛环结构中氯原子置换为叠氮基得到的齐多美辛
D. 将氟奋乃静结构中羟乙基哌嗪中羟基酯化得到的长效的癸氟奋乃静
E. 将氯丙嗪结构中2位氯原子置换为三氟甲基得到的三氟丙嗪

39. 先导化合物发现的一般方法有（　　）。
    A. 从天然活性物质中筛选和发现
    B. 从药物的代谢产物中发现先导化合物
    C. 从药物临床副作用的观察中发现先导化合物
    D. 通过计算机辅助药物设计和生物大分子发现先导化合物
    E. 从药物合成的中间体发现先导化合物

40. 从药物的代谢产物中发现或受药物代谢产物的启发继而开发为新药的有（　　）。
    A. 羟布宗　　B. 奋乃静　　C. 骨化三醇　　D. 阿法骨化醇　　E. 奥沙西泮

参考答案

A 型题

| 1C | 2D | 3E | 4A | 5E | 6A | 7E | 8B | 9C | 10E |
| 11E | 12E | 13A | 14D | 15A | 16B | 17A | 18B | 19A | 20C |

B 型题

| 21E | 22A | 23B | 24D | 25D | 26A | 27B | 28C | 29D | 30E |
| 31A | 32B | 33D | 34E | 35C | | | | | |

X 型题

36ABCDE　　37ACDE　　38ABCE　　39ABCDE　　40ACDE

（孟　姝）

药物化学实训

药物化学是一门实践性很强的学科，实训教学的主要目的是加深学生理解药物化学的基本理论和基本知识，训练学生未来职业岗位（群）必备的操作技能，树立实事求是的工作作风，培养科学严谨的工作态度。

本实训教材以药学类相关专业学生就业为导向，将"教、学、做"融为一体，注重技术技能型人才的培养目标。编写内容中，着重突出以模拟制药企业"典型工作任务"为切入点设计实训内容，分别安排了单个药物的合成及运用拼合原理以自制药物合成前药，以药品流通和使用单位进行药品检验或在贮存过程中可能导致药品变色变质的"工作场景"设计实训内容，编写了典型药物的药典鉴别方法、药物水解变质反应及自动氧化变质反应等实训内容，一律剔除验证性实验内容。在教学过程中，各院（校）可根据不同专业培养目标要求和实践教学时数适度增删取舍实训项目。

第一部分 药物化学实训基本知识

一、实训安全与事故预防及处理

药物化学实训所用原料、试剂种类繁多，经常用到易燃、易爆、有毒和强腐蚀性的化学药品，若使用不当，就有可能引发着火、爆炸、中毒或化学灼伤等事故，此外实训中使用的玻璃仪器和电器设备等，实训者使用不当也会发生事故。但是，只要按照规范要求正确掌握操作方法，就能有效地防止事故的发生，确保实训顺利进行。掌握一般事故的处理方法，在发生事故时就能把事故造成的人身伤害或财产损失降至最低。

（一）实训安全一般注意事项

① 实训开始前应仔细检查仪器是否完整无损，装置是否规范，在征得教师同意后开始进行实训。

② 实训进行时，应注意化学反应是否平衡，装置有无异常。

③ 在进行有可能发生危险性的实训时，应根据所用试药性质和化学反应特点决定是否使用防护眼镜、面罩、手套及其他防护设备。

④ 实训中所用的试药，不得随意散失、遗弃；对反应中产生的有害气体或剧毒残渣残液要按规定处理。

⑤ 熟悉安全用具（如灭火器、沙桶以及急救箱等）的放置地点和使用方法。

（二）实训中事故的预防及处理

1. 火灾的预防和处理

防火的基本原则是使火源尽可能远离易燃品。如使用开口容器盛放易燃溶剂，应放置于远离火源处，尽量避免使用明火加热，数量较多的易燃品应放在危险品柜内存放；回流或蒸馏溶剂时，应加沸石防止易燃溶剂暴沸冲出容器外引发火灾；使用玻璃仪器进行药物合成反应的装置不要形成密封体系，以防爆炸；根据反应温度和反应溶剂性质选择合适的加热方法；冷凝水要保持通畅，防止易燃馏出物蒸气引发火灾。一旦发生火灾，应沉着冷静，不要惊慌失措，立即切断电源，关闭附近所有火源，迅速移开附近的易燃物，若瓶内溶剂着火，可用石棉网或湿布盖灭，桌面、地面小火可使用湿布或黄沙盖灭，其他着火应采用灭火器扑灭，万一衣服着火切忌奔跑，否则火借风势越烧越旺，他人可用灭火器或自来水冲淋使火熄灭，亦可就地打滚或他人用潮湿衣物紧紧裹住使火熄灭。当确认火势难以控制可能造成较大财产损失或人员伤害时，指导老师可拨打火警电话报警，被火烧伤的轻者可在伤处涂以烫伤膏，重者立即送医院诊疗。

2. 中毒事故的预防与处理

药物合成中常用有机溶剂除了易燃易爆炸外，另一特性就是毒性。因此，实训前要逐一查阅所用溶剂及试药的毒性资料。对于毒性大的试药应认真对待，慎重操作，防止经皮渗透吸收或口鼻吸入中毒，操作时应戴橡胶手套和口罩，操作结束后应立即洗手；对于挥发性有毒药品，使用时要在通风橱内进行，用完药品后应随时盖上瓶盖；实训时如有头昏、恶心等中毒症状，应立即送至室外通风处，解开衣领或纽扣，使其呼吸新鲜空气，必要时实施人工呼吸，严重时送到医院治疗。

3. 电伤的预防及处理

使用搅拌器等电器，先插上插头，接通电源，再开启仪器开关；不能用湿手或手拿湿物接触电插头；电器设备装置的金属外壳应连接地线；实训完毕先关闭仪器切断电源，然后再将仪器插头拔下。万一触电，应立即切断电源，或用不导电物体使触电者与电源隔离，然后对触电者进行人工呼吸或立即送往医院。

4. 化学试剂灼烧的预防及处理

取用挥发性液体时，瓶口必须指向无人处，以防液体喷溅伤害他人，遇瓶塞不易开启时，注意瓶内贮物性质，切不可用火加热，或乱敲瓶塞。被强酸灼烧时应立即用大量水冲洗，然后用3%~5%的碳酸氢钠溶液冲洗，最后水洗10~15min；被碱灼烧时先用大量水冲洗，再用1%硼酸溶液或2%醋酸溶液淋洗，最后水洗10~15min；被溴灼伤时先用大量水冲洗，再用10%硫代硫酸钠溶液淋洗或用硫代硫酸钠溶液湿润纱布覆盖伤处至少3h；对一般有机物灼伤，经酒精擦洗后再用肥皂和温水淋洗即可。所有化学灼伤严重者，均应从速到医院诊疗。

二、药物化学实训须知

① 按照实训内容做好预习工作。根据本次实训内容，结合相关理论知识的复习，认真预习实训内容，查阅相关文献，记录所用试药、中间体、可能产生的副产物及产品的相关资料（如毒性、易燃易爆性、溶解度、熔点、沸点及相对密度等），明确实训目的要求、基本

原理方法及操作步骤等，做到心中有数。

② 发扬团队精神。小组成员分工合作，严格按照实训规范要求仔细操作，胆大心细，认真观察反应是否正常，遇到问题，集思广益，实训过程中任何时候都不得擅自离开。

③ 养成及时如实记录的良好习惯。将实训中观察到的物质质量、体积、温度、颜色、晶型、气体等实训现象或结果及时记录在实训记录本上，所有实训原始数据不得任意涂改，不得用散页纸记录，以免遗失。

④ 严格按规定量取用试药。取出的试药不可再倒回原瓶中，以免带入杂质，污染试剂；取用完毕，应立即盖上瓶塞，归还原处。如有新的见解或建议需改变实训步骤或试药用量等，必须事先征得指导教师同意后方可实施。

⑤ 遵从实训老师和工作人员的指导，注意安全，若发生意外事故应立即报告教师以便及时处理。

⑥ 始终保持实训场所安静、整洁，实训过程中不得大声喧哗，保持台面、地面、水槽、仪器清洁，尤其是水槽中不得丢弃纸屑、玻璃屑、废渣、火柴棒以及沸石等任何废弃物品。废酸、废碱以及蒸馏的有机溶剂应倒入废液缸，不得倒入水槽。

⑦ 实训毕及时洗净仪器，整理打扫实训场所，关闭水、电或煤气后等方可离开。

三、实训记录及报告

每个完整的实训项目报告应包括预习报告、实训记录和实训报告。两人或两人以上合作完成的实训项目，共同书写一份预习报告、一份实训记录，每人分别书写一份实训报告。做好实训预习和实训记录、书写规范实训报告是每一个科研人员必备的基本素质。

实训预习报告的主要内容包括反应原理、反应条件、可能发生的副反应、主要仪器和所用试药（规格、用量、物理常数、相对密度、溶解度、毒性、性状等）、实训操作步骤、产物纯化的原理和方法、注意事项、实训中可能出现的危险及应急处置预案等。

实训记录是书写实训报告的重要依据，主要记录观察到的现象、反应时间、操作过程及后处理方法和步骤等，记录本上所有原始数据必须及时、真实、详尽，以保证实训记录的完整性、连续性和原始性。实训记录本应为专用本，且有连续页码。

实训报告就是把实训的目的、方法、过程、结果及讨论等记录下来，经过整理写成递交的书面总结汇报。实训报告的格式不拘一格，可由统一格式，亦可由学生自己设计。一般实训报告应包括：实训目的、原理、主要试药用量及规格、主要步骤和现象、粗品的物理状态及产率、粗品纯化步骤及所得产品的产率、实训结果与讨论等内容。其中，实训报告中讨论部分非常重要，同组合作完成同一实训项目的个体对本次实训讨论部分可有所不同，各人可根据自己所观察到的现象与结果各抒己见，分析讨论本次实训过程中的成功和不足，并对实训提出改进意见，这将有助于学生分析问题和解决问题能力的提升，为未来科研论文书写和培养科研能力奠定基础。

附：常见实训报告格式（仅供参考）

实训题目：
一、实训目的
二、实训原理
（主要写出化学反应原理及可能出现的副反应）

三、试药规格及用量

以三线表形式列出主要的试药名称、规格、用量（克）、物质的量、摩尔比、备注［液体试药相对密度、浓度等换算成质量（g）等］。

试药	规格	用量	物质的量	摩尔比	备注

四、实训步骤

（此处只需报告主要操作步骤和特殊的实训现象，最好用箭头扼要写出主要操作步骤，不必照抄实训讲义的内容，客观地记录每一操作过程出现的现象，如颜色的变化、气体的产生、沉淀的出现或溶解、反应中实际温度等）

五、实训结果

（此处主要报告产品色泽、性状、质量或体积、产率及重要物理常数等）

六、讨论

（主要谈实训者对本次实训的评价或体会，有什么新的发现和不同见解、质疑、建议等，对实训中异常现象探究其可能原因，如物理常数值偏差、产率高低、产物品质的分析，经验总结，提出改进措施。讨论是实训者发挥创造性思维的园地，实训者不仅应当善于操作，还应当善于发现，善于总结与提高）

四、重结晶回收率计算方法

通过化学合成得到的固体产品，往往是不纯的，常称之为粗品，必须经过精制纯化，除去杂质得到纯品，按药典要求检测合格后才能作为药品使用。精制纯化固体物质最常用的方法就是选用适宜的溶剂进行重结晶。重结晶原理是利用粗品中各成分在某种溶剂或某些混合溶剂加热与冷却时溶解度不同，而使它们分离开来。

重结晶操作的一般步骤为：把需要纯化的粗品溶于适宜溶剂中，加热使其溶解制成近饱和浓溶液；若溶液含有色杂质，可加适量活性炭煮沸 5～10min 进行脱色，然后趁热抽滤除去不溶性杂质和活性炭；将滤液自然冷却，析出结晶，再次抽滤，洗涤结晶，干燥，测定熔点。

【例】乙酰苯胺的重结晶

称取乙酰苯胺粗品 2g，置入 100ml 烧杯中，加水 50ml，盖上表面皿，加热煮沸，使其完全溶解。移去火源，稍冷，加适量活性炭和沸石 2～3 粒，用玻璃棒轻轻搅拌使活性炭均匀分散在溶液中，再次煮沸 5min，趁热抽滤，滤液放置自然冷却，析出片状乙酰苯胺结晶，抽滤，洗涤，取出结晶放于表面皿上，摊开。放在红外灯下干燥或放入干燥箱于 75℃ 干燥至恒重，称重，测定熔点，计算重结晶的回收率。

$$回收率(\%) = \frac{精品质量(g)}{粗品质量(g)} \times 100\%$$

五、药物制备实训产率计算方法

在药物合成实训中，所得产物的实际产率是以百分数来表示，即实际产量和理论产量比值的百分数（亦称收率）。

$$产率(\%) = \frac{实际产量(g)}{理论产量(g)} \times 100\%$$

理论产量是根据化学反应方程式，原料全部转化为产物的质量，实际产量是指实训中实际得到的纯净产物的质量。由于制备反应不完全或发生副反应以及操作上的损失等原因，使得实际产量低于理论产量。在工业生产实际工作中，为了提高产品的产率，往往要增加其中某一反应物的用量，究竟是哪种反应物过量，要依据这些反应物的价格、反应完成后是否容易除去或能否回收循环套用等情况来决定。计算理论产量时应以用量少的反应物为基准。

【例】取苯胺结晶 5.1g，冰醋酸 7.5g，加热，制得 4.8g 乙酰苯胺，试计算它的产率。

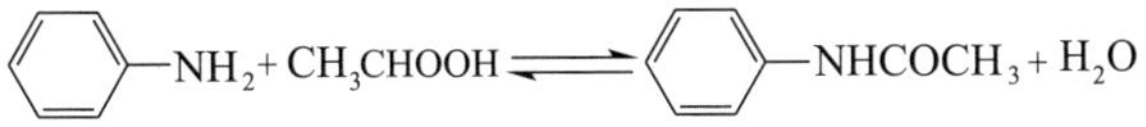

$$C_6H_5-NH_2 + CH_3COOH \rightleftharpoons C_6H_5-NHCOCH_3 + H_2O$$

相对分子质量	93.1	60.1	135.2
投料量	5.1g	7.5g	实际得量 4.8g
物质的量	0.055mol	0.130mol（过量）	
摩尔比	1 :	2.36	

理论应得到乙酰苯胺产量 $= 0.055 \times 135.2 = 7.44(g)$

乙酰苯胺产率$(\%) = \dfrac{4.8}{7.44} \times 100\% = 64.5\%$

（邰顺章）

第二部分 药物化学实训内容

实训一 阿司匹林制备及鉴别

一、实训目的

1. 掌握阿司匹林酰化反应的原理及方法。
2. 掌握重结晶、抽滤、精制及熔点测定等操作技能。
3. 掌握阿司匹林药典鉴别原理及操作技能。

二、合成原理

$$\underset{\text{OH}}{\underset{|}{\text{C}_6\text{H}_4}}\text{COOH} \xrightarrow[50\sim60℃]{(CH_3CO)_2O, H_2SO_4} \underset{\text{OCOCH}_3}{\underset{|}{\text{C}_6\text{H}_4}}\text{COOH}$$

三、试药规格及用量

试药	规格	用量	物质的量	摩尔比	备注
水杨酸	CP	36g	0.26	1	
醋酐	CP	49ml	0.52	2	相对密度1.082
浓硫酸	CP	1ml			
无水乙醇	CP	108ml			

四、操作步骤

1. 粗品的制备

在250ml干燥锥形瓶中,加入水杨酸、醋酐和浓硫酸,缓缓搅拌使水杨酸溶解,于55~60℃保温反应30min,冷却至室温,待结晶析出。向析出结晶的锥形瓶中加水50ml,使晶体完全析出,抽滤,用少许水洗涤晶体,烘干,得粗品。

2. 精制

将上述粗品置于250ml锥形瓶中,加入无水乙醇置水浴上微热溶解;同时在另一500ml锥形瓶中加水300ml,加热约至60℃;将装有粗品无水乙醇液的250ml锥形瓶溶解物倾入装有60℃水的500ml锥形瓶中,加少量活性炭脱色,趁热滤过。放置,自然冷却至室温,即慢慢析出白色针状结晶,滤过,用50%乙醇洗涤(20ml×2),抽干,置红外灯下干燥(不超过60℃),即得精品,测定熔点135~138℃,计算收率;所得产品放入干燥器内备用。

3. 鉴别

① 取自制本品约0.1g,加水10ml,煮沸,放冷,加三氯化铁试液1滴,即显紫堇色。

② 取自制本品约 0.5g，加碳酸钠试液 10ml，煮沸 2min 后放冷，滴加过量的稀硫酸，即析出白色沉淀，并发生醋酸的臭气。

五、注意事项

1. 反应温度不宜过高，否则会增加副产物的生成。
2. 如果在冷却过程中无阿司匹林从反应液中析出，可用玻璃棒或不锈钢刮刀轻轻摩擦锥形瓶内壁，也可同时将锥形瓶放入冰水中冷却促使结晶生成，还可采用加入晶种的方法促使结晶析出。
3. 抽滤后得到的固体，在洗涤时，应先停止减压，用刮刀轻轻将固体拨松，待用水或醇浸湿分散的结晶后片刻，再打开减压阀抽滤。
4. 阿司匹林熔点为 135～138℃，测定时应先将传温液加热至 130℃后再放入样品，快速测定，防止阿司匹林受热分解产生多种物质使熔点下降。

六、结果

七、讨论

（孟姝　薛璟）

实训二　对乙酰氨基酚制备及鉴别

一、实训目的

1. 掌握选择性乙酰化对氨基酚的氨基而保留酚羟基的合成原理及方法。
2. 掌握易被氧化产品的重结晶的操作技能。
3. 掌握对乙酰氨基酚药典鉴别方法及操作技能。

二、合成原理

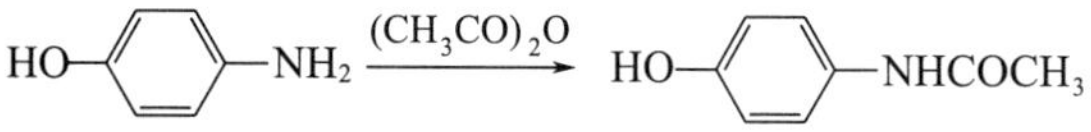

$$HO-C_6H_4-NH_2 \xrightarrow{(CH_3CO)_2O} HO-C_6H_4-NHCOCH_3$$

三、试药规格及用量

试药	规格	用量	物质的量	摩尔比	备注
对氨基苯酚	CP	21.8g	0.2	1	
醋酐	CP	23ml	0.24	1.2	相对密度 1.082
亚硫酸氢钠	CP	0.5g			
0.5%NaHSO$_3$	CP	5ml×2			

四、操作步骤

1. 粗品的制备

在 250ml 锥形瓶中加入对氨基苯酚、水 60ml 和醋酐,轻轻振摇使成均相溶液,于 80℃ 水浴中加热保温反应 30min,放冷,析出结晶,过滤,滤渣以冷水洗涤(10ml×2),抽滤,干燥,得白色结晶性对乙酰氨基酚粗品。

2. 精制

在 100ml 锥形瓶中加入对氨基酚粗品,每 1g 粗品加水 5ml,加热使溶解,稍冷后加入活性炭约 1g,煮沸 5min,在抽滤瓶中先加入亚硫酸氢钠 0.5g,趁热抽滤,滤液放冷,析出结晶,抽滤,滤渣以 0.5% 亚硫酸氢钠溶液洗涤(5ml×2),抽滤,干燥,计算收率。

3. 鉴别

① 取自制本品适量,加水溶解,滴加三氯化铁试液,即显蓝紫色。

② 取自制本品约 0.1g,加稀盐酸 5ml,置水浴中加热 40min,放冷;取此溶液约 0.5ml,滴加亚硝酸钠试液 5 滴,摇匀,用水 3ml 稀释后,加碱性 β-萘酚试液 2ml,振摇,即显红色。

五、注意事项

1. 原料对氨基苯酚的质量是影响对乙酰氨基酚的产量和质量的关键,使用的对氨基苯酚应当是白色或淡黄色颗粒状结晶。

2. 酰化反应过程中,加水 60ml 是使醋酐选择性地酰化氨基而不与酚基作用;若用醋酸代替醋酐作为乙酰化试剂,则难以控制氧化副反应,反应时间长,产品质量差。

3. 在精制过程中,加入亚硫酸氢钠可防止对乙酰氨基酚被空气氧化。但亚硫酸氢钠浓度不宜过高,否则会影响产品质量(亚硫酸氢钠限量超过药典规定的规定)。

六、思考题

1. 酰化反应为何选用醋酐而不用醋酸作酰化剂?
2. 在精制过程中加入亚硫酸氢钠的目的是什么?

七、结果

八、讨论

(孟 姝 薛 璟)

实训三 贝诺酯制备及鉴别

一、实训目的

1. 了解组合原理在化学结构修饰方面的应用。

2. 掌握酯化反应的原理及操作方法。
3. 通过乙酰水杨酰氯的制备，掌握氯化试剂的选择及酰化反应无水操作技术。
4. 掌握贝诺酯药典鉴别方法及操作技能。

二、合成原理

$$\text{邻-COOH,OCOCH}_3\text{-苯} + SOCl_2 \xrightarrow{\text{吡啶}} \text{邻-COCl,OCOCH}_3\text{-苯} + HCl\uparrow + SO_2\uparrow$$

$$HO\text{-}C_6H_4\text{-}NHCOCH_3 \xrightarrow{NaOH} NaO\text{-}C_6H_4\text{-}NHCOCH_3$$

$$\text{邻-COCl,OCOCH}_3\text{-苯} + \text{对-ONa,NHCOCH}_3\text{-苯} \longrightarrow \text{邻-COO-C}_6H_4\text{-NHCOCH}_3,\text{OCOCH}_3\text{-苯}$$

三、试药规格及用量

试药	规格	用量	物质的量	摩尔比	备注
阿司匹林	自制	9g	0.05	1	
对乙酰氨基酚	自制	9g	0.06	1.2	
氯化亚砜	CP	5.5ml	0.76	1.5	相对密度1.082
无水丙酮	CP	10ml			
氢氧化钠溶液	CP				氢氧化钠3.6g加水20ml配制而成

四、操作步骤

1. 乙酰水杨酰氯的制备

在装有机械搅拌、温度计和回流冷凝器（上端附有氯化钙干燥管、排气导管通入水槽）的250ml干燥三口烧瓶中，加入阿司匹林，在搅拌下控制内温≤30℃缓缓加入新鲜蒸馏的氯化亚砜，然后于50min左右缓慢升温至65℃，保持65～70℃反应2h。改成蒸馏装置，蒸除过量氯化亚砜（约需30～45min），料液冷却，得乙酰水杨酰氯，将料液转移至干燥分液漏斗中，用无水丙酮洗涤三口烧瓶，洗液合并于分液漏斗中，备用。

2. 贝诺酯粗品的制备

在装有机械搅拌、恒压滴液漏斗及温度计的250ml三口烧瓶中，加入对乙酰氨基酚和水50ml，保持10～15℃在搅拌下缓缓滴加氢氧化钠溶液，滴毕降温至8～12℃，在强烈搅拌下，慢慢滴加上次实训制得的乙酰水杨酰氯丙酮溶液（于30min左右滴完），用20%氢氧化钠溶液调料液pH至9～10，控制温度20～25℃继续搅拌反应90min。抽滤，用水洗至中性，得粗品，干燥，称重。

3. 精制

取上述粗品置于装有球形冷凝器的250ml圆底瓶中，加入10倍量的95%乙醇，水浴加热溶解，稍冷，加活性炭适量，加热回流10min，趁热抽滤，将滤液趁热转移至烧杯中，自然冷却,待结晶完全析出后,抽滤,用95%乙醇洗涤(5ml×2),抽滤,干燥,测定熔点(药典规定应为175~176℃),称重,计算收率。

4. 鉴别

① 取本品约0.2g,加氢氧化钠试液5ml,煮沸,放冷,滤过,滤液加盐酸适量至微酸性,加三氯化铁试液2滴,即显紫堇色。

② 取本品约0.1g,加稀盐酸5ml,煮沸,放冷,滤过,滤液显芳香第一胺的鉴别反应(同"对乙酰氨基酚"鉴别:滴加亚硝酸钠试液5滴,摇匀,用水3ml稀释后,加碱性β-萘酚试液2ml,振摇,即显红色)。

五．注意事项

1. 用氯化亚砜进行的氯化反应,所用仪器必须干燥,冷凝管上端应安装含有氯化钙的干燥管,原料阿司匹林也应在使用前60℃干燥1h。
2. 反应中有刺激性毒气产生,故应安装有毒性尾气的处理装置。
3. 反应过程中应控制好温度,防止温度过高生成树脂化产物。
4. 氯化亚砜应是无色透明液体,用前必须新鲜蒸馏,否则会影响中间体的质量和产量。

六．思考题

1. 用氯化亚砜作酰化反应试剂的优点是什么?放出什么尾气?如何处理?
2. 为什么要将对乙酰氨基酚的酚羟基转化成酚钠?
3. 你认为本实训成败的关键有哪些?

七、结果

八、讨论

(孟 姝 薛 璟)

实训四 维生素K$_3$制备

一、实训目的

1. 熟悉维生素K$_3$合成反应的原理及操作技术。
2. 掌握维生素K$_3$药典鉴别方法及操作技能。

二、合成原理

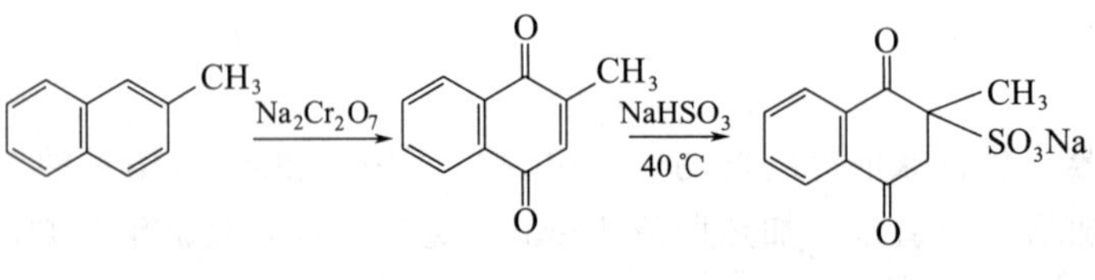

三、试药规格及用量

试药	规格	用量	物质的量	摩尔比	备注
β-甲基萘	CP	14g	0.098	1	
重铬酸钠	CP	70g	0.235	2.4	
硫酸	CP	84g	0.856		
丙酮	CP	28.1g			相对密度0.7845
亚硫酸氢钠	CP	10.1g	0.098	1	
95%乙醇	CP	45ml			

四、操作步骤

1. 甲萘醌的制备

在装有搅拌、冷凝管和滴液漏斗的250ml三口烧瓶中，分别投入β-甲基萘和丙酮，搅拌至溶解。将重铬酸钠溶于105ml水中，与浓硫酸混合后，于38～40℃慢慢滴加至三口烧瓶中，加毕，于40℃反应30min，然后将水浴温度升至60℃反应1h，趁热将反应物倾入500ml水中，使甲萘醌完全析出，抽滤，水洗（20ml×3），抽干。

2. 维生素K_3的制备

在附有搅拌装置、冷凝管的100ml三口烧瓶中，加入13ml水和8.7g亚硫酸氢钠，搅拌使溶解，再加入甲萘醌湿品，于38～40℃水浴中搅拌均匀，加入95%乙醇22ml，搅拌反应45min，待反应完全，再加入95%乙醇23ml，继续搅拌30min，冷至10℃以下使结晶析出，过滤，结晶用少许冷乙醇洗涤，抽滤，得维生素K_3粗品。

3. 精制

将粗品放入锥形瓶中，加4倍量95%乙醇及少许亚硫酸钠（约0.2g），在70℃以下溶解，加入粗品量1.5%的活性炭，水浴68～70℃保温脱色15min，趁热过滤，滤液冷至10℃以下，析出结晶，过滤，结晶用少量冷乙醇洗涤，抽干，70℃以下干燥，得维生素K_3纯品，测定熔点（应为105～107℃），称重，计算收率。

五、注意事项

1. 在氧化剂混合时，需将浓硫酸缓慢倒入重铬酸钠水溶液，不可反倒。
2. 乙醇的加入可增加甲萘醌的溶解度，利于反应在均相溶液中进行。

六、结果

七、讨论

（孟 姝 薛 璟）

实训五　几种常用药物的化学鉴别实训（一）

一、实训目的

1. 掌握几种常用药物的主要化学性质及在药物鉴别中的运用。
2. 学会常用药物药典鉴别方法与操作技能。

二、实训内容

盐酸普鲁卡因、依他尼酸、马来酸氯苯那敏、美洛昔康、呋塞米、雷尼替丁、卡托普利七种常用药品的鉴别。

三、鉴别原理

1. 盐酸普鲁卡因的结构中芳香第一胺在酸性条件下与亚硝酸发生重氮化反应，继而与碱性 β-萘酚反应，生成偶氮化合物，产生红色沉淀；具有酯键水解的一系列特征反应；其分子中的盐酸盐显氯化物的鉴别反应。

2. 依他尼酸具有 α,β-不饱和酮结构，在碱性溶液中易分解生成 2,3-二氯-4-丁酰基苯氧乙酸和甲醛；其中，分解产生的甲醛遇变色酸钠及硫酸则显深紫色（甲醛的专属性反应）。

3. 马来酸氯苯那敏分子中含有叔胺结构，与枸橼酸醋酐试液在水浴上共热，即显红紫色；分子中的马来酸具有碳碳不饱和双键，能使酸性高锰酸钾试液紫色褪色。

4. 美洛昔康结构中的噻唑环含有有机硫原子，经炽灼后生成硫化氢气体，遇湿润的醋酸铅试纸显黑色；具有稀醇型羟基，其氯甲烷溶液加三氯化铁试液，振摇放置后，三氯甲烷层显淡紫红色。

5. 呋塞米结构中具有磺酰氨基，加氢氧化钠试液恰好溶解，再加硫酸铜试液，生成呋塞米铜盐绿色沉淀。

6. 雷尼替丁结构中含有有机硫原子，加热能产生硫化氢气体，使湿润的醋酸铅试纸显黑色。

7. 卡托普利结构中含有巯基，可与亚硝酸反应，生成红色的亚硝酸硫醇酯。

四、操作步骤

1. 盐酸普鲁卡因

（1）取本品约 50mg，加稀盐酸 1ml，振摇使溶，加 0.1mol/L 亚硝酸钠试液数滴，再滴加碱性 β-萘酚试液数滴，即产生红色沉淀。

（2）取本品约 0.1g，加水 2ml 溶解后，加 10% 氢氧化钠 1ml，即产生白色沉淀，加热，变成油状物，继续加热，产生的蒸气使湿润的红色石蕊试纸变为蓝色；热至油状物消失后，放冷，加盐酸酸化，即析出白色沉淀。

（3）取本品约 10mg，加水 2ml 溶解，加稀硝酸 1ml，滴加硝酸银试液，即产生白色凝胶状沉淀，分离沉淀，向沉淀中加入氨试液后溶解，再加入硝酸试液，沉淀重新复现。

所见现象记录：

所见现象解释（用化学反应式示之）：

2. 依他尼酸

取本品约 30mg，加氢氧化钠试剂 2ml，置水浴中加热 5 分钟，放冷，加硫酸溶液（1→2）0.25ml 与 10%的变色酸钠溶液 0.5ml，小心加硫酸 2ml，即显深紫色。

所见现象记录：

所见现象解释（用化学反应式示之）：

3. 马来酸氯苯那敏

（1）取本品约 10mg，置干燥试管中，加枸橼酸醋酐试液 1ml，置水浴中加热，即显红紫色。

（2）取本品约 20mg，加稀硫酸 1ml，滴加高锰酸钾试液，红色即消失。

所见现象记录：

所见现象解释：

4. 美洛昔康

（1）取本品约 30mg，置试管中，炽灼，产生的气体遇湿润的醋酸铅试纸显黑色。

（2）取本品约 10mg，加三氯甲烷 5ml 溶解后，加三氯化铁试液 1 滴，振摇，放置后，三氯甲烷层显淡紫红色。

所见现象记录：

所见现象解释：

5. 呋塞米

取本品约 25mg，加水 5ml，滴加氢氧化钠试液使恰好溶解，加硫酸铜试液 2 滴，即生成绿色沉淀。

所见现象记录：

所见现象解释：

6. 雷尼替丁

取本品约 0.2g，置试管中，用小火缓缓加热，产生的气体能使湿润的醋酸铅试纸显黑色。

所见现象记录：

所见现象解释：

7. 卡托普利

取本品约 25mg，置于试管中，加乙醇 2ml 溶解后，加亚硝酸钠结晶少许和稀硫酸 10 滴，振摇，溶液显红色。

所见现象记录：

所见现象解释（用化学反应式示之）：

五、注意事项

1. 所用药品如无原料药则最好选择胶囊剂，直接倾出内容物进行鉴别反应；若为片剂，则视具体鉴别反应决定是否先用适当的溶剂提取后再行操作；若为注射剂且鉴别反应用其水溶液，则可直接取用，如是无水操作的反应则不可应用。

2. 在进行盐酸普鲁卡因的重氮化偶合反应鉴别实训时，重氮化反应在酸性条件下进行，偶合反应需在碱性条件下方可观察到阳性结果。

3. 所有药品取用量不必称取且以少量为宜。

六、实训小结

（孟 姝 薛 璟）

实训六 几种常用药物的化学鉴别实训（二）

一、实训目的

1. 掌握几种常用药物的主要化学性质及在药物鉴别中的运用。
2. 学会常用药物药典鉴别方法与操作技能。

二、实训内容

磺胺甲噁唑、异烟肼、甲硝唑、链霉素、维生素 B_1、维生素 B_6、维生素 C 七种常用药品的鉴别。

三、鉴别原理

1. 磺胺类药物含有芳香第一胺结构，能发生重氮化偶合反应，产生红色沉淀；磺酰氨基上的氢原子具弱酸性，在碱性条件下可被铜离子取代而生成不溶性铜盐有色沉淀。

2. 异烟肼的肼基具有还原性，可被弱氧化剂氨制硝酸银氧化并有银镜生成。

3. 甲硝唑结构含有咪唑环，呈显碱性，可与生物碱沉淀剂反应生成沉淀；含有芳香硝基结构，遇碱呈红色，酸化后变为黄色。

4. 硫酸链霉素在碱性条件下水解生成链霉胍和链霉糖，其中链霉糖在碱性条件下经脱水重排为麦芽酚，与三价铁离子形成紫红色配合物；链霉胍则可与 8-羟基喹啉和次溴酸反应，呈显橙红色。

5. 维生素 B_1 氧化成硫色素，溶于正丁醇中显蓝色荧光，加酸使呈酸性，荧光消失，碱化后荧光又显现。

6. 维生素 B_6 与氯亚氨基-2,6-二氯醌试液作用，可产生显色反应；若先与硼酸生成配合物，就不再与氯亚氨基-2,6-二氯醌试液发生反应。

7. 维生素 C 易氧化，与硝酸银试液产生银的黑色沉淀；与二氯靛酚钠试液发生反应，溶液颜色由红色变为无色。

四、操作步骤

1. 磺胺甲噁唑

（1）取本品约 50mg，加稀盐酸 1ml，振摇溶解，加 0.1mol/L 亚硝酸钠试液数滴，再滴加碱性 β-萘酚试液数滴，即产生红色沉淀。

（2）取本品约 0.1g，加水与 0.4%氢氧化钠溶液各 3ml，振摇使溶解，滤过，取滤液，加硫酸铜试液 1 滴，即生成草绿色沉淀。

所见现象记录：

所见现象解释（用化学反应式示之）：

2. 异烟肼

取本品约 10mg，置试管中，加 2ml 水溶解后，加氨制硝酸银试液 1ml，即发生气泡与黑色混浊，并在试管壁上生成银镜。

所见现象记录：

所见现象解释（用化学反应式示之）：

3. 甲硝唑

取本品约 0.1g，加硫酸（3→100）4ml，应能溶解；加三硝基苯酚试液 10ml，放置后即生成白色沉淀。

取本品约 10mg，加氢氧化钠试液 2ml，微温，即得紫红色溶液；滴加稀盐酸使成酸性后即变为黄色，再滴加过量氢氧化钠试液则变成橙红色。

所见现象记录：

所见现象解释：

4. 硫酸链霉素

（1）取本品约 20mg，加水 5ml 溶解后，加氢氧化钠试液 0.3ml，置水浴加热 5min，加硫酸铁铵溶液（取硫酸铁铵 0.1g，加 0.5mol/L 硫酸溶液 5ml 使溶解）0.5ml，即显紫红色。

（2）取本品约 0.5mg，加水 4ml 溶解后，加氢氧化钠试液 2.5ml 与 0.1％ 8-羟基喹啉的乙醇溶液 1ml，放冷至约 15℃，加次溴酸钠试液 3 滴，即显橙红色。

所见现象记录：

所见现象解释：

5. 维生素 B_1

取本品约 5mg，加氢氧化钠试液 2.5ml 溶解后，加铁氰化钾试液 0.5ml 与正丁醇 5ml，强力振摇 2min，放置使分层，上面的醇层显强烈的蓝色荧光；加酸使成酸性，荧光即消失；再加碱使成碱性，荧光又显出。

所见现象记录：

所见现象解释：

6. 维生素 B_6

取本品约 10mg，加水 100ml 溶解后，取 1ml 2 份，分别置甲、乙两支试管中，各加 20％醋酸钠溶液 2ml，甲管中加水 1ml，乙管中加 4％硼酸溶液 1ml，混匀，各迅速加氯亚氨基-2,6-二氯醌试液 1ml；甲管中显蓝色，几分钟后即消失，并转为红色，乙管中不显蓝色。

所见现象记录：

所见现象解释：

7. 维生素 C

取本品约 0.2g，加水 10ml 溶解后，分成两等份，在一份中加硝酸银试液 0.5ml，即生成银的黑色沉淀；在另一份中，加二氯靛酚钠试液 1～2 滴，试液的颜色即消失。

所见现象记录：
所见现象解释：

五、注意事项

1. 所用药品如无原料药则最好选择胶囊剂，直接倾出内容物进行鉴别反应；若为片剂，则视具体鉴别反应决定是否先用适当的溶剂提取后再行操作；若为注射剂且鉴别反应用其水溶液，则可直接取用，如是无水操作的反应则不可应用。
2. 所有药品取用量不必称取且以少量为宜。
3. 银镜反应试验后的试管可先滴加硝酸进行洗涤。

六、实训小结

（孟 姝 薛 璟）

实训七 药物水解变质反应实训

一、实训目的

1. 掌握易发生水解变质反应的常用药物的化学结构类型及影响因素。
2. 掌握甄别药物发生水解变质反应的操作技能及药典贮存方法，以延缓药物水解变质反应的发生。

二、实训内容

阿司匹林、醋酸地塞米松、对乙酰氨基酚、利巴韦林、奥沙西泮及氯霉素五种常用药物的水解变质反应。

三、实训原理

含有酯类、酰胺类及活泼卤化物类等药物在一定条件下能发生水解变质反应；水分、溶液的酸碱性、温度及重金属离子是影响药物水解变质反应的主要外因。

四、实训步骤

1. 阿司匹林

取本品约 0.2g，加水 20ml，分为两等份分别转移至 A、B 两管中。A 管：煮沸，放冷，加三氯化铁试液 1 滴，溶液应即显紫堇色；B 管：室温放置，加三氯化铁试液 1 滴，溶液不能即刻显紫堇色。

所见现象记录：
所见现象解释：

2. 醋酸地塞米松

① A 管：取本品约 10mg，加甲醇 1ml，微温溶解后，加热的碱性酒石酸铜试液 1ml，

应即生成红色沉淀；B管：取本品约10mg，加甲醇1ml，加碱性酒石酸铜试液1ml，不能即刻生成红色沉淀。

② A管：取本品约50mg，加乙醇制氢氧化钾试液2ml，置水浴中加热5min，放冷，加硫酸溶液（1→2）2ml，缓缓煮沸1min，应发生醋酸乙酯的香气；B管：取本品约50mg，加无水乙醇2ml，置水浴中加热5min，放冷，加硫酸溶液（1→2）2ml，缓缓煮沸1min，应无醋酸乙酯的香气。

所见现象记录：

所见现象解释：

3. 对乙酰氨基酚

A管：取本品约0.1g，加稀盐酸5ml，置水浴加热40min，放冷；取此溶液0.5ml，滴加亚硝酸钠试液5滴，摇匀，用水3ml稀释后，加碱性β-萘酚试液2ml，溶液应显红色。

B管：取本品约0.1g，加水5ml，置水浴加热40min，放冷；取此溶液0.5ml，滴加亚硝酸钠试液5滴，摇匀，用水3ml稀释后，加碱性β-萘酚试液2ml，溶液应无红色。

C管：取本品约0.1g，加稀盐酸5ml，室温放置40min；取此溶液0.5ml，滴加亚硝酸钠试液5滴，摇匀，用水3ml稀释后，加碱性β-萘酚试液2ml，溶液应无红色。

所见现象记录：

所见现象解释：

4. 利巴韦林

A管：取本品约0.1g，加水10ml使溶解，加氢氧化钠试液5ml，加热至沸，即发生氨臭，能使湿润的红色石蕊试纸变蓝色。

B管：取本品约0.1g，加水15ml使溶解，加热至沸，应无氨臭发生且遇湿润的红色石蕊试纸应不能变为蓝色。

C管：取本品约0.1g，加水10ml使溶解，加氢氧化钠试液5ml，室温放置，应无氨臭发生且遇湿润的红色石蕊试纸应不能变为蓝色。

所见现象记录：

所见现象解释：

5. 奥沙西泮

A管：取本品约10mg，加盐酸溶液（1→2）15ml，缓缓煮沸，置冰水中冷却，加亚硝酸钠试液4ml，用水稀释成20ml，再置冰浴中，10min后，滴加碱性β-萘酚试液，即产生橙红色沉淀，放置后色渐变暗。

B管：取本品约10mg，加水15ml，缓缓煮沸，置冰水中冷却，加亚硝酸钠试液4ml，用水稀释成20ml，再置冰浴中，10min后，滴加碱性β-萘酚试液，应无橙红色沉淀生成。

C管：取本品约10mg，加盐酸溶液（1→2）15ml，置冰水中放置，加亚硝酸钠试液4ml，用水稀释成20ml，再置冰浴中，10min后，滴加碱性β-萘酚试液，应无橙红色沉淀生成。

所见现象记录：

所见现象解释：

6. 氯霉素

A管：取本品约50mg，加乙醇制氢氧化钾试液2ml使溶解，为防止乙醇挥散，在水浴中加热15min，加稀硝酸1ml，滴加硝酸银试液，即产生白色凝胶状沉淀。

B管：取本品约50mg，加乙醇制氢氧化钾试液2ml使溶解，室温放置15min，加稀硝酸1ml，滴加硝酸银试液，无白色凝胶状沉淀。

C管：取本品约50mg，加乙醇2ml使溶解，为防止乙醇挥散，在水浴中加热15min，加稀硝酸1ml，滴加硝酸银试液，无白色凝胶状沉淀。

所见现象记录：

所见现象解释：

五、注意事项

1. 所用药品如无原料药则最好选择胶囊剂，直接倾出内容物进行鉴别反应；若为片剂，则视具体鉴别反应决定是否先用适当的溶剂提取后再行操作；若为注射剂且鉴别反应用其水溶液，则可直接取用，如是无水操作的反应则不可应用。

2. 在进行对乙酰氨基酚和奥沙西泮水解后得到芳香第一胺产物发生重氮化偶合反应实训时，偶合反应需在碱性条件下方可发生。

3. 为了说明外因对水解变质反应的影响，各单项操作均应尽量平行操作，即试药取量、反应时间及其他反应条件应保持一致。

六、实训小结

（孟　姝　薛　璟）

实训八　药物氧化变质反应实训

一、实训目的

1. 掌握含有碳碳双键、酚类、吩噻嗪类及连二烯醇等结构的药物发生变质反应的原理及影响因素。

2. 掌握检验常用药物发生氧化变质反应的操作技能。

二、实训内容

司可巴比妥钠、肾上腺素、维生素E、盐酸氯丙嗪及维生素C五种常用药物的氧化变质反应。

三、实训原理

含有碳碳双键、酚类、吩噻嗪类及连二烯醇等结构的药物在一定条件下能发生氧化变质反应；氧、光线、溶液的酸碱性、温度及重金属离子是影响药物氧化变质反应的主要外因；结合教材第九章及本实训中具体药物所在章节内容预习各自药物发生氧化变质反应的实训原理。

四、实训步骤

1. 司可巴比妥钠

取本品0.2g,加水20ml溶解后,分为两等份分别转移至A、B两管中。在A管中加入2％亚硫酸钠溶液和0.05mol/L乙二胺四乙酸二钠溶液各0.5ml后,两管同时加入碘试液2ml,记录A、B管中棕黄色溶液消失的时间。

所见现象记录:

所见现象解释:

2. 肾上腺素

取本品约20mg,加盐酸溶液(9→1000)4ml溶解后,分为两等份分别转移至A、B两管中。A、B两管同时加过氧化氢试液10滴后,A管煮沸、B管室温放置,记录A管溶液出现血红色的时间和此时B管中溶液颜色的变化。

所见现象记录:

所见现象解释:

3. 维生素E

取本品约90mg,加无水乙醇30ml溶解后,加硝酸6ml,摇匀,分为三等份分别转移至A、B、C三支试管中。

A管:在75℃水浴中加热,记录溶液出现橙红色的时间。

B管:加硫酸铜试液5滴,在沸水浴中加热,记录溶液出现橙红色的时间。

C管:室温放置,记录A管溶液出现橙红色时该管中溶液颜色的变化。

所见现象记录:

所见现象解释:

4. 氯丙嗪

取本品约20mg,加水2ml溶解后,将此溶液分为两等份分别转移到A、B两试管中。在A管中分别加入2％亚硫酸钠溶液和0.05mol/L乙二胺四乙酸二钠溶液各0.5ml后,A、B两管同时加入硝酸5滴,记录两管中溶液出现红色的时间。

所见现象记录:

所见现象解释:

5. 维生素C

取维生素C约0.2g,加水20ml溶解后,将此溶液分为两等份分别转移到A、B两试管中。在A管中分别加入2％亚硫酸钠溶液和0.05mol/L乙二胺四乙酸二钠溶液各0.5ml后,A、B两管同时加入硝酸银试液5滴,记录两管出现黑色沉淀的时间。

所见现象记录:

所见现象解释:

五、注意事项

1. 所用药品如无原料药则最好选择胶囊剂,直接倾出内容物进行鉴别反应;若为片剂,则视具体鉴别反应决定是否先用适当的溶剂提取后再行操作;若为注射剂且鉴别反应用其水溶液,则可直接取用,如是无水操作的反应则不可应用。

2. 为了说明外因对氧化变质反应的影响，各单项操作均应平行操作，即试药取量、反应时间及其他反应条件应保持一致。

3. 所有药品取用量不必称取且以少量为宜。

六、实训小结

（孟　姝　薛　璟）

参 考 文 献

[1] 国家药典委员会.中华人民共和国药典（二部）.北京：中国医药科技出版社，2015.
[2] 李志裕.药物化学.南京：东南大学出版社，2010.
[3] 葛淑兰，张玉祥.药物化学.北京：人民出版社，2009.
[4] 郑虎.药物化学.第6版.北京：人民出版社，2007.
[5] 刘文娟.药物化学.北京：中国医药科技出版社，2008.
[6] 王玮瑛.药物化学.北京：人民出版社，2006.
[7] 王润玲.药物化学.第3版.北京：中国医药科技出版社，2012.
[8] 国家食品药品监督管理局执业药师资格认证中心.药学综合知识与技能.北京：中国医药科技出版社，2012.
[9] 国家食品药品监督管理局执业药师资格认证中心.药学专业知识（一）.北京：中国医药科技出版社，2015.
[10] 尤启冬.药物化学.北京：化学工业出版社，2008.
[11] 尤启冬.药物化学实验与指导.北京：中国医药科技出版社，2008.
[12] 于淑萍.化学制药技术实训教程.北京：化学工业出版社，2007.
[13] 雷小平，徐萍.药物化学.北京：高等教育出版社，2010.
[14] 李群力，王玮瑛.药物化学.西安：第四军医大学出版社，2014.
[15] 胡兴娥.药物化学及实验技术.北京：人民军医出版社，2012.